省级线上一流本科课程配套教材
高等医学院校新医科应用人才培养信息化融媒体教材
（供护理学、临床医学、全科医学、麻醉学专业用）

护理职业风险及防范

（第2版）

主　审　曾　兢　赵小玉
主　编　何春渝　刘　萍
副主编　陈小菊　万文松　卢玉林
编　委（以姓氏笔画为序）
　　　　丁　杏（成都医学院）
　　　　万文松（成都医学院）
　　　　卢玉林（昆明医科大学）
　　　　刘　萍（成都医学院）
　　　　冯　玉（成都医学院）
　　　　冯小芳（温州医科大学附属医院）
　　　　孙　云（成都医学院第一附属医院）
　　　　祁　红（成都医学院第一附属医院）
　　　　何春渝（成都医学院）
　　　　陈小菊（成都医学院）
　　　　谢　艳（成都医学院第一附属医院）
　　　　霍　静（四川省妇女儿童医院）
　　　　曾　兢（成都医学院）
　　　　赵小玉（成都医学院）

西南交通大学出版社
·成　都·

图书在版编目（CIP）数据

护理职业风险及防范 / 何春渝，刘萍主编. -- 2版. -- 成都：西南交通大学出版社，2025.1. -- （省级线上一流本科课程配套教材）（高等医学院校新医科应用人才培养信息化融媒体教材）. -- ISBN 978-7-5774-0333-5

Ⅰ．R47

中国国家版本馆CIP数据核字第2025HP9849号

省级线上一流本科课程配套教材
高等医学院校新医科应用人才培养信息化融媒体教材

Huli Zhiye Fengxian ji Fangfan（Di 2 Ban）
护理职业风险及防范（第2版）

主　编 / 何春渝　刘　萍	策划编辑 / 罗在伟
	责任编辑 / 罗在伟
	封面设计 / GT 工作室

西南交通大学出版社出版发行
（四川省成都市金牛区二环路北一段111号西南交通大学创新大厦21楼　610031）
营销部电话：028-87600564　　028-87600533
网址　https://www.xnjdcbs.com
印刷　四川煤田地质制图印务有限责任公司

成品尺寸　185 mm×260 mm
印张　21.25　　字数　555千
版次　2025年1月第2版
印次　2025年1月第9次

书号　ISBN 978-7-5774-0333-5
定价　58.00元

课件咨询电话：028-81435775
图书如有印装质量问题　本社负责退换
版权所有　盗版必究　举报电话：028-87600562

第 2 版前言

党的二十大报告指出，推进健康中国建设，把保障人民健康放在优先发展的战略位置，建立生育支持政策体系，实施积极应对人口老龄化国家战略，促进中医药传承创新发展，健全公共卫生体系，加强重大疫情防控救治体系和应急能力建设，有效遏制重大传染性疾病传播。近年来，临床医疗经历着老年慢病管理体系建设、二孩三孩生育支持政策出台、突发疫情防治等重大问题，对护理职业风险防控提出了新的课题，促使我们启动本教材的修订工作。

护理职业风险贯穿于护理工作的全过程，甚至于护士的整个职业生涯，严重威胁着护理人员的身心健康。尤其是近年来，人类疾病谱的改变、病毒的变异、新发传染疾病的出现、各种新型高科技仪器设备的使用、新型药物生物制剂的不断问世以及医疗环境的改变等，护理人员职业危害因素日趋多样化、复杂化。护理人员职业暴露与防护问题也越来越受到社会的重视以及国内外护理同行的关注。因此，了解护理人员的职业暴露因素及其危害机制，采取切实有效的防护措施，最大限度地保护广大护理人员的身心健康，使他们在履行神圣职责时，避免职业暴露带来的危险，对护理人员有着非常重要的意义。

本教材自 2017 年出版发行以来，作为一部从护理职业风险基础知识到护理职业风险防护实践的教材，从临床医疗实际出发，对护理人员职业风险防护的理念意识强化、基础理论知识、基本防护技能进行了较为系统的阐述，弥补了这一领域教材的不足，受到广大师生及临床护理人员的热烈欢迎。为了更好地满足广大读者的需求，更好地传播护理职业风险防护的理念、知识和技能，依据护理职业风险防护领域最新的法规、标准和规范要求，结合近年来国内本领域的新进展，并根据我国临床护理安全管理的新实践和成果对本书进行修订。

本次修订在保持第一版教材结构的前提下，对内容进行了适度的调整和改进。修订工作紧密围绕"健康中国建设的核心是以人民健康为中心，通过全面的健康促进和保障措施，提高全民健康水平和生活质量"，以护理职业风险防范为主线，主要面向护理学专业学生及临床护理人员的继续教育，坚持运用护理职业风险防范的基本理论、基础知识和基本技能为基础。同时，强调教材内容的思想性、科学性、先进性、启发性和实用性，以此构建教材基本框架。此外，将原教材的第一章与第五章合并，以优化内容结构。

本教材共十一章，第一章着重介绍护理职业风险的基本概念、防护原则、防护措施；第二、三章详细介绍了与护理职业风险相关的法律、规章制度；第四、五章着重介绍常用护理职业防护技术及护理突发事件的处理；第六章至第十一章从职业危害与防护出发，结合护理实践，介绍不同职业危害因素产生的原因、造成的危害以及防护措施。

在编写过程中，遵循了教材编写的"三基五性"原则，既突出思政引领，又重视理论与实践相结合，教材体现三大特色：

1. 突出思想引领

根据人类心理活动的四个阶段"知情意行"，坚持立德树人，注重学生情感态度和价值观引领，加强学生理想信念教育，厚植爱国情怀，把社会主义核心价值观融入教育教学全过程。

2. 突出获得体验

运用实际案例，内容全面、用词准确、阐述清楚、层次分明、图表配合，利于理解和掌握护理职业风险防护知识和技能，培养护理人员职业风险管理思维。每章开篇介绍本章的学习目标，书中穿插案例分析、课后思考，保证知识深入浅出，易于读者明确并实现学习目标。

3. 突出学用结合

强调巩固知识和提高能力相结合。在章节内容中，增加典型案例，通过案例分析促进读者理论与实践相结合，提升应用能力。同时，教材增加了配套的教学视频，拓展了阅读数字资源，丰富了学习方式，能很好地辅助教学，也适合自学与培训。

本书在编写过程中，参考、借鉴了有关教材、著作和文献资料，在此，谨向作者致以诚挚的谢意。本书的编写得到了各编委所在单位的大力支持，以及西南交通大学出版社的诸多关心和帮助，在此一并表示衷心的感谢！

鉴于编者水平有限，书中难免存在疏漏和不妥之处，敬请广大读者批评指正。

编 者

2025 年 1 月

第1版前言

随着医学科学的迅速发展和各种新技术的推广应用,以及人们法律意识的不断增强,人们对患者安全问题较以往更加关注,护理人员面临的职业风险和压力也越来越大。患者的安全和医疗护理过程中潜在的风险已成为世界各国关注的热点。1998年在美国召开的首届"护士健康与安全"国际大会提出了"为了关爱患者,我们应首先关爱自己"的口号。由于医院工作环境和服务对象的特殊性,职业危害因素对护理人员造成了慢性健康损害和急性突发性的危害。护士在为患者提供护理服务的同时,如何做好护理风险的预测,规避和防范护理职业风险的发生,对保障患者及医护人员的安全、创建和谐的医患关系具有积极的意义。

进行系统的职业风险及防护知识教育是减少职业危害最有效的途径之一。在具体实践中,由于医药卫生类学校护理专业的课程中没有专门设置职业风险防护类课程,也没有专门的教材,学生对职业风险防护的意识淡薄,缺乏职业风险防护的知识和技能。临床护士的继续教育中对职业风险防护培训力度不够,护士职业危害事件不断发生。为此,我们编写了这本《护理职业风险及防范》。

本书参阅了大量国内外有关医院工作人员职业暴露的危害因素与防护措施的文献,同时结合实际工作经验,较为系统地介绍了护理人员职业风险与防范的基本理论、基本知识,并根据不同职业暴露危害因素所造成损伤的临床特征,提出了新的防范措施。本书内容包括六大部分:护理职业风险概述(第一章),护理职业风险法律制度(第二、三章),护理突发事件的处理(第四章),护理职业伤害风险(第五章),职业风险防护技术(第六、七、八、九、十、十一章),临床高危科室护理人员的职业防护(第十二章)。本书具有较强的实用性和可操作性,能最大限度地满足护理工作人员的实际需要,是指导护理人员从业安全的重要参考书。

本书内容实用,编者队伍临床实践经验丰富,也参考了大量书籍和资料,但由于编者的时间和能力有限,书中难免存在不足和疏漏之处,恳请广大读者批评指正。

编　者
2017年1月

数字资源目录

序号	资源名称	资源类型	页码
1	护理职业风险概述	视频	002
2	护理职业风险的特点及分类	视频	003
3	相关法律法规及依法行医制度	视频	014
4	医疗告知制度	视频	017
5	医疗事故防范和处理预案制度	视频	019
6	临床给药查对制度	视频	024
7	护理交接班	视频	027
8	六步洗手法	视频	037
9	隔离衣穿脱方法	视频	052
10	患者自杀的应急流程	视频	064
11	血液传染病职业防护措施	视频	084
12	分级防护	视频	097
13	结核病房消毒措施	视频	116
14	化疗药物的危险因素及途径	视频	128
15	化疗药物的操作及防护规程	视频	132
16	化学消毒剂的防护措施	视频	139
17	锐器伤的紧急处理	视频	151
18	电离辐射的防护措施	视频	154
19	医院环境的常见噪音	视频	164
20	腰椎保健操	视频	177
21	行为及语言伤害的预防及处理	视频	194
22	职业倦怠的案例分析	文本	203

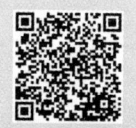

《护理职业风险及防范》
（第2版）课件

《护理职业风险及防范》
（第2版）附件

目 录

第一章 绪 论 ·· 001
    第一节 护理风险概述 ··· 001
    第二节 护理职业风险防护 ··· 006
    第三节 国内护理职业防护研究热点 ·· 010

第二章 护理职业风险与医疗卫生法律法规 ······································ 012
    第一节 护理法律法规概述 ··· 013
    第二节 护理相关的法律法规 ··· 014
    第三节 护理规章及技术规范 ··· 015
    第四节 《医疗事故处理条例》规定的护理风险法律制度 ························ 016

第三章 护理职业风险管理规章制度 ··· 023
    第一节 查对制度 ·· 024
    第二节 医嘱执行制度 ··· 026
    第三节 护理交接班制度 ··· 027
    第四节 护理登记报告及查房制度 ·· 028
    第五节 抢救制度 ·· 030
    第六节 科室药品、设备保管使用制度 ·· 030
    第七节 护理会诊制度 ··· 031
    第八节 病房安全制度 ··· 032

第四章 常用护理职业防护技术 ·· 034
    第一节 标准预防技术 ··· 034
    第二节 传染病的隔离与防护技术 ·· 042
    第三节 医疗废物处理 ··· 055

第五章 护理突发事件的处理 ··· 059
    第一节 概 述 ··· 059
    第二节 护理突发事件的处理 ··· 061

第六章 生物性职业危害及防护 ... 071

第一节 概述 ... 071
第二节 艾滋病患者护理的职业防护 ... 081
第三节 新型冠状病毒肺炎患者护理的职业防护 ... 093
第四节 病毒性肝炎患者护理的职业危害与防护 ... 101
第五节 流行性感冒患者护理的职业危害与防护 ... 106
第六节 狂犬病患者护理的职业防护 ... 110
第七节 结核病患者护理的职业防护 ... 112
第八节 霍乱患者护理的职业防护 ... 117
第九节 伤寒患者护理的职业防护 ... 121

第七章 化学性职业危害与防护 ... 126

第一节 化学治疗的职业危害与防护 ... 126
第二节 化学消毒剂的职业危害与防护 ... 135
第三节 医用气体的职业危害与防护 ... 141

第八章 物理性职业危害与防护 ... 145

第一节 锐器伤的职业危害与防护 ... 145
第二节 电离辐射的职业危害与防护 ... 152
第三节 非电离辐射的职业危害与防护 ... 160
第四节 噪声损伤的职业危害与防护 ... 164
第五节 电灼伤的职业危害与防护 ... 168

第九章 运动功能性职业危害与防护 ... 173

第一节 腰椎间盘突出症的职业危害与防护 ... 173
第二节 腰肌劳损的职业危害与防护 ... 180
第三节 下肢静脉曲张的职业危害与防护 ... 183

第十章 心理社会性职业危害与防护 ... 190

第一节 行为及语言伤害 ... 191
第二节 职业倦怠 ... 196
第三节 护患纠纷 ... 203

第十一章 临床高危科室护理人员的职业防护 ... 216

第一节 门诊、急诊科护理的职业防护 ... 216
第二节 ICU护理的职业防护 ... 222
第三节 手术室护理的职业防护 ... 226
第四节 静脉药物配置中心的职业防护 ... 234

第五节　血液透析室护理的职业防护……………………………………………236
第六节　内镜室护理的职业防护……………………………………………………239
第七节　消毒供应中心护理的职业防护……………………………………………241
第八节　采血中心护理的职业防护…………………………………………………245
第九节　口腔科护理的职业防护……………………………………………………246
第十节　肿瘤科护理的职业防护……………………………………………………250
第十一节　产科护理的职业防护……………………………………………………253
第十二节　介入放射科护理的职业防护……………………………………………255
第十三节　精神科护理的职业防护…………………………………………………257

附　录 ………………………………………………………………………………264

附录一　护士条例……………………………………………………………………264
附录二　医疗纠纷预防和处理条例…………………………………………………268
附录三　医疗事故处理条例…………………………………………………………275
附录四　中华人民共和国职业病防治法……………………………………………283
附录五　医院感染管理办法…………………………………………………………295
附录六　中华人民共和国传染病防治法……………………………………………300
附录七　医疗废物管理条例…………………………………………………………312
附录八　放射性同位素与射线装置安全和防护条例………………………………319

参考文献 ……………………………………………………………………………328

第一章 绪 论

> **学习目标**
>
> 价值塑造
>
> 通过本章学习，建立崇高的职业道德、培养严谨的职业态度、树立高度的职业责任和仁爱的职业情怀。
>
> 能力提升
>
> 能够遵循护理职业防护的原则，结合临床工作实际，根据职业防护方面存在的问题采取相应的改进措施。
>
> 知识学习
>
> 1. 准确陈述护理风险的概念及特点、护理职业防护的概念及基本原则。
> 2. 分析护理风险产生的原因，解释护理职业防护的意义。
> 3. 了解国内护理职业防护研究热点。

医疗行为在治疗疾病的同时，不可避免地会对人体的正常组织造成一定损害，甚至可能引发严重后果，这凸显了医疗行为本身所固有的风险性。此类风险常与护理行为紧密相联，护理风险作为医疗风险的重要组成部分，始终贯穿于护理活动的各个环节。在护理实践中，对护理风险进行准确识别与有效管理，对于提升护理质量具有重要意义。这不仅有助于减轻医院和护理人员的后顾之忧，更能在护理工作中发挥主观能动性，从而最大限度地控制和规避风险，切实保障和维护患者的权益及人身安全。

第一节 护理风险概述

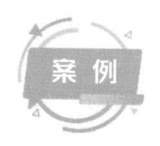

案例

某患者，男性，75岁，经诊断确诊为慢性阻塞性肺疾病（COPD）。当晚19:30值班护士小梅在为患者抽血查血气，操作结束去除针头过程中不慎发生针刺伤，导致手指受伤。事故发生后,小梅立即遵循针刺伤处理流程,对伤口进行了妥善处理。随后,经核查患者免疫四项检查结果,发现其乙型肝炎表面抗原阳性。小梅迅速将此事报告护士长并填写了职业暴露报告卡,将情况上报护理部、医务部及感染控制办公室。为确保小梅的健康安全,相关部门给予其注射乙型肝炎免疫高效价球蛋白的措施。

请思考:

(1) 何谓护理风险?

(2) 护士小梅出现的护理风险事件属哪一类,引起的原因是什么?

(3) 护士在护理操作过程中,如何避免护理风险的发生?

一、护理风险的概念

(一) 风　险

风险(Risk)是指遭受损失的可能性。风险具有客观性、永恒性、不定性和危害性等特征。

(二) 护理风险

护理风险(Nursing risk)有狭义与广义之分,狭义的护理风险是指在护理工作中对病人所造成的一切不安全事件发生的可能性;广义的护理风险则指在护理工作中对病人、医院工作人员和探视者所造成的损害。护理服务活动的实施,必然伴随着护理风险的存在。一旦发生风险,其潜在后果不容忽视,可能引发一系列不良效应。

二、护理风险产生的原因

产生护理风险的原因是多方面的,主要有管理因素、护理因素、患者因素3种。

(一) 管理因素

管理因素是指医院在整体协调管理、人力资源管理、设备环境管理、安全保障体系建设等方面的因素,这些因素均有可能直接或间接给患者或护理人员造成损害。

(二) 护理因素

(1) 高危环节:交接班、危重患者抢救、患者转运、新药或新技术应用等是引发护理风险的高危环节。

(2) 高发时段:工作繁忙、危重患者抢救多,交接班前后,夜班以及节假日均为护理风险的高发时段。

(3) 高危人群:实习护士、进修护士、新护士、工作时情绪状况不良者、操作不规范、责任心不够、业务能力欠缺者均是引发护理风险的高危人群。

(4) 高危意识:主观意识过强、安全意识淡薄、法治观念不强等是引发护理风险的高危意识。

(三) 患者因素

(1) 高风险患者:老年人、婴幼儿、孕产妇等特殊患者,病情危重、病情复杂、依从性差、擅自离院、长期卧床、躁动不安及精神异常等患者。

（2）个体因素：患者在生理上和心理层面所呈现出的个体差异、文化背景差异、经济能力以及受教育程度等因素，不仅影响患者对于医疗服务的选择，更对医疗过程的顺利进行以及最终医疗效果的实现产生深远影响。

三、护理风险的特点

护理风险是一种职业风险，是由从业者或医疗护理机构承受的风险，包括经济风险、技术风险、法律风险、人身安全风险等。护理风险除具有一般风险特性外，还具有以下特点。

（一）与护理行为的伴随性

护理行为具有复杂而多维的属性，一方面为患者提供了减轻病痛、恢复健康的可能，同时也可能因操作不当或意外情况而对患者造成潜在的伤害；另一方面，护理人员在履行职责、执行护理操作的过程中，亦面临着诸如职业暴露、病原生物感染等健康风险。这种护理行为中的双重性，使得护理过程充满了不确定性和风险性。因此，护理行为是一种实际意义上的冒险行为，护理职业是一份勇敢者的职业。

（二）难以预测性

护理风险分为可预测和难以预测两大类。难以预测的护理风险，其核心特性在于其发生的突然性、偶然性和个体差异性。尽管难以预测，但并非完全无法预测，护理人员通过持续的努力，可以尽可能地预估其发生的可能性或概率。鉴于护理风险可能发生在护理行为实施前后的不同阶段，护理人员所承担的责任亦有所不同，因此，进行科学的预测显得尤为重要。若护理人员已预测到潜在风险，但在风险实际发生时未能采取适当的应急措施以规避潜在危害，则应承担相应责任。对于确实难以预测的护理风险，若护理人员在实施护理行为前已充分告知患者及其家属潜在风险，并获得其理解与同意，则在此情况下产生的损害后果，护理人员及医疗机构无需承担责任。

此外，难以预测性还体现在，尽管同类患者中存在某种风险的发生率，但具体到特定患者时，风险是否发生则难以确切预知。因此，护理人员在执行护理操作前，即便无法确切判断风险是否会在该患者身上发生，仍应全面告知患者过去观察到的各种护理风险全部患者。这种对护理过程潜在危险的宏观认识与把握，同样是护理人员职责的重要组成部分。

（三）难以防范性

护理风险的准确预测虽然存在一定困难，即便预测成功，有时亦难以实施有效防范手段。然而，困难并不代表无法应对，这要求护理人员在工作中秉持高度的责任感，进行周密考虑，以最大限度地降低风险。但是有的风险经过努力之后仍可能无法完全防范和避免，这可能对患者或护理人员自身造成伤害。因此，护理人员应全力以赴，尽职尽责，履行法律所规定的"危害结果回避义务"。具体而言，在预测到风险有可能发生的情况下，护理人员在实施护理行为之前，制定相应的防范措施和应急预案，以确保充分的应急准备。

（四）后果的严重性

护理风险的发生，对患者及其家属而言，无疑是在疾病之外再添一层伤害，这种额外的打击往往使他们难以承受，进而可能加重病情或导致新的损害；同时，对于护理人员而言，此类事件可能会引发内疚和自责，从而形成心理压力，这种压力不仅会对其身体造成伤害，更会对他们的心灵造成严重的创伤。

四、护理风险的分类

在临床工作中依据风险事件的性质，将护理风险事件分为4个方面：护理差错事故、投诉事件、意外事件、劳动纪律问题，也有人在临床科室的护理风险管理中将其分为医疗事故、医疗意外、医疗纠纷、并发症。

（一）护理差错事故

护理差错是指在护理工作中，因责任心不强、工作粗疏、不严格执行规章制度或违反技术操作规程等，给患者造成了精神及肉体的痛苦，或影响了医疗护理工作的正常进行，但未造成严重后果和构成事故。

（二）投诉事件

在护理服务过程中，因护理人员态度欠佳，导致患者产生不满引发患者投诉；因病情观察不够细致引发护患纠纷；由于护士操作技术存在不足，未能满足患者的期望引发患者投诉等。

（三）意外事件

意外事件的发生，往往源自一系列无法抗拒的因素，这些因素可能导致患者遭遇无法预见和防范的不良后果。例如，药物注射过程中可能引发的过敏性休克，尽管在实施操作前已经严格按照规程进行了皮肤过敏试验，但个别情况下，即便过敏试验结果显示为阴性，患者仍有可能发生过敏反应。此外，患者因意外导致的跌伤、烫伤，以及自杀行为等，同样被归类为意外事件的范畴。

（四）劳动纪律问题

如护士脱岗，护士作为医疗体系中的关键角色，其职责直接关系到患者的健康与生命安全。任何形式的脱岗行为，不仅违背了职业道德和劳动纪律，更是对医疗工作的不负责任，对患者安全的潜在威胁。

除了上述几类护理风险外，护理病案记录不完善或错误、仪器故障也是较常见的护理风险。

五、护理风险的防护措施

（一）管理及支持系统因素防护措施

（1）制定和完善各项规章制度，强化管理与监控机制。加强急救药品和仪器设备等物品管理，做到"四定"（即定数量、定位放置、定人负责、定期检查）、"三及时"（即及时检查、及时补充、及时消毒，保证物品规范放置，数目整齐），同时，加强收费管理，专人核对，费用公开，记录清晰，从而减少潜在的纠纷。结合护理工作实际，修订护理相关的规章制度，规范护理常规和基本操作流程；以最终的护理质量作为评判的重要标准，不断提高护理模式及质量，提高患者的满意度，细化风险管理内容。明确奖惩责任，达到警示效果。对于已发生的护理不良事件，及时上报，开会讨论，总结反馈，提出整改措施，预防此类护理风险的发生。

（2）合理调配和使用护理人力资源，加强护士专业知识及技能培训。根据现有人力资源、工作量情况，科学、弹性排班，创造良好的工作环境，减轻护士的心理压力，及时对护理人员进行心理疏导。做好岗前培训，针对不同层次的护士群体进行相关理论知识及技能操作的培训，并进行定期考核；提高护士的急救应对处置能力，加强法治及安全教育，增强护理风险防范意识，全员动员、全员参与医疗安全防范工作。

（二）护士因素防护措施

（1）以"慎独"精神严格执行护理查对制度和操作规程。在护理操作过程中，三查八对制度是确保护理质量和护理安全的核心制度之一，任何时候、任何环节、任何情境下，都应该严格遵守。

（2）增强服务意识，加强沟通技巧，掌握扎实的专业知识和操作技能。护理人员除了必须掌握扎实的专业知识和操作技能外，还要转变护理服务理念，增强服务意识，培养护理人员良好的工作态度、工作作风；学习各民族的人文知识，尊重民族文化、宗教信仰、风俗习惯等，同时提高沟通技巧，为后续医疗护理奠定良好的互信关系，降低护理冲突的风险。

（3）规范护理文书书写，增强法律意识。一旦发生医疗纠纷，书写不规范的护理文书将会增加护理风险。护士应及时按照规范记录，学习法律知识，增强风险意识。

（三）患者因素防护措施

（1）加强安全教育，增强患者及照顾者防范意识。护理风险的发生不仅与护理人员有关，还与患者及照顾者缺少防范意识有关，如患者跌倒与患者穿鞋、体位改变迅速等有关。因此，全面加强安全教育，提升患者及其照顾者的防范意识，是降低护理风险、保障患者安全的重要举措。通过定期开展安全教育讲座、发放宣传资料、进行现场演示等多种形式，帮助患者及其照顾者了解和掌握基本的安全防范知识，从而有效预防和减少护理风险的发生。只有这样，我们才能为患者提供一个更加安全、可靠的医疗环境。

（2）规范就医行为，提高患者遵医依从性。患者依从性差会增加护理的风险，如急性心肌梗死患者要求卧床休息一周，但患者私自下床，再次诱发心肌梗死，引发护理不良事件的发生。为了避免这种情况的发生，医院应做好各项宣传工作，加大对患者及照顾者法治宣传教育的力度，培养他们正确规范的就医行为，使他们能积极主动地配合医护人员进行诊疗活动，降低护理风险的发生率。

第二节 护理职业风险防护

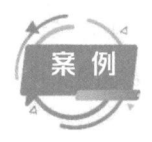

案例

患者王某，女性，78岁，诊断为肺癌。入院第2天，医嘱给予注射用奥沙利铂150 mg化疗。13:30值班护士小丽在治疗室为患者配制化疗药时，听到患者呼叫，小丽摘下手套至床旁查看患者，回到治疗室后未采取任何防护措施继续配制化疗药。由于操作不慎，药液喷溅在手背上，立刻用流动水冲洗手背。

请思考：

（1）临床工作中最易发生职业损伤的人群有哪些？

（2）护理人员应如何避免职业损伤的发生？

随着医学科学的发展与诊疗技术的广泛应用，护理人员日益面临多种职业性危害因素的挑战。职业性损伤对医护人员的潜在威胁，已成为亟待关注的重要议题。作为医院工作人员的核心组成部分，护理人员在履行职责过程中可能遭遇多种职业伤害，其风险不容忽视。因此，深入剖析这类风险，并采取切实有效的防范措施，对于保障护理人员的身心健康和职业安全具有举足轻重的意义。

一、相关概念

（一）职业暴露

职业暴露（Occupational esposure）是指从业人员由于职业关系而暴露在危险因素中，从而有可能损害健康或危及生命的一种状态。

（二）职业防护

职业防护（Occupational protection）是指采取科学的管理措施和技术措施，消除/改善护理活动中危及护理人员人身安全或健康的不安全环境、不安全设施和设备、不安全场所和不安全行为，防止伤亡事故和职业危害或将其所受伤害降到最低程度，保障护理人员在护理工作过程中的安全与健康。

（三）护理职业防护

护理职业防护（Occupational protection of nursing）是指在护理工作中，针对各种职业性有害因素采取有效措施，以保护护士免受职业损伤因素的侵袭，或将其所受伤害降至最低。

二、护理职业防护基本原则

由于护理人员职业的特殊性，其工作环境中的风险相对较高，面临来自服务对象的感染性体液、排泄物及飞沫等多种潜在传播渠道的威胁。为此，保障护理人员的安全与健康至关重要，需实施一系列周密的预防措施。务必遵循职业防护的严格原则与规范，以保障护理人员自身及他人的安全和健康。

（一）基本原则

1. 健康至上

护士在职业活动中，必须将个人的健康状况置于首要地位，确保身体状态持续保持健康。同时，必须严格遵循既定的预防措施，如正确佩戴防护口罩、频繁执行手部清洁以及加强个人卫生习惯，以有效降低感染风险。

2. 预防为主

在护理病患时，护士应采取一系列预防措施，以严谨、稳重的态度降低传染病的传播风险。预防措施包括规范使用个人防护装备，严格遵守既定的消毒操作规程，以及定期进行健康检查等，以维护医疗环境的卫生与安全。

3. 科学依据

护士在进行职业防护时，应依据科学的知识和技术，采取合理的防护措施。在面对新的病原体或疫情时，护士应积极学习并及时更新知识，以保持与时俱进。

（二）基本要求

1. 个人防护装备的正确使用

在工作时护士必须正确佩戴和使用个人防护装备，包括口罩、手套、护目镜等。口罩应正确覆盖口鼻，手套应及时更换，护目镜应紧贴面部。并且了解个人防护装备的性能、使用方法和存放要求，做到熟练掌握，正确操作，以确保防护效果。

2. 规范操作流程

在与病患进行接触和操作时，护士务必遵循规范操作流程，确保每一步都准确无误，防止任何疏漏或错误操作的发生。此外，护士还需严格遵守正确的洗手步骤，执行严格的消毒操作规程，并按照既定的顺序正确穿脱个人防护装备，以确保自身及病患的安全。

3. 养成良好的卫生习惯

护士应养成良好的卫生习惯，如勤洗手、注意个人卫生、避免接触病患体液等。此外，护士还应定期接受健康检查，及时发现和处理潜在的健康问题，保证职业生涯的持续健康。

4. 加强交流与合作

护士作为多人合作的医疗团队中的一员，应加强与其他医务人员的交流与合作。在工作中，及时沟通和协商工作细节，共同制定并遵守相关操作规则和流程，以确保整个团队在职业防护中紧密协作。

5. 持续学习与进修

护士应不断学习和进修，保持对新知识和新技术的敏感性和学习能力。定期参加职业培训、学术交流、参考权威学术资料等，以提升自身专业水平和职业防护能力。

三、护理职业防护的措施

为切实保障护士的职业安全,并规范其防护工作,进而有效预防护理工作中可能发生的职业暴露事件,确保在发生暴露后能够迅速、妥善地得到处理,必须严格遵循和参照国家相关法规,全面、细致地做好各项防护措施。

(一)加强职业安全教育,强化职业防护意识

对护士实施职业安全教育和规范化培训是减少职业暴露的主要措施。加强职业安全防护教育,使护士从思想上和行动上重视职业防护,以进一步强化护士的职业防护意识。

1. 职业安全知识培训与考核

各级卫生行政管理部门应充分认识到护理职业暴露的危险性和严重性,以及做好护士职业防护的重要性和迫切性。提供一定的人力、物力、政策及技术支持,做好岗前培训和定期在职培训与考核,并把护理职业安全作为在校教育和毕业后教育的考核内容之一。

2. 增强护士职业防护意识

护理工作不仅是为患者提供安全、无差错的护理,还要在工作中保护自身免受损伤。护士应充分认识到职业暴露的危害性和职业防护的重要性,从思想上重视,并加强学习,丰富自己的专业知识和技能,以增强自我职业防护意识。

(二)建立健全规章制度,提高整体防护能力

1. 建立健全制度

制定与完善各项规章制度,如职业防护管理制度,职业暴露上报制度、处理程序、风险评估标准,消毒制度、隔离制度、各种有害因素监测制度及医疗废物处理制度等,并严格遵守执行,这是保障护士职业安全的基本措施。

2. 规范操作行为

制定各种预防职业暴露的工作指南并完善操作规程,使护理职业防护工作有章可循、有法可依,从而减少各种职业暴露的机会。如血源性病原体职业暴露操作规程、预防锐器伤操作规程及预防化疗药物暴露操作规程等。

(三)改进护理防护设备,提供职业安全保障

医院管理者应充分认识到职业暴露的危害性,并创造安全健康的工作环境,完善的检测系统、医疗设备和职业防护措施,为护士提供全方位的职业安全保障。

1. 防护设备及用品

防护设施及设备有:① 常用的如层流净化设施、感应式洗手设施、生物安全柜等。② 个人防护用品,如 N95、N99 口罩、面罩、护目镜、围裙、一次性隔离衣、鞋套及人工呼吸专用防护面罩等。③ 安全用品,如安全注射装置和符合国际标准的一次性锐器回收盒等。

2. 建立静脉药物配制中心

建立符合国际标准的操作环境,并配备经过严格培训的药剂师和护士。根据药物特性,严

格按照操作程序配制全静脉营养液、化疗药物及抗生素等药物,以保证临床用药的安全性、合理性,减少药物对护士的危害。

(四) 强化和推进标准预防

标准预防是指医院将普遍预防和体内物质隔离的许多特点进行综合,认定病人血液、体液、分泌物、排泄物均具有传染性,需进行隔离,无论是否有明显的血迹污染或是否接触非完整的皮肤与黏膜,接触上述物质者必须采取防护措施的一种预防手段。在护理工作中应采用标准预防进行护理职业防护,以预防和控制血源性病原体职业暴露的危害。护士必须正确掌握各级防护标准、防护措施及各种防护用品的使用方法,以防止防护不足或防护过度。

(五) 重视护士的个人保健

调整工作节奏,合理调配护理力量,确保医护人员享有充足的休息与放松时间,实现劳逸结合,从而增强整体抵抗力。定期开展健康查体和免疫接种工作,以确保医护人员的健康与安全。

(六) 加强突发性重大公共卫生事件时的防护

1. 增强防护意识

由于突发性公共卫生事件具备突发性和不确定性、多样性、公共性、危害严重性、应急处理的综合性和系统性、国际性特征,故防护意识在突发性重大公共卫生事件和护理人员自我防护中具有非常重要的作用。首先应做好自身防护,对突发性公共卫生事件相关的知识进行全面了解,对其危害要有深刻的认识,从而有效地预防和控制突发性重大公共卫生事件发生时容易造成的职业损害。

2. 强化护理人员自身的应急能力

护理人员的能力和应急意识,对控制灾害蔓延、减少灾害损失和做好自身防护至关重要。在突发性重大公共卫生事件特别是重大传染病暴发时,正确进行应急处理和自身防护,是医务人员特别是临床工作人员亟待解决的重大问题。

3. 建立突发性重大公共卫生事件的预警系统

做好突发性重大公共卫生事件的预警,不仅有利于突发性重大公共卫生事件的处理,而且对于护理人员来说,可以获得一定的时间,从而比较从容地在有限的时间内做好救治患者和防护自身的准备。

4. 提高对各种突发性重大公共卫生事件的认识

为提升护理人员在面对突发性重大公共卫生事件时的应急处置能力,必须构建一套系统且全面的在职培训体制,以确保护理人员能够定期接受相关知识与技能的培训。具体培训内容涵盖传染病疫情、中毒应急处理、自然灾害与意外事故应对,以及心理健康支持等方面的知识和技能。通过系列培训,护理人员将能够更好地应对各类突发公共卫生事件,保障公众健康与安全。

5. 强化传染病防控措施

预防和救治传染病患者是护理人员做好自身防护的主要组成部分。尤其在传染病疫情暴发时,针对疾病传播的各个环节实施有效的防控策略,具有至关重要的意义。如控制传染源、切断传播途径、保护或者隔离易感人群等。护理人员同样属于易感人群,为确保其安全,应采取以下措施:紧急预防接种、药物预防以及应用个人防护技术,以达成防护目标。

四、护理职业防护的意义

随着社会的持续稳定发展,公民的健康意识得到了显著提升。鉴于护士职业的特殊性及其在日常工作中所面临的多样化职业危险因素,为确保护士在维护自身健康的同时,能够持续为患者提供优质服务,加强护士的职业防护工作显得尤为重要。护士职业防护的意义主要涵盖以下几个方面:

(一)提高护士职业生命质量

有效实施护士职业防护措施,不仅可以避免因职业危害对护士造成的机体损害,还可以控制由环境和行为不当所引发的不安全因素。通过职业防护可以维护护士的身体健康,减轻工作过程中的心理压力,增强社会适应能力,提高护士职业生命质量。

(二)科学规避护理职业风险

通过职业防护知识的学习和技能的规范化培训,提高护士对职业性损伤的防范意识,自觉履行职业规范要求,严格遵守护理常规和护理技术操作规程,有效控制职业危险因素,科学有效地规避护理职业风险。

(三)营造和谐安全的职业环境

各级政府部门和用人单位对护士职业防护工作的重视,可以给护士营造和谐安全的职业环境。良好安全的职业环境不仅可以使护士产生愉悦的身心效应,还可以增加护士职业满意度、安全感及成就感,促进健康的人际交流,使之获得对职业选择的积极认同;同时轻松愉快的工作氛围,可以缓解护士的心理压力,改善护理人员的精神卫生状况,焕发工作的激情,提高护士的职业适应能力。

第三节 国内护理职业防护研究热点

因工作环境特殊性,护理人员接触患者最频繁,职业暴露感染风险较大,极易遭受各类职业危害因素的影响,常见的有感染、针刺伤、负重伤、因紫外线消毒造成角膜放射性灼伤等。随着新型冠状病毒感染、甲型流感等传染性疾病在多地区大范围暴发,职业防护越来越受到广大研究者的关注。研究热点也在不断调整和变化中,探索职业暴露、影响因素、新技术在防护教育中的应用、新理论和新模式在防护干预中的应用等成为当前热点。

一、培训模式

创新培训模式,加大课程改革力度,提升培训质量和效果。由于低职称及低年资人员初入临床,经验不足、防护意识薄弱且职业技能掌握不够扎实,将面临更高的职业暴露风险。因此,可对低年资护士进行全面评估,以识别可能导致职业暴露的潜在倾向、强化因素及促成因素,从而开展针对性的职业防护强化教育,提升其预防职业暴露的认知能力和自我保护意识。相比传统教学，基于导学互动模式的新型教学方案、借助新技术媒介的新型培训方法，可有效提高临床教学培训质量。此外，将职业防护作为基础护理技能，纳入在校教育的理论核心护理技能体系中，使之成为每位护士必备的专业素养。不仅有助于护士在临床实践中有效规避暴露风险，更能促进其顺利实现从学生到护士的角色转变，为患者提供更加安全、优质的护理服务。

二、风险预警机制

目前主要以防护现状、影响因素等调查研究为主，缺乏针对具体临床情境、高危环节、过程监控的干预性研究。部分医疗机构未设置职业防护部门，可见职业防护未受到足够重视。护理管理者需要重视工作环境建设，对病区进行风险管理脆弱性分析，制订风险评价体系，明确职业防护风险和短板；针对各科室特色，制定相应的职业暴露防范措施和指南，降低暴露风险；加强对职业暴露的风险评估、过程监控、应急处置、上报管理，完善应急预案，优化工作流程。未来需要继续完善职业防护风险预警机制，量化风险评估体系，联合多中心、多学科开发风险测评工具，加强对高危岗位群体职业暴露风险识别、风险干预、风险追踪，切实提高护士群体职业健康水平。

三、职业防护体系

目前，护理职业防护核心能力指标体系建设尚处于不断尝试与摸索阶段，建议联合多学科，制定符合专科特色的职业防护体系。建立先进、系统、科学的医院职业危害接触防护管理体系，提高工作人员职业暴露主动上报意识，切实保证职业安全。其中临床护理接触化疗药物职业防护评价指标体系，确立了包括物品因素、个体因素、医院和科室安全管理等多个评价指标。护理人员职业防护能力指标体系，为个人防护打造安全屏障。基于目前医疗大环境，未来职业防护能力应该作为选拔优秀护士核心能力的重要条件。

课后思考题

1. 护理职业风险产生的原因有哪些？
2. 进行护理职业防护时应遵循的基本原则有哪些？
3. 目前我国医护人员职业防护方面存在哪些问题？应采取哪些改进措施？

第二章
护理职业风险与医疗卫生法律法规

学习目标

价值塑造

通过本章学习,提升学生认识护理职业与法律法规的联系,强化学生遵纪守法意识和护理职业风险防护意识。

能力提升

能将相关的法律法规与临床护理工作相结合,提升学生依法执业和安全执业的能力。

知识学习

1. 正确解释医疗事故的概念。
2. 准确理解与护理职业风险相关的法律法规和政策。

案例

张某,男,55岁,因病毒性脑炎入住离家较近的某医院进行治疗,医院给予张某病毒性脑炎的相关检查及治疗,内科一级护理,家属陪伴一人。经积极治疗后患者病情逐渐稳定,但仍时常出现神志恍惚等症状。某日15:00,陪护人员孙某离开病房回家取物品,返回后发现张某不在病房,孙某寻找无果,请求主治医生及医院派人协助寻找,因诸多原因医院未派人寻找。当日21:00,值班护士及医生按常规巡查病房时,张某仍未返回病房,至次日上午家人多方寻找仍未果,该医院向辖区派出所报案,后经孙某家人及亲属反复寻找,直到距张某走失后的第六天,才发现张某已溺亡在该市郊区附近一水沟内,其妻孙某遂提起诉讼,要求该医院承担各项损失计20万元。

请思考:

患者在医院住院治疗期间走失死亡,医院是否承担法律责任?

依法行事是每位公民应尽的责任和义务,尤其是党的十九大以来,国家坚定不移地推进依法治国、依法执政的战略部署,各领域法律法规的出台,为社会主义法治体系的建设奠定了坚实的法律基础与行动指引。在医疗卫生领域,相关法律法规是医疗卫生行业依法执业的准绳,是保证我国卫生事业健康发展的关键。护理执业活动与人的健康和生命直接相关,认真贯彻执行护理相关法律法规,确保服务质量与医疗安全,是护理人员的首要职责。

第一节 护理法律法规概述

法律是维护国家稳定、各项事业蓬勃发展的最强有力的武器，是捍卫人民群众权利和利益的工具。法律是一系列的规则，通常需要经由一套制度来落实。在不同的地方，法律体系会以不同的方式来阐述人们的法律权利与义务。

一、相关概念

（1）法律（Law statute） 是国家制定或认可的，由国家强制力保证实施的，以规定当事人权利和义务为内容的具有普遍约束力的社会规范。法律是全体国民意志的体现，是国家的统治工具，由享有立法权的立法机关依照法定程序制定、颁布的规范性文件，除了包括全国人大及其常委会颁布的法律、国务院颁布的法规、原卫生部（现国家卫生健康委员会）颁布的行政规章之外，还包括具有法律性质的技术文件、指南、操作规程等，如中华护理学会制定颁布的护理操作常规。

（2）法规（Laws and regulations） 是由全国人民代表大会常务委员会制定并通过后，由国务院总理签署国务院令公布。法规具有全国通用性，是对法律的补充，在条件成熟时会被补充进法律，其地位仅次于法律。法规多称为条例，也可以是全国性法律的实施细则。

（3）规章（Rules） 其制定者是国务院各部、委员会、中国人民银行、审计署和具有行政管理职能的直属机构，这些规章仅在本部门的权限范围内有效。

（4）地方性法规、自治条例和单行条例 其制定者是各省、自治区、直辖市的人民代表大会及其常务委员会，相当于是各地方的最高权力机构。地方性法规大部分称作条例，有的为法律在地方的实施细则，部分为具有法规属性的文件，如决议、决定等。

（5）制度（Institution） 也称规章制度，是国家机关、社会团体、企事业单位，为了维护正常的工作、劳动、学习、生活的秩序，保证国家各项政策的顺利执行和各项工作的正常开展，依照法律、政策而制订的具有法规性或指导性与约束力的应用文件，是各种行政法规、章程、制度、公约的总称。这里主要指地方卫生行政机关对于医疗机构护理工作的指导性文件和医疗机构内部的护理管理和操作的具体要求。

二、卫生法体系与护理法

（一）我国的卫生法体系

（1）卫生法（Health legislation） 是指由国家制定或认可的，并有国家强制力作保证，用以调整人们在卫生活动中各种社会关系和行为规范的总和，是我国法律体系的重要组成部分。目前我国卫生法还没有统一、完整的法典，只有以公共卫生与医政管理为主的单个法律法规构成的一个相对完整的卫生法体系。

（2）医政法（Medical law） 是指国家制定的用以规范国家医政活动和社会医事活动，调整因医政活动而产生的各种社会关系的法律法规的总称。目前，我国还没有一部医政法，只有由相关医政药理的法律法规、规章等法规性文件和有关规范性文件，以及相关法律制度共同组成医政管理法律体系。

（二）护理法

护理法（Nursing law）是由国家制定的，用以规范护理活动（如护理教育、护士注册和护理服务）及调整这些活动而产生的各种社会关系的法律规范的总称。

护理立法始于20世纪初。1919年英国率先颁布了《英国护理法》；1921年荷兰颁布了护理法；1947年国际护士委员会发表了一系列有关护理立法的专著；1953年世界卫生组织发表了第一份有关护理立法的研究报告；1968年国际护士委员会特别成立了一个专家委员会，制定了护理立法史上划时代的文件《系统制定护理法规的参考指导大纲》，为各国护理法必须涉及的内容提供了权威性的指导。1984年世界卫生组织调查报告，欧洲18国、西太区12国、中东20国、东亚10国及非洲16国均已制定了护理法规。我国的护理法属于医政法律体系的一部分，目前我国尚未颁布护理法，目前执行的是《护士条例》和护理相关法规、规章制度及政策。

第二节　护理相关的法律法规

《护士条例》《医疗事故处理条例》及其配套文件主要确立了一系列护理职业风险防控法律制度。

微课：相关法律法规及依法行医制度

一、全国人民代表大会及其常务委员会制定的法律

目前没有直接与护理职业风险相关的法律，但是有与护理工作间接相关的法律，包括：《中华人民共和国医师法》（2022年3月1日实施）

《中华人民共和国献血法》（1997年12月29日修订，1998年10月1日实施）

《中华人民共和国职业病防治法》（2002年5月1日实施，2018年12月29日修正）

《中华人民共和国传染病防治法》（1989年9月1日实施，2013年6月29日修正）

《中华人民共和国药品管理法》（1985年7月1日实施，2019年12月1日第二次修订）

还有一些涉及医疗纠纷、护理纠纷处理的法律，主要是民法、刑法和诉讼法，在此不作详细介绍。

二、国务院制定的行政法规

国务院制定的与护理职业风险相关的行政法规主要有：

《护士条例》（2008年5月12日实施，2020年3月27日修订）

《血液制品管理条例》（1996年12月30日实施，2016年2月6日修订）

《医疗事故处理条例》（2002年9月1日实施）

《突发公共卫生事件应急条例》（2003年5月9日实施）

《艾滋病防治条例》（2006年3月1日实施）

《医疗废物管理条例》（2003年6月16日实施，2011年1月8日修订）

《医疗机构管理条例》（1994年9月1日实施，2022年3月29日修订）

《医疗器械监督管理条例》（2000年4月1日实施，2021年6月1日修订）

第三节 护理规章及技术规范

一、部门规章

国务院单独制定或其他部门联合制定的与护理职业风险相关的部门规章主要有以下15项：
《护士执业注册管理办法》（2008年5月12日实施）
《医疗机构传染病预检分诊管理办法》（2005年2月28日实施）
《消毒管理办法》（2017年12月26日修订，2002年7月1日生效）
《重大医疗过失行为和医疗事故报告制度的规定》（2002年9月1日实施）
《医疗事故分级标准（试行）》（2002年9月1日实施）
《医疗事故技术鉴定暂行办法》（2002年9月1日实施）
《医疗废物分类目录》（2003年10月10日实施）
《医疗卫生机构医疗废物管理办法》（2003年10月15日实施）
《放射性同位素与射线装置安全和防护条例》（2005年12月1日实施）
《医院感染管理办法》（2006年9月1日实施）
《处方管理办法》（2007年5月1日实施）
《病历书写基本规范》（2010年3月1日实施）
《医疗机构临床用血管理办法》（2012年8月1日实施，2019年2月28日修订）
《医疗机构病历管理规定》（2014年1月1日实施）
《医疗机构管理条例实施细则》（2017年4月1日实施，2006年11月1日修订）

二、技术规范

国家卫生健康委员会（原卫生部）、中华医学会、中华护理学会制定的与护理职业风险防控相关的技术规范主要有以下9项：
《临床输血技术规范》（2000年10月1日实施）
《早产儿治疗用氧和视网膜病变防治指南》（2004年4月27日实施）
《医务人员艾滋病病毒职业暴露防护工作指导原则（试行）》（2004年6月1日实施）
《内镜清洗消毒技术操作规范（2004年版）》（2004年6月1日实施）
《医院感染管理办法》（2006年9月1日实施）
《抗菌药物临床应用管理办法》（2012年8月1日实施）
《安宁疗护实践指南（试行）》（2017年1月25日实施）
《医疗质量安全核心制度要点》（2018年4月18日实施）
《护理分级标准》（2024年2月1日实施）

（刘　萍）

第四节 《医疗事故处理条例》规定的护理风险法律制度

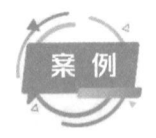

案例

赵某因感冒到诊所就诊,医生为其开具了青霉素注射,门诊护士向赵某提出,须做皮试,赵某因为急于去幼儿园接孩子,就跟护士说:"你放心吧,我这半年好几次做青霉素皮试,都没有问题,我身体也很壮,现在赶时间,你就给我注射吧。"护士听赵某这么一说,当时也就同意了,于是护士就把青霉素注入葡萄糖水中给赵某进行静脉输入,大概过了十分钟,赵某忽然感觉到胸口不适,自认为是自己感冒的一种不适感觉,也没有声张。又过了一阵,旁边跟他一起注射药物的患者发现赵某面色苍白,头部出了很多汗。旁边病人赶快去叫医生和护士,但找了半天也没找到护士,把医生叫来后,医生一见赵某的情况,初步判断可能是青霉素过敏,于是立刻给赵某进行了肾上腺素的皮下注射。注射完毕后,护士才匆匆从外面赶回来,事后了解,该护士是在上班期间出去买东西了。于是医生和护士开始对赵某进行抢救,经过了大概一个多小时的抢救,赵某的状况并没有明显好转,相反出现了四肢惊厥、抽搐的状况,最终因抢救无效死亡。事故发生后,赵某的妻子就向当地的卫生行政部门提出了医疗事故争议处理申请,经过鉴定,医学会认为,该事件为一级医疗事故,医院承担完全责任。

请思考:

(1)何谓医疗事故?
(2)医疗事故的构成要件有哪些?
(3)医疗事故如何分级?

《医疗事故处理条例》(以下简称《条例》)于2002年2月20日国务院第55次常务会议通过,自2002年9月1日起施行,共分7章63条,该条例分别就医疗事故的预防与处置、医疗事故的技术鉴定、医疗事故的行政处理与监督、医疗事故的赔偿等进行了说明,为正确处理医疗事故,保护患者和医疗机构及其医务人员的合法权益,维护医疗秩序,保障医疗安全,促进医学科学的发展打下了坚实基础。其中关于医疗护理风险防范和处理的规定主要在第2章"医疗事故的预防与处置"中。

医疗事故(Medical negligence)是指医疗机构及其医务人员在医疗活动中,违反医疗卫生管理法律、行政法规、部门规章和诊疗护理规范、常规,过失造成患者人身损害的事故。根据对患者人身造成的损害程度分为四级:一级医疗事故是指造成患者死亡、重度残疾的;二级医疗事故是造成患者中度残疾、器官组织损伤导致严重功能障碍的;三级医疗事故是造成患者轻度残疾、器官组织损伤导致一般功能障碍的;四级医疗事故是造成患者明显人身损害的其他后果的。

一、依法行医制度

第五条 医疗机构及其医务人员在医疗活动中,必须严格遵守医疗卫生管理法律、行政法规、部门规章和诊疗护理规范、常规，恪守医疗服务职业道德。

（一）依法行医的概念

依法行医，是指医疗机构及其医务人员在实施医疗行为的过程中，必须依照国家医疗卫生管理法律、行政法规、部门规章和诊疗护理规范、常规的要求来开展医疗活动。

医护人员执行医疗行为，直接面对的是患者的健康和生命，稍有不当和闪失，便可导致危及患者健康和生命的危害后果。因此，《条例》第五条就是国家关于"依法行医"的最直接具体的规定。

（二）对"法"的理解

"依法行医"所讲的"法"，是广义的法，包括全国人大及其常务委员会制定的法律、国务院制定的行政法规、国务院所属机构和地方人民代表大会制定的规章，都是我们这里讲的"法"；还包括诊疗护理规范和常规。诊疗护理规范和常规主要是中华医学会、中华护理学会等行业学术机构制定的技术操作规范、操作指南等规范性文件。

在医疗行业中，除了成文的"法"之外，有许多技术规则和要求并没有正式地经过一定组织机构颁布的文本，但它存在于医疗行业之中，对医师、护士的医疗护理行为产生直接的影响和指导作用，是医护人员实施医疗护理行为的行为规范，因此也是这里讲的"法"。这种不成文的"法"的数量较大，只要是行业内专业人员认可的行为规则、诊疗规程，都属于这一类法。

（三）依法行医的要求

1. 对于医疗机构

医疗机构在组织、经营管理上，应严格依照法律的规定来办事，无论是设立诊疗科目、确定收费标准、录用医护人员、开展医疗业务，都要按照法律规定执行。

2. 对于医师和护士

自己面对具体的患者，实施具体的医疗护理措施，应严格按照"法"的要求来操作，尤其是诊疗程序上，不可随意简略，不可想当然地认定一种疾病或排除一种诊断，必须按照疾病诊疗常规的要求来判断和实施。

微课：医疗告知制度

二、医疗告知制度

第十一条 在医疗活动中，医疗机构及其医务人员应将患者的病情、医疗措施、医疗风险等如实告知患者，及时解答其咨询；但是，应避免对患者产生不利后果。

（一）患者的知情权

知情权是指公民应该享有知晓与自己利益相关情况的权利。关于患者的知情权，《执业医师法》第二十六条明确规定："医师应当如实向患者或者其家属介绍病情，但应注意避免对患者产生不利后果。"患者享有的知情权包括：患者有权明白自己的病情，明白自己要做何种检查项目，明白自己应如何选择看病医生，明白可能出现何种医疗风险，明白影响自己病情的事项。同时应该让患者知道看病时应遵守医院诊疗秩序和规章制度，知道看病时应尊重医护人员诊治权，知道自己进行特殊检查和手术应该履行的签字手续，知道发生医疗纠纷应当依法解决的相关程序等。

（二）医疗告知的实施

对于医疗告知的范围，应以患方充分使其知情同意权为限，一般来说，医疗告知的实施涉及以下内容。

1. 告知的对象

《条例》第十一条规定，医疗告知的对象是患者本人，只有在特殊情况下才能由他人行使。而且，在告知时应当注意保护患者的隐私权，对于在医疗活动中获知的患者隐私，未经患者本人同意，不得向他人泄露。在我国关于告知对象，需要根据患者的病情和治疗情况来确定。在《医疗机构管理条例》和《执业医师法》中明确将医疗告知的对象规定为患者本人或其家属，因此，在告知对象的选择上不应该限制在患者本人上。

2. 告知内容

根据《条例》第十一条规定，医疗护理告知的内容主要包括患者的病情、医疗措施、医疗风险等。护理人员在护理过程中，也应将与护理措施相关的风险告知患者本人或其家属，以求得到患者本人或家属的配合和理解，达到有效沟通的目的。

3. 告知方式

一般采用口头告知的方式，特殊情况采用书面告知或公示告知。

三、减轻医疗事件损害制度

第十五条 发生或发现医疗过失行为，医疗机构及其医务人员应立即采取有效措施，避免或减轻对患者身体健康的损害，防止损害扩大。

医疗行为在实施过程中，一方面可以给患者带来疾病治愈、缓解的快乐和希望，另一方面也会对人体、健康造成损害。如果医疗行为出现了期望之外的损害扩大，甚至损害扩大难以控制，就可能成为不良医疗事件，产生医疗事故争议。

医疗损害事件的发生，是医患双方都不愿意看到的事实，这种损害，可能是正常医疗行为下产生的难以避免的并发症，也可能是发生了医疗意外，还有可能是医疗过失引起的不良损害。

《条例》第十五条在此强调医疗机构负有防止医疗过失行为损害后果扩大的义务，这种义务既是来自医疗护理人员职务上、业务上的要求，更是来自医疗护理人员先前医疗行为产生不良后果后所要求的行为。

医疗事故最基本的防范措施，是严格执行规章制度和技术操作规程，确保医疗质量。预防医疗事故的发生，尤其要注意以下几点：

1. 严格查对制度。

查对制度涉及临床各科室、手术室和药房等医院各部门，涉及面广。搞好查对工作是提高医院管理水平、提高服务质量的重要措施。如执行医嘱时要进行"三查八对"。

2. 执行检诊制度。

误诊、漏诊常常是由于诊疗经验、技术和责任心等综合因素造成的。医疗管理有接诊、三级检诊、大查房、会诊以及病案讨论等制度，严格执行这些制度会使误诊、漏诊率大大降低。

3. 严格执行医嘱制度。

医院诊疗、护理工作，是医生和护士相互配合完成的。医生开出医嘱，护士执行医嘱，任何一个环节出现问题都会给病人造成不良后果。如医师写出医嘱后，要复查一遍。护士对可疑医嘱，必须查清后方可执行。除抢救或手术中不得下达口头医嘱。下达口头医嘱，护士需复诵一遍，经医师查对药物后执行，医师要及时补记医嘱。每项医嘱一般只能包含一个内容。严禁不看病人就开医嘱的草率作风。这就避免了因医务人员之间配合失误造成医疗事故。

四、医疗事故防范和处理预案制度

第十二条　医疗机构应制定防范、处理医疗事故的预案，预防医疗事故的发生，减轻医疗事故的损害。

（一）建立预案的重要性

预案是指在特定事项发生前制定的一系列应急程序。预案中应明确应急机制中各成员部门及其人员的组成、具体分工和职责、工作措施以及相互之间的协调关系。预案在其针对的情况出现时启动。

医疗事故的发生，在给患者带来身心损害的同时也给医疗机构带来负面影响。因此，医疗机构应坚持"预防为主"的原则，切实采取有效措施防止医疗事故的发生，以事前防范为主，做到防患于未然。这就要求医疗机构制定切实可行的医疗纠纷预防方案和医疗纠纷发生后的处置处理预案。

医疗机构制定的应急预案包括两种：防范医疗事故预案和处理处置医疗事故争议的预案。

（二）防范医疗事故预案

医疗事故的主要预防措施：

（1）医疗机构及其医务人员在医疗活动中，必须严格遵守医疗卫生管理法律、行政法规、部门规章和诊疗护理规范、常规，恪守医疗服务职业道德。

（2）医疗机构加强对其医务人员进行医疗卫生管理法律、行政法规、部门规章和诊疗护理规范、常规的培训和医疗服务职业道德教育，强调无德不成医，加强医务人员对病人的理解、爱护和关心，做到以病人为中心。

（3）医疗机构设置医疗服务质量监控部门或者配备专（兼）职人员，具体负责监督本医疗机构的医务人员的医疗服务工作，监督各个部门或者医务人员，严格履行各种医疗法律、行政法规、规章制度、操作规范等情况，接受患者对医疗服务的意见、建议及投诉，并向其提供咨询服务。

（4）医疗机构应制定防范、处理医疗事故的预案，预防医疗事故的发生，减轻医疗事故的损害。一旦怀疑某项操作或行为已经可能造成医疗事故时，医院、医务人员必须采取紧急措施，全力以赴积极救治病人，把可能产生的损害减少到最低程度，同时积极向科室领导和医院领导及时报告，以便正确处理医疗事故。

(三）处理处置医疗事故争议的预案

领导机构和承担具体处理处置医疗事故争议的部门，明确医疗事故争议事件发生后各部门的职责和应采取的措施。

（1）建立医疗事故争议专门处理机构，负责医疗事故争议的投诉、处置、调查、谈判、和解、参加鉴定和应诉，为医院医疗质量管理提供反馈信息。

（2）建立医疗机构内部报告制度，按照《条例》第十三条规定的程序，发生医疗事故争议或出现可能引发医疗事故的医疗过失行为后，有关医务人员要逐级上报。

（3）发生医疗损害不良事件后，临床科室和医护人员在上报相关信息的同时，应采取有效措施，防止损害结果扩大，减少给患者造成的损失。

（4）相关职能部门要对医疗事故争议事件进行调查，分析原因，提出处理意见和改进措施，防止类似事件发生。

五、不良事件报告制度

不良事件报告制度应该是医疗纠纷处理处置预案的一个方面，由于不良事件的报告工作非常重要，在《条例》中有两条专门对其进行详细规定，原卫生部（现国家卫生健康委员会）于2002年8月16日又专门发布了《重大医疗过失行为和医疗事故报告制度的规定》。

（一）医疗机构内部报告

第十三条 医务人员在医疗活动中发生或发现医疗事故、可能引起医疗事故的医疗过失行为或发生医疗事故争议的，应立即向所在科室负责人报告，科室负责人应及时向本医疗机构负责医疗服务质量监控的部门或专（兼）职人员报告，负责医疗服务质量监控的部门或专（兼）职人员接到报告后，应立即进行调查、核实，将有关情况如实向本医疗机构的负责人报告，并向患者通报、解释。

医疗机构内部医疗事故报告程序如下：

（1）发生或发现医疗事故、可能引起医疗事故的医疗过失行为或者发生医疗事故争议时，医务人员应立即向所在科室负责人报告。

科室负责人在接到报告后应立即向医疗服务质量监控部门或专（兼）职人员报告，同时，应当立即组织力量及时抢救，防止损害后果的扩大。

（2）负责医疗服务质量监控的部门或者专（兼）职人员接到报告后，应当立即向本医疗机构的主管负责人报告。

（二）向卫生行政部门的报告

第十四条 发生医疗事故的，医疗机构应按照规定向所在地卫生行政部门报告。

发生下列重大医疗过失行为的，医疗机构应在12小时内向所在地卫生行政部门报告：

（1）导致患者死亡或可能为二级以上的医疗事故。

（2）导致3人以上人身损害后果。

（3）国务院卫生行政部门和省、自治区、直辖市人民政府卫生行政部门规定的其他情形。

六、证据保全制度

(一) 证据保全的概念

证据保全即证的固定和保管,是指为了防止特定证据的自然泯灭、人为毁灭或者以后难以取得,因此在收集时、诉讼前或诉讼中用一定的形式将证据固定下来,加以妥善保管,以便诉讼中司法人员或律师在分析、认定案件事实时使用。

《中华人民共和国民事诉讼法》第七十四条规定,在证据可能灭失或以后难以取得的情况下,诉讼参加人可以向人民法院申请保全证据,人民法院也可以主动采取保全措施。不过这是指在诉讼程序启动之后,而医疗纠纷从发生到诉讼往往有一段漫长的过程,因此,医患双方不可能申请人民法院进行诉讼保全。《条例》第十六条、第十七条分别对病历和可疑医疗物品的保全进行了规定,要求医患双方当事人自行实施证据保全。

证据保全的方法在最高人民法院《关于民事诉讼证据的若干规定》第二十四条中有规定:人民法院进行证据保全,可以根据具体情况,采取查封、扣押、拍照、录音、录像、复制、鉴定、勘验、制作笔录等方法。《条例》第十六条、第十七条主要规定了封存的方法。

(二) 病历封存

第十六条 发生医疗事故争议时,死亡病历讨论记录、疑难病例讨论记录、上级医师查房记录、会诊记录、病程记录应在医患双方在场的情况下封存和启封。封存的病历资料可以是复印件,由医疗机构保管。

病历封存是指发生医疗纠纷之后,应患方的要求,在医患双方参与之下对病历文件或其复印件予以封存的过程。病历封存的目的是保全病历的证据价值,防止病历失真,减少以后鉴定或诉讼时患方对病历内容真实性质疑的可能性。

《条例》第十六条规定,发生医疗事故争议时,病历资料应在医患双方在场的情况下封存和启封。病历封存和启封,都要尽可能地要求无关的第三方来参与,并制作"病历封存笔录"和"病历启封笔录",并由参与各方签字。

(三) 可疑医疗用品封存

第十七条 疑似输液、输血、注射、药物等引起不良后果的,医患双方应当共同对现场实物进行封存和启封,封存的现场实物由医疗机构保管;需要检验的,应当由双方共同指定的、依法具有检验资格的检验机构进行检验;双方无法共同指定时,由卫生行政部门指定。

疑似输血引起不良后果,需要对血液进行封存保留的,医疗机构应当通知提供该血液的采供血机构派员到场。

一旦因医疗活动引起患者的异常反应甚至造成对患者人身的损害,而且这种伤害有被认定为医疗事故的可能时,医疗机构和患者应当注意保存证据,以备发生医疗纠纷时举证之用。如果这种伤害是因输液、输血、注射、服用药物等医疗行为而引起时,应当封存现场实物。

现场实物,是指医疗活动中造成患者人身损害时使用过的一切可疑的物品。

可疑医疗用品是指在输液、输血、注射、药物治疗过程中,发生了疑似输液、输血、注射、药物等引起不良后果,输液、输血、注射、药物治疗中所使用的医疗物品,包括输液瓶及剩余的瓶装物、输液管、剩余药瓶及包装、输血设备、剩余的输入血液及包装、注射器、注射用药及包装、用于治疗的药品及包装等。

医疗物品封存的目的与病历封存有根本的不同，后者在于防止病历失真，不用担心病历的变质和毁损；前者虽然也是要保证可疑医疗物品的真实性，更重要的还是要及时送检，通过权威检测鉴定单位的鉴定，明确医疗机构给患者使用的医疗物品是否存在质量或其他问题，从而有助于纠纷的处理。

可疑医疗物品的封存和启封，都应尽可能地要求无关的第三方来参与，并制作《可疑医疗物品封存笔录》和《可疑医疗物品启封笔录》，并由参与各方签字。

（四）尸体解剖

第十八条 患者死亡，医患双方当事人不能确定死因或者对死因有异议的，应当在患者死亡后 48 小时内进行尸检；具备尸体冻存条件的，可以延长至 7 日。尸检应当经死者近亲属同意并签字。

尸检应当由按照国家有关规定取得相应资格的机构和病理解剖专业技术人员进行。承担尸检任务的机构和病理解剖专业技术人员有进行尸检的义务。

医疗事故争议双方当事人可以请法医病理学人员参加尸检，也可以委派代表观察尸检过程。拒绝或者拖延尸检，超过规定时间，影响对死因判定的，由拒绝或者拖延的一方承担责任。

在医疗过程中患者最终死亡的，经常会引发医疗纠纷，而是否对尸体进行系统的病理学解剖，查明病因，明确死因，直接关系到医疗事故技术鉴定甚至司法审判。因此，告知家属尸体解剖的必要性、是否申请做尸体解剖就显得非常重要。

医疗机构在患者死亡后，患者家属对医院的死因诊断有异议的，应告知家属进行尸体解剖，具体告知的内容包括：

（1）尸体解剖的法律规定。① 根据《尸体解剖规则》的规定，尸体解剖决定权在患者家属，医疗机构仅有建议权。② 尸体解剖的时限要求，即应在患者死亡后 48 小时内进行尸检；具备尸体冻存条件的，可以延长至 7 日。

（2）尸体解剖对于查明死因，查清医疗过失事件具有非常重要的意义，对于日后医疗事故技术鉴定和医疗纠纷案件的诉讼处理具有决定性的作用。

（3）不进行尸体解剖，患者家属在将来的医疗事故技术鉴定和诉讼中将面临承担不利后果的可能。

课后思考题

1. 简述医疗事故的分级。
2. 医疗事故的主要预防措施有哪些？
3. 如何实施证据保全？

第三章 护理职业风险管理规章制度

> **学习目标**
>
> 价值塑造
>
> 通过本章学习,强化学生的规则意识,培养学生遵章守纪的良好行为习惯。
>
> 能力提升
>
> 1. 提升学生自律能力,工作中严格、准确执行护理职业风险管理规章制度。
> 2. 结合临床工作实际,总结在执行各项护理职业风险管理规章制度中的体会和注意事项。
>
> 知识学习
>
> 1. 准确陈述常见护理职业风险管理规章制度的类型和执行要点。
> 2. 理解不同护理职业风险管理规章制度执行的意义、关键点和难点。

护理职业风险管理规章制度是在医疗职业风险法律制度的规定之下,结合护理工作的特点以及医疗机构的实际情况,由卫生行政部门、护理行业协会以及医疗机构自行制定的防范护理风险的制度。

从内容上看,护理职业风险管理规章制度主要分为以下几类:①查对制度。②医嘱执行制度。③护理交接班制度。④护理登记报告及查房制度。⑤抢救制度。⑥科室药品、设备保管使用制度。⑦护理会诊制度。⑧病房安全制度。⑨其他制度,如新生儿查对制度、紧急意外事件处置制度、医疗纠纷意外事件报告制度等。

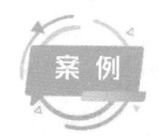

案例

患儿某红英与某文英同住一个病房,某文英家属呼叫更换液体;当班护士误以为患儿某红英需更换,在床旁换液时未严格执行身份查对制度,直接呼叫某红英名字且患儿家属未予以否认,致使液体错换;换药后,护士再次核对发现错误并立即更换液体及输液器。

请思考:

(1)导致该事件发生的原因是什么?

(2)如何预防此类事件的发生?

第一节　查对制度

查对是护士执行医嘱、实施治疗和护理前的必要步骤，是保障患者安全的基本手段。查对是正确执行医嘱的前提和条件，是护士执行医嘱、实施治疗和护理前的必经程序，是准确实施治疗的必要保证。护士应严格执行医嘱，就是要求护士在执行医嘱上必须严格依照医师的旨意行事，不可有偏差和失误，因此在执行前、执行中都必须认真查对。查对制度是最重要的护理制度之一。查对制度包括：医嘱查对制度、临床用药查对制度、输血查对制度、手术患者查对制度、饮食查对制度、其他查对制度，如抽血送检查对制度等。

一、医嘱查对制度

（1）嘱经双人查对无误方可执行，每日必须总查对医嘱一次；每周定期大核对及重新整理医嘱一次，整理医嘱后须经另一人查对，无误后方可执行。

（2）转抄医嘱必须写明日期、时间，并由另外一人核对。转抄医嘱者与查对者均须签全名。

（3）临时执行的医嘱，需经第二人查对无误，方可执行，并记录执行时间，执行者签全名。

（4）抢救患者时，医师下达口头医嘱，执行者须大声复诵一遍，由两人核对无误后方可执行，并保留用过的安瓿，抢救后再次核对。抢救完毕，医生立即将口头医嘱据实补记，书写抢救用药的时间，并由执行护士核对后签全名。

（5）对有疑问的医嘱必须询问清楚后方可执行和转抄。

二、临床给药查对制度

临床用药是指临床上给患者实施的各种途径的给药，包括口服、注射输液等。

（1）临床给药前必须严格执行"三查八对"。三查：备药后查、处置前查、处置后查。八对：对床号、对姓名、对药名、对剂量、对浓度、对时间、对用法、对有效期。

微课：临床给药查对制度

（2）清点药品和备药前要检查药品包装上的标签、有效期、批准文号，注意药品有无变质、失效，安瓿、注射液瓶有无裂痕，输液袋有无漏水，药液有无浑浊和絮状物。过期药品、有效期和批号如不符合要求或标签不清者，不得使用。

（3）备药后必须经第二人核对无误后方可执行。备药前要检查药名、规格、剂量、用法与医嘱是否相符，注意水剂、片剂有无变质，安瓿有无裂痕，查对有效期和批号，如不符合要求或标签不清，不得使用。

（4）易致过敏药物，给药前应询问有无过敏史；需做药物试验的药物必须验证皮试阴性者才能使用药物。使用毒、麻、限、剧、精神药物时，严格执行《医疗机构麻醉药品、第一类精神药品管理规定》（卫医药〔2005〕438号文件）。护士要经过反复核对，用后安瓿及时交回药房；给多种药物时，要注意有无配伍禁忌。同时，护理部要根据药物说明书，规范并健全皮试药物操作指引及药物配伍禁忌表。

（5）发药、注射时，患者如有疑问，应及时检查，核对无误，并向患者解释后方可执行，必要时与医生联系。

（6）输液瓶加药后要在标签上注明药名、剂量，并留下安瓿，经另一人核对后方可使用。
（7）严格执行床边双人核对制度。

三、输血查对制度

依据原卫生部2000年制定《临床输血技术规范》的要求，制定抽血交叉配血查对制度、取血查对制度、输血查对制度。

（一）抽血交叉配血查对制度

（1）真核对交叉配血单，患者血型检验单，患者床号、姓名、性别、年龄、病区号、住院号。
（2）抽血时要有两名护士（一名护士值班时，应由值班医师协助），一人抽血，一人核对，核对无误后执行。
（3）抽血后须在试管上贴条形码，并写上病区（号）、床号、患者的姓名，字迹必须清晰无误，便于核对。
（4）血液标本按要求抽足血量，不能从正在补液肢体的静脉中抽取。
（5）抽血时对检验单与患者身份有疑问时，应与主管医生、当日值班高级责任护士重新核对，不能在错误化验单和错误标签上直接修改，应重新正确填写化验单及标签。

（二）取血查对制度

到血库取血时，应认真核对血袋上的姓名、性别、床号、血袋号、血型、输血数量、血液有效期，以及检查保存血的外观及质量是否合格。血袋须放入铺上无菌巾的治疗盘或清洁容器内取回。

（三）输血查对制度

（1）输血前患者查对。须由两名医护人员核对交叉配血报告单上患者的床号、姓名、住院号、血型、血量，核对供血者的姓名、编号、血型与患者的交叉相容试验结果，核对血袋上标签的姓名、编号、血型与配血报告单上是否相符，相符的进行下一步检查。
（2）输血前用物查对。检查袋血的采血日期，血袋有无外渗，血液外观质量，确认无溶血、凝血块、无变质后方可使用。检查所用的输血器及针头是否在有效期内。血液自血库取出后勿振荡、勿加温、勿放入冰箱速冻，在室温放置时间不宜过长。
（3）输血时，由两名医护人员（携带病历及交叉配血单）到患者床旁共同核对床号、询问患者姓名，查看床头卡，询问血型，以确认受血者。
（4）输血前、后用静脉注射生理盐水冲洗输血管道，连续输用不同供血者的血液时，前一袋血输尽后，应用生理盐水冲洗输血器，再继续输注另一袋血。输血期间，密切巡视观察患者有无输血反应。
（5）完成输血操作后，再次核对医嘱、患者床号、姓名、血型、配血报告单，血袋标签的血型、血编号、献血者姓名、采血日期，确认无误后签名。将输血记录单（交叉配血报告单）贴在病历中，并将血袋送回输血科（血库）至少保存一天。

（四）手术患者查对制度

（1）手术室接患者时，必须查对科别、住院号、床号、姓名、手腕带、性别、年龄、诊断、手术名称、手术部位（左、右）及其标志、术前用药、输血前八项结果、药物过敏试验结果与手术通知单是否相符，手术医嘱所带的药品、物品（如CT片、X射线片）。评估患者的整体状况及皮肤情况，询问过敏史。

（2）手术护士检查手术器械是否齐全，各种用品类别、规格、质量是否符合要求，患者体位摆放是否正确，尽可能暴露手术视野。

（3）手术人员手术前再次核对科别、住院号、床号、姓名、手腕带、性别、年龄、诊断、手术部位、麻醉方法及用药、配血报告等。洗手护士打开无菌包时，查包内化学指示卡是否达标。凡体腔或深部组织手术，手术前和术毕缝合前洗手护士和巡回护士须共同核对手术包内器械、纱布、缝针等数目，核对无误后及时在手术护理记录单记录和签名，同时通知手术医师关闭手术切口，严防将异物留于体腔内。

（4）手术切除的活检标本，应由洗手护士与手术者核对，建立标本登记制度，专人负责病理标本的送检。

（五）饮食查对制度

（1）每日查对医嘱后，以饮食单为依据，核对患者床前饮食标志，查对床号、姓名、饮食种类，并向患者宣传治疗膳食的临床意义。

（2）发放饮食前，查对饮食单与饮食种类是否相符。

（3）开餐前在患者床头再查对一次。

（4）对禁食患者，应在床头设有醒目标志，并告诉患者或家属禁食的原因和时限。

（5）因病情限制食物的患者，其家属送来的食物，需经医护人员检查后方可食用。

第二节　医嘱执行制度

医嘱是医师在医疗活动中下达的医学指令。医师下达医嘱应当包含医嘱的起始时间、停止时间和具体的医学措施。

护士在执行医师开出的医嘱时，不得更改医嘱。如果发现医嘱违反医疗卫生管理规定或护理技术规范、常规，应及时向医师提出，由开出医嘱的医师或其上级医生予以更正、修改或补充，护士不能直接修改。医嘱不得涂改，需要更正、修改、补充或取消时，医生应使用红色墨水笔标注"取消"字样并签全名。如果护士发现医嘱有问题，经与医师反映，医师未予修正的，此时护士应向其所在科室负责人或其所在医疗机构负责医疗服务管理的部门、专（兼）职人员报告。《医院工作制度》中的《医嘱制度》第二条规定，护士对于可疑医嘱，必须查清后方可执行。《处方管理办法》也只要药师对处方进行审核，没有规定护士的审核义务。《护士条例》第十七条规定护士发现医嘱违反法律法规、规章或诊疗技术规范规定的，应当及时向开具医嘱的医师提出；必要时，向该医师所在科室的负责人或医疗卫生机构负责医疗服务管理的人员报告。因此，护理人员并没有审核医嘱的义务，但其在执行医嘱的过程中，如果发现有问题的医嘱，包括发现以下情况：①医嘱书写不清楚；②医嘱书写有明显错误，包括医学术语错误和剂量、用法错误；③医嘱内容违反诊疗常规、药物使用规则；④医嘱内容与平常医嘱内容有较大差别；⑤其他医嘱错误或者疑问。护士应当：①向开出医嘱的医师提出，要求该医师核实，经核对无误应由医师签字确认。此做法在《处方管理办法》中有规定；②在向开具医嘱的医师提出疑问后医师未予理睬，或找不到开具医嘱的医师时，护士应向该医师所在科室的负责人或医疗卫生机构负责医疗服务管理的人员报告。

护士执行医嘱应在医嘱单上写明执行时间，并由执行护士亲笔签名。

一般情况下，医师不得下达口头医嘱，因此护士不得随意执行口头医嘱。因抢救危急患者需要下达口头医嘱时，护士应复诵一遍。抢救结束后，医师应即刻据实补记医嘱，不得耽误。

第三节 护理交接班制度

一、护理交接班概念

护理交接班制度是指交班护士以口头或书面的形式向接班护士报告本病房患者情况并交代护理工作，以保证患者获得连续、及时的护理，保障病房工作顺利完成。

二、护理交接班意义

交接班规范的制定是体现护理严密性和连续性的一项重要的工作程序，对保障医疗护理质量与安全具有十分重要的意义。具体体现在：使治疗护理严谨、连贯、有序，加强医生和护理人员的合作与相互配合，形成良好的工作氛围，突出专业技能和护理特色。

三、护理交接班模式

（一）集体交接班

是指交班护士就值班期间的工作情况，向当日在岗护士进行的口头及书面报告的过程。

（二）床旁交接班

是指交班护士与当日接班护士在住院患者床旁进行重点口头交接，对危重、新入院、术后、病情有特殊变化、特殊检查治疗前后患者的护理情况的交接和确认过程。

（三）日常交接班

是指除集体交接班、床旁交接班等以外的其他各班的交接班形式，是交班护士与接班护士就值班期间患者护理情况交接和确认的过程。

四、护理交接班规范内容

重点内容包括：基本情况、重点病情、检查和治疗、护理要点、物品清点、交接物品、查看危重患者。

（一）基本情况

交班护士以口头或书面的形式向接班护士报告本病房患者人数变化情况。包括当日留院患者总数、出院（转院、转科）、入院（转入）、手术（分娩）、死亡患者人数。

（二）重点病情

患者床号、姓名、患者疾病变化情况、存在的护理问题等（见表3-1）。

表 3-1　重点病情患者交接班规范内容

重点病情观察	新患者	危重患者	死亡患者
	新患者的姓名、年龄、入院时间、原因、诊断、入院后阳性症状体征、护理要点	生命体征、病情变化、异常指标、特殊用药、管路及皮肤情况	抢救经过、死亡时间

（三）检查和治疗

交班护士交代已经接受特殊治疗、检查后患者的病情，并交代当日将准备接受特殊治疗、检查患者的床号、姓名、治疗检查项目、准备情况等。

（四）护理要点

按护理程序，针对患者的主要护理问题，交班护士向接班护士交代观察重点及已采取的护理措施和继续采取的护理措施等。

（五）物品清点

交、接班护士移交科室物品和药品。交班护士和接班护士当面清点医院所规定的必查物品和药品，并有记录签名。如精神麻醉药品、贵重药品、急救物品、医疗仪器等。

（六）查看危重患者

接班护士与交班护士到危重患者床旁，查看患者的意识、皮肤、各种管路及实施护理措施后的效果，并接替上一班护士继续完成护理任务。

（七）护士长讲评

返回护士站，护士长根据评价标准，对夜班工作、疾病专科护理要点及当前护理工作进行重点点评，针对交接班中发现的问题，护士长提出改进措施；同时结合病情进行相关知识提问，以强化护理人员对专科知识的学习和提高。

第四节　护理登记报告及查房制度

一、护理缺陷、纠纷登记报告制度

（1）在护理活动中必须严格遵守医疗卫生管理法律、行政法规、部门规章制度和诊疗护理规范、常规，遵守护理服务职业道德。

（2）各护理单元有防范和处理护理缺陷、纠纷的预案，预防缺陷、纠纷的发生。

（3）各护理单元应建立护理缺陷登记本，及时据实登记病区的护理缺陷。

（4）发生护理缺陷、纠纷后，要及时上报，积极采取挽救或抢救措施，尽量减少或消除由于缺陷、事故造成的不良后果。

（5）发生缺陷、事故后，有关的记录、标本、化验结果及造成缺陷事故的药品、器械均应妥善保管，不得擅自涂改、销毁。

（6）发生护理缺陷后的报告时间：凡发生缺陷，当事人应立即报告值班医师、病区护士长和科领导，由病区护士长当日报科护士长，科护士长报护理部，并交书面报表。

（7）各科室应认真填写护理缺陷报告表，由本人登记发生缺陷的经过、原因、后果，及本人对缺陷的认识。护士长应对缺陷及时调查研究，组织科内讨论并将讨论结果呈交科护士长，科护士长将处理意见一周内连报表报送护理部。

（8）对发生的护理缺陷，组织护理缺陷鉴定委员会对事件进行讨论，提交处理意见；缺陷造成不良影响时，应做好有关善后工作。

（9）发生缺陷后，护士长应对缺陷发生的原因、影响因素及管理等各个环节作认真分析，及时制订改进措施，并跟踪改进措施落实情况，定期对病区的护理安全情况分析研讨，对工作中的薄弱环节制订相关的防范措施。

（10）发生护理缺陷、事故的科室或个人，如不按规定报告，有意隐瞒，事后经领导或他人发现，须视情节轻重给予处理。

（11）护理事故的管理参照《医疗事故处理条例》执行。

二、护理查房制度

（一）护理行政查房

（1）护理行政查房由护理部主任主持，科护士长、护理部干事参加，每月一次以上，有专题内容，重点检查有关护理管理工作质量，岗位责任制、规章制度执行情况，服务态度、护理工作计划贯彻执行及护理教学情况。

（2）护理部主任定期到病区、门诊、急诊检查科护士长、病区护士长岗位职责落实情况。

（3）护理行政查房由科护士长主持，各病区护士长参加，每月一次。有重点地交叉检查本科各病区护理管理工作质量，服务态度、护理工作计划贯彻执行及护理教学情况。

（二）护理业务查房

（1）参照医师三级查房制度，上级护士对下级护士护理患者的情况进行护理查房。

（2）护理业务查房主要对象：新收危重患者，住院期间发生病情变化或口头、书面通知病重、病危，压疮评分超过标准的患者，院外带入Ⅱ期以上压疮、院内发生压疮、诊断未明确者。

（三）护理教学查房

（1）以病人为中心的护理程序查房：以护理程序为框架进行分析、讨论及补充，以检查护理学生（以后简称"护生"）解决实际问题的能力。

（2）以护理质量为中心的评价性查房：床前由责任护生简要汇报病例、带教老师补充，护士长在每个责任组抽查2~3名危重、新入院或大手术病人，以检查工作职责落实及工作质量，协助护生解决疑难问题。

（3）以护理技术为中心的操作性查房：有一定难度的护理技术作为教学查房内容，如三腔二囊管的应用及压力测定、胸腔闭式引流瓶的更换。重点为操作流程、注意事项及管理方法示教或指导。

（4）以护理管理为中心的管理性教学查房：由护士长主持，查各班工作职责落实、病区管理、查对制度、消毒隔离制度等落实情况。目的是增强护生管理意识、全方位承担护士的技术责任与管理责任。

第五节 抢救制度

抢救是一项争分夺秒的工作,抢救工作是否迅速、及时、有效,直接关系到患者的生命安危。因此,护理人员对抢救程序的启动流程的掌握,是衡量医院业务技术和管理水平的重要标志,是护理工作中的一项重要任务,是防范护理职业风险的有效措施。

(1)平时做好演练和总结,增强医护人员的抢救意识和抢救水平,抢救患者时,做到人员迅速到位、行动敏捷、有条不紊、争分夺秒。

(2)各种抢救药品和抢救器械必须定量、定位放置,经常检查、维护,使其处于可使用状态。

(3)护士密切配合医师抢救,医师未到位前,护士应根据患者病情采取力所能及的应急措施。

(4)密切观察患者病情变化,保持呼吸道和各种管道通畅,准确及时填写《危重患者护理记录》,记录时间准确无误。对病情变化、抢救经过、各种用药等应详细、及时、正确记录,因抢救患者无法及时记录护理记录的,应在抢救结束后6小时内据实补记,并加以注明。

(5)在抢救患者的过程中,正确执行医嘱。在执行抢救医师下达的口头医嘱时,执行前护士必须复诵一遍,由2人核对后方可执行,并保留用过的安瓿,抢救完毕后应由医嘱医师立即将口头医嘱据实补记,书写抢救用药的大致时间,并由执行护士核对后签名。

(6)认真做好患者的各项基础护理及生活护理。烦躁、昏迷及神志不清者,应加床栏和采取保护性约束措施,确保患者安全。

(7)抢救完毕后,应做好清理、登记、消毒、补充、检查和患者家属的解释、安抚工作。

第六节 科室药品、设备保管使用制度

科室内应备有必要的常用药物和医疗器械。对这些药品和医疗器械的管理,应专人负责,经常维护,注意有效期,将过期药清除销毁,医疗设备处于可使用状态,不得有故障。

一、病房药品管理制度

(1)各病区常规药品应保持一定数量,只供住院患者按医嘱使用,工作人员不得擅自取用。

(2)病房药品柜由专人管理,负责领药、退药和保管工作。

(3)根据药品种类和性质,将针剂、内服、外用、剧毒药等分别定位摆放,定量储存。使用规范的药品标签,所放位置标记清楚。

(4)设立各类药品的清点登记本。每日清点并记录、检查药品,防止积压、变质,如发现有沉淀、变色、过期、标签模糊时,立即停止使用并报药房处理。

(5)抢救药品必须放置在抢救车内,按照医院统一编号排列,定量、定位放置,标签清楚,设立抢救药品登记本,药品用后随时补充,每日检查,保证随时备用。每位护士必须熟悉编号、药品剂量、作用和使用方法。各科室的抢救车应停放在指定位置。

(6)特殊及贵重药品应标明患者姓名、床号,加锁保存;不用时应及时退回药房。

（7）毒麻药品应设专门抽屉存放，做到"五专"：专柜存放、专柜加锁、专人保管、专用登记、专用处方，并保存一定基数，使用后保留空安瓿，随同专用处方交给药房，同时领回新药品。

（8）需要冷藏的药品（如冰干血浆、白蛋白、胰岛素等）应存放在冰箱内。

（9）病房药品柜应每周全面检查1次，药品管理人员及护士长应每月全面检查1次，药房应每半年督促科室检查药品柜，核查药品。

二、设备仪器管理制度

（1）急救车、急救物品、仪器等的保管执行"四定"制度：数量确定、定位放置、定人负责、定期检修。

（2）各类物品指定专人负责管理，每周核对，每月清点，每半年或1年与有关科室核对1次，如有不符，应查明原因并登记。

（3）仪器应标牌注明：医院统一编号、仪器名称、产地、型号、操作规程及注意事项、负责人姓名。

（4）仪器负责管理人员应了解相应医疗器械的性能和保养方法，严格遵守操作规程，用后及时清洗、消毒。初次使用者须经护士长同意，并在带教老师的指导下使用。

（5）重要仪器、特殊抢救仪器，如临时起搏器、留置胃管、导尿管等，要保持清洁、干燥、性能良好，每班交接并做记录，保证各项物品齐全，以备随时使用。

（6）维修部门需定期对使用中的仪器设备进行检查维修、保养、消毒，保持性能良好，处于可使用状态。一般每年1~2次。

（7）仪器物品借出必须有登记手续，经手人签名；重要物品须经护士长同意后方可借出。

第七节　护理会诊制度

19世纪末护理从西方传入中国，距今已有130多年的历史，我国护理学科从无到有，从小到大，从弱到强，到今天取得了令人瞩目的成就，为国家和社会培养了大量的护理专门人才。但在护理学的发展中仍有其局限性，与目前人们对"人"本身和疾病的认识仍然不充分有密切关系。因此，在临床上仍然存在各种各样的护理难题，尤其是在一些专科，出现了本科室没有见过或本科室没有经验处理的护理问题，必须求助其他科室的护理力量加以解决，这就是护理会诊，以尽快减轻患者的痛苦，促进早日康复。

（1）本病区遇疑难病例，使护理出现困难时，应尽快邀请相关科室护理人员会诊。

（2）会诊由责任护士提出，护士长同意后，填写申请单向护理部提出申请。

（3）填写申请单，要求写明患者的一般资料、主要病史、目前情况、会诊目的和要求。

（4）会诊人员应是临床经验丰富、具有专科特长的护理人员。应邀人员应随邀随到，及时提出处理意见并写好护理记录。会诊后需要其他专科处理的，应共同设法协调、组织，不得相互推诿，延误时机。

第八节　病房安全制度

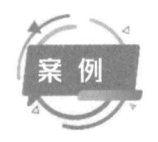

案例

2023年6月4日,富川某医院妇产科走廊人流如织,某床家属何某琼从开水房提了桶滚烫的热水,放在走廊一侧,后进入病房。与此同时,一名4岁女童跟随父母在附近病房探望病人。

另一患者家属宋某荣在病房外与人交谈。其间,女童独自走出病房,在走廊嬉闹,为制止其嬉闹行为,宋某荣用手轻轻碰了一下女童的额头,女童后退过程中不幸掉入何某琼事先放置的热水桶中,随后被送往其他医院救治,被诊断为特重度烧伤。

请思考:
(1) 导致该事件发生的原因是什么?
(2) 如何预防此类事件的发生?

病房安全制度是为了防范病房内发生与护理无关的社会风险而采取相应措施的规章制度。这些风险包括火灾、盗窃、打架斗殴、伤害等。实际上是值班护士和巡查护士的工作职责之一。

一、病房安全制度和突发事件处理

(1) 病房物品摆放在固定位置,便于清点,保证患者行动安全。
(2) 病房内严禁吸烟,禁止使用电炉、乙醇灯,禁止使用明火,防止失火。
(3) 加强对陪护人员和探视人员的防火、安全教育和管理;19:00以后值班护士及时清理病房内的探视人员,劝导其按时离开病房。
(4) 经常提醒患者及其陪护人员,贵重物品不要放在病房。
(5) 加强巡视,如发现形迹可疑人员,应及时与保卫科取得联系。
(6) 空置病房及无人房间应及时上锁。
(7) 按照要求保持消防通道通畅,不摆放、堆叠杂物;消防设施完好并定期检查,标识显著无遮挡,周围无杂物。

二、突发事件处理制度

(1) 病区内遇有意外事件,应立即通知值班医师,报告医院保卫科和总值班室,同时护士应采取力所能及的措施,控制事态发展,防止危害扩大。
(2) 遇有突然死亡事故、自杀或他杀时,要在第一时间保护现场,报告保卫科、分管院领导。分管院领导根据初步判断情况报告派出所和公安局。
(3) 对因突然发病死亡人员,先确定是否可救,如未死亡,应就地实施抢救;如确定已经死亡,应协助公安人员查验死亡原因。
(4) 对自杀死亡人员,首先保护现场,不许无关人员靠近,待公安、保卫人员到达后,寻找死亡遗书等证据材料。

（5）对他杀死亡人员，首先保护现场，观察周围有无可疑人员，不许无关人员靠近，待公安人员到达后，汇报情况和提供有关线索。

课后思考题

1. 简述口头医嘱的执行要点。
2. 简述护理交接班的要点。
3. 护理人员如何准确执行急救制度。

第四章 常用护理职业防护技术

学习目标

价值塑造

本章以大卫生大健康的理念为指导,运用健康行为、健康共治等相关理论,使学生体会"坚持生命至上,坚决守护人民健康"的职业价值观。

能力提升

培养学生标准预防技术、传染病分级防护和医疗废物处理的能力。

知识学习

1. 准确陈述标准预防的概念、传染性隔离的种类、医疗废物分类及处理原则。
2. 理解科学处理医疗废物的重要性和意义。
3. 明确医疗废物处理流程的关键点和难点。

护理人员担负救死扶伤的使命,其工作环境充满危险,如何保护该特殊职业人群的身体健康、生命安全,并提高他们的生命质量,是职业卫生工作者和社会都必须担负的责任。护理人员具有传染病易感者和感染源的双重身份,做好护理人员的职业防护,既保护了护理人员,又保护了患者,具有非常重要的临床意义。

第一节 标准预防技术

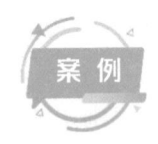

案例

某患者,男性,25岁,因车祸由120急送入院,病情危重,急诊抢救室护士小丽遵医嘱为患者进行股动脉抽血查血气,由于患者躁动,小丽拔针时未按压好穿刺点,血液喷溅至小丽的眼结膜,小丽立即用流动水冲洗眼睛,并查患者免疫四项检查结果,检验科回报,该患者HIV抗体呈阳性。护士立即咨询感染办,进行血液检查。

请思考:

(1)何谓标准预防?
(2)应采取何种措施避免该事件的发生?

1985年，美国疾病控制中心为保护医护人员免受HIV以及其他血源性疾病感染，制订了普遍预防（Universal precautions）有关指南。1996年，美国疾病控制中心将普遍预防概念进行了扩展，增加了对空气和飞沫传播疾病的防护措施，将普遍预防和体内物质隔离的许多特点进行综合，形成了标准预防，标准预防于1999年引入我国，卫健委（原卫生部）于2000年在《医院感染管理规范（试行）》中首次提出并解释了标准预防的概念及基本特点。

一、标准预防的概述

（一）标准预防的概念

标准预防（Standard precautions）是基于患者的血液、体液、分泌物（不包括汗液）、非完整皮肤和黏膜均可能含有感染性因子的原则，针对医院所有患者和医务人员采取的一组预防感染措施。标准预防是医院感染控制的重要策略，也是医务人员做好职业防护，保护患者安全的重要措施。

标准预防不仅包括手卫生、根据预期可能的暴露选用手套、隔离衣、口罩、护目镜或防护面罩，以及安全注射，还包括穿戴合适的防护用品处理患者环境中污染的物品与医疗器械。

（二）标准预防的特点

（1）实施双向防护，防止疾病双向传播，即防止疾病从患者传至医护人员和防止疾病从医护人员传至患者。

（2）视所有被患者的血液、体液、分泌物、排泄物等污染的物品具有潜在感染而采取标准水平的控制措施。

（3）根据疾病的主要传播途径，采取隔离措施：接触隔离、空气隔离、飞沫隔离。

（三）标准预防的操作原则

（1）标准预防针对所有为患者实施操作的全过程，不论患者是否确诊或可疑感染传染病均应采取包括洗手、戴手套、穿隔离衣、戴防护眼镜和面罩等基本措施。

（2）医护人员进行可能接触患者体液、血液的操作时须戴手套；戴手套操作过程中，应避免已经污染的手套触摸清洁区域或物品；操作完毕脱去手套后应洗手，必要时手消毒；手部皮肤破损有可能接触患者血液、体液时戴双层手套。

（3）有可能发生血液、体液飞溅到医务人员面部：戴具有防渗透性的口罩、防护眼镜。

（4）有可能发生血液、体液大面积飞溅污染身体：穿戴具有防渗透性的隔离衣或者围裙。

（5）进行侵袭性诊疗、护理操作过程中：保证充足的光线；特别注意防止被针头、缝合针、刀片等锐器刺伤、划伤，使用后直接放入耐刺、防渗漏的锐器盒。

（6）禁止将使用后的一次性针头重新套上针头套，禁止用手直接接触使用后的针头、刀片锐器。

（7）保证废弃物的正确处理：运输废弃物的人员必须戴厚质乳胶清洁手套；处理体液废弃物必须戴防护眼镜。

二、标准预防操作技术

个人防护用品（PPE）是指用于保护医务人员避免接触感染性因子的各种屏障用品，包括手套、口罩、帽子、防护面罩、隔离衣、鞋套等。依据 WS/T311—2023《医院隔离技术规范》，医务人员必须掌握各种防护用品的使用技术和方法。

（一）洗手与手的消毒

洗手是预防感染传播最经济、最有效的措施。医疗护理活动前后，接触血液、体液、排泄物、分泌物后可能污染时，脱手套后，应按照正确的洗手法认真洗净双手或使用快速手消毒剂洗手。

1. 洗手与手消毒的基本概念

（1）手卫生：为医务人员洗手、卫生手消毒和外科手消毒的总称。

（2）洗手：医务人员用肥皂（皂液）和流动水洗手，去除手部皮肤污垢、碎屑和部分致病菌的过程。

（3）卫生手消毒：医务人员用速干消毒剂揉搓双手，以减少手部暂居菌的过程。监测的细菌菌落总数应≤10 cfu/cm²。

（4）外科手消毒：外科手术前医务人员用肥皂（皂液）和流动水洗手，再用手消毒剂清除或者杀灭手部暂居菌和减少常居菌的过程。使用的手消毒剂可具有持续性抗菌活性。监测的细菌菌落总数应≤5 cfu/cm²。

（5）手消毒剂：用于手部皮肤消毒，以减少手部皮肤细菌的消毒剂，如乙醇、异丙醇、氯己定、碘伏等。速干手消毒剂指含有醇类和护肤成分的手消毒剂；免冲洗手消毒剂消毒后不需用水冲洗的手消毒剂，主要用于外科手消毒包括水剂、凝胶和泡沫型。

（6）手卫生设施：用于洗手与手消毒的设施，包括洗手池、水龙头、流动水、清洁剂、干手用品、手消毒剂等。

2. 洗手与手消毒的原则

（1）当手部有血液或其他体液等肉眼可见的污染时，应用肥皂（皂液）和流动水洗手。

（2）手部没有肉眼可见污染时，宜使用速干手消毒剂消毒双手代替洗手。

3. 洗手与手消毒的指征

1）选择洗手或使用速干手消毒剂

（1）直接接触每位患者前后，从同一患者身体的污染部位移动到清洁部位时。

（2）接触患者黏膜、破损皮肤或伤口前后，接触患者的血液、体液、分泌物、排泄物、伤口敷料等之后。

（3）穿脱隔离衣前后，摘手套后。

（4）进行无菌操作以及接触清洁、无菌物品之前。

（5）接触患者周围环境及物品后。

（6）处理药物或配餐前。

2）洗手后进行卫生手消毒

（1）接触患者的血液、体液和分泌物以及被传染性致病菌微生物污染的物品后。

（2）直接为传染病患者进行检查、治疗、护理或处理传染病患者污物之后。

4. 洗手与卫生手消毒的方法

1）洗手方法

(1) 在流动水下，使双手充分淋湿。

(2) 取适量肥皂（皂液）。

(3) 均匀涂抹至整个手掌、手背、手指和指缝。

(4) 洗手时应注意清洗双手所有皮肤，包括指背、指尖和指缝，认真揉搓双手至少 15 秒。如图 4-1 所示，洗手揉搓步骤为：①掌心相对，手指并拢，相互揉搓；②手心对手背沿指缝相互揉搓，交换进行；③掌心相对，双手交叉指缝相互揉搓；④弯曲手指使关节在另一手掌心旋转揉搓，交换进行；⑤右手握住左手大拇指旋转揉搓，交换进行；⑥将五个手指尖并拢放在另一手掌心旋转揉搓，交换进行。

(5) 在流动水下彻底冲净双手，擦干，取适量护手液护肤。

❶ 第一步：掌心相对，手指并拢，相互揉搓

❷ 第二步：手心对手背沿指缝相互揉搓，交换进行

❸ 第三步：掌心相对，双手交叉指缝相互揉搓

❹ 第四步：弯曲手指使关节在另一手掌心旋转揉搓，交换进行

❺ 第五步：右手握住左手大拇指旋转揉搓，交换进行

❻ 第六步：将五个手指尖并拢放在另一手掌心旋转揉搓，交换进行

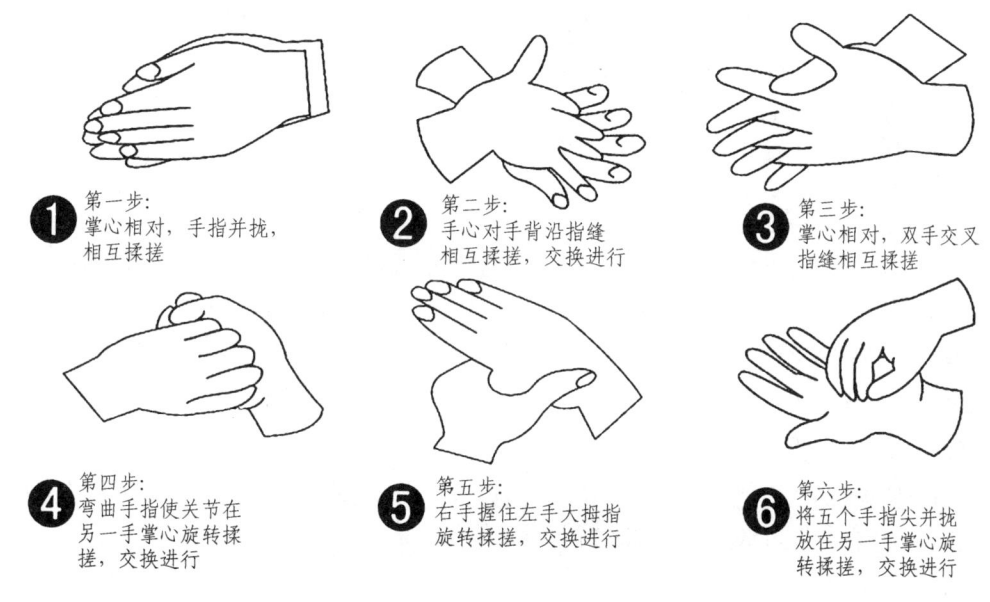

图 4-1 六步洗手法

2）卫生手消毒方法

(1) 取适量的速干手消毒剂于掌心。

(2) 严格按照医务人员洗手方法揉搓的步骤进行揉搓。

(3) 揉搓时保证手消毒剂完全覆盖手部皮肤，直至手部干燥。

5. 外科手消毒方法

不同患者手术之间、手套破损或手被污染时，应重新进行外科手消毒。基本要求：洗手之前应先清除手部饰物，并修剪指甲，长度应不超过指尖；取适量的清洁剂清洗双手、前臂和上臂下 1/3，并认真揉搓。清洁双手时，应注意清洁指甲下的污垢和手部皮肤的褶皱处；流动水冲洗双手、前臂和上臂下 1/3；使用干手物品擦干双手、前臂和上臂下 1/3。

1）冲洗手消毒方法

(1) 取适量的手消毒剂涂抹至双手的每个部位、前臂和上臂下 1/3，并认真揉搓 2～6 分钟。

（2）用流动水冲净双手、前臂和上臂下 1/3，无菌巾彻底擦干。

（3）流动水应达到 GB 5749—2022《生活饮用水卫生标准》的规定。特殊情况下水质达不到要求时，手术医师在戴手套前，应用醇类手消毒剂再消毒双手后戴手套。

（4）手消毒剂的取液量、揉搓时间及使用方法遵循产品的使用说明。

2）免冲洗手消毒方法

（1）取适量的免冲洗手消毒剂涂抹至双手的每个部位、前臂和上臂下 1/3，并认真揉搓直至消毒剂干燥。

（2）手消毒剂的取液量、揉搓时间及使用方法遵循产品的使用说明。

6. 注意事项

（1）不应戴假指甲，保持指甲周围组织的清洁。

（2）在整个手消毒过程中应保持双手位于胸前并高于肘部，使水由手部流向肘部。

（3）洗手与消毒可使用海绵，其他揉搓用品或双手相互揉搓。

（4）术后摘除外科手套后，应用肥皂（皂液）清洁双手。

（5）用后的清洁指甲用具、揉搓用品，如海绵、毛刷等，应放到指定的容器中，揉搓用品应每人使用后消毒或者一次性使用；清洁指甲用品应每日清洁与消毒。

（二）手套的使用

护士的手是接触感染的第一屏障，当接触血液、体液、排泄物、分泌物及破损的皮肤黏膜时应戴手套；手套可以防止医务人员把自身手上的菌群转移给患者的可能性；手套可以预防医务人员变成传染微生物的媒介，即防止医务人员将从患者或环境中污染的病原在人群中传播。虽然戴手套不能防止针刺伤，但可以减少血液进入人体的量而减少感染的机会。

1. 手套的类型

手套是防止病原体通过医务人员的手传播疾病和污染环境的用品，可分为天然橡胶、乳胶手套和人工合成的非乳胶产品，如乙烯、聚乙烯手套。

2. 佩戴指征

（1）应根据不同操作的需要，选择合适种类和规格的手套：①接触患者血液、体液、分泌物、排泄物、呕吐物及污染物品时，应戴清洁手套；②进行手术等无菌操作、接触患者破损皮肤、黏膜时，应戴无菌手套。

（2）一次性手套应一次性使用。

3. 戴无菌手套的方法

（1）戴手套前洗手，选择合适型号的手套，并查看消毒日期。

（2）打开手套包布，一只手掀起手套袋的开口处（见图 4-2）。

（3）另一只手捏住手套翻折部分，对准五指戴上（见图 4-3）。

（4）掀起另一只袋口，用已戴好手套的手指插入另一只手套的翻折内面，同法戴好（见图 4-4）。

（5）将手套的翻转处套在工作衣袖外面（见图 4-5）。

（6）操作过程中发现手套破损应立即更换。

4. 脱手套的方法

（1）用戴着手套的手捏住另一只手套污染面的边缘，将手套脱下（见图 4-6）。

（2）戴着手套的手握住脱下的手套，用脱下手套的手捏住另一只手套清洁面（内面）的边缘，将手套脱下（见图 4-7）。

（3）用手捏住手套的里面，丢入医疗废物容器内，立即洗手。

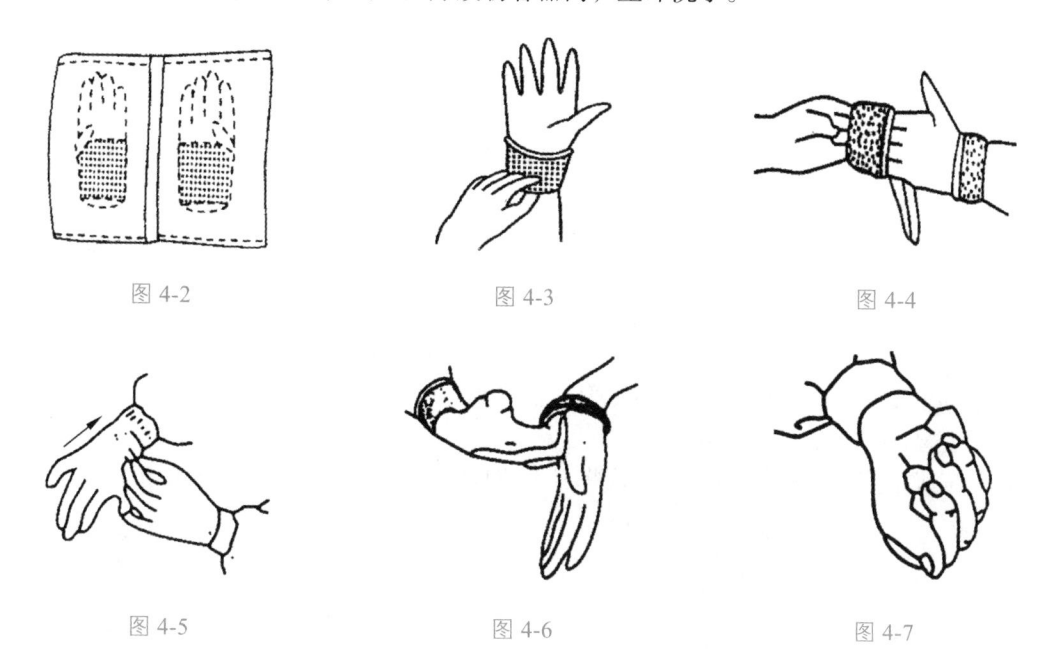

图 4-2　　　　　　　　　图 4-3　　　　　　　　　图 4-4

图 4-5　　　　　　　　　图 4-6　　　　　　　　　图 4-7

5. 注意事项

（1）诊疗护理不同的患者之间须更换手套。

（2）操作完成后脱去手套，立即按规定程序与方法洗手。

（3）戴手套不能代替洗手，必要时进行手消毒。

（4）操作中如发现手套破损，应及时更换。

（5）戴无菌手套时，应防止手套污染。

（三）口罩的使用

戴口罩可以防止吸入悬浮在空气中的含有病原微生物的微粒（飞沫及飞沫核），飞沫液滴较大，在空气中悬浮的时间不长，飞沫核在空气中悬浮的时间较长，能长距离传播，所以护理人员在进入这类患者隔离室时应戴口罩，戴口罩可以阻止感染性血液、体液、碎屑等物质溅到医务人员口腔及鼻腔黏膜。

1. 口罩的类型

（1）纱布口罩：保护呼吸道免受有害粉尘、气溶胶、微生物及灰尘伤害的防护用品，使用纱布口罩时，应经常清洗、消毒，12 层以上纱布口罩 4 小时更换 1 次，口罩变湿后或被血液、体液污染后要立即更换。

（2）外科口罩：能阻止血液、体液和飞溅物传播的，医护人员在有创操作过程中佩戴的口罩。提倡使用一次性口罩，由过氯乙烯纤维制成的高效过滤口罩的隔离效果较好，但被水汽浸湿之后失效，建议 4 小时更换 1 次，每治疗 1 名患者应更换 1 次口罩，用毕丢入医用垃圾桶内。

（3）医用防护口罩：能阻止经空气传播的直径小于 5 μm 感染因子或近距离（≤1 m）接触经飞沫传播的疾病而发生感染的口罩。医用防护口罩的使用包括密合性测试、培训，型号的选择，医学处理和维护。N-95 口罩或更高效过滤口罩可持续使用 6~8 小时。

2. 佩戴指征

（1）根据不同的操作要求选择不同种类的口罩。一般诊疗活动，可佩戴纱布口罩或外科口罩。
（2）手术室工作或护理免疫功能低下患者、进行体腔穿刺等操作时应佩戴外科口罩。
（3）接触经空气传播或近距离接触经飞沫传播的呼吸道传染病患者时，应佩戴医用防护口罩。

3. 佩戴方法

1）外科口罩的佩戴方法

（1）将口罩罩住鼻、口及下巴，口罩下方带系于颈后，上方带系于头顶中部（见图 4-8）。要求护士戴口罩时，口罩边缘在距下眼睑 1 cm 处，下缘要包住下巴。
（2）将双手指尖放于鼻夹上，从中间位置开始，用手指向内按压，并逐步向两侧移动，根据鼻背形状塑造鼻夹，四周要遮掩严密。
（3）调整系带的松紧度，不戴时，应将口罩贴脸面叠于内侧，放置于清洁袋内，定期更换。

2）医用防护口罩的佩戴方法

（1）一只手托住防护口罩，有鼻夹的一面背向外（见图 4-9）。
（2）将防护口罩罩住鼻、口及下巴，鼻夹部位向上紧贴面部（见图 4-10）。
（3）用另一只手将下方系带拉过头顶，放在颈后双耳下（见图 4-11）。
（4）将上方系带拉于头顶中部（见图 4-12）。
（5）将双手指尖放在金属鼻夹上，从中间位置开始，用手指向内按鼻夹，并分别向两侧移动和按压，根据鼻背的形状塑造鼻夹（见图 4-13）。

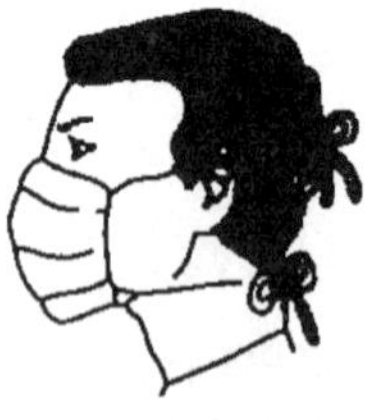

图 4-8

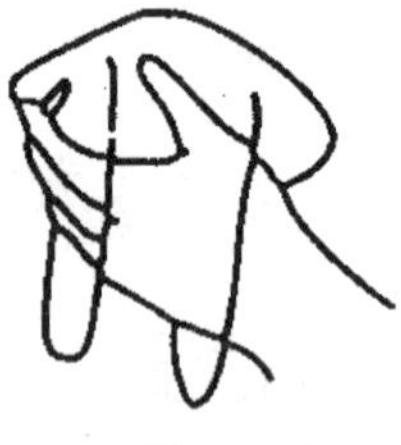

图 4-9

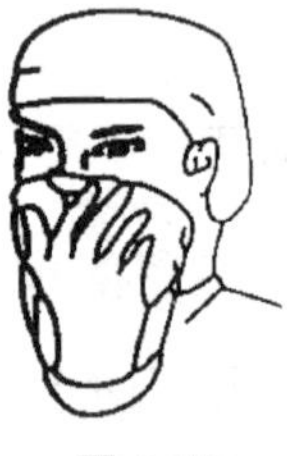

图 4-10

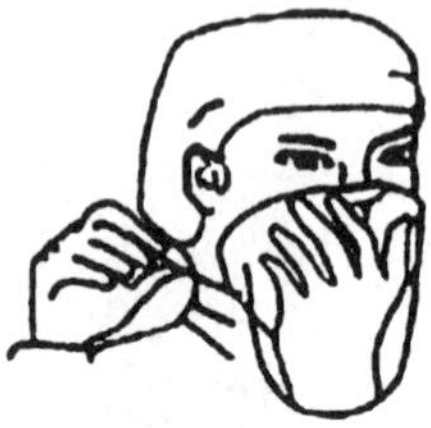

图 4-11

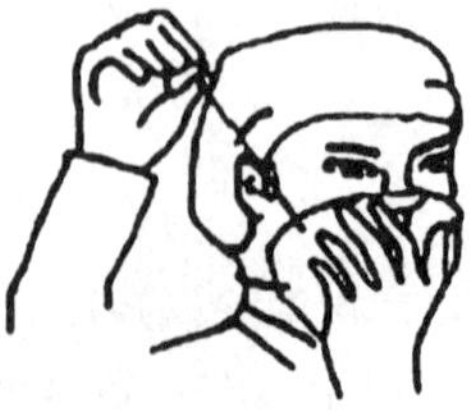

图 4-12

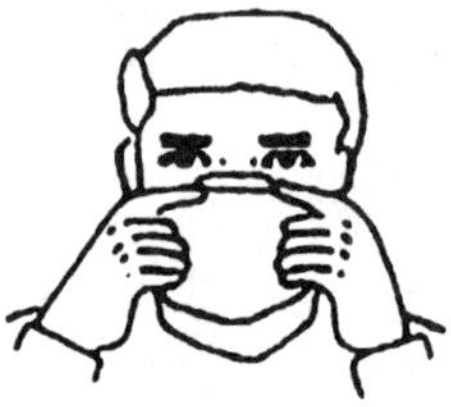

图 4-13

4. 注意事项

（1）医用外科口罩只能一次性使用。
（2）口罩潮湿后，受到患者血液、体液污染后，应及时更换。
（3）每次佩戴医用防护口罩进入工作区域之前，应进行密合性检查（见图4-14）。

5. 摘口罩方法

（1）不要接触口罩前面（污染面）。
（2）先解开下面的系带，再解开上面的系带（见图4-15）。
（3）用手指捏住口罩的系带丢至医疗废物容器内（见图4-16）。

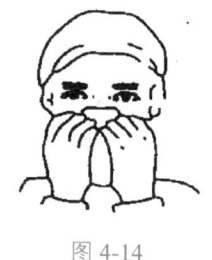

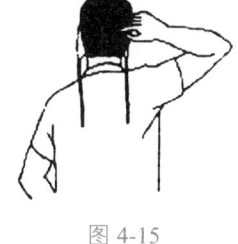

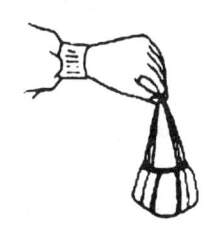

图4-14　　　　　　　　图4-15　　　　　　　　图4-16

（四）帽子的使用

1. 帽子的类型

帽子分为布制帽子和一次性帽子。

2. 佩戴方法

（1）进入污染区和洁净环境前必须戴帽子。
（2）进行无菌操作前应该戴帽子。
（3）一次性帽子应一次性使用。

3. 注意事项

（1）被患者血液、体液污染时，应立即更换。
（2）布制帽子应保持清洁，每次或每天更换与清洁。
（3）一次性帽子不可重复用。

（五）护目镜、防护面罩的使用

护目镜和防护面罩也可以减少患者的体液、血液、分泌物等液体的传染性物质飞溅到医护人员的眼睛和面部。

1. 护目镜、防护面罩的类型

（1）护目镜：防止患者的血液、体液等具有感染性物质溅入人体眼内的用品。
（2）防护面罩：防止患者的血液、体液等具有感染性的物质溅入人体面部的用品，包括全面型防护面罩。

2. 佩戴指征

（1）当进行诊疗、护理活动，可能发生患者体液、血液分泌物等喷溅时。

（2）近距离接触经飞沫传播的传染病患者时。

（3）为呼吸道传染病患者进行气管切开、气管插管等近距离操作，可能发生患者血液、体液、分泌物喷溅时，应使用全面型防护面罩。

3. 戴摘方法

（1）戴护目镜或防护面罩的方法：戴上护目镜或防护面罩，调节舒适度。

（2）摘护目镜或防护面罩的方法：捏住靠近头部或耳朵的一边摘掉，放入回收或医疗废物容器内。

4. 注意事项

（1）佩戴前应检查有无破损，佩戴装置有无松懈。

（2）每次使用后应清洁和消毒。

（3）进行紫外线照射及紫外线强度检测时，应戴护目镜，避免直接暴露在紫外线灯光下。

（六）鞋套的使用

1. 穿鞋套指征

（1）从潜在污染区进入污染区时应穿鞋套。

（2）从缓冲间进入负压病室时应穿鞋套。

2. 注意事项

（1）鞋套应具有良好的防水性能，并一次性使用。

（2）发现破损应及时更换。

（3）应在规定区域内穿鞋套，离开该区域时应及时脱掉。

第二节　传染病的隔离与防护技术

隔离（Isolation）指采用各种方法、技术，防止病原体从患者及携带者传播给他人的措施。隔离是预防医院感染的重要措施之一，医院建筑设计应符合卫生学要求，布局合理，在隔离工作中医务人员应自觉遵守隔离制度、严格遵循隔离原则、认真执行隔离术，同时应加强隔离知识教育，使出入医院的所有人员理解隔离的意义并能主动配合隔离工作。

一、传染病区的消毒隔离

通过隔离可以切断感染链，将传染源、高度易感人群安置在指定地点，暂时避免和周围人群接触，防止病原微生物在患者、工作人员及媒介物中扩散。

（一）区域划分

（1）清洁区（Cleaning area）指进行传染病诊治的病区中不易受到患者血液、体液和病原微生物等污染及传染病患者不应进入的区域，包括医务人员的值班室、卫生间、男女更衣室以及储物间、配餐间等。

（2）潜在污染区（Potentially contaminated area）也称半污染区，指进行传染病诊治的病区中位于清洁区与污染区之间、有可能被患者血液、体液和病原微生物等污染的区域，包括医务人员的办公室、治疗室、护士站、患者用后的物品、医疗器械处理室、内走廊等。

（3）污染区（Contaminated area）指进行传染病诊治的病区中传染病患者和疑似传染病患者接受诊疗的区域，包括被其血液、体液、分泌物、排泄物污染物品暂存和处理的场所，如病室、处置室、污物间以及患者入院、出院处理室等。

（4）两通道（Two passages）指进行传染病诊治的病区中的医务人员通道和患者通道。医务人员通道、出入口设在清洁区一端，患者通道、出入口设在污染区一端。

（5）缓冲间（Buffer room）指进行传染病诊治的病区中清洁区与潜在污染区之间、潜在污染区与污染区之间设立的两侧均有门的小室，为医务人员的准备间。

（二）医院建筑布局与隔离要求

根据患者获得感染危险性的程度，医院可分成低危险、中等危险、高危险、极高危险4个区域：低危险区域包括行政管理区、教学区、图书馆、生活服务区等；中等危险区域包括普通门诊、普通病房等；高危险区域包括感染疾病科（门诊、病房）等；极高危险区域包括手术室、重症监护病房、器官移植病房等。同一等级分区的科室相对集中，高危险区域的科室宜相对独立，宜与普通门诊和病区分开，远离食堂、水源和其他公共场所；通风系统应区域化，防止区域间空气交叉感染；按照要求配备合适的手卫生设施。

1. **呼吸道传染病病区的布局与隔离要求**

呼吸道传染病病区的布局与隔离要求，适用于经呼吸道传播疾病患者的隔离。

（1）建筑布局：呼吸道传染病病区应设在医院相对独立的区域，分为清洁区、潜在污染区和污染区，设立两通道和三区之间的缓冲间。各区域之间宜用感应自控门，缓冲间两侧的门不应同时开启，以减少区域之间空气流通。经空气传播疾病的隔离病区，应设置负压病室。病室的气压宜为-30 Pa，缓冲间的气压宜为-15 Pa。

（2）隔离要求：① 应严格服务流程和三区管理，各区之间界线清楚，标识明显。② 病室内有良好的通风设备；安装适量的非手触式开关的流动水洗手池。③ 不同种类传染病患者分室安置；疑似患者单独安置；受条件限制的医院，同种疾病患者可安置于一室，两病床之间距离不少于1.1 m。

2. **感染性疾病病区的布局与隔离要求**

感染性疾病病区的布局与隔离要求适用于主要经接触传播疾病患者的隔离。

（1）建筑布局：感染性疾病病区应设在医院相对独立的区域，远离儿科病区、重症监护病区和生活区。设单独出、入口和出、入院处理室。医院可在建筑物的一端设立感染性疾病病区。

（2）隔离要求：① 分区明确，标识清楚。② 病室通风良好，自然通风或安装通风设施；配备适量非手触式开关的流动水洗手设施。③ 不同种类的感染性疾病患者应分室安置；每间病室不应超过4人，病床间距应不少于1.1 m。

3. 普通病区、门诊、急诊的布局与隔离要求

（1）普通病区：在病区的末端，设多间隔离病室；感染性疾病患者与非感染性疾病患者宜分室安置；受条件限制的医院，同种感染性疾病、同种病原体感染患者可安置于一室，病床间距宜大于 0.8 m；病情较重的患者宜单人间安置。

（2）门诊：普通门诊应单独设立出入口，设置问询、预检分诊、挂号、候诊、诊断、检查、治疗、交费、取药等区域；儿科门诊应自成一区，出入方便，并设预检分诊、隔离诊查室等；感染疾病科门诊符合国家相关规定。各诊室应通风良好，配备适量的流动水洗手设施和（或）配备速干手消毒剂；建立预检分诊制度，发现传染病患者或疑似传染病患者，应到专用隔离诊室或引导至感染疾病科门诊诊治，可能污染的区域应及时消毒。

（3）急诊：应设单独出入口、预检分诊、诊查室、隔离诊查室、抢救室、治疗室、观察室等；有条件的医院宜设挂号、收费、取药、化验、X 射线检查、手术室等；严格预检分诊制度，及时发现传染病患者及疑似患者，及时采取隔离措施；各诊室内应配备非手触式开关的流动水洗手设施和（或）配备速干手消毒剂；急诊观察室床间距不小于 1.2 m。

（三）隔离的管理要求

1. 布局规范

建筑布局应符合医院卫生学要求，并应具备隔离预防的功能，区域划分明确、标识清楚。

2. 隔离制度

应根据国家的有关法规，结合本医院的实际情况，制定隔离预防制度并实施。

3. 实施原则

隔离的实施应遵循"标准预防"和"基于疾病传播途径的预防"的原则。应采取有效措施，管理感染源、切断传播途径和保护易感人群。

4. 人员管理

应加强传染病患者的管理，包括隔离患者，严格执行探视制度。加强医务人员隔离与防护知识的培训，手卫生符合规范。

（四）隔离原则

1. 隔离标志明确，卫生设施齐全

（1）隔离病区设有工作人员与患者各自的进出门、梯道，通风系统区域化；隔离区域标识清楚，入口处配置更衣、换鞋的过渡区，并配有必要的卫生、消毒设备等。

（2）隔离病室门外或患者床头安置不同颜色的提示卡（卡正面为预防隔离措施，反面为适用的疾病种类）以表示不同性质的隔离；门口放置用消毒液浸湿的脚垫，门外设立隔离衣悬挂架（柜或壁橱），备隔离衣、帽子、口罩、鞋套以及手消毒物品等。黄色为空气传播的隔离，粉色为飞沫传播的隔离，蓝色为接触传播的隔离。

2. 严格执行服务流程，加强三区管理

明确服务流程，保证洁、污分开，防止因人员流程、物品流程交叉污染：① 患者及患者接

触过的物品不得进入清洁区；② 患者或穿隔离衣的工作人员通过走廊时，不得接触墙壁、家具等；③ 各类检验标本应放在指定的存放盘和架上；④ 污染区的物品未经消毒处理，不得带到他处；⑤ 工作人员进入污染区时，应按规定穿隔离衣，戴帽子、口罩，必要时换隔离鞋；穿隔离衣前，必须将所需的物品备齐，各种护理操作应有计划并集中执行以减少穿脱隔离衣的次数和刷手的频率；⑥ 离开隔离病区前脱隔离衣、鞋，并消毒双手，脱帽子、口罩；⑦ 严格执行探视制度，探陪人员进出隔离区域应根据隔离种类采取相应的隔离措施，接触患者或污染物品后均必须消毒双手。

3. 隔离病室环境定期消毒，物品处置规范

（1）隔离病室应每日进行空气消毒和物品表面的消毒，应用Ⅳ类环境的消毒方法，根据隔离类型确定每日消毒的频次。

（2）患者接触过的物品或落地的物品应视为污染，消毒后方可给他人使用；患者的衣物、稿件、钱币等消毒后才能交予家人。

（3）患者的生活用品如脸盆、痰杯、餐具、便器个人专用，每周消毒；衣服、床单、被套等消毒后清洗；床垫、被、褥等定期消毒；排泄物、分泌物、呕吐物须经消毒处理后方可排放。

（4）需送出病区处理的物品分类置于黄色污物袋内，袋外要有明显标记。隔离的传染病患者或疑似传染患者产生的医疗废物，应严格执行医疗废物管理条例，防止病原体扩散和传播。

4. 实施隔离教育，加强隔离患者心理护理

（1）定期进行医务人员隔离与防护知识的培训，使其正确掌握常见传染病的传播途径、隔离方式和防护技术，熟练掌握隔离操作规程；同时开展患者和探陪人员的隔离知识教育，使其能主动协助、执行隔离管理。

（2）了解患者的心理情况，合理安排探视时间，尽量解除患者因隔离而产生的恐惧、孤独、自卑等心理反应。

5. 掌握解除隔离的标准，实施终末消毒处理

（1）传染性分泌物 3 次培养结果均为阴性或已度过隔离期，医生开出医嘱后，方可解除隔离。

（2）对出院、转科或死亡患者及其所住病室、所用物品及医疗器械等进行的消毒处理，包括患者的终末处理、病室和物品的终末处理。① 患者的终末处理：患者出院或转科前应沐浴，换上清洁衣服，个人用物须消毒后才能带离隔离区；如患者死亡，衣物原则上一律焚烧，尸体须用中效以上消毒剂进行消毒处理，并用浸透消毒液的棉球填塞口、鼻、耳、阴道、肛门等孔道，一次性尸单包裹后装入尸袋内密封再送太平间。② 病室及物品的终末处理：关闭病室门窗、打开床旁桌、摊开棉被、竖起床垫，用消毒液熏蒸或用紫外线照射；打开门窗，用消毒液擦拭家具、地面；体温计用消毒液浸泡，血压计及听诊器放熏蒸箱消毒；被服类消毒处理后再清洗。

（五）隔离种类及措施

隔离预防主要是在标准预防的基础上，实施两大类隔离：一是基于传染源特点切断疾病传播途径的隔离，二是基于保护易感人群的隔离。

1. 基于切断传播途径的隔离预防

2009年，原国家卫生部发布的《医院隔离技术规范》规定了不同传播途径疾病的隔离和预防，在标准预防的基础上，将疾病分类隔离系统改为3种类型，即接触隔离、飞沫隔离、空气隔离，更新了某些按疾病隔离的内容，增加了耐甲氧西林金黄色葡萄球菌、耐万古霉素的金黄色葡萄球菌等新出现的耐药性病原菌的隔离措施（见表4-1）。一种疾病可能有多种传播途径时，应在标准预防的基础上采取相应传播途径的隔离与预防。

表4-1 常见多重耐药菌感染患者的隔离措施

分类	耐甲氧西林金黄色葡萄球菌、其他多重耐药菌	耐万古霉素的金黄色葡萄球菌
患者安置	单间或同种病原同室隔离	单间隔离
人员限制	限制，减少人员出入	严格限制，医护人员相对固定，专人诊疗护理
手部卫生	遵循手卫生规范	严格遵循手卫生规范
眼、口、鼻防护	近距离操作如吸痰、插管等戴防护镜	近距离操作如吸痰、插管等戴防护镜
隔离衣	可能污染工作服时穿隔离衣	应穿一次性隔离衣
仪器设备	用后应清洁、消毒和（或）灭菌	专用，用后应清洗与灭菌
物体表面	每天定期擦拭消毒，擦拭用抹布，用后消毒	每天定期擦拭消毒，抹布专用，抹布用后消毒
终末消毒	床单位消毒	终末消毒
标本运送	密闭容器运送	密闭容器运送
生活物品	无特殊处理	清洁、消毒后，方可带出
医疗废物	防渗漏密闭容器运送，利器放入锐器盒	双层医疗废物袋，防渗漏密闭容器运送，利器放入利器盒
解除隔离	临床症状好转或治愈	临床症状好转或治愈，连续两次培养阴性

1）接触传播的隔离与预防

适用于经接触传播的疾病如肠道感染、多重耐药菌感染、皮肤感染等，在标准预防的基础上，还应采用接触传播的隔离与预防。对确诊或疑似感染经接触传播疾病，如肠道感染、多重耐药菌感染、埃博拉出血热、皮肤感染等采取的隔离与预防，在标准预防的基础上，隔离措施还有：

（1）隔离病室使用蓝色隔离标志。

（2）患者的隔离：①根据感染疾病类型确定入住单人隔离室，还是同病种感染者同室隔离。②限制患者的活动范围，减少不必要的转运，如需要转运时，应采取有效措施，减少对其他患者、医务人员和环境表面的污染。③患者接触过的一切物品，如被单、衣物、换药器械等均应先灭菌，然后再进行清洁、消毒、灭菌。被患者污染的敷料应装袋标记后送焚烧处理。

（3）医务人员的防护：①进入隔离室前必须戴好口罩、帽子，从事可能污染工作服的操作时，应穿隔离衣；离开病室前，脱下隔离衣，按要求悬挂，每天更换清洗与消毒；或使用一次性隔离衣，用后按医疗废物管理要求进行处置。接触甲类传染病应按要求穿脱、处置防护服。

② 接触患者的血液、体液、分泌物、排泄物等物质时，应戴手套；离开隔离病室前、接触污染物品后应摘除手套，洗手和（或）手消毒。手上有伤口时应戴双层手套。接触甲类传染病应按要求穿脱防护服，离开病室前，脱去防护服，防护服按医疗废物管理要求进行处置。

2）空气传播的隔离与预防

适用于经空气传播的疾病，如肺结核、水痘等，在标准预防的基础上，还应采用空气传播的隔离与预防。是对经空气传播的呼吸道传染疾病如肺结核、水痘等采取的隔离与预防，在标准预防的基础上，隔离措施还有：

（1）隔离病室使用黄色隔离标志。

（2）患者的隔离：① 安置单间病室，无条件时相同病原体感染患者可同居一室，关闭通向走廊的门窗，尽量使隔离病室远离其他病室或使用负压病房；无条件收治时尽快转送至有条件收治呼吸道传染病的医疗机构，并注意转运过程中医务人员的防护。② 当患者病情允许时，应戴外科口罩，定期更换，并限制其活动范围。③ 患者口鼻分泌物须经严格消毒后再倾倒，患者的专用痰杯要定期消毒，被患者污染的敷料应装袋标记后焚烧或做消毒—清洁—消毒处理。④ 严格进行空气消毒。

（3）医务人员的防护：① 应严格按照区域流程，在不同的区域，穿戴不同的防护用品，离开时按要求摘脱，并正确处理使用后物品。② 进入确诊或可疑传染病患者房间时，应戴帽子、医用防护口罩；进行可能产生喷溅的诊疗操作时，应戴防护目镜或防护面罩，穿防护服，当接触患者及其血液、体液、分泌物、排泄物等物质时应戴手套。

3）飞沫传播的隔离与预防

适用于经飞沫传播的疾病，如百日咳、白喉、流行性感冒、病毒性腮腺炎、流行性脑脊髓膜炎等，在标准预防的基础上，还应采用飞沫传播的隔离与预防。是对经飞沫传播的疾病如百日咳、流行性感冒、病毒性腮腺炎及急性传染性非典型肺炎（SARS）等特殊急性呼吸道传染性疾病采取的隔离与预防。在标准预防的基础上，隔离措施还有：

（1）隔离病室使用粉色隔离标志。

（2）患者的隔离：① 在遵循隔离原则的基础上，应限制患者的活动范围，减少转运。② 病情允许时，应戴外科口罩，并定期更换。③ 患者之间、患者与探视者之间相隔距离应在 1 m 以上，探视者应戴外科口罩。④ 病房加强通风或进行空气消毒。

（3）医务人员的防护：① 医务人员严格按照区域流程，在不同的区域，穿戴不同的防护用品，离开时按要求摘脱，并正确处理使用后物品。② 与患者近距离（1 m 以内）接触时，应戴帽子、医用防护口罩；进行可能产生喷溅的诊疗操作时，应戴护目镜或防护面罩，穿防护服；当接触患者及其血液、体液、分泌物、排泄物等物质时应戴手套。

4）其他传播途径疾病的隔离与预防

对经生物媒介传播的疾病如鼠、蚤引起的鼠疫等，应根据疾病的特性，采取相应的隔离与防护措施。

特殊急性呼吸道传染性疾病，主要是指急性传染性非典型肺炎（SARS）、人感染高致病性禽流感、甲型 H1N1 流感等，均属于我国传染病分类中需严格管理的乙类传染病，但是由于人群普遍易感染，且对健康造成的威胁明显，通常采取甲类传染病的隔离措施。

（1）患者安置于有效通风的隔离病区或隔离区域内，必要时安置于负压隔离病区。

（2）严格限制探视者，如需探视，探视者应正确穿戴个人防护用品，并遵守手卫生规定。

（3）减少转运，需要转运时应注意医务人员防护；限制患者活动范围，离开隔离病区或隔离区域时，患者应戴外科口罩。

（4）进入隔离区工作的医务人员应经过专门培训，掌握正确的防护技术；同时每日监测体温两次，体温超过 37.5 ℃及时就诊。

（5）医务人员应严格执行区域划分的流程，按程序做好个人防护，严格按防护规定着装，方可进入病区。不同区域应穿不同服装，且服装颜色应有区别或有明显标志。

2. 基于保护易感人群的隔离预防

保护性隔离（Protective isolation）是以保护易感人群作为制定措施的主要依据而采取的隔离，也称反向隔离，适用于抵抗力低下或极易感染的患者，如严重烧伤、早产儿、白血病、脏器移植及免疫缺陷等患者。应在标准预防的基础上，采取下列主要的隔离措施：

（1）设专用隔离室：患者应住单间病室隔离，室外悬挂明显的隔离标志。病室内空气应保持正压通风，定时换气；地面、家具等均应每天严格消毒。

（2）进出隔离室要求：凡进入病室内人员应穿戴灭菌后的隔离衣、帽子、口罩、手套及拖鞋；未经消毒处理的物品不可带入隔离区域；接触患者前、后及护理另一位患者前均应洗手。

（3）污物处理：患者的引流物、排泄物、被其血液及体液污染的物品，应及时分装密闭，标记后送指定地点。

（4）探陪要求：凡患呼吸道疾病者或咽部带菌者，包括工作人员均应避免接触患者；原则上不予探视，探视者需要进入隔离室时应采取相应的隔离措施。

常见传染病传染源、传播途径及隔离预防措施见表 4-2。

表 4-2 常见传染病传染源、主要传播途径及隔离预防

疾病名称		传染源	传播途径				隔离预防					
			空气	飞沫	接触	生物媒介	口罩	帽子	手套	防护镜	隔离衣	防护服	鞋套
病毒性肝炎	甲型、戊型	潜伏期末期和急性期患者			+		±	±	+		+		
	乙型、丙型、丁型	急性和慢性病患者及病毒携带者			#			±	±	+			
麻疹		麻疹患者	+	++	+		+	+	+		+		
流行性腮腺炎		早期患者和隐性感染者		+			+	+	+				
脊髓灰质炎		患者和病毒携带者			+ +	苍蝇、蟑螂	+	+	+		+		
流行性出血热		啮齿类动物、猫、猪、狗、家兔	+ +		+		+	+	±				

续表

疾病名称	传染源	传播途径				隔离预防						
		空气	飞沫	接触	生物媒介	口罩	帽子	手套	防护镜	隔离衣	防护服	鞋套
狂犬病	患病或隐性感染的犬、猫，其他家畜和野兽			+		+	+	+	±	+		
伤寒、副伤寒	患者和带菌者			+		±	±	+		+		
细菌性痢疾	患者和带菌者			+			±	+		+		
霍乱	患者和带菌者			+		+	+	+		+		+
猩红热	患者和带菌者		++	+		+	+	+		+		
白喉	患者、恢复期或健康带菌者		++	+		+	+	+		+		
百日咳	患者		+			+	+	+		+		
流行性脑脊髓膜炎	流脑患者和脑膜炎双球菌携带者		++	+		+	+	+	±	+		
鼠疫	肺鼠疫	感染了鼠疫杆菌的啮齿类动物和患者	++	++	+	鼠蚤	+	+	+	±	+		
	腺鼠疫	感染了鼠疫杆菌的啮齿类动物和患者			+	鼠蚤	±	±	+	±	+		
炭疽	患病的食草类动物和患者	+	+			+	+	+	±	+		
流行性感冒	患者和隐性感染者		+	+		+	+	+		+		
肺结核	开放性肺结核患者	+	+	+		+	+	+	±	+		
传染性非典型肺炎	患者	+	+	+		+	+	+	±		+	+
艾滋病	患者和病毒携带者			●				+		+		
手足口病	患者和隐性感染者		+	+		+	+	+		+		
梅毒	梅毒螺旋体感染者			●				+		+		
淋病	淋球菌感染者			■				+		+		
人感染高致病性禽流感	病禽、健康带毒的禽		+	+		+	+	+	±		+	+

注：（1）在传播途径一列中，"+"：其中传播途径之一；"++"：主要传播途径；"#"：为接触患者的血液、体液而传播；"●"为性接触或接触患者的血液、体液而传播；"■"：为性接触或接触患者分泌物污染的物品而传播。

（2）在隔离预防一列中，"+"：应采取的防护措施；"±"：工作需要可采取的防护措施。

（六）传染病分级防护

1. 一级防护

一级防护适用于发热门（急）诊的医务人员。

（1）严格遵守标准预防的原则，遵守消毒、隔离的各项规章制度。

（2）工作时应穿工作服、隔离衣、戴工作帽和防护口罩，必要时戴乳胶手套。严格执行洗手与手消毒制度。

（3）下班时进行个人卫生处置，并注意呼吸道与黏膜的防护。

2. 二级防护

二级防护适用于呼吸道传染性疾病的留观室、隔离区的医务人员。

（1）严格遵守标准预防的原则，根据传染性疾病的传播途径，采取相应的隔离措施，并严格遵守消毒、隔离的各项规章制度。

（2）进入隔离区和专门病区的医护人员必须戴防护口罩，穿工作服、防护服或隔离衣、鞋套、戴手套、工作帽。严格按照清洁区、半污染区和污染区的划分，正确穿戴和脱摘防护用品，并注意呼吸道、口腔、鼻腔黏膜和眼睛的卫生与保护。

3. 三级防护

三级防护适用于为患者实施吸痰、气管插管和气管切开的医护人员。除二级防护外，还应当加戴面罩或全面型呼吸防护器。

（七）传染病区消毒

消毒（Disinfection）是通过物理、化学或生物学方法，消除或杀灭环境中病原微生物的一系列方法。

1. 消毒的种类

消毒分为疫源地消毒和预防性消毒两种。

（1）疫源地消毒指对目前存在或曾经存在传染源的地区进行消毒，目的在于消灭由传染源排到外界环境中的病原体。疫源地消毒包括终末消毒和随时消毒：① 终末消毒：即当患者痊愈或死亡后对其原居地进行的最后一次彻底消毒，包括对患者所处环境、所接触物品和排泄物的消毒，也包括患者出院前的自身消毒或死亡后对尸体的消毒处理；② 随时消毒：对传染源的排泄物、分泌物及其污染物品进行随时的消毒。

（2）预防性消毒指虽未发现传染源，但对可能受到病原体污染的场所、物品和人体进行消毒。如对饮用水源、餐具、食物的消毒，也包括医院中对病房、手术室和医护人员手的消毒。

2. 消毒方法

常用的消毒方法包括物理消毒法和化学消毒法。物理消毒法中热力灭菌法包括煮沸消毒、高压蒸汽灭菌、预真空型压力蒸汽灭菌和脉动真空压力蒸汽灭菌、巴氏消毒法和干热灭菌法，其中高压蒸汽灭菌是医院最常用的消毒灭菌法。医院也常用非电离辐射和电离辐射消毒灭菌法，如紫外线、微波、γ射线等。化学消毒法中常用的有含氯消毒剂、氧化消毒剂、醛类消毒剂、杂环类气体消毒剂、碘类消毒剂、醇类消毒剂及其他消毒剂。应根据具体情况和要求选择消毒方法，常用物品消毒方法见表4-3。

表 4-3　常用物品消毒方法

消毒对象	消毒方法	备注
粪便、尿液	10%~20%含氯石灰搅拌后静置2小时	肝炎患者粪便需消毒6小时
脓液、痰液	焚烧法；1%~2%含氯石灰澄清液浸泡30~60分钟	
痰盂、痰杯	0.5%过氧乙酸浸泡2小时	
剩饭、剩菜等残余食物	煮沸20分钟	肝炎患者的剩余食物需煮沸30分钟
食具	高压蒸汽消毒或煮沸10分钟；0.5%过氧乙酸完全淹没浸泡30~60分钟	
污水、雨水	加等量20%含氯石灰澄清液搅匀，静置2小时	容器加盖
生吃瓜果	1∶5000高锰酸钾浸泡15~20分钟	
医疗器械	0.5%过氧乙酸、2%戊二醛、0.1%~0.2%氯己定、70%酒精浸泡10~20分钟；煮沸10~20分钟或高压蒸汽消毒	器械必须擦去黏液、血渍并清洁后方可消毒。金属类器械不用过氧乙酸消毒；氯己定对炭疽结核菌、真菌消毒应2~10小时
病室地面、墙壁、生活用具、运输家具	选择其中一种消毒液擦洗或喷雾30~60分钟：10%含氯石灰上清液、2%甲酚皂、0.5%苯扎溴铵、0.5%~1%过氧乙酸；1%~3%甲醛熏蒸	病毒性肝炎用0.5%过氧乙酸炭疽结核者用1%过氧乙酸
书籍、文件	1.5 g/L 环氧乙烷熏蒸3小时（20℃）；125 mg/m³ 甲醛熏蒸2小时（80℃）；无保存价值者可焚烧	书籍文件要分散堆放，不能捆绑扎紧
衣服、被单	1%~3%甲酚皂浸泡30~60分钟；1%~3%过乙酸熏蒸（1 g/m³）1小时	
皮肤（手及其他污染部位）	2%甲酚皂或0.1%苯扎溴铵浸泡1~20分钟	消毒后用流水冲洗干净
垃圾	焚烧；1%~3%含氯石灰或3%~5%甲酚皂喷雾	
便器、化粪池	3%含氯石灰澄清液浸泡便器30~60分钟，化粪池2小时	化粪池沉底粪便出粪时用20%含氯石灰充分搅拌2小时后再排放

二、隔离衣的使用技术

在护理人员的衣服有可能被传染性的分泌物、渗出物污染时应使用隔离衣，但隔离衣用于避免被传染性的血液、分泌物、渗出物等污染。进入隔离室的所有人员必须穿隔离衣。一般情况下用洗净的隔离衣即可，隔离衣样式同手术衣，不可用前面对襟的工作衣代替。隔离衣为一次性用品，潮湿后失效，应立即更换。如果病原体可通过水或其他溶液作媒介透过衣服时，必须穿防水隔离衣。

（一）穿隔离衣的目的

保护工作人员和患者，避免相互间交叉感染，避免无菌物品或无菌区域被污染。

（二）使用原则

（1）根据诊疗工作的需要选用隔离衣或防护服。
（2）防护服应符合 GB 19082—2009《医用一次性防护服要求》的规定。
（3）隔离衣须后开口，能遮盖住全部衣服和外露的皮肤。
（4）一次性隔离衣或防护服应一次性使用。

（三）穿隔离衣指征

（1）接触经接触传播的感染性疾病患者，如传染病患者、多重耐药菌感染患者等。
（2）对患者实行保护性隔离，如大面积烧伤患者、骨髓移植患者等的诊疗、护理。
（3）可能受到患者血液、体液、分泌物、排泄物喷溅。

（四）穿防护服指征

（1）临床医务人员在接触甲类或按甲类传染病管理的传染病患者。
（2）接触经空气传播或飞沫传播的传染性患者，可能受到患者血液、体液、分泌物、排泄物喷溅。

（五）隔离衣与防护服的穿脱方法

1. 隔离衣穿脱方法

（1）穿隔离衣的方法：① 右手提衣领，左手伸入袖内，右手将衣领向上拉，露出左手（见图 4-17）；② 换左手持衣领，右手伸入袖内，露出右手，勿触及内部（见图 4-18）；③ 两手持衣领，由领子中央向着后面系好颈带（见图 4-19）；④ 再扎好袖口（见图 4-20）；⑤ 将隔离衣一边（约在腰下 5 cm 处）渐向前拉，捏住衣边（见图 4-21）；⑥ 同法捏住另一侧边缘（见图 4-22）；⑦ 双手在背后将衣边对齐（见图 4-23）；⑧ 向一侧折叠，一只手按住折叠处，另一只手将腰带拉至背后折叠处（见图 4-24）；⑨ 将腰带在背后交叉，回到前面将带子系好（见图 4-25）。

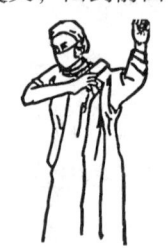

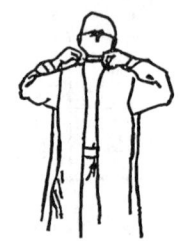

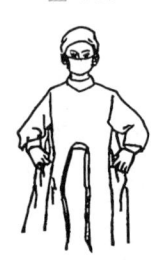

图 4-17 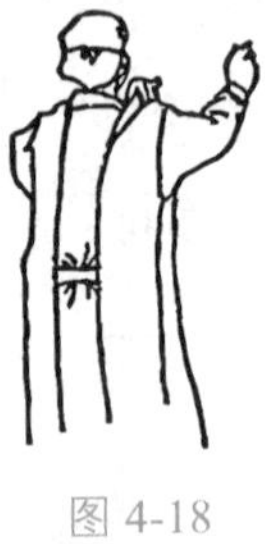　　图 4-18　　图 4-19

图 4-20　　图 4-21　　图 4-22

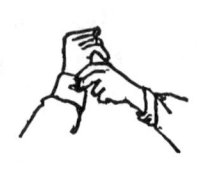

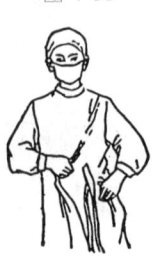

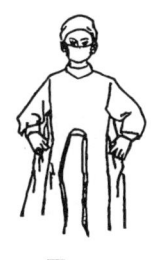

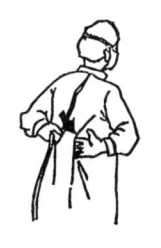

图 4-23　　　　　　　　　图 4-24　　　　　　　　　图 4-25

（2）脱隔离衣的方法：① 解开腰带，在前面打一活结（见图 4-26）；② 解开袖带，塞入袖襻内，充分暴露双手，进行手消毒（见图 4-27）；③ 解开颈后带子（见图 4-28）；④ 右手伸入左手腕部袖内，拉下袖子过肘（见图 4-29）；⑤ 用遮盖着的左手握住右手隔离衣袖子的外面，拉下右侧袖子（见图 4-30）；⑥ 双手转换逐渐从袖管中退出，脱下隔离衣（见图 4-31）；⑦ 左手握住领子，右手将隔离衣两边对齐，污染面向外悬挂污染区，若悬挂污染区外，则污染面向里；⑧ 不再使用时，将脱下的隔离衣污染面向内，卷成包裹状，丢至医疗废物容器内或放入回收袋中（见图 4-32），运送至洗衣房清洁、消毒处理。

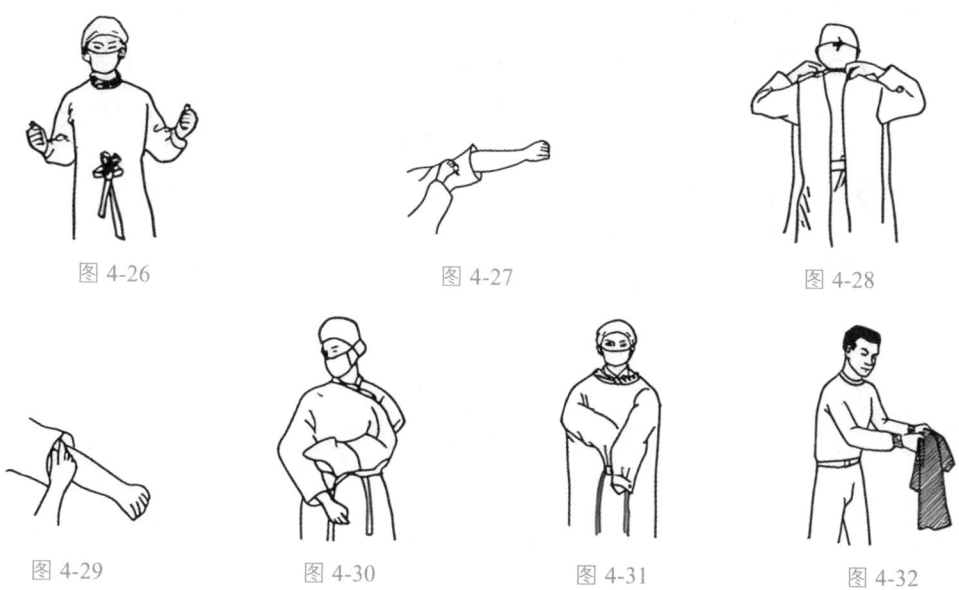

图 4-26　　　　　　　　　图 4-27　　　　　　　　　图 4-28

图 4-29　　　　　图 4-30　　　　　图 4-31　　　　　图 4-32

2. 注意事项

（1）隔离衣只限在规定区域内穿脱。
（2）穿前应检查隔离衣有无破损。
（3）穿时应勿使衣袖触及面部及衣领，发现有渗漏或破损应及时更换。
（4）脱时应注意避免污染。
（5）隔离衣每天更换、清洗与消毒，遇污染随时更换。

三、防护服的使用技术

防护服是临床医务人员在接触甲类或按甲类传染病管理的传染病患者时所穿的一次性防护用品。防护服应具有良好的防水、抗静电和过滤效率，无皮肤刺激性，穿脱方便，结合部严密，

053

袖口、脚踝口应为弹性收口。防护服分连体式和分体式两种。

1. 防护服的使用

临床医务人员在接触甲类或按甲类传染病管理的传染病患者时，接触经空气传播或飞沫传播的传染病患者可能受到患者血液、体液、分泌物、排泄物喷溅时应穿防护服。

2. 防护服的穿脱方法

（1）穿连体或分体防护服的方法：① 先穿下衣，再穿上衣；② 戴好帽子；③ 拉上拉锁。

（2）脱分体防护服的方法：① 先将拉链拉开（见图4-33）；② 向上提拉帽子，使帽子脱离头部（见图4-34）；③ 脱袖子、上衣，将污染面向里放入医疗废物袋内（见图4-35）；④ 脱下衣，由上向下边脱边卷（见图4-36）；⑤ 污染面向里，直至全部脱下后放入医疗废物袋内（见图4-37）。

（3）脱连体防护服的方法：① 先将拉链拉到底（见图4-38）；② 向上拉帽子，使帽子脱离头部（见图4-39）；③ 脱袖子（见图4-40）；④ 由上向下边脱边卷（见图4-41）；⑤ 污染面向里直至全部脱下后放入医疗废物袋内（见图4-42）。

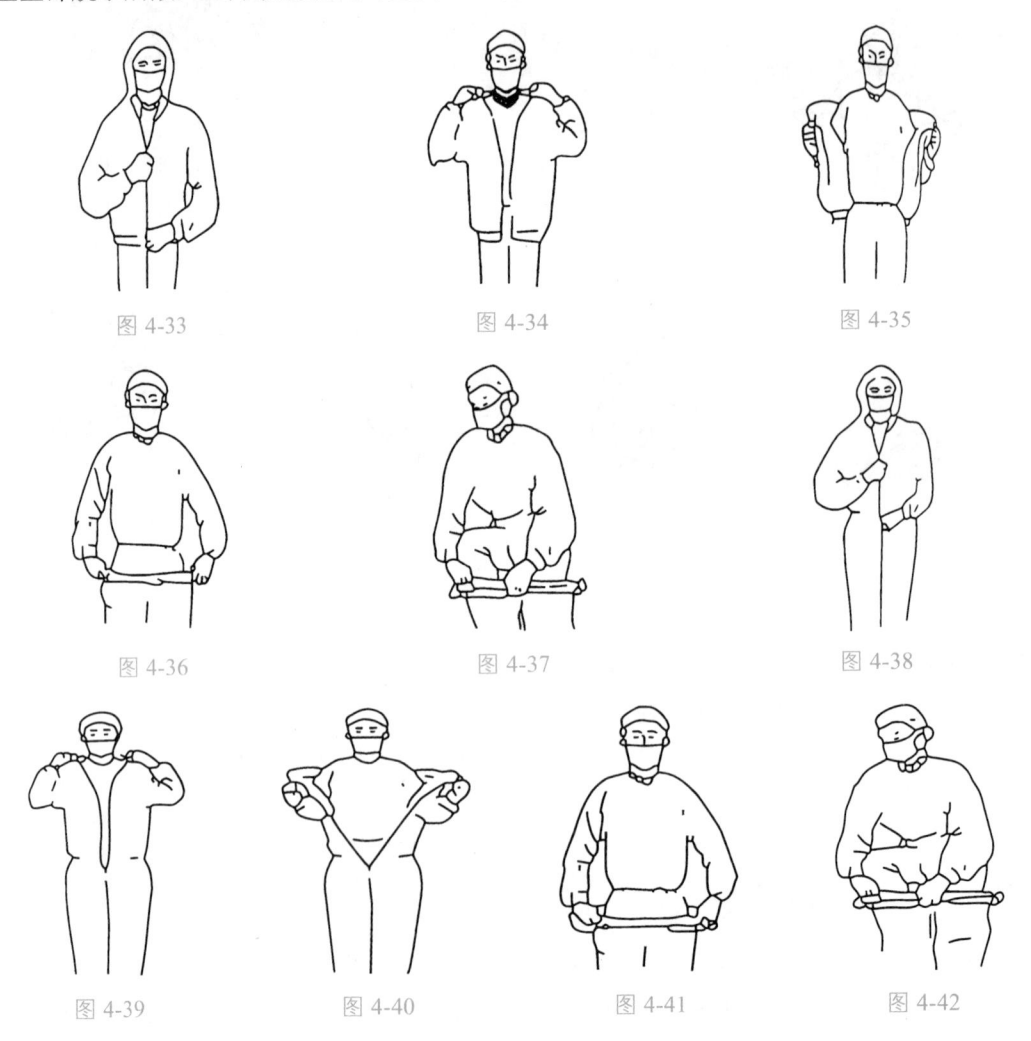

图4-33　　　　　　图4-34　　　　　　图4-35

图4-36　　　　　　图4-37　　　　　　图4-38

图4-39　　　　图4-40　　　　图4-41　　　　图4-42

3. **穿脱防护用品应遵循的程序**

穿遵循的程序：① 清洁区进入潜在污染区：洗手、戴帽子→戴医用防护口罩→穿工作衣裤→换工作鞋→进入潜在污染区；② 潜在污染区进入污染区：穿隔离衣或防护服→戴护目镜、防护面罩→戴手套→穿鞋套→进入污染区；③ 为患者进行吸痰、气管切开、气管插管等操作，可能被患者的分泌物及体内物质喷溅的诊疗护理工作前，应戴防护面罩或全面型呼吸防护器。

脱遵循的程序：① 医务人员离开污染区进入潜在污染区前：摘手套→消毒双手→摘护目镜、防护面罩→脱隔离衣或防护服→脱鞋套→洗手和（或）手消毒→进入潜在污染区，洗手或手消毒，用后物品分别放置于专用污物容器内；② 从潜在污染区进入清洁区前：洗手和（或）手消毒→脱工作服→摘医用防护口罩→摘帽子→洗手和（或）手消毒后，进入清洁区；③ 离开清洁区：沐浴、更衣→离开清洁区。

4. **注意事项**

（1）防护服只限在规定区域内穿脱。

（2）穿前防护服有无破损。

（3）脱时应注意避免污染。

第三节　医疗废物处理

医疗废物是指医疗卫生机构在医疗、预防、保健以及其他相关活动中产生的具有直接或者间接感染性、毒性以及其他危害性的废物。这些废物主要来自患者的生活废弃物及医疗诊断、治疗过程中产生的各类固体废物，它含有大量的病原微生物、寄生虫，还含有其他有害物质。如果处置不当，将对人体健康和生命安全构成巨大威胁，对环境造成危害，尤其是废弃的一次性塑料医疗器具，被非法倒卖后制成生活用品，危害极大。因此，如何正确处置一次性医疗废物显得特别重要。

一、医疗废物的分类

随着人口和医疗机构的增加，医疗条件的改善，医疗废弃物的产生量每年以 3%～6%的速度增长，塑料制品的数量也相应增长。有资料显示，日本医疗废物中塑料制品约占医疗垃圾总量的 30%，英国占 20%。因此，在日常工作中，医务人员要重点加强感染性、损伤和病理性废物的管理，特别是使用后的一次性医疗器械，均应当作为感染性医疗废物，直接放入医疗废物专用包装或者容器中，针头、刀片等锐器放入锐器盒中，由专用密闭运货车送往规定地点进行焚烧处理。2003 年，我国第 380 号国务院令颁布了《医疗废物管理条例》，标志着我国医疗废物的管理步入了规范化管理轨道。根据卫医发［2003］287 号《医疗废物分类目录》，把医疗废物分为感染性、病理性、损伤性、药物性和化学性 5 类。

1. **感染性废物**

感染性废物指携带病原微生物、具有引发感染性疾病传播危险的医疗废物。

（1）被患者血液、体液、排泄物污染的物品。

（2）医疗机构收治的隔离传染患者或疑似传染病患者产生的生活垃圾。

（3）病原体的培养基、标本和菌种、毒种保存液。
（4）各种废弃的医学标本。
（5）废弃的血液、血清。
（6）使用后的一次性医疗用品及一次性医疗器械（即感染性废物）。

2. 病理性废物

病理性废物指诊疗过程中产生的人体废弃物和医学实验动物尸体等。
（1）手术及其他诊疗过程中产生的废弃的人体组织、器官等。
（2）医学实验动物的组织、尸体。
（3）病理切片后废弃的人体组织、病理蜡块等。

3. 损伤性废物

损伤性废物指能够刺伤或者割伤人体的废弃医用锐器。
（1）医用针头、缝合针。
（2）各类医用锐器，包括解剖刀、手术刀、备用刀、手术锯等。
（3）载玻片、玻璃试管、玻璃安瓿等。

4. 药物性废物

药物性废物指过期、淘汰、变质或被污染的废弃药品。
（1）废弃的一般性药品，如抗生素、非处方类药品等。
（2）废弃的细胞毒性药物和遗传性药物，包括致癌性药物、可疑致癌性药物、免疫制剂。
（3）废弃的疫苗、血液制品等。

5. 化学性废物

化学性废物指具有毒性、腐蚀性、易燃易爆性的废弃的化学物品。如：
（1）医学影像室、实验室废弃的化学试剂。
（2）废弃的过氧乙酸、戊二醛等化学消毒剂。
（3）废弃的汞血压计、汞温度计。

二、医疗废物、专用包装物、警示物标识规定

1. 包装袋

包装袋（聚乙烯 PE）正常使用时不得渗漏、破裂、穿孔。颜色为黄色，并有盛装医疗废物类型的文字说明，如盛装感染性废物，应在包装袋上加注"感染性废物"字样。包装袋上印制医疗废物专用警示标识（见图 4-43）。

2. 锐器盒

锐器盒整体由硬质材料制成，密封，能防刺穿，以保证在正常使用情况下盛装的锐利器具不洒漏。一旦被封口，则无法在不破坏的情况下被再次打开。颜色为黄色，在盒体侧面注明"损伤性废物"。锐器盒上印制医疗废物专用警示标识（见图 4-44）。

3. 周转箱（桶）

周转箱（桶）整体为硬质材料，防液体渗漏，可一次性或多次重复使用。多次重复使用的

周转箱（桶）应能被快速消毒或清洗，整体为黄色，外表面应印（喷）制本医疗废物专用警示标识和文字说明。周转箱、周转桶见图 4-45、4-46。

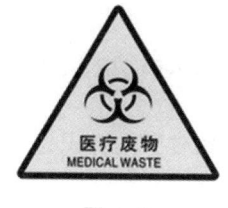

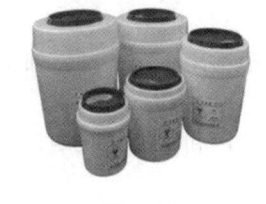

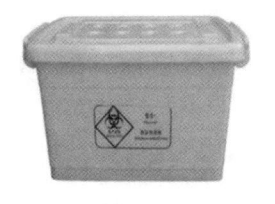

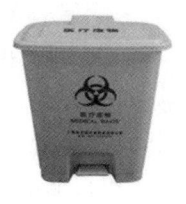

图 4-43　　　　　图 4-44　　　　　图 4-45　　　　　图 4-46

三、医疗废物的处理原则

1. 分类收集原则

分类收集是指将不同类型的医疗废物采取不同的处理、收集、运送和处理方法，从而减少有害、有毒垃圾废物和带传染性废物的数量，有利于废物的回收和处理，同时减少浪费。

2. 减量化原则

通过重复利用、破损、压缩、焚烧等手段减少固体废物的体积和数量。

3. 无公害原则

废物处理必须遵守环保及卫生法规标准要求。

4. 分散与集中处理相结合的原则

分类收集的废物分别进行集中处理。

四、医疗废物处理操作规程

1. 医疗废物的产生

临床上尽量减少医疗废物的产生。

2. 医疗废物的分类收集

（1）各医疗废物产生地设有放置医疗废物区域，并以文字标明医疗废物名称。

（2）将医疗废物放入带有警示标志的专用包装物或容器内，损伤性废物放入专用锐器盒内，不得再取出。

（3）医疗废物达到容器容积 3/4 时，应有效封口。

（4）病原体培养基、标本、菌种和毒种保存液，应先消毒再按感染性废物处理。

（5）隔离传染病患者或疑似传染病患者产生的医疗及生活废物应用双层专用包装物，并及时密封。

3. 医疗废物的运送

（1）运送医疗废物人员在运送时，应穿戴防护用品（防护服、防护鞋、口罩、帽子、手套）。

（2）运送医疗废物人员每天按规定的时间、路线运送至暂存地。

（3）运送前应检查医疗废物标志、标签、封口，防止运送途中流失、泄漏、扩散。

（4）运送车辆要有防渗漏、防遗撒设施，易于清洁、消毒。

（5）运送结束，及时清洁消毒运送工具。

4. 医疗废物的暂存登记

（1）各医疗机构应有医疗废物暂存地，暂存地远离医疗、食品加工、人员活动区；防鼠、防蚊蝇、防蟑螂、防盗、防渗漏；易于清洁、消毒。

（2）医疗废物暂存地应专人管理，应有警示标识和"禁止吸烟、禁止饮食"的标识，非专业人员不得接触。

（3）病理性废物应低温贮存或防腐保存。遇有手术切除的残肢时送殡仪馆火化或作病理性废物收集。

（4）医疗废物在暂存地存放不得超过2天。

（5）医疗废物转出后对暂存地及时清洁、消毒。

（6）产生和运送医疗废物的部门，对医疗废物来源、种类、重量、时间、去向、经办人签名进行登记，登记资料保存3年。

5. 医疗废物的处置

（1）医疗废物应由县级以上各级人民政府环保部门许可的医疗废物处置单位进行处置。

（2）医疗废物不得自行处理，禁止转让、买卖。

五、个人防护措施

（1）提高全体医务人员尤其是护士对合理处置医疗废物的认识，加强自身防护意识。

（2）学习和掌握医疗废弃物处理过程的基本知识、基本技能。

（3）接触废弃物时一定要戴防护手套、口罩、帽子，避免直接接触，操作后要严格洗手。

（4）严格区分废弃物的种类，掌握操作规范，比如处理一些化学制剂时防止对眼、皮肤、呼吸道的损害。对使用后的一次性医用物品，要按类分装入袋。

（5）接触感染性废弃物时注意保护皮肤、黏膜，如在静脉穿刺时刺伤皮肤或被医疗废弃物损伤时，应立即挤出损伤处的血液，再用肥皂液和流动的水冲洗，然后用0.5%碘伏消毒并包扎伤口。暴露的黏膜，应当反复用生理盐水冲洗干净。

课后思考题

1. 标准预防的措施有哪些？
2. 基于传染源特点切断疾病传播途径的隔离有哪些？
3. 医疗废物的分类及处理流程？

第五章 护理突发事件的处理

学习目标

价值塑造
1. 牢固树立以人为本、生命至上理念，妥善应对和处理护理突发事件，及时阻止突发事件的恶化。
2. 认真进行突发事件的工作总结和反思，积极预防突发事件发生。

能力提升
1. 熟练运用不同护理突发事件处理流程，准确把握其关键点和难点。
2. 提升突发事件应急处置能力。

知识学习
1. 掌握护理突发事件的概念、分类。
2. 熟悉突发公共卫生事件的分级。

近年来，各类突发公共卫生事件明显增多，各种可预测和不可预测的突发事件随时可能发生，加之患方的法律意识增强较快，一旦在医院内部出现一些与医疗目的背道而驰的结果，患方便会发生纠纷，提起诉讼。因此，医疗机构必须加强应对突发事件的意识和能力，处理事件，避免损失，控制事态，收集证据。

第一节 概 述

一、概 念

（一）突发事件概念

所谓突发事件，是指突然发生的人们没有预料和防范准备的事件。在医院这种特殊的环境下各类突然发生的人们没有预料和防范准备的事件，就是医院突发事件。

由于医疗机构具有：① 人员集中，且日夜恒定；② 多为老弱病残、行动不便的孕者；③ 值班医务人员主要是年轻没有社会经验的护士；④ 危险、危害物品多等特殊性，所以医疗机构一旦发生突发事件会造成严重危害，社会影响大。因此，长期以来医院突发事件成为政府关注的要点。近年来由于人们维权意识的增强，过度维权和不当维权的情况时有发生，如果医疗机构内患者出现不良反应后医院应对处理不恰当，便可能会引起突发事件。

为此，国务院于 2003 年 5 月 9 日颁布实施了《突发公共卫生事件应急条例》，将我国突发公共卫生事件纳入法治管理，这也促进了我国医疗卫生机构在应对突发事件的处理上建立和完善相应的机制，增强应对发生突发事件的能力。不过在《突发公共卫生事件应急条例》中对突发公共卫生事件的定义较为狭窄，主要是指突然发生，造成或可能造成社会公众健康严重损害的重大传染病疫情、群体性不明原因疾病、重大食物和职业中毒以及其他严重影响公众健康的事件。

（二）护理突发事件概念

护理突发事件是指超出常规的、无法预料而突然发生的与护理相关的事件。如患者跌倒、坠床、自杀、纠纷等事件。

护理突发事件的处置原则：合法性、安全性、保全证据、减少损失、迅速准确。所以医院应在整体应对突发事件预案的基础上，可针对护理工作的专业性、特殊性所造成的风险而制定应急预案。护理人员应掌握相关急救知识、提高自我安全保护能力及应对突发事件的处理能力。

二、分 类

（一）突发公共卫生事件

突发公共卫生事件就是《突发公共卫生事件应急条例》所规定的突发事件，包括：重大传染病疫情、群体性不明原因疾病、重大食物和职业中毒以及其他严重影响公众健康的事件。这类事件影响面广，社会负面效应严重，是政府非常重视和处置的事件。各级政府制定有相应的处置预案，医疗机构也制定了相应的配合政府的应急预案。医疗机构在遇到这类事件发生时，要注意及时启动医院应急预案的程序，紧急调用必要的医疗救治力量，配合政府行动。

（二）突发天灾人祸事件

天灾人祸主要是指难以预料、难以避免和难以防范的地震、台风、海啸、战争等，同时还包括医疗机构会遇到的火灾。

（三）与患者疾病诊治有关的个案突发事件

患者在诊疗过程中出现了与疾病正常转归规律不一致的结果，患者的结局往往出乎人们的意料，如患者呕吐胃内容物或咯血后出现误吸，从而造成窒息；患者在使用药物的过程中出现了过敏性休克；患者在正常的治疗过程中出现了肺栓塞而死亡等。因此，医疗机构必须制定相应的抢救、处置方案，有关医护人员能够在第一时间采取妥善的抢救方案进行救治。

（四）患者不服从诊疗和管理的事件

医疗机构对于住院患者有着基本的管理制度，一般要求患者及其家属配合、遵守该制度。但患者受其疾病或其他因素影响，可能会出现不配合、不遵守医院管理制度的情况，如患者未经请假而私自外出，患者私自闯入治疗室动用治疗器械，患者由于突发精神异常而自杀、自伤、伤人、毁物等。这是医疗机构处置的重点和难点。

（五）可疑医疗事故事件

由于医师或护士诊疗中出现差错或不当，给患者造成了一定的损害，有时甚至是给一定数量的患者造成了损害，根据《医疗事故处理条例》的相关规定，这种事件就属于可疑医疗事故事件，《条例》第十五条规定医疗机构必须采取措施减少患者的损害后果的发生。因此，医疗机构也要制定相应的应急处理预案。

（六）医疗纠纷滋事事件

医疗纠纷滋事有别于一般的医疗纠纷。一般的医疗纠纷是指患者与医疗机构之间对诊疗过程中的医疗行为、诊疗措施、治疗结局等产生分歧，从而产生纠纷并寻求合适的途径加以解决的事件。医疗纠纷滋事是指患方借医疗纠纷之名，采取不当手段向医疗机构主张权利、索要赔偿，扰乱医疗机构正常的医疗秩序，威胁甚至侵害了医护人员的人身安全，破坏医疗机构财物、仪器设备的事件。实际上就是近年来出现的被媒体称为"医闹"的事件。由于这类事件对医疗机构产生的危害非常大且直接、间接影响明显，医疗机构非常重视。

（七）突发治安刑事案件

在医疗机构内部发生了一些非医疗因素的治安或刑事案件，如患者财物被盗，患者被人殴打、强奸、谋杀等。

（八）其他突发事件

有时医院发生一些因社会管理因素导致的影响医院、患者诊疗、生活的事件，如停电。

第二节　护理突发事件的处理

案　例

某患者，女性，18岁，入院时间：9月1日，诊断：系统性红斑狼疮。9月12日，上午6:40，当班护士为患者执行：10%GS500 mL+维生素C2g+10%氯化钾5 mL静脉滴注，约20分钟后（7:00左右），患者家属到护士站口述发现10%GS已过期（有效期为当年8月），当时输入液体约50 mL。护士立即予更换补液及输液管。护士取回液体后将袋上粘贴的加药标签撕下并将液体放到输液袋回收筐里。约3分钟后，患者家属再次强烈要求取回该过期液体，护士因为害怕，将该液体从回收筐内取出交给患者家属。上午7:50，护士接到患者投诉。

请思考：
（1）患者将液体从回收筐内取出交给患者家属的做法是否正确？为什么？
（2）当班护士在发生投诉事件后，该如何正确处理？

一、成立护理突发事件应急小组

在护理工作中，首先要有应对突发事件的组织机构，比如成立护理突发事件应急小组，组长由护理部主任来担任，组员包括科护士长、各护理单元的护士长或护理部工作人员，并明确护理应急工作组成员的职责。

二、护理应急预案的建立

护理应急预案是指在医院、院区发生意外情况时,护理人员应采取的应急预案。护理突发事件以预防为主,防御与应急措施相结合,平时做好突发事件的防护准备,尽量减少突发事件的发生,一旦发生即可启动应急预案,使之高效有序地进行,最大限度地保护患者的安全,将突发事件的负面影响降至最低。

三、常见的护理应急预案

(一)护理缺陷应急预案

1. 评 估

评估是指事件发生经过及对患者的影响程度。

2. 保护患者

(1)安抚患者、家属,并立即采取补救措施。
(2)及时报告值班医生和护士长。
(3)密切观察患者的病情变化。

3. 物品处理

物品处理应按需封存相关物品。

4. 报 告

(1)口头报告:由护士长报科护士长,必要时同时报科室主任。
(2)护士长:对引起严重后果的缺陷24小时内报护理部及科主任。
(3)书面报告:当事人书写事情经过及对患者造成的不良影响。

5. 处 理

(1)病区护士长:组织讨论并分析原因,根据性质对负责人提出相关处理意见,提出整改措施。完善相关管理制度并在《护理差错登记本》登记。
(2)科护士长:指导病区做好《护理差错登记本》填写,1周内上交护理部。
(3)护理部:组织科护士长及相关专家进行讨论定性,必要时交医院学术委员会讨论审定,并根据情节性质,提出处理意见;提示各病区吸取教训,避免再次发生。

6. 备 注

缺陷对患者的影响是否有因果关系。
(1)重度缺陷:对患者造成严重不良后果。
(2)中度缺陷:对患者造成一定不良影响。
(3)轻度缺陷:对患者尚未造成不良影响。

(二)护理投诉应急预案

1. 发生投诉

(1)接到投诉向护士长、科主任汇报。

（2）护士长根据情节性质向科护士长、护理部汇报。

（3）涉及医疗及赔偿向医务科汇报。

（4）采取积极措施处理。

2. 情况调查

在科内调查讨论；调查对象：患者、家属、当事人、当班人员、其他知情人员。

3. 现场处理

（1）对象：患者、家属、当事人、当班人员、其他知情人员。

（2）物品处理：按需封存相关物品。

4. 解决途径

（1）现场处理：沟通协商、取得投诉者理解。

（2）如果投诉是由于护理人员的护理技术、服务或管理不当引起的，立即向投诉者道歉并取得谅解，采取积极补救措施；如果原因在投诉者，则加强沟通、消除误会。

5. 报　告

（1）白班：报护士长、科护士长、护理部。

（2）夜班：护士长、行政值班人员。

（3）必要时：请患者提供书面投诉。

6. 进一步处理

（1）当事人书写事情经过，科室将调查结果及讨论处理意见提供给相关职能部门。

（2）涉及护理相关问题报护理部，由护理部向相关部门反映。

（3）涉及医疗及赔偿向医务部汇报，与医务部联合调查处理。

7. 总　结

（1）事后处理：科室组织护士讨论，制定相关制度。

（2）分析投诉环节及原因，提出有效整改措施，避免类似事件再次发生。

（3）整理好投诉记录、事件经过，保存相关资料。

8. 备　注

（1）当发生投诉时，当事人可暂时回避，避免双方正面冲突，由接待者稳定投诉者的情绪。

（2）科室接到书面投诉后，在医院规定时间内按规程妥善处理。

（三）封存病历应急预案

1. 封存病历

（1）申请人：患者、患者直系亲属、持有患者委托书的旁系亲属或代理人。

（2）病房妥善保管病历资料。

2. 立即报告

由当班护士报告护士长、主管医生、科主任，同时报告医务部或行政总值班（夜间和节假日）。

3. 完善记录

抢救记录必须在抢救结束 6 小时内完成。

4. 封存要求

（1）医方代表：医生、护士、护士长、科主任。

（2）患方代表：患者、直系亲属、被委托人（出示委托书、被委托人有效证件）。

（3）双方人员：现场封存病历，并在封存条上签名，注明封存时间、地点。

5. 病历保存

病历由医院保存。

6. 备 注

（1）封存病历。

（2）进入司法程序时，启封须三方（院方、患方、司法方）共同在场，可按《医疗事故处理条例》复印病历部分。

（3）严禁涂改、伪造、隐匿、销毁或者抢夺病历资料。

（4）病历封存有效期为 1 年。

（四）患者有自杀倾向应急预案

1. 评 估

患者有异常言行、情绪反应等。

2. 报 告

由当班护士报告给主管医生、护士长、科主任。

3. 沟 通

关心患者，多与患者沟通，解决患者的思想问题。

4. 预 防

（1）暂保管患者利器及物品。

（2）通知家属，要求家属 24 小时监护。

（3）加强巡视、观察患者情绪动态。

（4）必要时请同室患者协助，发现异常情况及时通知值班护士。

5. 交接班

（1）记录患者情绪、行为动态及已采取的防护措施。

（2）床旁交接班，避免在患者面前交接病情。

（五）患者自杀应急预案

1. 评 估

如果发生患者自杀，立即实施现场抢救。

（1）病区内：就地抢救。

微课：患者自杀应急处置

（2）病区外：通知急诊科到现场抢救。
（3）通知保安部维持秩序、保护现场。

2. 通　知

电话联系家属，与家属做好沟通及解释工作。

3. 上　报

（1）当班护士上报护士长、主管医生、科主任、科护士长。
（2）白天报医务部、护理部。
（3）夜间或节假日报行政总值班、护士长。

4. 处　置

（1）根据病情做相应的处理。
（2）患者死亡的，须征得保卫科同意报担架组移走尸体。
（3）在家属认领前，妥善保管患者物品，贵重物品经两人清点确认后签名、交保卫科。

5. 记录、交班

详细记录事件经过并交接班。

6. 备　注

（1）患者家属情绪激动时，通知保安部派保安员到现场维持秩序。
（2）患者无家属陪护时，可请同病室患者协助提供自杀过程证明书。

（六）患者精神异常应急预案

1. 评　估

评估患者的精神症状。

2. 应急处理

（1）通知医生，遵医嘱处理。
（2）躁动患者应加床栏约束，并告知家属。
（3）必要时通知保安协助处理。
（4）及时疏散同病室患者，避免误伤，做好解释工作。
（5）注意医护人员安全。

3. 采取防护措施

（1）做好"四防"（防自杀、自残、伤人、损物）。
（2）暂保管危险物品（水果刀、绳索、发卡等），避免误伤，必要时安排陪护。
（3）心理护理：多与患者沟通，稳定患者情绪。
（4）加强巡视患者，注意患者情绪变化，随时做好防护。

4. 交　班

（1）做好详细护理记录。
（2）做好床边交接班，避免在患者面前讲述病情。

（七）患者失踪应急预案

1. 评　估

（1）确认走失：患者请假后未按时回院，经各种方法寻找未找到。

（2）走失原因：逃账、拒绝住院、病情变化、认知能力障碍、精神异常。

2. 继续查找

（1）请保安协助：在科室内、院内寻找。

（2）联系家属等方法，与患者取得联系。

3. 报　告

（1）报告护士长、科主任、科护士长。

（2）必要时报护理部、医务部。

4. 清点患者物品

安排两人以上共同清点患者物品，交保卫科保管。

5. 整　理

（1）详细记录患者失踪经过。

（2）配合公安部门调查、继续寻找。

（3）与家属保持联系。

（八）遇袭应急预案

1. 评　估

（1）袭击来源、动机、携带工具。

（2）可能造成伤害程度。

（3）周围环境。

2. 寻求保护

（1）保安部：了解袭击者的特征、发生时间、地点等。

（2）确保患者、护理人员自身的安全。

（3）将危害程度减至最低。

3. 报　告

报告护士长、科主任、行政总值班（夜间、节假日），必要时报科护士长、护理部、医务部或报警。

4. 处　理

（1）处理受伤害的患者、医务人员、群众。

（2）安抚受惊吓的患者、家属。

（3）注意袭击者逃跑的方向，为保卫科提供线索。

5. 记　　录

（1）书面记录事件经过。

（2）必要时报保卫科、医务部、护理部备案。

6. 整　　理

（1）维持病房、门诊诊疗秩序，保护现场。

（2）完善防御措施。

（3）协助警方破案。

（九）患者失窃应急预案

1. 评　　估

失窃时间、地点、物品种类、数量并保护现场。

2. 报　　告

报告给保安部或保卫科。

3. 协助调查

协助保卫科或保安部工作人员进行调查工作及病人的安抚工作。

4. 加强巡视

加强巡视，做好安全防范工作，随手关好门窗。

5. 交　　班

详细记录事件经过并交接班。

6. 备　　注

（1）新入院患者宣教：详细介绍安全保卫知识，病房内避免放大量现金及贵重物品。

（2）现金、手机等贵重物品应随身携带。

（十）火情应急预案

1. 评　　估

评估火源、火势大小及危险性。

2. 处　　理

（1）报医院消防中心。

（2）当火势大时，启动消防警铃；切断氧源、电源，撤离就近易燃易爆物品，打开消防通道，医护人员协助、指引患者（湿毛巾捂口鼻）经安全通道紧急撤离；抢救离火源近的贵重急救仪器；保护好患者资料。

3. 报　　告

（1）日间：报告护士长、科主任、科护士长、护理部。

（2）夜间：报告护士长、科主任、报行政总值班。

4. 善后处理

（1）检查伤情、病情并及时处理，做好护理记录。

（2）准备急救物品及人力。

（3）安抚患者。

5. 清点、核对

清点、核对人员（患者、家属、工作人员）、贵重仪器和物品等。

6. 整　理

（1）整理资料，记录、汇报事件经过。

（2）必要时通知家属。

（3）通知保洁部清洁、消毒环境。

7. 备　注

（1）撤离患者时应走安全通道，勿乘电梯。

（2）在转移途中发现患者病情变化应及时抢救。

（3）电器着火时不能用水灭火。

（4）报火情要准确报科室地点、楼层、火势。

（十一）院内触电应急预案

1. 评　估

（1）环境：是否地面潮湿，有无高压电线、高空坠物等。

（2）患者情况：身体受伤程度。

2. 切断电源

关闭电源开关或拔出插头，或用绝缘物体挑开电线。

3. 呼　救

（1）将患者移至安全区。

（2）评估患者伤情、生命体征。

（3）呼叫医生或其他在场人员配合抢救。

4. 处　理

（1）轻者：出现恶心、头晕、乏力等症状，可进行就地平卧、测量生命体征、吸氧等治疗。

（2）重者：出现室颤、休克、心搏骤停等症状，应立即抢救。

5. 观　察

观察生命体征，做好记录。

6. 备　注

（1）确保自身安全，电源不明时，不要直接用手接触触电者；在浴池或潮湿的地方，救护者要穿绝缘胶鞋、戴绝缘胶皮手套或站在干燥处。

（2）呼吸心跳停止者，立即进行心肺复苏。

（十二）突然停电应急预案

如果发生停电，应立即开启应急灯。

1. 紧急处理

（1）检查有储电功能的急救仪器运作情况。
（2）无储电仪器，马上使用替代方法。
（3）使用呼吸机的患者，可用简易呼吸球囊行辅助呼吸。

2. 告　知

（1）电话通知电工房。
（2）督促检修恢复供电。
（3）必要时请保卫科协助维持秩序。

3. 安抚患者

安抚患者，做好解释工作。

4. 加强巡视

加强巡视，消除不安全因素。

5. 恢复电力后检查

（1）检查各种正在运行的仪器，确保正常运转。
（2）清点贵重物品（仪器）、严格管理物品。

6. 记录、交班

详细记录事件经过并交接班。

7. 备　注

做好各种急救仪器的日常充电及检查工作，随时准备应急启动。

（十三）停水应急预案

突然停水时，及时报告总务科，如果是夜班则报后勤维修值班人员。

1. 解　决

解决患者用水、医疗用水。

2. 储　水

（1）联系总务科确认断水时间。
（2）请运输中心到其他地方取水。
（3）避免非必要用水，减少浪费。

（十四）医疗废物流失、泄漏、扩散应急预案

1. 评　估

评估医疗废物的种类、数量、危害性。

2. 保护现场

（1）做好自身防护措施。
（2）保护流失、泄漏、扩散现场，等候调查处理。

3. 上　报

上报护士长、科主任、总务处、护理部、保安部。

4. 查找原因

查找、分析原因并做相应处理。

5. 整理、备案

（1）书面整改报告交护理部。
（2）护理部将整改报告交院感科。

课后思考题

1. 简述护理突发事件的分类。
2. 简述护理缺陷的处理流程。
3. 简述医疗废物的分类。

第六章 生物性职业危害及防护

学习目标

价值塑造

通过生物性职业危害的学习，师生共同体会医护职业的责任感和使命感。

能力提升

1. 根据不同的生物性职业危害采取正确的个人防护措施。
2. 提升学生根据不同的生物性职业危害进行正确消毒、隔离等处置能力。

知识学习

1. 正确陈述三级防护标准、生物性职业危害防护的基本措施及职业暴露发生后的处理程序。
2. 理解不同生物性职业危害的临床表现、职业暴露的原因及处理流程的关键点和难点。

生物性职业危害是指在护理工作过程中病原微生物或致病寄生虫对护理人员机体造成的威胁和伤害。医院中人员密集，各种感染疾病的患者随时可能将病原体排入医院环境中，因此医院中病原体种类繁多、相对集中。护理人员是患者最密切接触的人员之一，因职业暴露感染各种疾病的危险因素较多。病原体通过各种途径侵入机体诱发各种疾病，将直接威胁到护士的安全与健康。

第一节 概述

一、生物性职业危害的发生条件

护理人员因职业暴露而导致的各种感染属于医院感染，医院感染必须具备3个基本条件，即感染源、传播途径和易感人群，当三者同时存在并相互联系构成感染链时将导致感染。

（一）感染源

感染源即感染的来源，指病原体自然生存、繁殖并排出的场所或宿主（人或动物）。主要包括已感染的患者及病原携带者、护理人员自身、环境储源、动物感染源。

1. 已感染的患者及病原携带者

已感染的患者是最重要的感染源，感染部位不断排出的脓液、分泌物等，含有大量病原微生物，往往致病力强、具有耐药性，且易在另一易感宿主体内定植。此外，病原携带者由于病原微生物不断生长繁殖并经常排出体外，由于无症状常被忽视，是另一主要的感染源，临床意义重大。

2. 护理人员自身

护理人员的皮肤、呼吸道、胃肠道、泌尿生殖道及口腔黏膜上寄居有人体正常菌群，或来自环境并定植在这些部位的微生物，以及身体其他部位感染的病原微生物，在护理人员抵抗力下降、菌群失调或菌群异位时可引起自身感染或成为感染源。

3. 环境储源

医院环境、水源、设备器械、食品、药品、垃圾等容易被各种病原微生物污染而成为感染源，如铜绿假单胞菌、沙门菌等兼有腐生特性的革兰氏阴性杆菌可在潮湿环境或液体中存活达数月以上；肺炎链球菌、金黄色葡萄球菌等革兰氏阳性杆菌可在干燥环境中存活数日，但随着时间的延长致病力逐渐降低。

4. 动物感染源

如鼠、蟑螂、蚊、蝇、螨虫等可能感染或携带病原体而成为动物感染源。

（二）传播途径

传播途径是指病原体从感染源传播到易感宿主的途径和方式。医院感染的发生可有一种或多种传播途径。

1. 接触传播

接触传播是指病原体通过感染源与易感宿主之间直接或间接接触而导致的传播方式，是造成护理人员生物性职业危害的主要传播途径。

（1）直接接触传播：是指没有外界因素参与，感染源直接将病原微生物传播给易感宿主。如皮肤或伤口化脓性感染、疱疹病毒、狂犬病毒、柯萨奇病毒等。护理人员与患者之间、与医院工作人员之间都可能通过手的直接接触而感染病原体。

（2）间接接触传播：又称日常生活接触传播，是指易感者接触了被传染源的排泄物或分泌物污染的日常生活用品而造成的传播。被污染的手在间接接触传播中起着特别重要的作用。例如，接触被肠道传染病患者的污染的生活用品，如水龙头、钱币、手机，污染的手接触食品，经口传播痢疾、伤寒、霍乱、甲型肝炎；被污染的衣服、被褥、帽子可传播疥疮、藓等；儿童玩具、食具、文具可传播白喉、猩红热；被污染的毛巾可传播沙眼、急性出血性结膜炎；便器可传播痢疾、滴虫病等。

2. 空气传播

空气传播是以空气为媒介，带有病原微生物的微粒子随气流流动而造成感染的传播，也称为微生物气溶胶传播。常见于呼吸道感染的传染病，如急性非典型肺炎、麻疹、百日咳、流行性感冒、肺结核等。当感染呼吸道传染性疾病的患者大声说话、咳嗽、打喷嚏时，含有病原体的黏液或细胞碎片可能形成飞沫随气流经口、鼻喷出；一个喷嚏可以喷出 10 000~40 000 个飞沫。

（1）飞沫传播：含有大量病原体的飞沫在患者呼气、打喷嚏、咳嗽时经口鼻排入环境，大的飞沫迅速降落到地面，小的飞沫在空气中短暂停留，局限于传染源周围。因此经飞沫传播只能累及传染源周围的密切接触者。对环境抵抗力较弱的流感病毒、脑膜炎双球菌、百日咳杆菌等常经此方式传播。

（2）飞沫核传播：飞沫核是飞沫在空气中失去水分后由剩下的蛋白质和病原体所组成的。飞沫核以气溶胶的形式漂流到远处，在空气中悬浮几小时或更长时间。一些耐干燥的病原体，如白喉杆菌、结核分枝杆菌等可以此方式传播。

（3）菌尘传播：物体表面上的传染性物质干燥后形成带菌尘埃，通过吸入或菌尘降落于伤口，引起直接感染；菌尘降落于室内物体表面，引起间接传播。与飞沫传播不同，易感者往往没有与患者的接触史，如肺结核、肺炭疽。

3. 经血液、体液传播

在护理操作中由于防护不当，接触污染的血液、体液，常见于乙型和丙型肝炎病毒、艾滋病病毒的传播等。

（1）血液及血液制品：血液制品可传播乙型肝炎病毒、丙型肝炎病毒、巨细胞病毒、弓形虫、艾滋病毒等。手术中传递剪刀或刀片、缝合中、将血标本注入试管中、抽血拔出针头时、整理手术污物、分离输液器时均有可能导致护理人员被血液污染。

（2）各种诊疗仪器和设备：医院中有许多侵入性诊疗器械和设备，如纤维内窥镜、血液透析装置、呼吸治疗装置、麻醉机、雾化吸入器，以及各种导管、插管。此类仪器和设备被患者的各种体液、分泌物污染后，护理人员在使用或清洗过程中操作不当或意外而导致感染。

4. 经水或食物传播

饮用水和食物中常带有各种致病菌，常引起消化道的传染性疾病，如霍乱、痢疾等。

（1）经水传播：医院供水系统的水源，有可能受粪便及污水污染，未经严格消毒即供饮用或用来洗涤食具等，常可引起感染。医院内经水传播而致伤寒、细菌性痢疾、病毒性腹泻等暴发，在国内已多次报道。

（2）经食物传播：是由食物的原料、加工、储运等任何环节受污染所致。此外，食物中常可检出多种条件致病菌，如铜绿假单胞菌和大肠埃希菌等。这些细菌随食物进入人体内，在肠道存活，当机体免疫功能低下时易发生自身感染。

5. 经生物媒介传播

生物媒介传播在医院感染中虽非主要，但医院若无灭虫、灭鼠等措施时，一些疾病也可在病房中传播，如鼠疫、流行性乙型脑炎、疟疾、流行性出血热、流行性斑疹伤寒等。蝇及蟑螂在病房中可传播肠道传染病。

（三）易感人群

医院工作的所有人员，包括护理人员、医生、药师、技师、保洁员等在医院工作的相关人员均是易感者。

控制感染发生的主要措施是控制感染源、切断传播途径、保护易感人群。因此，可以针对生物性职业危害发生的特点，对这三方面采取相应的职业防护措施。掌握职业防护的一般常识，是护理人员避免因职业暴露而发生感染性疾病的重要保障。

二、常见生物性职业危害因素

医院是特殊的公共场所，有大量传染源和易感人群存在，极易引起感染性疾病的传播与流行。加强职业安全，控制医务人员感染是预防和控制传染病流行的重要手段之一，因此，医务人员必须做到防患未然。

常见的职业性生物性危害因素主要有病原微生物和寄生虫。病原微生物包括细菌、真菌和病毒等。寄生虫包括原虫、蠕虫和昆虫。接触者是否发病以及病情的轻重程度视接触致病性微生物或其毒素的种类、暴露剂量、暴露方式、接触者的免疫力等不同而不同。常见的职业性病毒性危害有：HIV、HBV、HCV、梅毒、柯萨奇病毒以及流感病毒、变异冠状病毒等。常见的职业性细菌危害有：金黄色葡萄球菌、钩端螺旋体、斑疹伤寒立克次体等。常见的职业性真菌性危害有：皮肤癣真菌、着色真菌和孢子丝真菌等。常见的职业性寄生虫危害有：血吸虫以及蚊、蝇、蚤、虱等有害昆虫。医务人员可以通过与传染患者的直接接触或接触污染的物体，如患者的分泌物、组织、血液、体液而导致感染。

（一）病　毒

病毒是一种个体最微小，结构最简单，只含一种核酸（DNA 或 RNA），必须在活细胞内寄生并以复制方式增殖的非细胞型生物。完整的成熟病毒颗粒称为病毒体（Virion），是细胞外的结构形式，具有典型的形态结构、感染性。病毒体的大小以纳米为测量单位，大多数需借助电子显微镜将其放大数千或数万倍才能观察。多数病毒呈球形或近似球形，少数为杆状、丝状、子弹状、砖块状。

病毒在医学微生物中占有十分重要的地位。在微生物引起的疾病中，由病毒引起的约占总数的 75%。常见的病毒性疾病有病毒性肝炎、流行性感冒、病毒性脑炎、艾滋病以及传染性非典型肺炎、人感染高致病性禽流感、新型冠状病毒肺炎等。这些病毒性疾病传染性强，现代社会人口流动大，能迅速造成大范围流行，而且很少有针对性抗病毒药。除可引起急性感染外，有些病毒还可引起持续性感染或者使感染者成为慢性病毒携带者，有些感染者可以没有症状，但可持续携带病毒而成为重要的传染源，在人群中不断地传播病毒危害人类的健康。因此，病毒在职业性相关的微生物中占有重要地位。

1. 职业危害相关的病毒种类

病毒的种类多种多样。理论上绝大多数的病毒均有可能通过各自特有的传播途径和感染方式在职业环境下感染暴露者。按照传播途径和感染方式的不同，可将与职业危害有关的病毒分为以下几类（表 6-1）。

表 6-1　常见的可能造成职业危害的病毒及其传播途径和感染方式

传播途径	感染方式	病毒种类
呼吸道	空气、飞沫、尘埃或皮屑	流感病毒、禽流感病毒、冠状病毒、水痘-带状疱疹病毒
消化道	污染水或食品	甲肝病毒、戊肝病毒
破损皮肤、黏膜	昆虫等节肢动物叮咬、动物咬伤、手术或护理意外、人为威胁	登革病毒、出血热病毒、狂犬病毒、人类免疫缺陷病毒
注射、针刺	手术、护理意外、人为威胁或伤害	人类免疫缺陷病毒、乙肝病毒、丙肝病毒、梅毒

2. 病毒的致病作用

病毒感染人体后，可仅局限于入侵部位并在此处增殖而导致疾病，引起的是局部感染。例如，鼻病毒仅在上呼吸道黏膜细胞内增殖，引起普通感冒。多数病毒经一定途径感染机体后，可进入血液系统、淋巴系统或神经系统，再入侵靶器官中的易感细胞，在该细胞中繁殖、损伤细胞并引起疾病。这种感染过程因涉及全身或多个组织或器官，引起的是全身感染。此外，病毒感染机体后，常可导致机体免疫功能的下降或者缺陷，严重可导致人体死亡。例如 HIV 可通过直接侵犯辅助性 T 淋巴细胞（$CD4^+$T 淋巴细胞）及单核—吞噬细胞，经过多种机制可使多种免疫细胞数量大大减少，功能下降，导致机体免疫能力显著降低，易发生各种严重的机会性感染和肿瘤，机体最终因免疫系统的彻底崩溃而死亡。

（二）细　菌

细菌是属原核生物界的一种单细胞微生物，有广义和狭义之分，广义上泛指各类原核细胞型微生物，包括细菌、放线菌、支原体、衣原体、立克次体和螺旋体；狭义上则专指其中数量最大、种类最多、具有典型代表性的细菌。它们形体微小，结构简单，具有细胞壁和原始核质，无核仁和核膜，除核糖体外无其他细胞器。

细菌需通过显微镜才能进行直接观察，一般大小以微米为单位。不同种类的细菌大小不一，即使同一种细菌，也会因菌龄和环境因素的影响而有差异。根据外形可将细菌分为 3 种，主要类别分别为球菌、杆菌和螺旋菌。细菌的形态受温度、pH 值、培养基成分和培养时间等因素的影响很大。一般来说，细菌在适宜的条件下生长 8~18 小时形态相对较为典型，而在不利的生长或培养环境下或细菌衰老时则常出现不规则的形态。有些细菌在培养基上生长较慢，比较典型的是结核分枝杆菌，繁殖一代需 15~20 小时，2~4 周才能在培养基上形成可见菌落。因此，观察细菌的大小和形态，最好选择其适宜生长条件下的对数期为宜。

1. 职业危害相关的细菌种类

根据国际上公认和普遍采用的伯杰（Bergey）细菌分类系统将细菌分为四大类、35 个群，包括所有的医学细菌。常见的与护理职业因素有关的细菌根据其传播途径和感染方式的不同大致分类见表 6-2。

表 6-2　常见的可能造成职业危害的细菌及其传播途径和感染方式

传播途径	感染方式	细菌种类
呼吸道	空气、飞沫、尘埃或皮屑	结核分枝杆菌、炭疽杆菌（肺炭疽）
消化道	污染水或食品	伤寒杆菌、炭疽杆菌（肠炭疽）、霍乱弧菌
破损皮肤、黏膜或直接接触	直接接触野生动物排泄物、土壤、手术或护理意外、人为威胁	炭疽杆菌（皮肤炭疽）、破伤风杆菌（破伤风）

2. 细菌的致病作用

细菌侵入宿主机体后，进行生长繁殖、释放毒性物质等而引起不同程度的病理过程，同时，宿主免疫系统产生一系列的免疫应答与之对抗。其结局根据致病菌和宿主两者力量的强弱而定，可以是感染未形成；形成感染但逐渐消退，患者康复；感染扩散，患者死亡。

细菌能引起感染的能力称为致病性或病原性。细菌的致病性是对特定宿主而言，有的仅对人类有致病性，有的只对某些动物有致病性，有的则对人类和动物均有致病性。不同的致病菌对宿主可引起不同的病理过程。致病菌的致病性强弱程度称为毒力，即致病性强度，是量的概念。毒力的物质基础是侵袭力和毒素。毒素按来源、性质和作用等的不同，可以分为外毒素和内毒素两大类。外毒素是细菌在生长过程中分泌到菌体外的毒性物质，如破伤风毒素、肉毒素、白喉毒素等。内毒素是革兰氏阴性细菌细胞壁成分，只有细菌死亡破裂时才释放。各种致病菌的毒力常不一致，并随不同宿主而异，即使同种细菌也常因菌型、菌株的不同而表现出不同的毒力。致病菌的致病机制，除与其毒力强弱有关外，还与其侵入宿主机体的菌量以及侵入的部位有密切的关系。

（三）真　菌

真菌（Fungus）是一种真核细胞型微生物，具有细胞壁，有典型的细胞核和完善的细胞器，不含叶绿素，无根、茎、叶的分化。真菌广泛分布于自然界，种类繁多，有多达10余万种。大多数真菌对人无害，有些甚至对人体健康非常有益，如有些真菌被用于发酵制造食品，有些真菌被广泛应用于现代生物技术研究和高新生物技术产业。能感染人体并引起疾病的真菌有300余种，除新型隐球菌和蕈外，医学上有意义的致病性真菌几乎都是霉菌。与职业环境和职业危害有关的真菌主要是霉菌，通过吸入和皮肤接触影响人体健康。近年来，由于抗菌药物的不合理应用、免疫抑制药物的大量使用、长期使用激素以及艾滋病等病毒在全球各国的广泛流行，真菌引起感染的疾病明显上升。

真菌可分为单细胞真菌和多细胞真菌两类。单细胞真菌呈圆形或卵圆形，没有菌丝和孢子，常见于酵母菌和类酵母菌。其中对人致病的主要有新生隐球菌和白假丝酵母菌，这类真菌以出芽方式繁殖，芽生孢子成熟后脱落成独立个体。多细胞真菌大多长出菌丝和孢子，交织成团称丝状菌，又称霉菌。各种丝状菌长出的菌丝和孢子形态不同，是鉴别真菌的重要标志。但真菌的孢子与细菌的芽孢有本质区别，真菌孢子是真菌的繁殖方式，对外环境的抵抗力不强，加热至60～70℃，短时间内即会死亡。细菌芽孢是细菌的休眠状态，对不利环境（干燥、高温）有较强的抵抗力，高压蒸气才能将其杀灭。

1. 职业危害相关的真菌种类

主要致病性真菌按其侵犯机体的部位和导致个体产生的临床表现，可分为浅部感染真菌、深部感染真菌和条件致病性真菌3种。与护理职业危害关系最密切的是浅部感染真菌。此外，深部感染真菌中的新生隐球菌在某些职业人群特别是鸽子饲养员中有时也可以见到。

（1）浅部感染真菌：主要侵犯皮肤、毛发、指甲等角化组织，引起癣症。

（2）深部感染真菌：指能侵袭深部组织和内脏以及全身的真菌，以新生隐球菌病较为常见，可侵犯中枢神经系统引起慢性脑膜炎。

（3）条件致病性真菌：指在机体免疫力低下时才致病的真菌，这类真菌通常与人处于共生状态，为人体正常菌群的一部分，如白假丝酵母菌（白色念珠菌）可引起鹅口疮。

2. 真菌的致病作用

在某些职业人群中，人体因吸入或食入某些真菌菌丝或孢子时可引起各种类型的超敏反应性疾病，如荨麻疹、变应性皮炎与哮喘等。

真菌感染的发生与机体的天然免疫状态有关，最主要的是皮肤黏膜屏障，一旦破损或创伤，真菌即可入侵。

（四）寄生虫

1. 职业危害相关的寄生虫种类

人体寄生虫包括寄生的原虫、蠕虫和昆虫。原虫为单细胞真核生物，广泛分布于自然界中，由于体积小，可随风飘扬，遇到适宜的条件就大量繁殖。蠕虫包括吸虫、绦虫和线虫。血吸虫是最重要的与职业因素相关的人体寄生虫，曾在我国广泛流行。昆虫中与疾病关系最密切的是节肢动物（如蚊、蝇、蚤、虱）和淡水甲壳动物（如钉螺、毛蚶），它们的危害主要不是直接致病而是传播疾病。据估计，传染病中有 2/3 是由昆虫作为媒介进行传播。

2. 寄生虫的致病作用

寄生虫的主要致病作用是寄生在宿主内，掠夺宿主营养物质，使宿主处于消瘦、贫血状态。有些寄生虫的成虫、幼虫或虫卵可分泌多种有毒物质，引起皮肤过敏症状或其他中毒性症状。有些寄生虫的成虫，可离开寄生部位，移动至身体其他部位，可引起多种器官的损伤和炎症。寄生虫的幼虫可直接入侵人体，在人体各部位移行，在某些组织器官定居繁殖，可分泌毒素，毒素或死亡后的尸体可引起器官炎症和病变。血吸虫病的病变主要由血吸虫的虫卵引起。血吸虫虫卵沉积在肝脏及肠壁，可导致肉芽肿，长期慢性病变导致肝纤维化和门静脉阻塞等，危及生命。昆虫可通过直接与间接两种方式对人类造成危害。直接危害包括骚扰、吸血、刺螫、毒害以及引起变态反应等。间接危害则主要指其传播其他致病性微生物如致病性细菌和病毒等。在生物性传播时，昆虫作为致病性微生物特定的传播媒介而发挥作用。只有经过在这些昆虫体内的发育或繁殖阶段，致病性微生物才能成熟并具备感染人体的能力，如疟原虫必须经过蚊体内的发育才能成熟并能感染人体。

三、生物性职业危害发生后的危险性

大多数的职业暴露是不至于引起感染的，引起感染的因素包括：病原体的种类、接触的方式、接触的体液量、接触患者体液中病原体的含量。针刺伤后是否引起血源性传播疾病的感染还与针头种类及受伤时是否戴手套密切相关。同一直径的静脉穿刺针比缝合针可携带更多的血液，针头越粗、刺入越深或直接刺入动静脉则感染的机会增加。

四、生物性职业危害防护的基本措施

护理工作过程中，由于感染源及易感人群较难控制，因此，切断感染链、终止各环节的联系是防止职业性危害最主要的手段。护士首先应根据疾病的传播途径采取相应的防护措施。

（一）切断传播途径

切断传播途径的防护措施主要有手卫生、戴口罩、戴手套、穿隔离衣以及其他防护用具的应用，同时应做到安全注射，避免针刺伤。

（二）控制感染源

1. 隔离已感染的患者及病原携带者

隔离是将传染病患者、高度易感人群安置在指定的地方，暂时避免和周围人群接触。对传染病患者采取感染源隔离，对易感人群实施保护性隔离，目的是控制感染源，切断传播途径。

因此，控制感染源的主要措施是隔离。不同疾病的传播途径不同，所以隔离措施也有所不同，根据传播途径不同，隔离可分为：严密隔离、接触隔离、呼吸道隔离、肠道隔离、血液-体液隔离、虫媒隔离、保护性隔离。不同种类的隔离均应严格遵守隔离原则：

（1）在标准预防措施的基础上，根据疾病的传播途径结合实际情况制定相应的隔离与预防措施。

（2）一种疾病可能有多种传播途径时，应在标准预防措施的基础上，采取针对相应传播途径的隔离与预防措施。

（3）隔离病区（室）应有隔离标识，标识颜色和内容根据需求制定。黄色标识一般用于经空气传播的隔离，例如肺结核；粉色标识一般用于经飞沫传播的隔离，例如流感；蓝色标识一般用于经接触传播的隔离，例如多重耐药菌感染、皮肤感染等；红色标识一般用于血液体液传播的隔离，例如病毒性乙型肝炎；棕色标识一般用于消化道传播的隔离，例如痢疾；橙色标识一般用于经皮肤伤口传播的隔离。

（4）房间受条件限制时同种病原体感染的患者可安置于一室，疑似呼吸道传染病患者应安置在单人隔离。

（5）应限制无关人员进入隔离区域，严格管理陪护及探视人员。

（6）对隔离患者进行宣教，做好手卫生及相关隔离要求。

（7）隔离患者外出检查、诊疗、手术、转科、转运等时，应通知相关接收部门或单位，同时采取有效措施，减少对其他患者、医务人员和环境表面的污染，接收部门或单位应做好隔离准备，在隔离患者离开后，应采取相应的清洁与消毒措施。

（8）隔离病区（室）每日进行环境、物体表面及空气消毒，严格执行终末消毒措施。

2. 按规定程序处理污染物及废弃物

所有医疗废物，包括一次性锐利器械、各种废弃标本、感染性敷料及手术切除的组织器官等，均应放在有标记的塑料袋或专用容器内，送往规定地点进行无害化处理，防止医务人员误伤或在运送途中流失。各科患者用过的被服可集中送到被服室，经环氧乙烷灭菌后，再送洗衣房清洗备用。医务人员的工作服应与患者的被服分开清洗和消毒。医疗器械也是导致感染的重要途径之一，必须进行严格的清洁、消毒、灭菌。

3. 环境的防护措施

医院环境常被患者、隐性感染者排出的病原微生物所污染，成为感染的媒介。因此，医院环境的清洁和消毒是感染控制传播的基础。可用物理、化学及生物等方法，使室内空气中的含菌量尽量减少到无尘、无菌状态。在未发现感染性疾病的情况下，对可能被病原微生物污染的环境、物品、人体等进行消毒，对粪便及污染物进行无害化处理。在有明确感染源存在的情况下，应采取措施进行随时消毒和终末消毒。

（三）保护易感人群

易感者是指对感染性疾病缺乏免疫力而易感染的人，作为一个整体，即称为易感人群。护理人员与患者或病原携带者接触密切，极易受传染。影响护理人员易感性的因素有：① 年龄、性别、种族、遗传等；② 机体防御功能不健全；③ 营养状态；④ 生活形态；⑤ 精神状态及持续的压力等多方面因素。因此，可以通过改善营养、加强体育锻炼、调节饮食、养成良好的生活方式，提高人群的非特异性免疫力；有计划地进行预防接种，提高人群主动和被动的特异性免疫力；加强个人防护和药物预防；减轻护士的工作压力，改善不良精神状态。

造成生物性职业危害的常见疾病既包括传统的传染性疾病，如肺结核、病毒性肝炎、伤寒等；也包括新出现的危害性较大的传染病，如新型冠状病毒肺炎、SARS等。传播途径多样化，既包括经血液、体液传播的疾病，如艾滋病、乙型病毒性肝炎；也包括通过空气、飞沫和密切接触传播的疾病，如肺结核、水痘、流感等；还包括通过污染的水、食物、日常生活接触传播的疾病，如甲型病毒性肝炎、霍乱、伤寒等。

随着传染性疾病的蔓延，护理人员因职业暴露感染的潜在危险性日趋严重。一旦发生职业感染，势必造成医疗资源的匮乏，并产生严重的家庭和社会危机，因此，职业防护迫在眉睫。掌握各种传染性疾病的发生、发展及防护措施有益于护理人员的职业健康与安全。

（四）医院感染预防控制与生物性职业危害防护

1. 建立健全三级管理体系

健全的医院感染管理体系是预防和控制职业性感染的基础。2018年国家卫生健康委员会发布卫生行业标准《医院感染预防与控制评价规范》中要求医疗机构应建立健全医院感染管理三级体系，即医院感染管理委员会、医院感染管理部门及临床医技科室感染管理小组。早在2006年原国家卫生部颁布的《医院感染管理办法》明确规定，各级各类型医院必须成立医院感染管理委员会，由医院感染管理科、医务处（科）、门诊部、护理部、临床相关科室、检验科、药剂科、消毒供应室、手术室、预防保健科、设备科、后勤等科室主要负责人和抗感染药物临床应用专家等组成，在院长或业务院长领导下开展工作。

2. 健全各项规章制度

2002年，WHO制定了《医院获得性感染预防与控制实用指南》（第2版）。2006年原国家卫生部印发《医院感染管理办法》，明确医院感染管理部门主要职责包括对医务人员有关预防医院感染的职业卫生安全防护工作提供指导。2019年国家卫生健康委员会印发《关于进一步加强医疗机构感染预防与控制工作的通知》健全完善了医疗机构感染预防与控制基本制度。原国家卫生健康委员会分别在2012年、2016年更新《医院消毒卫生标准》《医疗机构环境表面清洁与消毒管理规范》，2023年国家卫生健康委员会发布新版《医院隔离技术标准》。2015年国务院办公厅发布《关于加强传染病防治人员安全防护的意见》，2020年中国疾病预防控制中心发布《医务人员职业健康促进指南（试行）》对医疗卫生机构存在的职业健康影响因素及其防护要求提出明确的指导意见。各地卫生行政部门根据国家颁发的法律法规制定了符合自身情况的《医务人员职业防护管理规定》。这些指南和规范、规定的制定对预防医务人员职业防护发挥了重要作用。

3. 加强医院感染教育

提高医务人员职业性感染防护意识是确保职业安全的必要基础，WHO明确提出了教育应作为感染预防与控制总体战略的一部分。《医院感染预防与控制评价规范》将感染控制培训被纳入基本制度要求，要求有针对医院各级各类人员制定的医院感染管理培训计划和培训内容，有培训责任的部门应根据不同人员设计相关知识与技能等培训内容并考核，各级各类人员应掌握本部门、本岗位相应的医院感染预防与控制知识与技能。

4. 健康监测

所有医院工作人员均应进行入职及定期健康检查，并建立健康档案，若有员工身体不适或疑为传染性疾病，应立即报告，以便采取相应措施。特别是在重大传染病流行期间，医疗机构要确定专门部门和人员，每日询问掌握医务人员暴露情况，监测是否存在感染的早期症状，以及是否存在皮肤面部和手部皮肤损伤、腹泻等其他可能导致感染的情形。对于有临床症状、有可能感染的，要立即进行病原学检测。实行无惩罚性的感染报告制度，一旦出现医务人员感染，所在医疗机构应当严格落实有关工作要求，立即向当地卫生健康行政部门报告，并按照要求报送相关诊断信息。要求医务人员强制报告个人健康状况，尽早发现感染隐患。

5. 潜在微生物感染危险监测

监测内容包括物体表面及空气微生物指标、消毒液浓度、灭菌合格率以及医务人员防护用品防护效果等，不合格物品不得使用。每月应对手术室、重症监护室、产房、母婴室、新生儿病房、骨髓移植病房、血液病房、血液透析室、供应室无菌区、治疗室、换药室等重点部门进行环境卫生学监测。

6. 个人安全防护措施

（1）配备必要的个人防护用品：口罩、手套、护目镜、防护面屏、防水围裙、隔离衣、防护服和个人防护装备等。这些物品在正常情况下使用能阻挡血液与其他潜在感染物穿透而达到皮肤、眼、口腔或其他黏膜。

（2）标准预防特点：① 既要防止血源性疾病的传播，又要防止非血源性疾病的传播；② 强调双向防护，既防止疾病从患者传至医务人员，又防止疾病从医务人员传至患者；③ 根据疾病的主要传播途径，采取相应的隔离措施，包括严密隔离、接触隔离、呼吸道隔离和血液-体液隔离、肠道隔离等。

（3）防护用品的清洗与消毒：个人防护用品脱去后应放在规定区域和容器内，可以重复使用的防护用品应严格清洗、消毒。

7. 安全医疗用品

改进屏障设施，防渗水、渗血液、渗病毒。使用安全注射用具（安全型静脉留置针、真空采血系统、无菌正压接头及无针输液系统、可自动毁形的安全注射器及回缩自毁注射器等），正确使用利器盒，可减少针刺伤事故的发生。

8. 医疗废弃物管理

根据《医疗废物分类目录》，对医疗废物实施分类管理。根据医疗废物的类别，将医疗废物分置于符合《医疗废物专用包装物、容器的标准和警示标识的规定》的包装物或容器内。

医院感染的预防与控制是一项艰巨而长期的工作。预防职业暴露是医院感染管理的一项重要内容。尽量减少造成医务人员伤害的不必要操作。强化职业安全意识和加强防护措施，应用行之有效的预防控制体系来减少医务人员的职业感染，提高医疗护理质量，改善医疗护理服务是医院感染管理需努力完成的一项系统工程。

第二节 艾滋病患者护理的职业防护

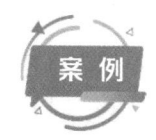

案例

23岁的Arnold Lynda于1992年5月获得美国宾夕法尼亚州约克学院外科护理学学士,尔后被分配到宾夕法尼亚州一家地区医院监护病房工作。9月的一天,她正在值夜班,接到一位从门诊收入的患者,除了知道他可能因肺炎而住院以外,其他的情况一无所知。患者呈半昏迷状,蜷缩着身体,状态安静。她为患者做好心电监护及给氧后,又为其建立静脉通道,在成功穿刺后插入了一个静脉留置针,在完全拔出针芯时,患者的臂膀突然动了一下,碰到了她的右臂,其握在右手的被血液污染过的针芯尖部顿时刺入了她左侧手掌,当时她对流血的伤口作了处理并对此事进行了登记上报。这位患者在10天后死亡,之后证实这是一位晚期艾滋病患者。

在意外发生的3周后,Arnold Lynda开始出现喉咙痛、发热、出疹子,经过医生处理、治疗,疹子与其他的症状很快消退了。在被刺伤8周后,又出现腹痛、恶心呕吐等症状,但她完全没有意识到这就是艾滋病早期症状。

她在发生针刺伤后取血做了基线检查,HIV(-),接着第6周、第12周都做了血液检测,HIV(-)。然而,1993年4月7日(暴露后第6个月),血液检测结果显示,Amold Lynda被确诊感染了HIV。

请思考:

(1)案例中职业暴露的原因。
(2)职业暴露后如何处理?

艾滋病又称获得性免疫缺陷综合征(Acquired Immune Deficiency Syndrome,AIDS)是人类免疫缺陷病毒(HIV)感染人体后引起的慢性致命性传染病。临床上有明显的后天获得性免疫缺陷表现,以发生各种机会性感染及恶性肿瘤为特征,本病预后不良,主要死因为机会性感染。艾滋病感染是指HIV病毒进入人体后的病毒携带状态,个体即称为艾滋病感染者。艾滋病感染者出现较严重的临床症状时称艾滋病患者。

艾滋病具有传播速度快,波及地区广及死亡率高等特点。自1981年美国首次报道艾滋病以来,艾滋病已在全球广泛流行。

一、艾滋病的临床表现

艾滋病潜伏期长,一般认为2~10年可发展为艾滋病,临床表现复杂多样,早期可表现为流感样。然后在相当长的时间内,可长达10年无任何症状,或仅表现为全身淋巴结肿大,常因机会性感染及肿瘤发展为艾滋病。艾滋病常累及呼吸系统、中枢神经系统、消化系统以及皮肤黏膜等,可出现多种恶性肿瘤。艾滋病患者从感染艾滋病病毒到出现临床症状,一般可分为3期:急性感染期、无症状感染期、艾滋病期。

（一）急性感染期

急性感染期常发生在初次感染 HIV 后 2~4 周，部分患者出现 HIV 病毒血症和免疫系统急性损伤的临床症状，表现为发热、出汗、乏力、咽部疼痛、厌食、腹泻、皮疹、关节肌肉痛以及全身淋巴结轻度肿大等症状。有的患者可出现无菌性脑膜炎，如头痛、呕吐、颈项强直等神经系统症状。此期病程多具自限性，1~3 周自行缓解，且临床表现不具有特征性，易被忽视。此期为血清学转换期（窗口期）可检出 HIV RNA 和 p24 抗原，但抗 HIV 阴性。$CD4^+T$ 淋巴细胞减少，$CD8^+T$ 淋巴细胞增多，$CD4^+$、$CD8^+$ 比例倒置。

（二）无症状感染期

无症状感染期阶段的感染者体内，$CD4^+T$ 淋巴细胞数量呈进行性减少，是病毒破坏 $CD4^+T$ 淋巴细胞和其他免疫细胞直至免疫功能恶化前的阶段，可由原发感染或急性感染症状消失后延伸而来，实际上是本病的潜伏期。此期可持续 6~8 年或更久，特点是患者无任何症状，但感染者已有传染性，其血液、精液、阴道分泌物、乳汁、脏器中含有艾滋病病毒，血清可检测出 HIV RNA 和 HIV 抗体。

（三）艾滋病期

艾滋病期是感染 HIV 后的最终阶段，也称为艾滋病晚期。由于身体内免疫系统严重破坏，临床表现为艾滋病相关症状、各种机会性感染及肿瘤。

1. 艾滋病相关症状

艾滋病相关症状主要表现为持续 1 个月以上的发热、全身乏力、盗汗、厌食、慢性腹泻等症状。部分患者表现为神经精神症状，如记忆力减退、神情淡漠、性格改变、头痛、癫痫及痴呆等。另外还可出现身体淋巴结肿大，可伴有肝脾大，体重明显下降（超过 10%）。

2. 机会性感染

机会性感染可出现呼吸系统、神经系统、消化系统以及口腔、皮肤等症状。

（1）呼吸系统：以肺孢子菌肺炎最常见，是本病机会性感染死亡的主要原因，表现为间质性肺炎，可出现咳嗽、进行性呼吸困难等症状。念珠菌、结核分枝杆菌、疱疹和巨细胞病毒、卡波西肉瘤均可侵犯肺部。

（2）中枢神经系统：新隐球菌脑膜炎、结核性脑膜炎、脑弓形虫病、巨细胞病毒脑炎等。

（3）消化系统：常见于口腔、食管炎症或溃疡等，表现为胸骨后不适、吞咽疼痛和胸骨后烧灼感。胃肠道黏膜常受到疱疹病毒、隐孢子虫、鸟分枝杆菌和卡波西肉瘤的侵犯导致腹泻、吸收不良和体重减轻。鸟分枝杆菌、隐孢子虫、巨细胞病毒感染肝脏，则可出现肝大及肝功能异常。

（4）口腔：鹅口疮、舌毛状白斑、复发性口腔溃疡、牙龈炎等。

（5）皮肤：带状疱疹、传染性软疣、尖锐湿疣、真菌性皮炎等。

（6）眼部：巨细胞病毒、弓形虫可引起视网膜炎、眼部卡波西肉瘤等。

3. 肿瘤

如卡波西肉瘤、非霍奇金病等。卡波西肉瘤初期皮肤出现有单个或多个浅紫、粉红色结节，随后结节颜色逐渐加深、增大、边界不清，可融合成片状，表面可有溃疡并向四周扩散。

二、艾滋病职业暴露

艾滋病职业暴露是指卫生保健从业人员或人民警察或其他人员在职业工作中与 HIV 感染者的血液、组织或其他体液等接触而具有感染 HIV 的危险。

（一）HIV 职业暴露的感染源

HIV 职业暴露的感染源主要来自艾滋病患者或 HIV 感染者的血液或体液；患者或感染者的精液、阴道分泌物、母乳、羊水、心包积液、腹水、胸腔积液、关节滑膜液、脑脊液等深层体液；含 HIV 的实验室标本、生物制品、器官等。接触患者或感染后的粪便、尿液、涎液、鼻涕、痰液、眼泪、汗液、呕吐物等体液不会感染，除非这些体液含有血液。

由于艾滋病的潜伏期很长，HIV 感染者从外表无法辨别，但具有传染性；此外，艾滋病没有特异的临床表现，患者常到各科（内科、皮肤科、神经科、口腔科等）就医，就诊时不易及时作出正确诊断，所以，医务人员在临床工作中面对更多的是潜在的感染源。

（二）HIV 职业暴露的原因

长期以来，医务人员对职业暴露的危险性认识不足，不少人存在侥幸心理，认为艾滋病主要涉及传染科和疾病控制部门，自己不可能接触到艾滋病患者或 HIV 感染者，而且缺乏对艾滋病相关知识的了解，未接受职业安全教育，缺乏自我防护知识和技能，因怕麻烦而长期养成一些不规范的操作习惯，或因管理者担心成本增加而不注意医务人员必需的防护等。与护理人员职业暴露有关的常见操作如下：

1. 与针刺伤有关的操作

导致护理人员艾滋病职业暴露的首要危险是污染的针刺伤及其他锐器伤，如针头、缝针、刀片等，约占 86%。护理人员是医院中针刺伤发生率最高的职业群体，急诊科、手术室、产房及透析室是针刺伤发生的高发科室，最容易发生针刺伤的环节是在针头使用后到针头丢弃这一段过程。

（1）将使用后的锐器进行分离、浸泡和清洗，如将一次性医疗用品（注射器、输液器、输血器等）进行分类和处理，抽血后取下针头将血液注入试管内等操作。

（2）将使用后的注射器或输液器针帽套回针头的过程也容易导致针头刺伤操作者，此动作所发生的针刺伤占针刺伤总数的 10%～25%，甚至高达 50%。

（3）在工作中将使用过的输液器上的头皮针及无针帽的注射器面向别人或自己造成误伤。

（4）操作后污染物的处理，也是被针刺的重要环节，如医师清创后，手术器械由未参加清创的护理人员来清理，而护理人员对于手术刀、手术探针等锐器的位置不了解，容易造成刺伤。

（5）临床上部分医院仍然用不耐刺的容器装用过的一次性针头、手术刀片等，护士处理医疗垃圾时极易被刺伤。

2. 接触血液、体液的操作

（1）处理工作台面及地面、墙壁的血液、体液时未先进行消毒，而是直接按常规处理，或将血液、体液从一容器倒入另一容器等有可能污染双手的操作时未戴手套。

（2）急诊科可能随时救治大批外伤患者，而护理人员的手可能存在自己知道或不知道的皮肤破损。在急救过程中，手或衣服可能接触患者的血液或体液时，却没有及时使用有效的防护用品；或者可能发生意外，患者的血液、分泌物溅入眼睛、鼻腔、口腔内等。

（3）为患者实施心肺复苏时，应先清理患者口腔内的分泌物及血液，尽量使用人工呼吸器代替口对口人工呼吸，或用设有过滤器的面罩辅助呼吸。

微课：血液传染病职业防护措施

（三）职业暴露后的危险性

引起感染的相关因素包括病原体的种类、接触的方式、接触的血量、接触患者血中的病原体的量。

1. 感染艾滋病病毒的概率

在医务人员群体中，遭遇职业暴露概率最大的是护理人员（事故率为63%）；其次是临床医师（事故率为14%），包括外科医生、实习生、牙科医师；最后是医疗技师、实验员（事故率为10%）。职业暴露后存在着感染艾滋病病毒的危险性。研究资料表明：针刺的平均血量为1.4 μl，一次针头刺伤感染艾滋病病毒的概率为0.33%，若暴露于较多血液量和（或）高病毒载量的血液时，其传播危险率将会更高，可能不小于5%；黏膜表面暴露后感染艾滋病病毒的概率为0.09%；无破损的皮肤表面暴露者感染艾滋病病毒的概率为0。职业原因使医务人员持续地暴露累计感染HIV的危险较大。一位外科医生累计感染HIV的危险可高达1%~4%，护理人员是医生的2倍。

2. 增加感染危险性的暴露因素

可能增加职业暴露后的危险性情况有以下几项：

（1）接触污染血液的量多。

（2）受损的伤口较深。

（3）空心针头刺伤比实心针头的危险性大。

（4）造成伤口的器械上有肉眼可见的血液。

（5）器械曾置于患者的动、静脉血管内。

（6）体液离开机体的时间越短，危险性越大。

（7）无保护措施接触患者血液时间较长。

（8）晚期患者或患者病毒载量较高。

三、职业暴露后的处理

（一）职业暴露后应遵循的处理原则

职业暴露后应遵循的处理原则为及时局部处理、及时报告记录、及时风险评估、及时预防性治疗、提供咨询与定期随访监测、资料整理上报与总结。

（二）职业暴露发生后的处理程序

职业暴露发生后的紧急处理程序如图 6-1 所示。

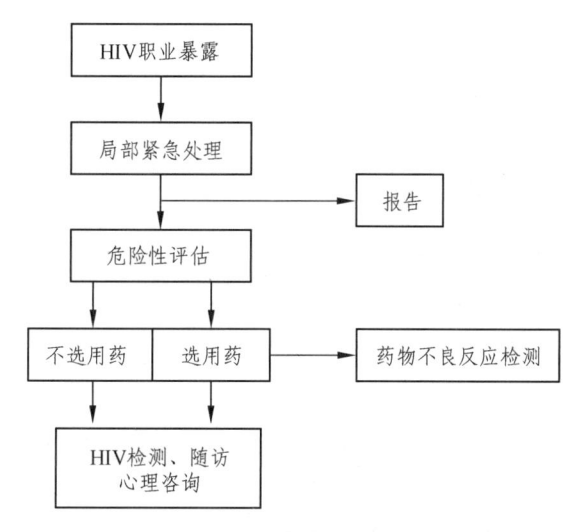

图 6-1　职业暴露发生后紧急处理程序

1. 局部紧急处理

根据事故情况采取相应的处理方法（见图 6-1）。

（1）如发生皮肤针刺伤、切割伤、咬伤等出血性伤口，应保持镇静，迅速、敏捷地脱去手套，对伤口轻轻挤压，由近心端向远心端不断挤压损伤处的血液，再用清水或肥皂水冲洗。

（2）受伤部位可用 75% 的乙醇、碘伏等进行消毒，并包扎伤口。同时尽快寻求专业人士的帮助。

（3）血液、体液等溅洒于皮肤表面，应立即用肥皂水或流动水清洗，如血液、体液溅入眼睛、口腔黏膜等处应用生理盐水反复冲洗。衣物污染时脱掉隔离衣，更换干净衣物。

2. 建立安全事故报告与登记制度

2015 年，原国家卫生计生委办公厅印发《职业暴露感染艾滋病病毒处理程序规定》，医务人员等在职业活动中发生艾滋病病毒职业暴露后，应当及时进行局部紧急处理，并在 1 小时内报告医院感染管理部和预防保健部门。预防保健部门应当在暴露发生后 2 小时内向辖区内的疾控中心报告，并提供相关材料，配合处置工作。艾滋病病毒职业暴露防护及暴露后的局部紧急处理、感染危险性评估要按照《医务人员艾滋病病毒职业暴露防护工作指导原则（试行）》（卫医发〔2004〕108 号）有关规定执行。预防性治疗要按照国家免费艾滋病抗病毒药物治疗的有关规定执行。疾控中心接到医院报告后，立即组织人员开展感染危险性评估、咨询、预防性治疗和实验室检测工作，收集、保存接触暴露源的相关信息，填写"艾滋病病毒职业暴露个案登记表"和"艾滋病病毒职业暴露事件汇总表"，并将"艾滋病病毒职业暴露事件汇总表"上传至艾滋病综合防治信息系统。疾控中心按照要求在随访期内开展随访检测。对存在艾滋病病毒职业暴露感染风险的暴露者，疾控中心应当在发生暴露 24 小时内采集其血样，按照《全国艾滋病检测技术规范》的要求检测艾滋病病毒抗体，若抗体初筛检测阴性，需要在随访期内进行动态抗体检测；若抗体初筛检测阳性，进行抗体确证检测，若抗体确证为阳性，视为暴露前感染，将感染者转介到相关医疗卫生机构按规定进行随访干预和抗病毒治疗。

对安全事故的发生应详细记录事故发生过程并保存。登记的内容包括：安全事故发生的时间、地点及经过；暴露方式；损伤的具体部位、程度；接触物种类（血液、血性体液、精液、阴道分泌物、脑脊液、脑膜液、腹水、胸腔积液、心包积液、滑膜液、羊水和组织或病毒培养物等）和含 HIV 的情况；原患者状况（如病毒载量、药物使用史）；记录处理方法及处理经过（包括赴现场专家或领导活动）；是否采用药物预防疗法，若采用则详细记录治疗用药情况，首次用药时间（暴露后几小时和几天），药物不良反应情况（包括肝肾功能化验结果），用药的依从性状况；定期检测的日期、项目和结果。

3. 进行暴露的风险评估

暴露发生后应尽快由专业人员进行危险性评估，根据暴露级别和暴露源的病毒载量水平或危险程度，确定采用暴露后预防（PEP）的建议方案。

1）暴露程度级别

（1）一级暴露：暴露源为体液或者含有体液、血液的医疗器械、物品；暴露类型为暴露源沾染了不完整的皮肤或黏膜，但暴露量小且暴露时间较短。

（2）二级暴露：暴露源为体液或者含有体液、血液的医疗器械、物品；暴露类型为暴露源沾染了不完整的皮肤或黏膜，暴露量大且暴露时间较长；或暴露类型为暴露源刺伤或割伤皮肤，但损伤程度较轻，为表皮肤擦伤或针刺伤（非大型空心针或深部穿刺针）。

（3）三级暴露：暴露源为体液或含有体液、血液的医疗器械、物品；暴露类型为暴露源刺伤或割伤皮肤，但损伤程度较重，为深部伤口或割伤物有明显可视的血液。

2）暴露源级别

（1）轻度：暴露源 HIV 病毒载量低、患者无症状，CD4+T 淋巴细胞计数正常。

（2）重度：暴露源 HIV 病毒载量高、AIDS 晚期、未接受 ART 或不规律服药者。

（3）暴露源不明：暴露源所处的病程阶段不明、暴露源是否为 HIV 感染，以及污染的器械或物品所带的病毒载量不明。

4. 暴露后的预防

暴露后预防是指暴露于艾滋病病毒后，在对暴露程度和暴露源状态进行正确评估，决定是否进行抗逆转录病毒预防性用药和选择合适的用药方案。根据中国疾病预防控制中心中国艾滋病诊疗指南（2021 年版）对 HIV 职业暴露后的预防指导：

（1）暴露后预防用药的最佳时间：应该在尽可能在最短的时间内（尽可能在 2 小时内）进行预防性用药，最好在 24 小时内，但不超过 72 小时，连续服用 28 天。

（2）暴露后预防用药的选择：首选 TDF/FTC（替诺福韦/恩曲他滨）。如果 INSTIs（HIV 整合酶链转移抑制剂）不可及，根据当地资源，可以使用 PIs（蛋白酶抑制剂）如 LPV/r（洛匹那韦和利托那韦复方制剂）和 DRV/c（达芦那韦/利托那韦复方制剂）；对合并肾功能下降并排除有 HBV 感染的可以使用 AZT/3TC（齐多夫定/拉米夫定）。

（3）职业暴露后监测：HIV 职业暴露后的监测发生 HIV 职业暴露后立即、4 周、8 周、12

周和 24 周后检测 HIV 抗体。对合并 HBV 感染的暴露者，注意停药后对 HBV 相关指标进行监测。

5. 暴露后随访

HIV 职业暴露发生后，应立即抽取被暴露者的血样做 HIV 抗体检测，以排除是否有既往 HIV 感染。如检测结果呈阴性，无论经过危险性评估后是否选择暴露后预防服药，均应在事故发生后随访咨询、检测和评估。据研究，95%的 HIV 感染者将于暴露后 6 个月内出现血清抗体阳转，约 5%感染者于暴露后 6～12 个月出现 HIV 抗体阳转，其中大多数感染者在暴露后 2 个月内出现抗体阳转，平均时间为 65 天。已采取 PEP 服药的 HIV 感染者不会延长其抗体阳转的时间。因此应在发生艾滋病职业暴露后立即、第 4 周、第 8 周、第 12 周和第 6 个月检测 HIV 抗体，以明确是否发生感染。

除监测 HIV 外，还应对暴露者的身体情况进行观察和记录。要观察暴露者是否有 HIV 感染的急性期临床症状，一般在 6 周内出现，如发热、皮疹、肌痛、乏力、淋巴结肿大等，可以更正确地估计感染的可能性，及时调整处理措施或用药方案；还可了解暴露后是否存在除 HIV 感染以外的其他危险如外伤、感染引起的败血症等，给予相应的治疗。对于 HIV 暴露后预防用药的人员，可以了解药物的不良反应发生情况、身体耐受药物情况、药物治疗的依从性等。

6. 被暴露者在生活中的注意事项

从暴露发生起一年的时间内，应将被暴露者视为可能的 HIV 传染源加以预防。具体措施主要包括：被暴露者应在每次性交时使用安全套；育龄妇女暂缓怀孕；孕妇要根据危险性评估的结果权衡利弊，决定是否终止妊娠；哺乳期女性应中断母乳喂养改用人工喂养；在生活中避免与他人有血液或感染性体液的接触或交换等。

四、艾滋病职业暴露的防护

随着 HIV 感染者和 AIDS 患者越来越多，将有更多的临床护理人员面临护理 AIDS 患者的工作。AIDS 患者需要护理，护理人员作为专业人员，应以同情、客观、迅速、有效的护理来帮助他们。但是，在治疗护理过程中，很有可能发生医务人员被 AIDS 患者传染的事件。虽然暴露后有些药物可以预防 HIV 感染，但并不是百分之百有效。一旦感染发生后，后果将会十分严重。因此，应该重视临床医务人员关于该病的职业暴露的问题，制定相关的防护措施，防止医务人员因职业暴露而感染 HIV。

护理人员因职业暴露而感染艾滋病最主要的途径是被污染的针头或锐器刺破皮肤，也有因破损的皮肤或非消化道黏膜，如眼结膜、鼻黏膜接触患者的血液或体液造成的。所以，在临床护理工作中护士应严格遵守操作规程，遵循控制医院内感染的规则，防止意外伤害的发生。

（一）普及性防护措施

世界卫生组织（WHO）推荐的普遍性防护原则中认为，在为患者提供医疗服务时，无论是患者还是医务人员的血液和深层体液，也不论其是阳性还是阴性，都应当作为具有潜在的传染性加以防护。护理人员应对所有患者实施标准预防，即假定所有人的血液等体内物质都有潜在的传染性，接触时均应采取防护措施，防止职业暴露感染经血液传播疾病。通过采取综合性防护措施，不但可以减少受感染的机会，还可以避免一些不必要的歧视和误会。这些措施包括：

1. 手卫生

手接触污染物机会最多，暴露时间长，但如无皮肤损伤一般不构成危险。手卫生是预防 HIV 传播最经济、方便、有效的方法。护理人员在接触患者前后，特别是接触排泄物、伤口分泌物和污染物品前后，无论是否戴手套都要洗手。护理人员手上沾着的体液，可以很容易地用肥皂和水清除干净。因此，手卫生是任何护理人员接触患者前要做的第一件事，也是他们离开患者或隔离病区要做的最后一件事。

2. 避免直接接触血液或体液

护理人员应避免皮肤、黏膜与患者的血液或体液接触。常用的防护措施包括戴手套、口罩或护目镜、穿隔离衣。手套等防护物品要备在固定而又随手可得的地方，便于取用。

（1）戴手套：当护理人员接触患者的血液、体液或患者的皮肤、黏膜与创伤，或者进入患者体腔及有关血管的侵入性操作，或接触和处理被患者的体液污染的物件和锐器，特别是护理人员手上有创口时，均应戴手套操作。研究证实，经常戴手套的护理人员其皮肤黏膜被医疗器械损伤和直接接触患者血液的机会均明显小于不戴手套者，且并不会因为戴手套操作不便而导致皮肤的损伤。在接触每位患者和护理另一位患者前要更换手套。手套不能重复使用，使用一次后要丢弃处理。手套发生撕裂、被针刺破或其他原因导致破损时要立即更换手套。操作完毕，应尽快脱去受血液或深层体液污染的手套，脱去手套后，即使手套表面并无破损，也应马上彻底清洗双手。

（2）戴口罩或护目镜：处理血液、分泌物、体液等有可能溅出的操作时，特别是在行气管内插管、支气管镜及内窥镜等检查时，应戴口罩和护目镜。可以减少患者的体液、血液等传染性物质溅到医务人员的眼睛、口腔及鼻腔黏膜上。一般使用过氯乙烯纤维制成的高效过滤口罩。口罩只能使用一次，潮湿后要及时更换。口罩要盖住口鼻部，不能挂在颈上反复使用。防护眼镜每次使用后均应进行消毒处理。

（3）穿隔离衣：在预测衣服有可能被血液、体液、分泌物、排泄物污染或执行特殊手术时应穿上隔离衣。

3. 安全处置锐利器具

虽然医务人员被锐器（针刺）伤害是不可避免的，但62%~88%的锐器伤害是可以预防的。因此，对针头、手术刀或其他尖锐物品应小心处理，避免被针头或其他锐器刺伤。针对导致针刺的高危操作建议护理人员严格执行下列操作规程：

（1）操作后要立即将使用过的一次性注射器和锐器丢弃在针器收集器中，不必套回针帽，当必须套回时，要采取单手操作；不要用手折断或折弯针头，不要从一次性注射器上取下针头。

（2）勿将锐利废弃物同其他废弃物混在一起。尽快将用过的注射器、锐器、手术刀片直接放入坚固、耐穿破的容器内，容器外表应有醒目标志，转送到处理部门。

（3）在进行侵袭性操作时，一定要保证足够的光线，尽可能减少创口出血。手持锐器时不要让锐利面对着自己和他人，避免刺伤。在处理创口时，要特别注意减少意外刺伤。

（4）无论什么情况下，不要把用过的器具传递给别人。所有操作后应由操作者自己处理器具，避免意外刺伤的发生。

（5）采血时要用安全的蝶形真空针具，以降低直接接触血液的危险性。执行注射、抽血等操作时应戴手套。

4. 医疗操作环境的改善

针刺伤和锐器伤除了与所涉及的操作过程有关外，还与医疗护理器材的设计有关。一些运用技术技巧的医疗用品与针刺伤的高发生率密切相关，当针头产品的设计在使用后可以分离的或还需操作的易发生针刺伤。因此，目前国内外开发了不少安全产品并已应用于临床，包括以下 4 类：① 无针头的产品，如可收缩针头的静脉通路装置，减少了针头的使用频率；② 具有安全保护性装置的产品，如可收缩针头的注射器，针头可自动变钝的注射器、针头可自动锁住的套管针等，这类产品可使针头在使用后或使用时与使用者处于隔离状态；③ 个人防护产品，如用于单手将针头套上针帽的装置等；④ 锐器收集器，使用防刺破、防渗透的塑胶收集容器可降低 50% 的针刺伤，是理想的减少针刺、锐器伤害的方法。因此，使用安全产品可在一定程度上减少职业暴露。

5. 血液、体液溅出的处理

（1）小面积的溅出：首先应戴上手套，用吸水纸或棉球等可吸附材料清除可见污染物，再用消毒液（如含氯制剂）对污染表面进行清洁消毒。

（2）大面积的溅出：先用可吸附材料如吸水纸、废弃抹布等覆盖吸附污染物，并小心将吸收了污染物的纸巾或抹布连同污染物一同收集到专用医疗废物包装袋中，再使用吸湿材料彻底清除剩余污染物。使用含氯制剂对污染区域进行消毒，作用 30 分钟后，用清水清洁处置区域，去除消毒剂残留。

（3）如有血液溅到口腔内：应用水反复冲洗口腔，用消毒溶液反复漱口；对溅到身上的血液，用吸水纸擦拭，再用去污剂洗涤，最后用消毒剂擦拭。

6. 标本的存放

标本容器应用双层包装并标记明显的警告标志，放入坚固防漏的密封容器内以防漏出。外层要保持干净，如有污染应用消毒剂消毒。

7. 废弃物及排泄物的处理

对患者用过的一次性医疗用品及其他固体废弃物，应放入双层防水污物袋内，密封并贴上特殊标记，送到指定地点，然后交给具有资质的医疗废物中心集中处理。排泄物、分泌物等污物倒入专用密闭容器内，经过消毒后排入污水池或下水道。

8. 抢救患者时的防护

在抢救患者的过程中，医务人员应避免皮肤、黏膜接触血液、涎液等体液。除了一般的防护措施外，在急救过程中还应准备面罩、简易呼吸器或其他人工呼吸装置，避免做口对口人工呼吸。

（二）HIV 的消毒

1. HIV 的抵抗力

引起艾滋病的人类免疫缺陷病毒（HIV）为逆转录病毒，属于慢性病毒。HIV 对外界的抵抗力较弱，不耐高温，只能在血液和体液中活的细胞中生存，不能在空气中、水中和食物中存活。HIV 对热敏感，常温下在体外的血液中只可存活数小时，在 56 ℃下加热 30 分钟部分灭活，100 ℃加热 20 分钟可将 HIV 完全灭活。因此，医疗用品经过高温消毒、煮沸或蒸汽消毒完全可以达到消毒的目的。HIV 不耐酸，较耐碱，pH 降至 6 时，病毒滴度大幅度下降，pH 高达 9 时，病毒滴度仍较稳定。HIV 对消毒剂、去污剂也较敏感，75%的乙醇、10 g/L 的漂白粉、1.1 g/L 的甲醛溶液、20 g/L 的氯胺等均可灭活该病毒；对紫外线、γ 射线、β 射线的耐受力较强。

2. HIV 污染物品的消毒方法

患者与健康人在一般生活接触时不会引起艾滋病病毒的传播，在公共场所没有血液、体液和分泌物时不必消毒。但在医院和患者家庭内应有针对性地对被艾滋病病毒污染的场所和物件进行消毒。如果环境中有血液或体液溅出，参照本节中血液、体液溅出的处理方法。

1）物品和环境的消毒

被艾滋病患者的血液、体液、分泌物和排泄物污染的环境和设施，如地面、墙壁、桌椅、台面、床柜及车辆等，均应消毒。空气一般不做特殊处理。室内空气通常不需要消毒，每天 2 次开窗通风 30 分钟以上。如需进行空气消毒，可采用臭氧、3%～5%过氧化氢熏蒸，或超低容量喷雾、空气消毒机等方法，消毒时室内不得有人。地面没有明显污染的情况下，使用含有效氯 500 mg/L 的消毒液拖地后用清水拖地，每日 2 次。当地面、室内用品的表面受到 HIV 污染时，应先采用含有效氯 5 000 mg/L 的消毒液处理被污染区域，再按常规消毒。

2）医疗器械的消毒

在各种污染物品中，污染的医疗器械是最危险的传播因素，特别是针具及剪刀等锐器。器械不论是一次性使用或可反复使用者，用后必须先经消毒才可做进一步的处理。污染的医疗器械应按消毒→清洗→灭菌的程序处理。医疗器械的消毒以热力消毒为主，效果可靠，损坏性小。可先用 80 ℃以上的热水清洗或先进行煮沸，然后进行彻底消洗，干燥包装，再进行热力灭菌。热力灭菌的要求是：压力蒸气 121 ℃作用 15 分钟，126 ℃作用 10 分钟，134 ℃作用 3.5 分钟；干热 121 ℃作用 16 小时，140 ℃作用 3 小时，160 ℃作用 2 小时，170 ℃作用 1 小时。不宜使用热力消毒的医疗器械可用适宜的化学消毒剂做浸泡处理。血液污染的器械可浸入 0.5%的次氯酸钠溶液（含有效氯 5 g/L）中 10 分钟，污染轻微的器械可浸入 30 g/L 的过氧化氢溶液中 60 分钟，不耐腐蚀的器械可用 2%戊二醛浸泡 30～60 分钟。血压计如被污染，用去污剂去污，再用 1∶10 的漂白粉溶液擦拭。温度计放入盛有 75%乙醇的加盖容器内消毒。

3）污染物及排泄物的处理

运输废弃物的人必须戴厚乳胶手套。处理液体废弃物必须戴护目镜。没有被血液或体液污染的废弃物，可按一般性废弃物处理。

（1）被污染的固体废弃物品：如患者用过的一次性医疗用品及其他固体废弃物，应放入双层防水污物袋内，密封并贴上标记，送到指定地点，交给具有资质的医疗废物中心集中处理。

（2）排泄物、分泌物等液体废物应倒入专用密闭容器内，然后用等量的含氯消毒剂混合搅拌均匀，作用 60 分钟以上，排入污水池，或用 5～10 g/L 的过氧乙酸溶液作用 30 分钟。

4）手术室内的消毒

为艾滋病患者施行外科手术是一项危险的操作，应采取严格措施进行消毒。

（1）手术室的消毒：选择易于隔离的手术室，室内按常规方法进行消毒。

（2）患者的术前准备：避免患者各种外部损伤，术前不要剃毛，必要时可用化学脱毛剂，做好患者的术前皮肤清洁。

（3）手术人员的准备：参加手术者应严格按隔离要求执行，须穿防水隔离衣。减少使用锐器的机会，有条件时使用激光切开或止血。术中使用的锐器应放入专用容器内，使用其他器械后放入专用防水包内，便于处理。

（4）术后处理：原则上不允许将污染物暴露带出手术室。患者衣物如有污染应及时更换。

（5）开放性伤口严密覆盖，需引流者采用闭式引流。隔离用品统一放入专用袋内，并贴上标签。

（6）脱手套前先用0.1%的次氯酸钠溶液洗去手套上的血液，再脱下消毒。暴露部位按皮肤消毒要求消毒。手术室内要彻底消毒。

5）病理检查物

病理检查的组织或器官要浸泡在盛有体积分数为10%甲醛液的容器中，再放入另一个不透水的容器内。

（三）阻断医院内HIV的感染途径

除了医护工作者由于职业暴露而存在感染艾滋病的危险，其他的患者在接受治疗、护理的过程中也同样存在此类问题。由于受多种因素影响，HIV传播给患者的危险性难以统计，但比医务人员的职业暴露危险性要低。总之，卫生医疗机构应当严格遵守标准，遵守医院内感染控制的原则，以防止艾滋病的交叉感染。

1. 隔 离

一般艾滋病患者不需要单独住隔离房间，可同室隔离。但是当患者出现以下情况应住隔离房间，采用红色标记：患者的血液、分泌物以及排泄物污染环境时；患有传染性的机会性感染（结核病等）；患者意识不清，不能自理者。

2. 实行安全注射

临床工作中应做到安全注射，能用口服药物代替的，应避免使用注射用药物。在进行注射操作时，使用一次性注射器，在进行预防接种时要坚持"一人一针一管"制度。

3. 严格消毒

凡接触患者血液、体液或有可能被患者血液污染的各种医疗器械，在使用前必须进行彻底消毒。

4. 保证安全供血

所有血液制品、生物制品必须进行严格的相关检验。尽量避免不必要的输血，鼓励并实施无偿献血制度。血液的采集、使用和管理必须符合《中华人民共和国献血法》的要求。

5. 规范捐献器官的管理

对器官捐献者（包括骨髓、角膜、皮肤、内脏、精子和卵子等）应进行相关检查，合格者方可捐献。

五、艾滋病职业暴露的组织与管理

（一）建立职业暴露安全药品储备点

在省内建立一个职业暴露安全药品常备储备点，为增加职业暴露事故发生后提供预防性药品的可及性，可建立多个职业暴露安全药品临时储备点。

（二）各部门（单位）职责明确

（1）各级地方卫生行政部门应当根据职业暴露处置工作需要，指定辖区内具备条件的医疗卫生机构作为艾滋病病毒职业暴露处置机构，并向社会公布名单和相关服务信息。处置机构承担职业暴露的现场处置、处置指导、暴露后感染危险性评估咨询、预防性治疗、实验室检测、收集、保存接触暴露源的相关信息、信息登记报告以及随访检测等工作。

（2）省级卫生行政部门指定1~2所本省（自治区、直辖市）的医疗卫生机构作为职业暴露感染艾滋病病毒的调查机构，并向社会公布名单。调查机构承担职业暴露随访期内艾滋病病毒抗体发生阳转者的材料审核、调查工作。

（3）中国疾病预防控制中心负责组织专家对全国艾滋病病毒职业暴露感染处置及调查工作进行技术指导。省级疾病预防控制中心负责组织专家对本省艾滋病病毒职业暴露感染处置及调查工作进行技术指导。

（三）职业暴露安全药品的管理

省性病、艾滋病防治中心负责向各储备点发放职业暴露安全药品，并在药品到效期之前，负责与国家疾控中心和有关药厂联系，及时更新储备药品。每个储备点需要常规储备2~3种药物，包括2种反转录酶抑制剂和1种蛋白酶抑制剂。常备储备点可应急处理2~5次事故的用药量储备，区域储备点可应急处理1~2次事故的用药量储备。各储备点要定期将职业暴露安全药品的库存情况向省性病、艾滋病防治中心反馈。各储备点必须建立严格的药品入库和使用登记制度，并实行专人管理。职业暴露药品只用于职业暴露事件，并实行免费，不得擅自用于非职业性暴露事件。区域储备点按程序发放预防性药品。

（四）建立健全各项规章制度

各级各类医疗卫生机构要建立职业暴露事故登记制度、职业暴露报告制度、消毒管理制度、实验室安全操作规程、锐利器具和废弃物的安全处置、一次性医疗用品的毁形和回收制度、发生艾滋病病毒职业暴露后的应急处理程序等。建立健康监测制度，对有发生职业暴露可能的医务人员进行定期的艾滋病病毒抗体检测。

（五）职业暴露的教育与培训

现阶段，我国护理人员对经血液传播疾病的职业安全仍有待提高。一方面是因为学校对职业安全防护相关知识的教育培训不足，另一方面是管理层出于经济成本的考虑，一次性手套、防护眼罩及不透水的隔离衣等防护用具提供较少。因此，应加强职业暴露预防知识的宣传和培训，提高医务人员和相关工作人员的防护意识，减少和避免职业暴露的发生。

第三节 新型冠状病毒肺炎患者护理的职业防护

案例

2021年8月11日,南京新增本土新型冠状病毒肺炎确诊病1例,该确诊病例系南京市公共卫生医疗中心ICU的一名护士,其在例行核酸检测中结果呈阳性。经初步调查,该护士从7月29日起开始驻守医院,严格遵守了"两点一线"的驻地管理规定。经调查怀疑在护理患者的过程中,发生了职业暴露。该护士冒着职业暴露的危险,在抢救危重病人的过程中发生了感染。

请思考:

(1)新型冠状病毒肺炎疫情期间发热门诊、隔离病房护理人员应采取怎样的防护措施?若患者在救治期间需要给予吸痰等高危操作应采取怎样的防护措施?

(2)患者住院期间病房环境、空气、污染物品该如何进行消毒?

新型冠状病毒肺炎(Corona Virus Disease 2019,COVID-19),简称"新冠肺炎",是一种感染新型冠状病毒(SARS-CoV-2)导致的急性呼吸道传染病,主要传播方式为呼吸道飞沫和密切接触传播,以发热、干咳、乏力等为主要表现,少数患者伴有鼻塞、流涕、腹泻等上呼吸道和消化道症状。重症病例多在一周后出现呼吸困难,严重者快速进展为急性呼吸窘迫综合征、脓毒症休克、难以纠正的代谢性酸中毒和出凝血功能障碍及多器官功能衰竭等。

一、新型冠状病毒肺炎的临床表现

潜伏期多为2~4天。

(一)临床表现

1. 轻中型患者

轻中型患者主要表现为咽干、咽痛、咳嗽、发热等,发热多为中低热,部分病例亦可表现为高热,热程多不超过3天;部分患者可伴有肌肉酸痛、嗅觉味觉减退或丧失、鼻塞、流涕、腹泻、结膜炎等。少数患者病情继续发展,发热持续,并出现肺炎相关表现。大多数患者预后良好。

2. 重症、危重型患者

重症患者多在发病5~7天后出现呼吸困难和(或)低氧血症。严重者可快速进展为急性呼吸窘迫综合征、脓毒症休克、难以纠正的代谢性酸中毒和出凝血功能障碍及多器官功能衰竭等。极少数患者还可有中枢神经系统受累等表现。病情危重者多见于老年人、有慢性基础疾病者、晚期妊娠和围产期女性、肥胖人群等。

3. 儿童病例

儿童感染后临床表现与成人相似,高热相对多见;部分病例症状可不典型,表现为呕吐、腹泻等消化道症状或仅表现为反应差、呼吸急促;少数可出现声音嘶哑等急性喉炎或喉气管炎表现或喘息、肺部哮鸣音，但极少出现严重呼吸窘迫；少数出现热性惊厥，极少数患儿可出现脑炎、脑膜炎、脑病甚至急性坏死性脑病、急性播散性脑脊髓膜炎、吉兰-巴雷综合征等危及生命的神经系统并发症；也可发生儿童多系统炎症综合征，主要表现为发热伴皮疹、非化脓性结膜炎、黏膜炎症、低血压或休克、凝血障碍、急性消化道症状及惊厥、脑水肿等脑病表现，一旦发生，病情可在短期内急剧恶化。

（二）流行病学的特点

（1）传染源：传染源主要是新冠病毒感染者，在潜伏期即有传染性，发病后3天内传染性最强。

（2）传播途径：经呼吸道飞沫和密切接触传播是主要的传播途径。在相对封闭的环境中经气溶胶传播。接触被病毒污染的物品后也可造成感染。

（3）易感人群：人群普遍易感。感染后或接种新冠病毒疫苗后可获得一定的免疫力。老年人及伴有严重基础疾病患者感染后重症率、病死率高于一般人群，接种疫苗后可降低重症及死亡风险。

（三）辅助检查

1. 实验室检查

发病早期外周血白细胞总数正常或减少，可见淋巴细胞计数减少，部分患者可出现肝酶、乳酸脱氢酶、肌酶、肌红蛋白、肌钙蛋白和铁蛋白增高。部分患者C反应蛋白（CRP）和血沉升高，降钙素原（PCT）正常。重型、危重型病例可见D-二聚体升高、外周血淋巴细胞进行性减少，炎症因子升高。

2. 影像学检查

合并肺炎者早期呈现多发小斑片影及间质改变，以肺外带明显，进而发展为双肺多发磨玻璃影、浸润影，严重者可出现肺实变，胸腔积液少见。

3. 病原学及血清学检查

（1）核酸检测：可采用核酸扩增检测方法检测呼吸道标本（鼻咽拭子、咽拭子、痰、气管抽取物）或其他标本中的新冠病毒核酸。荧光定量PCR是最常用的新冠病毒核酸检测方法。

（2）抗原检测：采用胶体金法和免疫荧光法检测呼吸道标本中的病毒抗原，检测速度快，其敏感性与感染者病毒载量呈正相关，病毒抗原检测阳性支持诊断，但阴性不能排除。

（3）病毒培养分离：从呼吸道标本、粪便标本等可分离、培养获得新冠病毒。

（4）血清学检测：新冠病毒特异性IgM抗体、IgG抗体阳性，发病1周内阳性率均较低。恢复期IgG抗体水平为急性期4倍或以上升高有回顾性诊断意义。

二、新型冠状病毒的职业暴露

（一）职业暴露的感染源

新型冠状病毒职业暴露的感染源主要来自新型冠状病毒感染者。医务工作者职业接触新型冠状病毒的风险可能性取决于直接、间接或密切接触病毒感染者。这包括直接物理接触或照料，通过接触被污染的表面或者物体，在未有充分个人防护的情况下对COVID-19患者进行医疗操作过程所产生的气溶胶，或者在密闭通风不良的室内场所与感染者一起工作。

(二)职业暴露的原因

与护理人员职业暴露有关的因素如下：

1. 防护意识薄弱

平时落实医院感染防控制度不严格，大部分医院的急诊科、发热门诊、呼吸科和传染科医务人员防护较严，其他科室例如门诊、住院等科室的医务人员均存在防护意识不强、培训不足、防护措施不到位或不当、安全认知误区等问题，以至于被感染的医务人员相对较多。疫情暴发后武汉病例激增，重症患者增多，医务人员感染暴露规模大、交叉多、距离近、时间长等特点，导致部分医院出现多个病区、科室医务人员感染的情况。

2. 高危操作

如协助支气管镜检、吸痰护理、气管插管护理、气管切开护理等。高危操作都有可能近距离接触到带有病毒的飞沫或痰液，引起感染。

3. 环境因素

新冠病毒传播途径多样，经呼吸道飞沫和密切接触传播是主要传播途径，密闭空间内气溶胶播散、接触病毒污染的物品也可造成感染；环境中的新冠病毒最初传染给人类可能也不需要中间宿主。新冠病毒存活较顽强，具有一定的环境持久性，在气溶胶中3小时后仍存活，在塑料和不锈钢表面3天后仍存活；冷冻下可长期存活，进口冷链食品及其外包装成为病毒输入途径，在洗浴中心这样的高温高湿环境下也可存活并传播，且传播性不会减弱。医务人员在进行诊断治疗、护理、流调疑似或确诊新冠肺炎患者过程中或处理疑似或确诊新冠肺炎患者相关用物、医疗废物等期间，可能接触含新冠病毒的气溶胶、呼吸道分泌物、血液或其他潜在传染性物质。即使在严格防护的情况下也可能因落在防护服上的病毒沉积以及再悬浮导致医务人员感染，职业暴露风险较大。

4. 身心因素

医务人员工作期间常穿着个人防护装备，在隔离病房有时需多重口罩和套装，无法进食饮水和如厕，长时间缺氧，体能消耗很大。医务人员不仅诊疗护理等工作繁忙，不少人还承担繁重的培训、科研、管理等工作，休息时间严重不足。医务人员远离家人到陌生环境应对陌生疫情，面对患者恐慌、哀伤、不理解等负面情绪，担心治疗效果，产生恐惧、抑郁等消极情绪反应的风险较高。而体能下降、休息不足和情绪低落等都会降低免疫力，增加了职业暴露的危险性。

三、新型冠状病毒职业暴露后的处理

在工作中应注意防止发生锐器损伤，一旦被锐器损伤，应就近迅速脱去手套，挤血、冲洗、消毒、包扎，到缓冲区重新戴手套后按程序脱卸防护装备后离开。若发生口罩脱落等呼吸道职业暴露时，应当即刻采取措施保护呼吸道（用规范实施手卫生后的手捂住口罩或紧急外加一层口罩等），按规定流程撤离污染区。紧急通过脱卸区，按照规范要求脱卸防护用品。根据情况可用清水、0.1%过氧化氢溶液、碘伏等清洁消毒口腔或/和鼻腔，佩戴医用外科口罩后离开。职业暴露后应及时报告当事科室的主任、护士长和医院感染管理科、预防保健科等部门。医院相关部门应当尽快组织专家对其进行风险评估，包括确认是否需要隔离医学观察、预防用药、心理疏导等。高风险暴露者按密接人员管理，隔离医学观察14天。及时填写新冠肺炎医护人员职业暴露记录表，尤其是暴露原因，认真总结分析，预防类似事件的发生。

四、新型冠状病毒职业暴露的防护

（一）隔离防护原则

由于新型冠状病毒具有较强的传染性，可通过近距离空气飞沫传播、密切接触传播，亦可在相对封闭的环境中经气溶胶传播，接触被病毒污染的物品后也可造成感染。因此，医院收治新型冠状病毒感染者时必须做好护理人员的隔离防护工作。

1. 医疗机构做好医院内感染综合预防控制工作

（1）完善防控制度、工作流程和应急预案：完善感染防控制度和预警机制，优化工作流程，制订不同情形下的应急预案并实施演练，确保各部门各环节步调协同、衔接顺畅。

（2）严防感染风险输入：优化体温检测、核验健康（行程）码和流行病学调查等预检分诊内容和流程，提升预检分诊能力。落实首诊负责制，加强流行病学问诊，早期识别新冠病毒感染临床症状。对具有可疑症状不能排除新冠病毒感染的患者，应当规范引导至发热门诊就诊。严格执行新住院患者及陪护人员、医疗机构工作人员新冠病毒核酸检测"应检尽检"要求。根据当地疫情流行态势和防控需要，确定上述人员核酸检测频次，必要时可选择开展血常规、胸部CT、抗体检测。发现新冠病毒核酸检测阳性人员，应当及时报告当地疾控部门，由疾控等部门及时开展流行病学调查，迅速确定医疗机构内密切接触者，明确需实施封控管理和消毒处置的范围，控制可能的感染源，有效阻断感染传播。

（3）开展全员培训，全面提升感染防控意识和水平：制订细化本机构的感染防控全员培训方案，进一步强化"人人都是感控实践者"的意识，将感染防控要求落实到临床诊疗活动各环节。在全员培训基础上，对发热门诊、急诊、感染性疾病科、呼吸科、口腔科、耳鼻喉科、重症医学科、内镜室、血液透析中心（室）、CT检查室、核酸检测实验室、手术部（室）等高风险科室和部门制定针对性培训内容，使相关人员熟练掌握新冠病毒感染的防控知识、方法与技能。

（4）加强标准预防和额外预防，建立行为屏障：标准预防是保护医患双方安全的重要措施，主要包括手卫生、正确使用个人防护用品、呼吸道卫生和咳嗽礼仪、诊疗设备及环境清洁消毒、患者安置、安全注射、医用织物洗涤和医疗废物管理等。落实标准预防的关键措施是医务人员的行为要规范，建立起行为屏障。

（5）加强人员管控，减少人群聚集：合理设置就诊及等候区域，优化就诊流程，避免人群聚集。可应用人工智能、大数据分析、远程医疗等技术，提供网上预约和远程医疗服务。发现新冠病毒感染者时，对其本人及密切接触者及时采取规范的隔离控制措施。加强病区人员管控，对新入院患者落实"应检尽检"要求，设置并合理使用过渡病室，通过采取核酸检测筛查和隔离安置等措施降低交叉感染风险。严格陪护及探视管理，定点医院不安排探视和陪护；非定点医院不探视、非必须不陪护，确需陪护的，要固定陪护人员，不得随意进出病区，严格限制行进路线和活动范围。陪护人员在进入病区前应当持有核酸检测阴性报告。合理确定病床使用比例，病床间距不小于0.8米，禁止加床。住院患者在病情允许的前提下，应当佩戴口罩，陪护人员全程佩戴口罩。

2. 隔离病区的管理

（1）新型冠状病毒感染或疑似患者必须收治在专门的隔离病区，疑似患者与确诊患者收治不同的病房。病区内应分清洁区、半污染区、污染区，各区间设置缓冲带。

（2）在实施标准预防的基础上采取接触隔离、飞沫隔离和空气隔离等措施。进出隔离病房，应当严格执行《医院隔离技术规范》，正确实施手卫生及穿脱防护用品，确保职业安全。

（3）疑似患者和确诊患者进入病区时，及时更衣，交由科室统一消毒处理，患者出院交还。

（4）患者必须规范佩戴口罩，正确实施咳嗽礼仪和手卫生，严格隔离、严格管理，不得离开病区。

（5）严格探视制度，不设陪护，不得探视。

（6）每日对空气、地面、墙壁、物体表面认真严格消毒。

（7）确诊病例使用过的床单、被套、枕套用双层黄色医疗废物袋盛装，袋外贴上"新冠病毒感染"字样，送至浆洗消毒供应中心消毒处理；枕芯、被褥、垫絮用床单元消毒机进行消毒，如有可见的血液体液污染按照感染性废物处理。医疗垃圾用双层黄色垃圾袋盛装。

（8）每日对医务人员的体温和症状进行监测，如有发热或出现呼吸道症状则立即报告医院感染管理部门。收治新冠病毒感染者的隔离病区工作人员实行闭环管理。

3. 普通病区的管理

普通病区合理设置使用缓冲病房，注意环境卫生、通风换气，做好清洁、消毒工作。

4. 护理人员个人防护

护理人员个人防护应遵守医务人员的防护标准。

（二）医务人员的防护标准

根据所在区域不同，进行医疗操作和接触污染物的危险程度不同以及为了严格预防交叉感染，制定了分级防护标准。工作人员应根据分级防护的原则，正确穿戴防护物品和掌握防护物品的使用方法，保证防护效果。

1. 一般防护

一般防护适用于普通门（急）诊、普通住院病房、普通手术室、普通医技科室等非隔离区的医务人员进行日常医疗、护理、诊疗、检查及后勤保障服务。

（1）严格遵守标准预防的原则。

（2）工作时穿工作服、戴工作帽和外科口罩。

（3）严格执行手卫生。

2. 一级防护

一级防护适用于门诊预检分诊、急诊救治、口腔门诊、眼科门诊、耳鼻喉门诊、内镜检查等医务人员，对甲类或按甲类管理传染病患者的密切接触者开展流行病学调查的医务人员。

（1）严格遵守标准预防的原则。

（2）严格遵守消毒、隔离的各项规章制度。

（3）工作时应穿工作服、隔离衣，戴工作帽和外科口罩，必要时戴乳胶手套。

（4）严格执行手卫生。

（5）下班时进行个人卫生处置，并注意呼吸道与黏膜的防护。

3. 二级防护

二级防护适用于发热门诊、收治确诊病例/疑似病例的隔离病区、ICU、影像检查、实验室核酸检测、疑似及确诊患者转运、为疑似或确诊患者手术等医务人员，对确诊病例、疑似病例进行流行病学调查的医务人员，为经空气传播疾病的患者近距离操作的医务人员。

（1）严格遵守标准预防的原则。

（2）根据传播途径采取飞沫隔离与接触隔离。

（3）严格遵守消毒、隔离的各项规章制度。

（4）进入隔离病房、隔离病区的医务人员必须戴医用防护口罩，穿工作服、隔离衣或防护服、鞋套，戴手套、工作帽。严格按照清洁区、潜在污染区和污染区的划分，正确穿戴和脱摘防护用品，并注意呼吸道、口腔、鼻腔黏膜和眼睛的卫生与保护。

4. 三级防护

三级防护适用于为新冠肺炎患者实施吸痰、雾化吸入、气管切开、气管插管、正压通气、呼吸机辅助呼吸、心肺复苏操作和尸检等可引发气溶胶、危险性大的操作的医务人员和处理死亡患者尸体的工作人员。

除二级防护外，还应当加戴全面型呼吸防护器、正压过滤式防护面具，并加强局部通风，操作时尽量处于上风侧，必要时外穿防水防护服或防水围裙。

（三）防护方法

1. 区域性防护着装和流程

新型冠状病毒主要是通过呼吸道飞沫和接触传播。传染性极强，传播速度快，危险性很大。一般的呼吸道传染病的隔离着装（普通口罩、隔离衣、隔离鞋、帽子）是不能防止新型冠状病毒对医务人员的感染，其防护措施需要达到烈性呼吸道传染病的要求，同时实行明确的区域性防护原则。清洁区、半污染区、污染区分别有不同的防护要求和着装。要做到污染区的防护用品禁止带入半污染区；半污染区的防护用品不得带入清洁区。具体做法如下：

（1）在清洁区，统一着装，穿上下分身的薄布工作服，戴外科口罩、工作帽。

（2）进入半污染区，在清洁区的穿戴基础上应戴医用防护口罩、工作帽，穿隔离衣。

（3）进入污染区，必须戴医用防护口罩、手套、工作帽，穿防护服、鞋套。医务人员如给患者进行气管插管、抢救和手术等危险性大的操作时，须佩戴全面型呼吸防护器、正压过滤式防护面具、穿防水防护服。

继续诊疗护理时换外层手套，诊疗护理疑似患者换外层隔离衣、外层鞋套及外层手套。工作人员在污染区如发现防护服等被严重污染，要按流程要求返回及时更换。

2. 一线医务人员宿舍区的隔离

由于新型冠状病毒有明显的人群聚集性和一定的潜伏期，因此，为预防交叉感染，当一线医务人员从病区回到宿舍休息区时，须采取隔离措施。

（1）单人单间隔离，不得互访其他工作人员房间。

（2）每天测体温 2 次并记录。如有发热者，及早隔离治疗。
（3）室内空气流通。每日空气、地面、物品表面和卫生间消毒 2 次。
（4）合理饮食，保证睡眠，适当锻炼，增强机体抵抗力。
（5）遵守隔离规定，不到隔离区以外的地方。

（四）新型冠状病毒的消毒

1. 新型冠状病毒的抵抗力

新型冠状病毒对紫外线、有机溶剂（乙醚、75%乙醇、过氧乙酸和氯仿等）以及含氯消毒剂敏感，75%乙醇以及含氯消毒剂较常用于临床及实验室新冠病毒的灭活，但氯己定不能有效灭活病毒。

2. 手与皮肤的消毒

可选用速干手消毒剂，或直接用 75%乙醇进行擦拭消毒；醇类过敏者，可选择季铵盐类等有效的非醇类手消毒剂；特殊情况下，也可使用 3%过氧化氢消毒剂或有效氯 500 mg/L 含氯消毒剂等擦拭或浸泡双手，并适当延长消毒作用时间。有肉眼可见污染物时，应先使用洗手液在流动水下洗手，再按照上述方法消毒。皮肤被污染物污染时，应立即清除污染物，再用一次性吸水材料蘸取 0.5%碘伏或过氧化氢消毒剂擦拭消毒 3 分钟以上，使用清水清洗干净；黏膜应用大量生理盐水冲洗或 0.05%碘伏冲洗消毒。

3. 污染物品及环境的消毒

消毒的范围包括专门病区、发热门（急诊）、隔离留观室。

1）空气消毒

（1）有条件时，病房采用负压系统，使空气由室内流向室外，并经过高效过滤器过滤，保障患者及医务人员安全。

（2）在有人的情况下，可用人机共存空气消毒机进行动态消毒。

（3）在无人的情况下，可用紫外线灯或化学气溶胶喷雾消毒。进行消毒时关闭门窗，严格按照消毒药物使用浓度、使用量及消毒作用时间操作，消毒完毕开窗通风。

2）医疗器械的消毒

每个诊室、病房备有单独的听诊器、血压计及体温计等物品，每次使用后立即消毒。体温计用有效含氯为 1 000 mg/L 含氯消毒液浸泡 30 分钟；听诊器及血压计每次使用后立即用 75%的乙醇或 1 000 mg/L 含氯消毒液擦拭，血压计袖带每天用 1 000 mg/L 有效氯消毒液浸泡 30 分钟后清洗、晾干。

呼吸治疗装置（加压吸氧面罩、呼吸机等）使用前应当进行灭菌或高水平消毒。床旁 X 射线机、心电图及监护仪各病区专用，使用后及时用 1 000 mg/L 含氯消毒液进行表面消毒，探头等可用 75%的乙醇消毒。

3）污染物及排泄物的处理

（1）对患者血液、分泌物和呕吐物等少量污染物可用一次性吸水材料（如纱布、抹布等）蘸取有效氯 5 000 mg/L ~ 10 000 mg/L 的含氯消毒剂（或能达到高水平消毒的消毒湿巾/干巾）小心移除。

（2）对患者血液、分泌物和呕吐物等大量污染物应使用含吸水成分的消毒粉或漂白粉完全覆盖，或用一次性吸水材料完全覆盖后用足量的有效氯 5 000 mg/L ~ 10 000 mg/L 的含氯消毒剂浇在吸水材料上，作用 30 分钟以上（或能达到高水平消毒的消毒干巾），小心清除干净。清除过程中避免接触污染物，清理的污染物按医疗废物集中处置。

（3）患者的分泌物、呕吐物等应有专门容器收集，用有效氯 20 000 mg/L 的含氯消毒剂，按物、药比例 1∶2 浸泡消毒 2 小时。

（4）清除污染物后，应对污染的环境物体表面进行消毒。盛放污染物的容器可用有效氯 5 000 mg/L 的含氯消毒剂溶液浸泡消毒 30 分钟，然后清洗干净。

4）地面、墙面的消毒

（1）有肉眼可见污染物时，应先完全清除污染物再消毒。

（2）无肉眼可见污染物时，可用有效氯 1 000 mg/L 的含氯消毒剂或 500 mg/L 的二氧化氯消毒剂擦拭或喷洒消毒；不耐腐蚀的地面和墙壁，也可用 2 000 mg/L 的季铵盐类消毒剂喷洒或擦拭。

（3）地面消毒先由外向内喷洒一次，喷药量为 100 mL/m² ~ 300 mL/m²，待室内消毒完毕后，再由内向外重复喷洒一次。消毒作用时间应不少于 30 分钟。

5）物体表面的消毒

（1）诊疗设施设备表面以及床围栏、床头柜、家具、门把手和家居用品等有肉眼可见污染物时，应先完全清除污染物再消毒。

（2）无肉眼可见污染物时，用有效氯 1 000 mg/L 的含氯消毒剂或 500 mg/L 的二氧化氯消毒剂、不耐腐蚀的物体表面也可用 2 000 mg/L 的季铵盐类消毒剂进行喷洒、擦拭或浸泡消毒，作用 30 分钟后清水擦拭干净。

6）衣服、被褥等纺织品的消毒

（1）在收集纺织品时做好个人防护，动作尽量轻柔，避免产生气溶胶。

（2）有血液、分泌物和呕吐物等污染物时，建议均按医疗废物集中处理。

（3）无肉眼可见污染物时，若需重复使用，可用流通蒸汽或煮沸消毒 30 分钟；或用有效氯 500 mg/L 的含氯消毒剂或 1 000 mg/L 的季铵盐类消毒剂浸泡 30 分钟后，按照常规清洗；或采用水溶性包装袋盛装后，直接投入洗衣机中进行洗涤消毒 30 分钟，保持 500 mg/L 的有效氯含量。怕湿的衣物可选用环氧乙烷或干热方法进行消毒处理。

7）医疗标本处理

患者的各种标本要放入加盖密封容器内，再用防渗漏的塑料袋包扎，并由指定的通道进出。检验科对这些标本要明确标记，单独进行检测，检测人员要做好个人防护。检测后将标本高压灭菌再当作医疗废弃物处理，并对仪器进行消毒。

8）尸体的消毒

患者死亡后，要尽量减少尸体移动和搬运，应由经培训的工作人员在严密防护下及时进行处理。用浸有消毒液的双层布单包裹尸体，装入双层尸体袋中，由民政部门派专用车辆直接送至指定地点尽快火化。

9）终末消毒

患者出院、转院、死亡后病区必须进行终末消毒。消毒前医务人员也要进行个人防护，以免消毒剂损伤眼睛和鼻腔黏膜等。

五、新型冠状病毒肺炎的疫情报告

在我国，新型冠状病毒肺炎被确定为乙类传染病，执行职务的医疗保健人员、卫生防疫人员发现新型冠状病毒患者或疑似患者应按甲类传染病向当地卫生防疫机构报告疫情。确诊病例、疑似病例和无症状感染者，医疗机构接到核酸检测阳性报告后应在2小时内通过"中国疾病预防控制信息系统"完成网络直报，聚集性疫情是指14天内在学校、居民小区、工厂、自然村、医疗机构等范围内发现5例及以上病例和无症状感染者。主要通过常规诊疗活动、传染病网络直报数据审核分析、病例或无症状感染者流行病学调查、重点场所和重点机构人员以及重点人群的健康监测等途径发现。聚集性疫情应在2小时内在"突发公共卫生事件报告管理信息系统"网络报告。

第四节　病毒性肝炎患者护理的职业危害与防护

案例

小李，26岁，2020年从某护理学校毕业后在某医院肿瘤科当护士。2023年8月初，在病房用真空采血器为一位肝癌合并丙型肝炎患者取血标本，取血后分离针头与持针器时，针头从安全核里反弹出来，扎伤了其左手中指，立即用酒精消毒后继续工作。9月中旬小李感到全身乏力，身体不适，以为是工作累的，后来又感到胃部不适，检查才发现其转氨酶高，随即到传染病医院进一步检查，结果显示丙型肝炎病毒呈阳性，这位年轻的护士在发生针刺伤后的第8周确诊了感染了丙型肝炎。

请思考：

（1）该护士职业暴露后应采取的紧急处理措施有哪些？
（2）医院管理部门应该采取哪些措施进行职业暴露防范？

病毒性肝炎根据病原体不同可分为甲、乙、丙、丁、戊型病毒性肝炎，分别是由甲型肝炎病毒（HAV）、乙型肝炎病毒（HBV）、丙型肝炎病毒（HCV）、丁型肝炎病毒（HDV）、戊型肝炎病毒（HEV）感染所致的肝脏炎症。虽各型病毒性肝炎病原不同，但临床表现基本相似，以疲乏、食欲减退、肝大、肝功能异常为主要表现，部分患者可出现黄疸。甲、戊型病毒性肝炎为肠道传染病，乙、丙、丁型病毒性肝炎为血液—体液途径传播的传染病。丁型肝炎病毒（HDV）是一种缺损病毒，必须与乙型肝炎病毒或其他嗜肝DNA病毒辅助才能复制、表达，因此，有效预防乙型病毒肝炎同时可预防丁型病毒肝炎。

一、病毒性肝炎的临床表现

（一）潜伏期

甲型病毒性肝炎的潜伏期为2~6周，平均为4周；乙型病毒性肝炎的潜伏期为1~6月，平均为3个月;丙型病毒性肝炎的潜伏期为2周~6个月,平均为40天;戊型病毒性肝炎的潜伏期为2~9周,平均为6周。

(二)临床表现

甲肝、戊肝主要表现为急性肝炎,乙、丙、丁肝炎除表现为急性肝炎外,更常见于慢性肝炎。乙型病毒性肝炎的临床表现多样化,包括急性、慢性、重型、淤胆型肝炎及肝炎肝硬化。丙型病毒性肝炎的表现与乙型病毒性肝炎相似但症状较轻,但慢性型肝炎发生率较高。

(三)临床经过

1. 急性肝炎

急性肝炎分为急性无黄疸型肝炎和急性黄疸型肝炎。急性无黄疸型肝炎较多见,约占急性肝炎的70%~90%以上,临床症状较轻,表现为全身乏力、食欲减退、恶心、腹胀及肝区痛等;肝大、质较软,有轻压痛和叩击痛;肝功能呈轻、中度异常。此型肝炎症状较轻,易被忽视,病程为2~3个月。急性黄疸型肝炎可分为黄疸前期、黄疸期和恢复期3个阶段,病程为2~4个月。

(1)黄疸前期:乙型、丙型肝炎起病较缓慢,发热轻或无发热,表现为全身乏力、食欲不振、厌油、恶心、呕吐、腹胀等,有时腹痛、腹泻或便秘。部分患者以发热、头痛、四肢酸痛等症状为主,类似感冒。此期持续5~7天。

(2)黄疸期:发热消退,自觉症状稍减轻,巩膜及皮肤出现黄疸,于数日及3周内达高峰。尿色深黄,可有一过性粪色变浅及皮肤瘙痒等症状。肝区痛,肝大、质较软,有压痛和叩击痛。此期持续2~6周。

(3)恢复期:食欲逐渐好转,体力恢复,腹胀等消化道症状消失,黄疸逐渐消退,肝脾回缩,肝功能恢复正常。此期平均持续4周。

2. 慢性肝炎

肝炎病程超过半年或发病日期不明确而临床有慢性肝炎表现者均可诊断为慢性肝炎。临床表现为乏力、厌食、恶心、腹胀、肝区痛等。肝大、质地呈中等硬度,有轻压痛。病情较重者可伴有慢性肝病面容、蜘蛛痣、肝掌和脾大。肝功能异常或持续异常。

3. 重型肝炎

重型肝炎是极少数的,占全部病例的0.2%~0.5%,病死率高达50%~80%。乙型肝炎可发展为重型肝炎。重型肝炎可分为急性重型肝炎、亚急性重型肝炎和慢性重型肝炎3种。

(1)急性重型肝炎又称暴发性肝炎。常有身体过劳、精神刺激、营养不良、合并感染、饮酒及应用损害肝脏的药物等诱因。起病较急,可有高热、极度疲乏、恶心、呕吐和频繁呃逆等症状。黄疸迅速加深,肝进行性缩小,有出血倾向,肝功能异常。起病10天内出现肝性脑病症状。多数患者在后期因发生肝肾功能衰竭、大出血及脑水肿、脑疝等死亡。病程一般不超过3周。

(2)亚急性重型肝炎:急性黄疸型肝炎起病10天以上出现极度疲乏、食欲减退、恶心、呕吐等症状。黄疸迅速加深,重度腹胀及腹腔积液。可出现肝性脑病症状或有明显出血症状,肝功能严重损害。

(3)慢性重型肝炎：临床出现同亚急性重型肝炎，但有慢性肝炎或肝炎肝硬化病史、体征和肝功能损害，预后较差，病死率高。

4. 淤胆型肝炎

淤胆型肝炎起病类似急性黄疸型肝炎，主要表现为较长期的（2~4个月或更长时间）肝内梗阻性黄疸，常有肝大、皮肤瘙痒、粪色变浅及血清总胆红素增加。患者急性起病，梗阻性黄疸持续3周以上，并排除其他原因的肝内外梗阻性黄疸者，可诊断为急性淤胆型肝炎。在慢性肝炎基础上发生上述临床表现者可诊断为慢性淤胆型肝炎。

5. 肝炎肝硬化

凡慢性肝炎患者有肯定的门静脉高压证据，如腹腔积液、食管及腹壁静脉曲张，影像学检查发现肝缩小、脾大，门静脉及脾静脉明显增宽等，并排除其他原因者，可诊断为肝炎肝硬化。

二、乙型和丙型肝炎的职业暴露

（一）职业暴露的感染源

甲型病毒性肝炎患者和隐性感染者是本病主要的感染源。甲型病毒性肝炎患者在潜伏期的后期，大约起病前2周和起病后1周，粪便中有大量的甲型病毒性肝炎病毒排出，此时传染性最强；但至起病后30天仍有少部分患者从粪便中排出HAV。病毒自体内排出后在外界环境中的生存能力很强，传染性很强，可以通过污染水源、食品及密切接触患者而感染甲型肝炎。其他传播途径包括血液传播、垂直传播等感染传播。

乙型、丙型病毒性肝炎职业暴露的感染源分别是急、慢性（包括肝炎肝硬化）乙型、丙型肝炎患者和病毒携带者，主要来自肝炎患者或肝炎病毒携带者的血液、含血体液和深层体液等。乙型肝炎患者和病毒携带者血液中 HBeAg HBV DNA 阳性和 DNAP 增高时传染性最强。丙型肝炎患者血清抗-HCV 阳性时仍具有传染性。

（二）职业暴露的原因

甲型病毒性肝炎主要传播途径是粪－口传播，护理人员可因工作疏忽或个人的不良职业卫生习惯而感染甲型肝炎病毒。

乙型、丙型、部分甲型病毒性肝炎职业暴露原因参见本章第二节HIV职业暴露的原因相关内容。

（三）职业暴露的危险性

人群对甲型肝炎病毒普遍易感。甲型肝炎在幼儿、学龄前期儿童发病最多，随着年龄的增大，成人易感性随之下降。护理人员与患者密切接触，也增加了感染机会。在抵抗力下降、身心状态欠佳、未认真执行有效的职业防护措施等情况下易感染甲型肝炎病毒。

HBV在乙型病毒性肝炎患者血液中大量存在，每毫升血液中有近1亿个病毒颗粒，如果注射过HBV疫苗并已经产生了免疫力，基本上不会被感染。而普通人群对HBV易感，只需极少量（4~10 mL）污染的血液进入人体即可导致乙型病毒性肝炎，7~10 mL 血液可致隐性感染。未经过HBV疫苗注射者，若被含有HBV病毒的针头刺伤1次，其感染的概率是6%~30%，若该患者HBeAg阳性，则感染的机会增加至27%~43%。

医务人员被 HCV 污染的锐器刺伤而感染丙型病毒性肝炎的概率是 1.2%~10%。

三、病毒性肝炎职业暴露后的处理

发生 HBV 或 HCV 职业暴露后局部要紧急处理，处理方法同艾滋病职业暴露，因为短时间内采取适当的补救措施可以减少职业感染的概率。发生意外伤害后，患者和伤者都应及时抽血化验。源患者检验乙型病毒性肝炎表面抗原（HBsAg），伤者则须同时检验乙型病毒性肝炎表面抗原和抗体（HBsAb），根据源患者和伤者的健康状况采取不同的处理方案。

（1）如果伤者以前曾接受过乙型病毒性肝炎疫苗注射，并确定有足够的抗体；或以前曾受感染而已经有免疫力；或伤者本身是乙型病毒性肝炎或病毒携带者则无需进一步处理。

（2）源患者不是乙型病毒性肝炎或病毒携带者，伤者以前接种疫苗后未能产生抗体，应在 24 小时内（最好不超过 7 天）接受注射一剂乙型病毒性肝炎免疫球蛋白（HBIG），并于 1 个月后注射第二剂；对于未曾注射疫苗的伤者，应注射一剂 HBIG，接着再进入预防接种，这种补救治疗措施有效率可达 75%。HBV 职业暴露后的补救治疗措施非常有效，补救治疗后不主张进行追踪观察，但如果有肝炎症状出现时，应及时寻求医师治疗。

伤者暴露于 HCV 感染的体液时，没有疫苗及免疫球蛋白等补救治疗措施可预防感染，因此只能通过加强局部伤口的处理，定期随访。接触后马上进行基线测定，查 HCV 抗体，4~6 周后复查，在接触后的 4~6 个月做 HCV RNA 来检测 HCV 感染的可能性，一旦出现肝炎症状，应马上治疗。

四、病毒性肝炎职业暴露的防护

（一）普及性防护措施

乙型、丙型肝炎普及性预防措施参见本章第二节 AIDS 的职业防护。

甲型肝炎患者要早期发现，对患者早期实行消化道隔离。隔离期一般为起病后 3 周，密切接触者须接受 45 天的医学观察，每周检查 ALT 1 次。对患者的血液、体液、排泄物、呕吐物等进行妥善处理，加强水源、饮食管理以防止病毒的播散。

（二）HAV、HBV、HCV 的消毒

1. 抵抗力

HAV 为小 RNA 病毒科嗜肝病毒属。对有机溶剂有抵抗力，一般的消毒剂不易灭活，在海水、水、污泥及毛蚶等中能存活数天至数月。HAV 对乙醚、60 ℃加热 1 小时均有相对的抵抗力（在 4 ℃可存活数月）。但加热至 100 ℃ 5 分钟或用甲醛溶液、含氯制剂等处理，可使之灭活，非离子型去垢剂不破坏病毒的传染性。

HBV 属嗜肝 DNA 病毒科，对外界环境的抵抗力较强，能耐受一般浓度的消毒剂，对低温、干燥和紫外线均有耐受性。不被 75%乙醇灭活，因此这一常规的消毒方法不能应用于 HBV 的消毒。高压蒸汽灭菌法或 100 ℃加热 10 分钟和环氧乙烷等可灭活 HBV，0.5%过氧乙酸、2%戊二醛可用于消毒。

HCV 为黄病毒科丙型肝炎病毒属，对氯仿、乙醚等有机溶剂敏感。高压蒸汽灭菌法、2%戊二醛可用于消毒，100 ℃加热 5 分钟、60 ℃加热 10 小时可使血清丧失传染性，血制品中的 HCV

可用 80 ℃干热 72 小时或加变性剂使之灭活。

2. HAV、HBV、HCV 污染物品的消毒方法

（1）皮肤、黏膜和手的消毒参考本章第二节 AIDS 的职业安全防护。

（2）物品和环境的消毒：环境和居室物品有明显血液、体液污染时用新配置的 5%次氯酸钠溶液擦洗。其他桌椅、床栏等物品每日用 84 消毒液（1∶200）擦洗。

（3）医疗器械的消毒：无论是一次性使用或可反复使用的医疗器材在使用后必须先消毒后再进一步处理。最好的消毒方法是高压蒸汽灭菌法，不能进行高压蒸汽灭菌的器材，如内镜等，可应用适宜的消毒剂（如 2%戊二醛）浸泡。

（4）污染物和排泄物：① 污染物品、废弃物的消毒：患者使用过的一次性污染物品或可燃废物（如敷料、纱布等）装入塑料袋中焚烧处理。如没有焚烧条件的，应先行灭菌或消毒处理后再废弃；② 患者排泄物、分泌物的消毒：患者的排泄物、分泌物可以与 20%漂白粉混合后放置 1~2 小时再排入污水池。对被污染的水应先进行消毒后再排放；③ 餐具、茶具的消毒：患者应使用单独的餐具、茶具，在使用后最好用煮沸法或微波消毒法重点处理；④ 衣物的消毒：对患者用过的衣服、卧具要先消毒后清洗。把污染衣物装入防水污物袋内，做标记实施消毒处理。消毒时一定要把衣物完全浸没。

（5）病理检查物：病理检查的组织或器官要浸没在盛有 10%甲醛液的容器中，再放入另一个不透水的容器中。

（6）交通工具：运送患者的交通工具先用 20%漂白粉液或其他含氯消毒剂喷洒，待干燥后再擦干净。

（三）阻断医院内 HAV、HBV、HCV 的感染途径

甲型病毒性肝炎主要经消化道传播。乙型病毒性肝炎、丙型病毒性肝炎和艾滋病都属于经血液传播性疾病，因此，存在一些共性内容，如对血制品的管理、医疗器械的消毒等，但因病原体的特性不同，又存在一些差异。

1. 预防接种

接种甲型肝炎疫苗是预防甲型病毒性肝炎的有效措施。美国 CDC 的免疫预防咨询委员会（ACIP）认为要加强对肝炎高发区的工作人员等高危人群的免疫。疫苗接种程序包括初次免疫和加强免疫各 1 次，间隔 6~18 个月，每次 1 mL 皮下注射。接种甲型病毒性肝炎疫苗后保护率可达 20 年或终身。因此，门、急诊及传染病房的护士可用甲型病毒性肝炎疫苗进行预防。常用的疫苗有减毒活疫苗和灭活疫苗，可用喷射技术（Biojector 系统）或注射进行接种。甲型肝炎密切接触者应在接触后 2 周以内注射丙种球蛋白进行被动免疫。用量为 0.02~0.05 mL/kg，每 4~6 周注射 1 次，有效率为 85%，保护开始时间为 1 天，保护期限为 3~5 个月。

预防乙型病毒性肝炎最有效的方法是注射乙型病毒性肝炎疫苗，通过主动免疫使身体产生抗体。新参加工作的医务人员，在进行常规体检的同时检测 HBsAg、抗-HBs 和抗-HBc，若以上三项指标均呈阴性，即为乙型病毒性肝炎易感者，应进行病毒性肝炎疫苗注射。一般经过 3 次疫苗注射后，大部分人（90%~95%）都可以产生长期足够的免疫能力。

2. 加强对 HBsAg 携带者的管理

携带者可以正常参加工作和学习，但应定期检查和随时预防，尤其是防止它们的血液、体

液污染环境。若是 HBeAg 阳性的医务人员,对慢性携带 HBsAg 者施行损伤性操作时,最好应戴双层手套,以防感染患者。

(四)加强职业安全教育与培训

职业安全教育与培训参见本章第二节 AIDS 职业暴露的组织与管理。

五、病毒性肝炎的疫情报告

病毒性肝炎属于乙类传染病,执行职务的医疗保健人员、卫生防疫人员发现病毒性肝炎患者或疑似患者应按乙类传染病于 24 小时内进行网络报告。不具备网络直报条件的医疗机构及时向属地乡镇卫生院、城市社区卫生服务中心或县级疾病预防控制机构报告,并于 24 小时内寄送出传染病报告卡至代报单位。

第五节 流行性感冒患者护理的职业危害与防护

流行性感冒简称流感,是流感病毒引起的急性呼吸道传染病。临床特征为起病急骤,全身中毒症状明显,表现为发热、头痛、乏力、全身酸痛等。呼吸道症状较轻,年老、体弱者、婴幼儿易并发肺炎,无并发症者常呈自限性。该病潜伏期短,传染性强,传播迅速,发病率高。流感病毒分为甲、乙、丙 3 种类型,其中甲型流感病毒易发生变异,可感染多种动物及人类。

流感主要通过空气、飞沫经呼吸道传播,也可通过被病毒污染的用物间接传播。流感在一年四季均可发生,以冬春季较多。医务人员特别是在门诊、急诊、呼吸道疾病病房,与患者或可疑患者密切接触,易传染,故须加强职业防护。

一、流行性感冒的临床表现

流感全年均可发病,多见于冬春季节。流感潜伏期一般为 1~3 天,短者数小时,最长 4 天。症状通常较普通感冒重,呼吸道症状较轻,而以高热、头痛、乏力等全身中毒症状为主。少数患者可有腹泻水样便。发热 3~4 天后消退,但患者仍感乏力。年幼或老年流感患者、原有基础疾病或免疫受抑制的患者感染流感,病情可持续发展,出现高热、全身衰竭、剧烈咳嗽、血性痰液、呼吸急促、发绀。根据流行性感冒的临床表现流感分为以下 5 种临床类型。

(一)典型流感

典型流感最常见,起病急,突发畏寒、高热,体温高达 39~40 ℃。头痛突出(常伴有畏光和眼球后胀痛)、全身肌肉酸痛(以背部和腿部最明显),显著乏力,咽喉干痛。呼吸道症状轻微,少数患者可有鼻塞、流鼻涕、喷嚏、干咳等。体征可见急性面容,面颊潮红,结膜充血,有时扁桃体红肿,但无渗出物。肺部可闻及干啰音。儿童可能发生中耳炎、恶心、呕吐。发热多于 1~2 天内达高峰,可于 3~4 天内消退,退热后呼吸道症状明显,持续 1~2 周后好转,气道刺激反应完全缓解需 6~8 周,体力恢复缓慢。轻型患者体温在 39 ℃以下,全身与呼吸道症状都较轻,类似普通感冒,病程 2~3 天。

（二）肺炎型流感（流感病毒肺炎）

肺炎型流感主要见于幼儿、老年体弱以及有慢性心、肺疾病和免疫功能低下者。发病初期如典型流感，1～2 天后症状迅速加重，持续高热，咳嗽剧烈，咳血性痰，继之呼吸急促、发绀、双肺布满湿啰音。X 射线检查见两肺散在絮状阴影。痰培养无常见的病原菌生长，易分离出流感病毒。抗生素治疗无效，多数病程在 3～4 周，病死率达 50%。

（三）轻型流感

在流感流行期间，有部分患者以较轻的全身症状和呼吸道症状为主要临床表现，症状与普通感冒极为相似，无明显呼吸困难，病程 2～4 天。

（四）中毒型和胃肠型流感

中毒型流感极少见，患者有神经系统及心血管系统损害。临床上主要表现为高热及循环功能障碍，高热不退，神志昏迷，谵妄，血压下降，可出现休克及 DIC 等严重症状，病死率高。胃肠型则以呕吐和腹泻为主要特征。

（五）并发症

流感常见的并发症有细菌性呼吸道感染，如气管炎或支气管炎，表现为咳嗽、脓性痰、肺部有干或湿啰音；细菌性肺炎：流感 2～4 天后，高热、咳嗽、脓性痰、呼吸困难、发绀、肺部湿啰音增多，或肺部有实质变征，白细胞总数与中性粒细胞显著增高，痰培养可有病原菌生长。呼吸道之外并发症较少见，主要有中毒性休克、心肌炎、心包炎，通常在恢复期出现。

二、流行性感冒的职业暴露

（一）流感职业暴露的感染源

流感职业暴露的感染源主要是患者和隐性感染者，甲型流感可能还有动物传染源。病毒主要存在于患者的鼻涕、唾液和痰液等分泌物中，传染期约 1 周，以发病 3 天内传染性最强。严重免疫缺陷患者排毒时间可延长至数周。患者和感染者经咳嗽、喷嚏或说话方式将流感病毒散播到空气中，通过空气飞沫和间接途径（如污染的食具和茶具、毛巾等）传播。

（二）职业暴露的原因

1. 病毒飞沫吸入

流感病毒的传染性很强，传播速度快，主要通过空气飞沫吸入传播。流感患者的鼻咽部有大量的流感病毒，当患者咳嗽、打喷嚏，甚至说话时，病毒均可随着飞沫飘入空气中。实验证明，在空气相对静止的室内，带有病毒的飞沫，大多数要在 30～60 分钟后才能从空气中消失。流感发生的季节性较明显，往往可引起暴发、小流行或散发，患者比较集中在门（急）诊、呼吸科病房或传染科病房。因此，在医院中，有时因患者较多导致空气污浊，或因寒冷及使用空调门窗紧闭，使室内外的空气难以交换，房间内空气中的病毒数量较多。而护理人员长时间在这种环境中工作，很容易通过呼吸道吸入流感病毒而致感染。

2. 病毒污染物的接触

流感病毒也可以通过被病毒污染的用物间接传播。流感患者的鼻涕、涎液以及痰液等分泌物中含有大量的流感病毒，患者的手因擤鼻涕而被病毒污染，未清洁的手接触各种物品（如门把手、电灯开关、床上物品等）使其受到污染；或因患者的不良卫生习惯，如随地吐痰而污染其他物品。有证据表明，病毒在非渗透性（防水）表面存活时间较长，比如木质材料或塑料表面；在纤维织物或纸巾等渗透性表面存活时间相对较短。不同种类病毒存活时间也有差异，一些病毒可以在室内物体表面存活超过 7 天，护理人员可因接触这些物品而感染。此外，护理人员还因需要为流感病毒者进行护理，如洗脸、测体温、吸痰等操作而感染流感。

（三）职业暴露后的危险性

人类对流感病毒普遍易感。据报道，护理人员与流感患者的频繁接触，可致 10% 的护理人员感染流感。

三、流行性感冒职业暴露的防护

（一）疫情监测

建立针对流感疫情的监测网，对流感病毒、流感样患者以及人群的血清免疫状况进行监测。及早发现病原变异情况，发现早期患者并及时报告，预测流感流行的发生和发展趋势，尽早采取相应预防措施。

（二）感染源隔离

流感患者是主要的传染源，自潜伏期末即有传染性，发病 3 天内传染性最强。因此，应对确诊和高度怀疑的流感患者采取有效的呼吸道管理措施，时间为 1 周或至退热后 2 天。密切接触者，进行医学观察 7 天，如出现症状者立即隔离。指导患者咳嗽、打喷嚏、大笑时掩捂口鼻，或尽量戴口罩，并早期实施对症处理和抗病毒治疗，从而减少疾病的传播。单位发生流感疫情应进行集体检疫，集体托幼机构患者数量多时可就地隔离休养，控制感染源，减少散播机会。

（三）个人防护

护理人员在进行临床工作时应采取个人防护措施。戴口罩用于阻挡带毒飞沫吸入；护理患者后应严格手卫生；避免用未经清洁、消毒的手去触摸自己的面部，避免通过接触被污染的物品而感染流感。

（四）流感病毒的消毒

1. 流感病毒的抵抗力

流感病毒在 pH6.5～7.9 最稳定，不耐热，100 ℃加热 1 分钟或 56 ℃加热 30 分钟可以灭活，不耐酸，对日光、紫外线、干燥、酸、乙醚、甲醛、乙醇及常用消毒剂均很敏感，但对干燥及低温有相当的耐受力，在 4 ℃时可存活 1 月余，在真空干燥下或 −70 ℃以下可保存数月。

2. 流感病毒的消毒

（1）空气消毒：开放环境的空气一般不必要进行特别的消毒处理，大自然的自净作用和空气流动的稀释作用,可使其达到无害化。病房、诊室内应阳光充足,通风良好。每日开窗换气2次以上,保持空气清洁、新鲜。每天紫外线消毒2~3次,每次30分钟。臭氧消毒每天30分钟左右,每天2~3次。也可选用二溴海因消毒液、过氧乙酸消毒液等,将消毒液用喷雾法或超声雾化法,产生消毒气溶胶,杀灭空气中的微生物。

(2)分泌物及污染物的消毒:衣服、被褥等纺织品可煮沸消毒10分钟,或用有效氯为500 mg/L的含氯消毒剂浸泡30分钟后清洗;或阳光下暴晒半天以上。患者的排泄物、呕吐物等可用固定容器盛放,稀薄的排泄物、呕吐物,每1 000 mL可加漂白粉50 g或含有效氯20 000 mg/L的消毒剂溶液2 000 mL,搅匀放置2小时。盛排泄物或呕吐物的容器可用含有效氯1 000 mg/L的消毒剂溶液浸泡15分钟,浸泡时,消毒液要漫过容器。被排泄物、呕吐物等污染的地面,用漂白粉或生石灰覆盖,作用60分钟后清理。餐(饮)具:首选煮沸消毒10分钟,也可用有效氯为500 mg/L含氯消毒剂溶液浸泡30分钟后,再用清水洗净。物体表面可使用喷雾消毒剂消毒或使用消毒剂进行擦拭,消毒剂可选用0.2%过氧乙酸溶液或含有效氯500 mg/L的含氯消毒剂溶液。运输工具可用含有效氯500 mg/L的含氯消毒剂溶液擦拭或喷洒至表面湿润,作用30分钟后用清水擦拭,也可使用一次性消毒湿巾擦拭。

(五)保护易感人群

1. 疫苗预防

接种流感疫苗是预防流感的主要及必要的方法,对降低发病率及因流感而导致的并发症有一定的作用。护理人员(特别是门诊、急诊、发热门诊以及呼吸科病房工作的护士)由于工作关系经常接触到流感患者,可应用流感疫苗进行预防。常用减毒活疫苗和灭活疫苗两种疫苗预防,在疫苗株与病毒株抗原一致的情况下,预防效果均较好。但因病毒易发生变异而难以应对流行株做有效预防。

我国流感疫苗包括三价灭活疫苗、三价减毒活疫苗和四价灭活疫苗。三价灭活疫苗、四价灭活疫苗采用肌肉注射(皮内注射制剂除外)。首选上臂三角肌接种,6月龄至1岁婴幼儿以大腿前外侧为最佳。三价减毒活疫苗集中采用鼻内喷雾法。通常接种流感疫苗2~4周后,产生具有保护水平的抗体,6~8月后抗体滴度开始衰减。为保证在流感高发季节前免疫,建议在10月底前完成接种。要注意对疫苗中任何成分过敏者、患伴或不伴发热症状的轻中度急性疾病者不宜接种流感疫苗。

2. 药物预防

药物预防不能替代疫苗接种。建议对有重症流感高危因素的密切接触者(且未接种疫苗或接种疫苗后尚未获得免疫力)进行暴露后药物预防,建议暴露后48小时内用药,可使用奥司他韦或扎那米韦等。

四、流行性感冒的疫情报告

流感为乙类法定报告的传染病,各医疗机构要切实做好疫情报告工作。医疗保健人员、卫生防疫人员发现流感患者或疑有本病流行应及时(24小时内)向当地卫生防疫机构报告疫情,采集急性期患者标本进行病毒分离及抗原检测。

第六节 狂犬病患者护理的职业防护

狂犬病（Rabies）又称恐水症，是由狂犬病毒引起的急性接触性传染病，人畜共患，狂犬病患者通常是由病兽咬伤，病毒随涎液进入人体。本病是以侵犯中枢神经系统为主，临床表现为特有的恐水、怕风、恐惧不安、流涎、咽肌痉挛、进行性瘫痪等。病死率几乎达100%。

狂犬病患者主要来源于狂犬病犬，狂犬病病毒主要通过咬伤传播，也可由带病毒唾液经各种伤口和抓伤、舔触黏膜和皮肤而侵入。医护人员因职业关系密切接触狂犬病患者，因此应积极采取措施预防狂犬病的感染。

一、狂犬病的临床表现

本病潜伏期长短不一，大多在3个月发病，长者可达10年或更长。潜伏期长短主要与年龄（儿童较短）、伤口部位（头、面部伤口发病较早）、伤口深浅（深者潜伏期短）、入侵病毒的数量及毒株的毒力、受伤后是否进行及时正规的清创处理和接种狂犬病疫苗预防等有关。受寒、惊吓、劳累或悲痛可能成为发病诱因。临床表现可分为狂躁型（分为3期）及麻痹型（静型）两种。

（一）狂躁型

1. 前驱期或侵袭期

常有低热、倦怠、头痛、恶心、全身不适，继而恐惧不安，烦躁失眠，对声、光、风等刺激敏感及有喉头紧缩感。具有诊断意义的早期症状是在愈合的伤口及其神经支配区有痒、痛、麻及蚁走等异样感觉，发生于50%～80%的病例。本期持续2～4天。

2. 兴奋期

表现为高度兴奋、恐惧不安、恐水、恐风。体温常升高（38～40℃甚至超过40℃）。恐水为本病的特征，但不一定每例都有。典型患者虽渴极而不敢饮，见水、闻流水声、饮水，或仅提及饮水时均可引起咽喉肌严重痉挛。外界多种刺激如风、光、声也可引起咽肌痉挛。常因声带痉挛伴声嘶、说话吐字不清，严重发作时可出现全身肌肉阵发性抽搐，因呼吸肌痉挛致呼吸困难和发绀。患者常出现流涎多汗、心率快、血压增高等交感神经功能亢进表现。因同时有吞咽困难和过度流涎而出现"泡沫嘴"。患者神志多清晰，可出现精神失常、幻视、幻听等。本期一般持续1～3天。

3. 麻痹期

患者肌肉痉挛停止，进入全身弛缓性瘫痪，患者由安静进入昏迷状态。最后因呼吸、循环衰竭死亡。本期持续时间较短，一般持续6～18小时。

（二）麻痹型

除上述狂躁型表现外，尚有以脊髓或延髓受损为主的麻痹型（静型）。该型患者无兴奋期和典型的恐水表现，常见高热、头痛、呕吐、腱反射消失、肢体软弱无力、共济失调和大、小便失禁，呈横断性脊髓炎或上行性麻痹等症状，最终因全身弛缓性瘫痪死亡。

二、狂犬病职业暴露的原因

狂犬病毒主要通过咬伤传播，也可通过带病毒犬的涎液经各种伤口侵入。护理人员在反复冲洗被狂犬咬伤的伤口时可能接触从伤口处流出的狗涎而感染，也可在挤出患者局部伤口污染血及伤口底部和周围浸润注射时，因自身皮肤破损而感染被狂犬病病毒污染的血液。

三、狂犬病职业暴露的防护

（一）管理传染源

1. 管理传染源

以犬的管理为主。捕杀野犬、狂犬、狂猫及其他狂兽，对家犬、警犬和实验用犬进行登记，做好预防接种。病死动物焚毁或深埋处理，不可剥皮或食用。

2. 隔离措施

单室严格隔离患者，最好专人护理。防止涎液污染，安静卧床休息，避免一切音、光、风等外界刺激，狂躁时用镇静剂，避免被患者抓伤。医护人员采取综合性预防措施（同经血液传播疾病预防措施），在与患者唾液等污染体液接触时必须穿隔离衣、戴口罩及手套。患者的分泌物、排泄物及其污染物品均须严格消毒。

（二）切断传播途径

被动物咬伤或抓伤后，应用20%肥皂水或0.1%苯扎溴铵（新洁尔灭）彻底冲洗伤口至少半小时，力求去除狗涎，挤出污血。彻底冲洗后用2%碘酒或75%酒精涂擦伤口，伤口一般不予缝合或包扎，以便排血引流。如有抗狂犬病免疫球蛋白或免疫血清，则应在伤口底部和周围行局部浸润注射。此外，还需注意预防破伤风及细菌感染。

（三）保护易感人群

人对狂犬病毒普遍易感。人被病犬咬伤后平均发病率为15%~20%。国内报道全程疫苗接种者的发病率仅为0.15%左右，未全程接种者的发病率为13.93%左右，因此，预防接种对防止发病十分必要。故凡被犬咬伤者或其他可疑动物咬伤、抓伤者，或医护人员的皮肤破损处被狂犬病患者涎液沾污时均须做暴露后的预防接种。我国批准的有地鼠肾细胞疫苗、鸡胚细胞疫苗和Vero细胞疫苗。

1. 暴露前预防

对所有持续、频繁暴露于狂犬病病毒危险环境下的个体均应进行暴露前预防性狂犬疫苗接种，接种3次，每次1mL，肌内注射，于0、7、28天进行；1~3年加强注射一次。

2. 暴露后预防

接种5次，每次2mL，肌内注射于0、3、7、14和28天完成，如严重咬伤，可全程注射10针，于当天至第6天每天一针，随后于10、14、30、90天各注射一针。部分Vero细胞疫苗可应用2-1-1免疫程序：于0天在左右上臂三角肌肌内各注射一剂（共两剂），7天、21天各注射本疫苗1剂，全程免疫共注射4剂。暴露后48小时或更长时间后才注射狂犬病疫苗的人员建议首剂狂犬病疫苗剂量加倍。狂犬病免疫球蛋白可直接中和狂犬病病毒，越早应用效果越好，一般在被病犬咬伤后1周内应用才有意义，最好是立刻使用。

四、狂犬病疫情报告

狂犬病属于乙类传染病。其防治管理工作由各级政府畜牧兽医、卫生、公安部门按照国务院的规定分工负责。医疗保健人员、卫生防疫人员发现狂犬病患者应及时（24小时内）向当地卫生防疫机构报告。

第七节 结核病患者护理的职业防护

结核病（Tuberculosis）是结核分枝杆菌引起的慢性感染性疾病，可累及全身多个脏器，如肺结核、肠结核、骨结核、结核性脑膜炎等，其中以肺部受累形成的肺结核最为常见，占结核病总数的80%~90%。

痰中排菌的肺结核称为传染性肺结核病，是最重要的传染源。空气传播是肺结核病最主要的传播途径，其次为经消化道进入人体内。感染结核分枝杆菌后仅少部分人发病，主要与机体对结核菌的抵抗力有关。除少数起病急骤外，大多数起病缓慢。临床表现有午后低热、消瘦、乏力及盗汗等全身症状，以及咳嗽、咯血等呼吸道症状。若诊断、治疗及时，大多可获得临床痊愈。

结核病被列为我国重大传染病之一，病情呈现高感染率、高患病率、高耐药率、死亡人数多和地区患病率差异大的特点。护理人员由于与活动性肺结核患者密切接触，感染结核菌机会较大。

一、结核病的临床表现

原发结核感染后结核菌可向全身传播，可累及肺脏、胸膜以及肺外器官。免疫功能正常的宿主往往将病灶局限在肺脏或其他单一的脏器，而免疫功能较弱的宿主往往在造成播散性疾病或者多脏器的累及。除结核病患者外，一般人群中的结核病约80%的病例表现为肺结核，15%表现为肺外结核，而5%则两者均累及。

（一）肺结核的症状和体征

1. 全身症状

发热为肺结核最常见的全身毒性症状，多数为长期低热，午后低热是结核病最显著的发热特点，每日于午后或傍晚开始，次晨降至正常，可伴有倦怠、乏力、夜间盗汗，或无明显自觉不适。有的患者表现为体温不稳定，于轻微劳动后体温略见升高，虽经休息半小时以上仍难平复；妇女于月经期前体温增高，月经后亦不能迅速恢复正常。当病灶急剧进展扩散时则出现高热，呈稽留热或弛张热型，可以有畏寒，但很少寒战。

2. 呼吸系统症状

浸润性病灶咳嗽轻微，干咳或仅有少量黏液痰。有空洞形成时痰量增加，若伴继发感染，痰呈脓性。合并支气管结核则咳嗽加剧，可出现刺激性呛咳，伴局限性哮鸣或喘鸣。1/3～1/2 患者在不同病期有咯血。此外，重度毒血症状和高热可引起气急，广泛肺组织破坏、胸膜增厚和肺气肿时也常发生气急，严重者可并发肺心病和心肺功能不全。

3. 体征

取决于病变性质、部位、范围或程度。粟粒性肺结核偶可并发急性呼吸窘迫综合征，表现严重呼吸困难和顽固性低氧血症。病灶以渗出性病变为主的肺实变且范围较广或干酪性肺炎时，叩诊浊音，听诊闻及支气管呼吸音和细湿啰音。继发性肺结核好发于上叶尖后段，故听诊于肩胛间区闻及细湿啰音有较大提示性诊断价值。空洞性病变位置浅表而引流支气管通畅时有支气管呼吸音或伴湿啰音；巨大空洞可闻带金属调空瓮音。慢性纤维空洞型肺结核的体征有患侧胸廓塌陷、气管和纵隔移位、叩诊音浊、听诊呼吸音降低或闻及湿啰音，以及肺气肿征象。支气管结核患者可闻及局限性哮鸣音，于呼气或咳嗽末较为明显。

（二）肺外结核的症状和体征

肺结核是结核病的主要类型，此外，其他如淋巴结结核、骨关节结核、消化系统结核、泌尿系统结核病、生殖系统结核以及中枢神经系统结核构成整个结核病的疾病谱。腹腔内结核病变，包括肠结核、肠系膜淋巴结结核及输卵管结核等，在发展过程中往往涉及其邻近腹膜而导致局限性腹膜炎。肾结核占肺外结核的 15%，系结核分枝杆菌由肺部等原发病灶经血行播散至肾脏所引起，起病较为隐匿，多在原发性结核感染后 5～20 年才发病。多见于成年人，儿童少见。女性生殖系统结核则可在出现不明原因月经异常、不育等情况下发现。结核性脑膜炎则可表现出头痛、喷射性呕吐、意识障碍等中枢神经系统感染症状。总之，结核病是一个全身性的疾病，肺结核仍是结核病的主要类型，但其他系统的结核病亦不能忽视。

（三）实验室检查

1. 痰结核分枝杆菌检查

痰结核分枝杆菌检查是确诊肺结核最特异的方法。涂片抗酸染色镜检快速简便，在我国肺结核分枝杆菌尚属少数，抗酸杆菌阳性基本可诊断为肺结核。为提高检出率，应收集病人深部痰液并连续多次送检。痰结核菌培养的敏感性和特异性高于涂片法，一般需培养 2～6 周，培养至 8 周仍未见细菌生长则报告为阴性。

2. 影像学检查

X 射线影像取决于病变类型和性质。原发性肺结核的典型表现为肺内原发灶、淋巴管炎和肿大的肺门或纵隔淋巴结组成的哑铃状病灶。急性血行播散型肺结核在 X 射线胸片上表现为散布于两肺叶、分布较均匀、密度和大小相近的粟粒状阴影。继发性肺结核的 X 射线表现复杂多变，或云絮片状，或斑点（片）结节状，干酪性病变密度偏高而不均匀，常有透亮区或空洞形成。胸部 CT 有助于发现隐蔽区病灶和孤立性结节的鉴别诊断。X 射线影像对于诊断肠道结核、泌尿系统结核、生殖系统结核以及骨关节结核亦具重要价值。

3. 特异性结核抗原多肽刺激后的全血或细胞 IFN-γ 测定

相较于结核分枝杆菌素试验，近年来在临床上应用更多的是以 T 细胞为基础的 γ-干扰素释放试验（Interferon Gamma Release Assays，IGRAs），比结核菌素试验有更高的敏感性与特异性。其原理是被结核分枝杆菌抗原刺激而致敏的 T 细胞，再遇到同类抗原时能产生 γ-干扰素，对分离的全血或单个核细胞在特异性抗原刺激后产生的干扰素进行检测，可以反映机体是否存在结核感染。IGRAs 中代表性的是 T-SPOT.TB 试验，通过检测被结核分枝杆菌特异的早期分泌靶抗原 6（ESAT-6）和培养滤液蛋白 10（CFP-10）分别刺激后释放 γ-干扰素的效应 T 淋巴细胞，以辅助诊断结核感染。

4. 分子生物学检测技术

目前我国推广的方法系国际通用的结核分枝杆菌素纯蛋白衍化物（Purifed Protein Derivative，PPD）皮内注射法（Mantoux 法）。将 PPD 5IU（0.1 mL）注入左前臂内侧上中 1/3 交界处皮内，使局部形成皮丘。48～96 小时（一般为 72 小时）观察反应，结果判断以局部硬结直径为依据：<5 mm 阴性反应，5～9 mm 一般阳性反应，10～19 mm 中度阳性反应，>19 mm 或不足 19 mm 但有水疱或坏死为强阳性反应。然而，PPD 与卡介苗（BCC）存在交叉反应，在接种卡介苗的人群中虽无结核感染亦可出现 PPD 皮试阳性，因此特异性低。此外，在免疫缺陷患者中，特别是合并 HIV 感染患者、重症疾病者、年幼儿童及营养不良者，缺乏足够的灵敏度。

5. 结核菌素试验

聚合酶链反应（PCR）技术可以将标本中微量的结核菌 DNA 加以扩增。结核病近年来出现了突破，其标志就是以 XpertMTB/RIF 为代表的盒式诊断技术，可直接从病人新鲜痰液或冻存痰液中检测结核分枝杆菌及其对利福平的耐药性，全程约 2 小时即获得结果。

二、肺结核的职业暴露

（一）职业暴露的感染源

主要的感染源是开放性肺结核患者，也就是痰菌阳性的肺结核患者，空气传播是最主要的传播途径。开放性肺结核患者在咳嗽、喷嚏、大笑和讲话时排出的痰及飞沫，形成带有结核分枝杆菌的飞沫核。飞沫扩散时，离感染源越远，飞沫数量越少，因此，与感染源的接触越频繁、越密切，受感染的机会越多。接触者吸入患者喷出的带菌飞沫而受感染。排菌患者随地吐痰，痰液干燥后结核菌随尘埃飞扬，也可造成播散。结核病偶可经破损的皮肤、结膜、黏膜和上呼吸道直接传播。

（二）职业暴露的原因

在医院救治的结核病患者多处在活动期，由于职业关系，护理人员在治疗、护理过程中需要（如结核病医院或综合性医院的结核病房）与患者密切接触，病房停留时间长，极易被感染。此外，部分医院防护措施不力，未严格按照国家卫生健康委员会《结核病防治管理办法》的规定将诊断为活动性肺结核患者及可疑肺结核患者报告并转诊到结核病防治专业机构和管理；医院设施不完善，如病室内的换气及气体消毒设备不完善，有些医疗机构甚至未按规定对医疗区域进行空气消毒等；加上护理人员的自我防护意识差，如经常不戴口罩、对结核病缺乏足够的重视等都是护理人员职业感染结核病的原因。

(三)职业暴露的危险性

未受结核分枝杆菌自然感染或未接种过卡介苗(BCG)者,对结核病缺乏特异性免疫力的人群对结核分枝杆菌普遍易感。世界卫生组织第九次结核病专家委员会指出,与结核患者接触的医务人员为结核病高发人群。美国国立过敏性及传染性疾病研究中心(NIAID)指出,如与开放性肺结核患者每天接触 8 小时持续 6 个月,或每天接触 24 小时持续 2 个月,将有 50%可能被结核分枝杆菌感染。

三、结核病职业暴露的防护

护理人员的职业安全防护越来越受到重视,严格的防护措施不仅可以避免自身遭受疾病的侵袭,也避免了医院感染带给患者的痛苦。因此,医院应从管理角度制定相关的防护措施。

(一)加强领导,开展宣传教育

认真贯彻执行有关结核病防治的法律法规,把结核病控制工作纳入议事日程;建立、健全和稳定各级结核病防治工作机构的队伍建设;对流动人口肺结核患者制定特别管理措施;推动社会力量参与结核病防治工作,保证结核病控制工作持续发展。利用各种形式进行宣传教育,让群众对结核病的发病原因和传播途径以及预防治疗等内容有正确的认识,并养成良好的卫生习惯。帮助患者正确认识结核病以及在医务人员直接监督下的短程化学治疗(DOTS)是控制结核病的关键,使患者积极主动配合治疗。综合医院相关科室医务人员转变观念,意识到肺结核病归口管理在现代结核病控制策略中的重要性,从而自觉执行,发挥综合医院在传染源控制中的重要作用。

(二)控制传染源

早期发现并积极治疗排菌患者,实施隔离以切断大量排菌的肺结核患者与未感染者接触。根据当地疫情,定期进行结核病检查,工矿企业、服务型行业、学校等工作人员等应列为重点检查对象,以便早期发现患者。患者一旦被确诊,应服用异烟肼、利福平等抗结核药物。开始治疗 2 周后痰液中结核分枝杆菌数量即有明显减少,仅为原来的 5%左右;治疗 4 周后则减少至原来的 0.25%。结核分枝杆菌不仅在数量上明显减少,而且活力也减弱,甚至可以丧失活力,咳嗽很快消失,传染性明显减弱或消失。因此,化疗不仅是治疗的有效武器,也是降低结核患病率、减少和控制感染源的主要预防性武器。待痰菌检查两次阴性,病灶吸收,方可解除隔离。在综合性医院中,对任何确诊的活动性肺结核患者以及可疑的肺结核患者实行登记管理制度,及时报告并转诊到结核病防治专业机构进行诊治和管理。

(三)个人防护

肺结核主要是通过飞沫、空气传播,因此,要切断主要传播途径,护理人员应具备自我防护意识,将所有呼吸道症状的患者看成可能的感染源而采取相应的防护措施。在为患者进行护理操作的过程中必须戴医用口罩,结核病区的护理人员应按要求戴医用防护口罩。在操作中与患者保持一定的距离,给予患者咳嗽礼仪指导。护理人员应定期进行体格检查,每年需做 1~2 次胸部 X 线检查,如果是免疫力低下或抑制的疾病,则应避免接触传染性肺结核患者,同时进行结核菌素试验，提高护理人员免疫力。

（四）结核分枝杆菌的消毒

1. 结核分枝杆菌的抵抗力

结核分枝杆菌是专性需氧菌，最适宜生长温度为 37 ℃，对营养要求较高，在特殊的培养基中才能生长。结核分枝杆菌细胞壁中含大量类脂质，具有较强抵抗力，对紫外线具敏感性；湿热条件下更容易被杀死，在 60 ℃ 30 分钟，70 ℃ 10 分钟，80 ℃ 5 分钟及 90 ℃ 1 分钟即可将其杀死；干热对其杀伤力较弱，100 ℃干热灭菌需要 4~5 小时才能达到灭菌效果；高压蒸汽灭菌 121.3 ℃（1.05 kg/cm²）持续 30 分钟是结核分枝杆菌及其污染物的最安全最彻底的消毒灭菌方法。低温则无灭菌效果甚至可长期存活。结核分枝杆菌对不同化学消毒剂的敏感程度不同，70%~75%酒精直接作用 5~30 分钟可将其杀死，可用于手的消毒，但不能用于痰液的消毒；2%苯酚 5 分钟，5%苯酚 1 分钟能杀死结核分枝杆菌培养物，对于痰中的结核分枝杆菌用 5%的苯酚与等量的痰液混合，需 24 小时杀灭结核分枝杆菌；0.5%84 消毒液 15 分钟可杀死结核分枝杆菌培养物，但对在蛋白质混合液中的结核分枝杆菌几乎无效果；1%甲醛处理结核分枝杆菌 5 min，可使细菌死亡，5%甲醛和痰液等量混合，处理 12 h 以上才能达到杀菌的目的。将痰吐在纸上直接焚烧是最简易的灭菌方法。

2. 空气消毒

房间每日定时开窗通风。紫外线照射具有高效杀灭空气飞沫核中的结核分枝杆菌作用，可迅速消毒被污染的空气，防止医院内交叉感染，保护医务人员。每天消毒 1~2 次，每次 30 分钟。在照射的同时做好医患的防护，以免损伤。

微课：结核病房消毒措施

3. 环境控制

痰菌阳性的患者在咳嗽、喷嚏、大笑时会有大量的结核分枝杆菌排到空气中，污染室内环境。因此，应叮嘱患者在咳嗽、打喷嚏时用手帕掩捂口鼻，佩戴口罩，防止结核分枝杆菌排出。在支气管镜检查室、雾化吸入室及痰室应安装高效粒子过滤器，并将空气排出室外，防止含菌微滴在室内散布，保护医务人员。良好的通风是减少结核病传染的最有效的环境控制措施之一。开窗通风，保持室内空气新鲜。每 30 分钟通风换气 1 次，5~6 次后可以减少空气中 99%的结核分枝杆菌。

4. 患者的护理

需机械通气的危重症结核病患者，建议使用密闭式吸痰管及密闭吸引系统进行气道护理，以尽量减少含结核分枝杆菌的微粒向病房空气中播散，同时建议在呼吸机的呼气管路上安装孔径小于 0.3 μm 且能阻止细菌通过效率不小于 95%的细菌滤器。

5. 污染物的管理

患者口腔、鼻及呼吸道的分泌物必须经 1 000~2 000 mg/L 含氯消毒液处理 30~60 分钟后才能按照结核病防治机构和医疗卫生机构制定的生物安全规定处理，以减少结核分枝杆菌向环境中排放。患者的生活垃圾和医务人员使用后的口罩、帽子、手套、鞋套及其他医疗废弃物的处理均应按《医疗废物管理条例》及《医疗卫生机构医疗废物管理办法》执行。地面和物体表面（如医疗仪器、门窗、把手、病历夹等）应每日定时清洁，用 1 000~2 000 mg/L 含氯消毒液消毒。气管镜、喉镜等呼吸内镜应彻底消毒，如用 2%的戊二醛浸泡消毒应不少于 45 分钟。呼吸机管路尽量使用一次性材料，重复使用的各种管道应先彻底清洗，再根据需要进行严格消毒或灭菌。每个床位应备有单独的听诊器及体温计等物品，每次使用前后均用 75%酒精擦拭消毒。

五、结核病的疫情报告

《中华人民共和国传染病防治法》把肺结核病例列为乙类传染病管理。要求各级医疗卫生单位发现诊断为活动性肺结核患者要认真填写传染病报告卡片，24 小时内向当地卫生行政部门指定的卫生机构报告。除急、重症患者外，将患者转至结核病防治机构进行登记、治疗和归口管理。结核病疫情的及时准确报告、登记是每个医疗卫生单位和医务人员的法律义务。

第八节 霍乱患者护理的职业防护

霍乱是霍乱弧菌引起的烈性肠道传染病，具有发病急，传播迅速、波及范围广、危害严重等特点，全世界均有发病，发展中国家尤其严重，属国际检疫传染病之一，在我国属于甲类传染病。典型患者由于剧烈腹泻和呕吐，可引起脱水、肌肉痉挛，严重者可导致周围循环衰竭和急性肾功能衰竭。一般轻症较多见，带菌者也较多，但重症及典型患者治疗不及时易导致死亡。

患者及带菌者是主要的传染源，主要通过消化道传播，可以通过水、食物、日常生活接触进行传播。霍乱在热带地区常年均可发病，在我国以夏秋为流行季节，高峰在 7~8 月。肠道门诊和传染病房的护理人员、疫区的医疗防疫人员，承担着大量的基础工作，故面临感染霍乱弧菌的巨大危险，必须严格采取有效措施进行自我防护。

一、霍乱的临床表现

霍乱潜伏期一般为 1~3 天，短者数小时，长者可达 7 天。多数患者突然起病，表现轻重不一。古典生物型和 O_{139} 型霍乱弧菌引起的疾病，症状较严重；埃尔托生物型霍乱弧菌引起的症状轻者较多，无症状的病原携带者也较多。典型患者多突然发病，少数患者发病前 1~2 天可有头晕、乏力或轻度腹泻等症状。

（一）临床病程

典型病例的病程可分为以下 3 期：

1. 泻吐期

以剧烈腹泻开始，继而呕吐，无发热（ O_{139} 型霍乱除外），无里急后重，多数不伴有腹痛（ O_{139} 型霍乱除外）。起初大便含粪质，后为泥浆样和黄色稀水样，迅速成为"米泔水"样粪便，无粪臭。少数重症患者偶有肠道出血，粪便呈洗肉水样。大便量多，每日 10 余次或几十次甚至大便失禁。呕吐多发生在腹泻后，多呈喷射性，呕吐物初为胃内容物，后为水样，严重者呈米泔水样。

2. 脱水期

由于剧烈的呕吐与腹泻，使体内大量水分和电解质丧失，出现脱水、电解质紊乱和代谢性酸中毒，严重者出现循环衰竭。本期病程的长短主要取决于治疗是否及时和治疗正确与否，一般持续数小时至 2~3 天。由于剧烈泄吐，体内大量液体和电解质丢失，使血容量骤减、血液浓缩，出现脱水、循环衰竭、肌肉痉挛、低钾综合征等症状。

（1）脱水可分为轻、中、重 3 度。轻度脱水者可见皮肤黏膜稍干燥，弹性略差，失水量约 1 000 mL。中度脱水者可见皮肤弹性差，眼窝凹陷，声音轻度嘶哑，血压下降和尿量减少，失水量 3 000 mL~3 500 mL。重度脱水者皮肤干瘪无弹性，眼窝凹陷眼睑不能紧闭，指纹干瘪，舟状腹，烦躁不安、神志淡漠或不清，患者极度无力，尿量减少，重度脱水者失水约 4 000 mL。

（2）循环衰竭：严重失水导致低血容量性休克。出现四肢厥冷、脉搏细速甚至不能触及、血压下降甚至测不出。肾衰竭表现为少尿或无尿，脑功能障碍表现为意识障碍，开始为烦躁不安，继而呆滞、嗜睡，甚至昏迷。

（3）代谢性酸中毒表现为呼吸增快，严重者可出现意识障碍，甚至昏迷。

（4）肌肉痉挛：严重低钠导致腓肠肌和腹直肌痉挛，呈痉挛性疼痛，且肌肉呈强直状态。

（5）低钾综合征：临床表现为肌张力减弱、肌腱反射消失、鼓肠、心动过速、心律失常等。心电图 QT 延长，T 形波平坦后倒置，出现 U 形波。

3. 恢复期或反应期

腹泻停止，脱水纠正后，症状逐渐消失，体温、脉搏、血压恢复正常，尿量增多，体力逐步恢复。约 1/3 患者由于大量输液后使循环改善，残存肠毒素继续吸收，出现反应性发热，持续 1~3 天后自行消退，尤以儿童较多见。

（二）临床类型

临床上通常根据脱水程度、尿量、脉搏及血压变化情况将霍乱分为轻、中、重三型。此外还有一种罕见的暴发型或称中毒型霍乱，又称"干性霍乱"。

1. 轻型

起病缓慢，仅有腹泻症状，每日排便少于 10 次，性状为软便、稀便或黄水样便，个别患者粪便带黏液或脓血；极少伴有呕吐；皮肤稍干，弹性正常或略差，口唇干燥；大多数患者能照常进食及起床活动，脉搏、血压正常。脱水轻（相当于体重的 2%~3%），尿量稍减少。

2. 中型

有典型的腹泻、呕吐症状，腹泻次数达 10~20 次/天，为水样或"米泔水"样便，量多；精神不佳，神志淡漠；口唇干燥，有轻度声嘶；皮肤干且缺乏弹性，眼窝下陷，有肌肉痉挛；脉搏细速；尿量减少，24 小时尿量少于 500 mL。脱水程度相当于体重的 4%~8%，儿童为 5%~10%。

3. 重型

腹泻次数 20 次/天以上，除有典型腹泻和呕吐症状外，存在严重失水，脱水程度相当于体重的 8%以上，儿童为 10%以上，甚至出现循环衰竭。患者极度烦躁甚至昏迷，皮肤弹性消失，口唇极度干裂，眼窝深陷，明显发绀，严重肌肉痉挛，脉搏细速甚至不能触及，24 小时尿量少于 50 mL 即无尿。

4. 暴发型（中毒型）

较罕见，以中毒性休克为首发症状，病情急骤发展，未见腹泻和呕吐症状已死于循环衰竭。

二、霍乱的职业暴露

（一）职业暴露的感染源

霍乱是经口感染的肠道传染病。护理人员因工作需要密切接触患者和带菌者导致感染。霍乱患者在发病期间可连续排菌 5~14 天，尤其是中、重型患者吐泻物中带菌较多，极易污染周围环境，是重要的感染源。轻型患者和隐性感染者因缺乏特征性表现而不易被发现，得不到及时的隔离和治疗，易造成霍乱播散。患者及隐性感染者的粪便及排泄物污染水源和食物后可引起传播。其次，日常生活接触者和苍蝇也起着传播作用。

（二）职业暴露的原因

霍乱弧菌在外界有一定的存活力，尤其是埃尔托生物型具有变异性，遇到不利生长的外界环境时，变异株可以存活。有研究发现，免疫功能低下者易发生非 O_1 群霍乱弧菌败血症，胃酸过少也是霍乱弧菌感染的重要危险因素。若护理人员体质下降，抵抗力降低，加上个人不良的职业卫生习惯等情形下极易感染霍乱弧菌。此外，患者的排泄物中含有大量的霍乱弧菌，护理人员在密切接触剧烈呕泻的患者时，极可能因吐泻物的飞溅或消毒隔离不彻底而感染霍乱弧菌。

（三）职业暴露的危险性

人群对霍乱弧菌普遍易感，且多为隐性感染（约占 75%），新感染区中，成人发病率高。医院的门诊、急诊、传染病房等场所的护理人员因工作需要密切接触霍乱患者极易感染霍乱。

三、霍乱职业暴露的防护

（一）管理传染源

建立、健全肠道门诊，发现患者立即按照甲类传染病实行强制管理。严格按肠道传染病隔离治疗，至症状消失后，隔天粪便培养 1 次，连续 2 次粪便培养阴性者才可解除隔离；对疑似患者实行消毒、隔离，确诊患者与疑似患者应分开隔离；做好疫源地检索，并对接触者应严密检疫 5 天，留粪便培养并服药预防。为患者准备专用容器以供吐泻，并对吐泻物及容器、食具等集中彻底消毒处理，防止传染源的播散。

（二）隔离措施

霍乱患者应采取严密隔离措施。将患者安置在单间，门上有"严密隔离"标记。病床内设备固定、专用，室内物品须经严格消毒处理方可拿出室内。患者的生活用具、便器、排泄物均按不同的方法严格消毒处理。病室每天必须消毒，患者出院、死亡，则须进行严格的终末消毒。禁止患者出病房，禁止探视和陪护。

（三）个人防护

护理人员进入霍乱患者严密隔离病房时，必须穿隔离衣裤、戴口罩、帽子、换隔离胶鞋。接触患者后应严格消毒双手。接触患者的呕吐物或排泄物时要戴手套。病房内设置脚踏式或感应式自来水开关，以减少细菌污染。护理人员在患有胃病或抵抗力下降时应减少或避免接触霍乱患者。凡接触霍乱患者的工作人员均需连服2天诺氟沙星进行预防。在日常生活中强调个人卫生，不喝生水，做到饭前、便后洗手。

（四）霍乱弧菌的消毒

1. 霍乱弧菌的抵抗力

霍乱弧菌对干燥、热、酸和一般消毒剂（含氯制剂、碘制剂）均敏感，但对低温和碱耐受力强。一般55℃加热10分钟或煮沸1~2分钟即可杀灭。霍乱弧菌在正常胃酸中仅存活4分钟，使用常规用量和时间消毒剂均可达到消毒的目的。用氯处理过的自来水中，霍乱弧菌一般不能生存。但在自然环境中存活时间较长，如在河水、井水、海水中埃尔托型弧菌生存1~3周，在鱼、虾、贝壳类食物中可存活1~2周。O_{139}霍乱弧菌在水中存活时间较O_1群霍乱弧菌长。

2. 消毒措施

（1）环境消毒：做到"三管一灭"，即管理饮食、水源及粪便、消灭苍蝇；具体应加强用水消毒及食品的管理，改善环境卫生，杀蛆灭蝇，进行粪便的无害化处理；对患者的吐泻物、粪便及用具衣被等均应严格消毒隔离。病室空气用过1 g/m³的氧乙酸熏蒸1小时，或30W功率的紫外线灯轮流照射，每方位照射30分钟。地面常用含有效氯10 000 mg/L含氯消毒液或0.5%过氧乙酸等消毒。

（2）污染物消毒：对耐热耐湿物品，如棉织物、金属、陶瓷、玻璃类物品，用加热煮沸15~30分钟或121℃压力蒸气灭菌30分钟；亦可用0.2%~0.5%过氧乙酸浸泡1~2小时。对怕热怕湿物品，如书籍、文件、字画、污染的棉絮、皮毛制品、羽绒制品等，可用600 mg/L环氧乙烷消毒6小时，或1 000 mg/L环氧乙烷消毒3小时。对不怕湿物品，如各种塑料制品、用具、容器、人造纤维织物等，可用含有效氯消毒液或0.5%过氧乙酸液浸泡30分钟或擦拭表面消毒。对污染的精密仪器、家电设备等物品可用75%乙醇溶液、季铵盐含量为2 000 mg/L的季铵盐类消毒剂溶液擦拭消毒。

（3）排泄物、呕吐物消毒：霍乱患者粪便及呕吐物含有大量病原体，必须选用高效、快速及价廉的化学消毒药物，如漂白粉、漂白粉精、次氯酸钠、二氯异氰尿酸钠等。稀便与呕吐物的消毒，按稀便及呕吐物与药以10：1的比例加入漂白粉干粉；成形粪便按粪与药比例1：2加入含有效氯20 000 mg/L含氯消毒液，经充分搅拌后，作用2小时。干燥排泄物处理前应适量加水稀释浸泡化开后，再按上述方法消毒。

（4）餐、饮具的消毒：患者用后的餐、饮具用80℃左右热水清洗2~5分钟，或用含有效氯500 mg/L的溶液浸泡30分钟；严重污染者应煮沸消毒30分钟或在含有效氯1 000 mg/L溶液中浸泡30分钟以上。

（5）棉絮、枕芯、毛毯、褥垫等可用臭氧床单位消毒机消毒。

（6）残余食物煮沸30分钟后倒入便池。

（7）被污染不再使用的纸类、布类物品可进行焚烧。衣服被单可用含氯制剂浸泡 30 分钟再进行高压蒸汽灭菌。

（五）提高机体免疫力

霍乱全菌死菌疫苗的预防接种对提高人群免疫力有一定效果。由于霍乱弧菌不能在肠道定居或繁殖，因而其保护率仅为 50%～90%，保护期为 3～6 个月，对 O_{139} 无预防作用且需多次接种，仅对同血清型菌株有效，不能控制隐性感染和携带者，目前不提倡推广使用。目前国外应用基因工程技术制成并试用过多种菌苗。有研究表明，含重组 CTxB 成分的 B 亚单位-全菌体疫苗（BS-WC）预防 O_1 群霍乱的有效率达 80%～85%；霍乱减毒活疫苗中的 CVD103-HgR 有效率为 62%～100%，效果至少维持 6 个月。O_{139} 群霍乱目前尚无有效疫苗。

四、霍乱的疫情报告

霍乱为甲类强制管理传染病，各级医疗机构要切实严密做好疫情报告工作。疫情报告是控制和预防霍乱的重要信息，卫生防疫部门只有尽早掌握霍乱疫情信息，才能将霍乱控制和消灭在初始阶段而不致造成严重的后果。因此，及时、准确地报告霍乱疫情是一位医务人员应尽的责任和义务。

第九节　伤寒患者护理的职业防护

伤寒是由伤寒杆菌引起的急性消化道传染病。典型的临床表现包括持续高热、表情淡漠、腹部不适、肝脾大和白细胞总数减少，部分患者有玫瑰疹和缓脉，肠出血和肠穿孔是主要及严重的并发症。

患者与带菌者均是传染源，慢性带菌者是本病不断传播或流行的主要传染源。伤寒主要通过消化道传播，可通过污染的水或食物、日常生活接触、苍蝇与蟑螂等传递病原菌而传播。世界各地均有发生，多见于热带和亚热带地区，可散发、地方性流行或暴发流行。本病终年可见，但以夏秋季为最。门诊急诊、传染病房的医务人员承担着大量的防治基础工作，为职业感染伤寒的高危人群。

一、伤寒的临床表现

伤寒的潜伏期一般为 10～14 天，其长短与感染细菌量以及机体免疫状态有关，食物型暴发流行可短至数小时，而水源性暴发流行可长达 30 天。伤寒的临床分期及特点如下：

（一）临床分期

典型伤寒自然病程约 4～5 周，根据其临床表现可分 4 期：

1. 初　期

病程第 1 周，也称侵袭期。多起病缓慢，最早出现发热的症状，之前可有畏寒，少有寒战，出汗不多，随病情进展，体温呈阶梯性上升，5～7 天达 39 ℃以上，伴有全身不适、头痛、乏力、四肢酸痛、食欲减退、咳嗽、咽痛、腹部不适等症状。此期血培养阳性。

2. 极期

病程第2~3周，出现伤寒特征性表现。肠出血、肠穿孔等并发症多在本期出现。

（1）发热：呈持续高热，以稽留热为主，少数呈弛张热或不规则热，持续2周左右。

（2）消化道症状：表现为食欲不振、腹部不适、腹胀，多数患者便秘、少数重症患者有腹泻，右下腹可有轻微压痛。

（3）神经系统中毒症状：出现特殊伤寒面容，精神恍惚，患者表情淡漠、呆滞、反应迟钝、听力减退，重者可有谵妄、昏迷等精神神经症状，随病情改善和体温下降而逐渐恢复。

（4）循环系统症状：常有相对缓脉或重脉。相对缓脉是指脉搏次数与发热不成比例上升，即体温每升高1℃，每分钟脉搏次数增加不到15~20次。并发中毒性心肌炎时，相对缓脉不显著。重脉是指桡动脉触诊时，每一次脉搏感觉有两次搏动的现象。重症患者出现脉搏细速、血压下降、循环衰竭。

（5）肝脾肿大：60%~80%的患者在病程第1周末可有脾大，质软有压痛。部分患者有肝大质软，可有压痛。如患者出现黄疸或肝功能明显异常时，提示并发中毒性肝炎。

（6）皮疹：病程第7~14天，部分患者在胸腹部及背部、四肢皮肤分批出现直径为2~4 mm淡红色斑丘疹（玫瑰疹），压之褪色，多在10个以下，在2~4天内消退。

（7）其他：高热期可有蛋白尿，后期可有水晶型汗疹、消瘦及脱发等症状。

3. 缓解期

病程第3~4周，体温逐渐下降，各种症状逐渐减轻，食欲好转，腹胀渐消失，肿大的肝脾开始回缩。由于小肠病理改变仍处于溃疡期，因此仍可能出现肠出血、肠穿孔等并发症。

4. 恢复期

病程第5周，体温恢复正常，临床症状消失，但体质仍然虚弱。约1个月才完全恢复。

（二）临床分型

按病情轻重，伤寒可分为5种类型。

1. 轻型

全身毒血症状轻，病程短，1~2周内痊愈。多见于发病前曾接受伤寒菌苗注射，或发病初期已应用过有效抗菌药物治疗者，在儿童病例中也较常见。由于病情轻，症状不典型，易漏诊或误诊。

2. 普通型

普通型伤寒者具有伤寒四期临床表现。

3. 暴发型

起病急，毒血症状严重，有畏寒、高热、腹痛、腹泻、中毒性脑炎、心肌炎、肝炎、肠麻痹、休克等症状。常有显著皮疹，也可并发弥散性血管内凝血。

4. 迁延型

起病与典型伤寒相似，由于免疫功能低下，发热持续不退，可达45~60天之久。伴有慢性血吸虫病的伤寒患者常属此型。

5. 逍遥型

起病时毒血症状较轻,患者可照常工作。部分患者因突发性肠出血或肠穿孔就诊时才被发现。

(三)复发和再燃

复发是指伤寒患者症状消失1~3周,临床表现又重新出现,血培养再度阳性。多见于抗菌治疗不彻底、机体抵抗力低下的患者。再燃是指部分患者在病后进入恢复期,体温还未降到正常时,又再次上升,血培养阳性,持续5~7天后退热,可能与菌血症仍未被完全控制有关。

二、伤寒的职业暴露

(一)职业暴露的感染源

感染源为患者和带菌者。患者从潜伏期开始即可从粪便排菌,从病程第1周末开始经尿排菌,故整个病程中均有传染性,尤以病程的2~4周内传染性最强。慢性带菌者是本病不断传播或流行的主要感染源。原有慢性肝胆管疾病(如胆囊炎、胆石症等)的伤寒患者易成为慢性带菌者。伤寒杆菌患者的排泄物排出后,通过污染的水、食物、日常生活接触及苍蝇等传播。水源和食物污染常可引起该病流行,而散发病例一般以日常生活接触传播为主。医务人员在护理过程中与患者密切接触,极易通过多种途径被传染。

(二)职业暴露的原因

护理人员在采集、送检伤寒患者的粪便标本时容易造成手的感染。患者的不良卫生习惯可导致伤寒杆菌污染周围医疗环境,医务人员通过间接接触而造成感染。护理人员在为患者进行灌肠、十二指肠引流、生活护理时都容易感染伤寒杆菌。此外,医务人员自我防护意识不强,如接触患者后不洗手、接触感染材料不戴手套、不良卫生习惯等易导致伤寒感染。

(三)职业暴露的危险性

人群对伤寒普遍易感。加上护理工作的特殊性以及接触感染源机会多,因此,护理人员感染伤寒的危险性高于一般人群。

三、伤寒职业暴露的防护

(一)管理传染源

及时发现患者和带菌者,及早隔离、治疗患者,直至正规治疗临床症状完全消失后2周,或临床症状消失及停药后1周,尿、粪培养连续2次阴性(两次间隔为2~3天)方可解除隔离。伤寒恢复期患者,在病后1个月和3个月,各粪检3次,每次间隔1~2天,以便及时发现带菌者。历年的伤寒患者,可定期进行带菌检查,每年粪检3次,以便发现慢性带菌者,并对慢性带菌者进行治疗、监督和管理。密切接触者应医学观察,从停止接触起算,至少3周,粪便培养阴性可恢复工作。对伤寒疑似患者应采集血或粪便标本进行培养和血清学检查,早期发现患者并尽早隔离治疗。

（二）隔离措施

伤寒患者最好要与其他病种患者分房收治，若条件不允许，同居一室，须做好床边隔离，每一病床应加以隔离标记。做好健康教育，让患者尤其是带菌者养成良好的卫生习惯，如饭前、便后洗手，不互相交换用物、书报或互赠食物等。病区应有防蝇设备，做好防蝇、灭蝇、灭蟑螂工作。患者的食具、便器各自专用，严格消毒，呕吐物及排泄物也应进行消毒。病房内有避污纸，自来水开关宜采用脚踏式或感应式。工作人员使用的厕所应与患者的厕所分开。密切接触患者时应穿隔离衣，接触或护理完患者后应严格消毒双手，接触感染材料或进行高危操作时应戴手套。

（三）伤寒杆菌的消毒

1. 伤寒杆菌的抵抗力

伤寒杆菌在水中能存活 2~3 周，在粪便中可存活 1~2 个月，在牛奶中能生存繁殖，耐低温，在冰冻环境中可持续数月。但对光、热、干燥及消毒剂的抵抗能力较弱。60 ℃加热 15 分钟或煮沸后即可杀死，在 5%石碳酸溶液中 5 分钟内死亡，在消毒饮水中余氯达 0.2~0.4 mg/L 时迅速死亡。

2. 污染物品的消毒

根据伤寒杆菌抵抗力的特性，对患者的用物可选用阳光下暴晒、焚烧、煮沸、流通蒸汽消毒、高压蒸汽消毒、化学消毒剂浸泡与擦拭、熏蒸与喷雾等消毒方法。患者出院后应对病房进行彻底的终末消毒。

（四）提高患者的抵抗力

人群感染伤寒杆菌后，可获得持久免疫力，很少再次患病。因此，对重点人群进行伤寒菌苗的预防接种，在降低伤寒发病率方面可起到重要作用。国内常用的菌苗有伤寒、副伤寒甲、乙的三联混合死菌苗。成人每周进行 1 次皮下注射，连续 3 次，70%~85%的易感者可获得保护。儿童每次间隔 7~10 天，接种后 2~3 周可产生免疫力，以后每年加强 1 次，连续 3 年。虽然该菌苗有效，但不良反应发生率较高，现推广应用较少。口服伤寒杆菌 Ty21a 活菌苗，可产生细胞免疫，对伤寒的保护率达 96%，菌苗的耐受性强，安全、稳定，且免疫效果持久，有效免疫期在 3 年以上。注射伤寒 Vi 多糖疫苗则有注射安全、全身和局部反应轻微的特点，其血清学保护率达 85.3%，细菌学保护率达 71.4%。伤寒杆菌 Ty21a 活菌苗以及伤寒 Vi 多糖疫苗将在今后的伤寒预防接种中起到重要作用。

四、伤寒的疫情报告

伤寒为乙类严格管理传染病，各级医疗机构要切实做好疫情报告工作，发现伤寒患者 24 小时内上报当地卫生防疫部门。我国曾一度出现伤寒疫情漏报率居高不下的情况，针对这一情况，20 世纪 80 年代初在全国许多省市区设立疫情监测点，普遍开展疫情漏报调查。疫情漏报很大程度上增加了我国预防和控制伤寒的难度，尽管国家在行政管理上予以高度重视，但仍然需要一线临床工作者密切配合，认真地贯彻落实这一工作，这是每位医务工作者应尽的责任和义务。

课后思考题

1. 简述生物性职业危害的基本防护措施。
2. 简述艾滋病职业暴露后的应急处理流程。
3. 简述结核病职业暴露的防护措施。
4. 简述消化道传播疾病的防护措施。

第七章 化学性职业危害与防护

学习目标

价值塑造

通过化学性职业危害的学习,师生共同体会医护职业的使命感和责任感。

能力提升

1. 培养学生结合实际正确运用化学性职业防护方法,保护自身安全的能力。
2. 根据临床工作实际善于进行总结,积极预防化学性职业危害的发生。

知识学习

1. 准确陈述化学治疗的防护措施、抗癌药物污染处理防护规程。
2. 理解接触化学消毒剂时的应对措施。
3. 简述化学消毒剂、医用气体的防护措施。

临床护士对化学性职业损害防护的认知不足、防护意识不强,容易导致其在护理工作中受到危害,因此护理管理者应完善有关制度,提供防护设备和加强职业防护培训教育,规范相关护理行为,提高自我保护能力,在护理工作中有效地保障其身心健康。

第一节 化学治疗的职业危害与防护

案例

某医院肿瘤科护士小李,女,25岁,作为治疗班护士,负责全病区肿瘤患者化学治疗药的配制工作。为了方便操作,在配制化学治疗药物的过程中未采取防护措施。后有恶心、呕吐、头晕不适等症状,但未引起足够的重视。1年后,小李结婚并怀孕,产下一畸形孩子。查阅该护士进院工作以前的体检记录,该护士身体健康,无家族遗传史。

请思考:

(1)接触化学治疗药物应遵守哪些操作规程?
(2)为避免类似情况的发生,应采取哪些改进措施?

化疗是近年来在肿瘤治疗中较常见的治疗方法。据统计，全世界四十余年来筛选过的化疗药物多达50万种。国内外已有研究表明，多数抗癌药为细胞毒制剂，具有毒性、致畸性、致突变性和致癌性。常与化疗药物接触的医护人员也会受到伤害。因此，应提高医务人员使用化疗药物的防范意识，加强对使用化疗药物科学规范化管理，制定医务人员使用化疗药物操作规程及安全防护措施。

一、化学治疗的概念

广义的化学治疗是由德国 Ehrich 于 1909 年首先提出的，是指病原微生物、寄生虫所引起的感染性疾病以及肿瘤采用化学治疗的方法，简称化疗。理想的化疗物应对病原体、寄生虫和肿瘤有高度选择性，而对机体的毒性很小。从狭义上讲，化疗多指对于恶性肿瘤的化学药物治疗。

二、化学治疗临床应用的方式

（一）晚期或播散性癌症的全身化疗

对于此类患者，除了化疗外，通常缺乏其他有效治疗方式，常常一开始就采用化学治疗，近期的目标是取得缓解，这种化疗，有人命名为"诱导化疗"。开始即采用口服或静脉给予化疗药物，其中，平阳霉素、甲氨蝶呤可以肌内注射。

（二）辅助化疗

辅助化疗是指在采取有效的局部治疗（手术或放疗）后，针对可能存在的微转移癌灶，为防止复发转移而进行的化疗。如即使成功地切除了原发乳腺癌、结肠癌或其他原发肿瘤及区域性淋巴结，患者仍有高危复发的可能，而肿瘤一旦复发，化疗常难以治愈，因此，强调复发前进行有效的辅助化疗具有重要的临床意义。

辅助化疗的原则：① 应选择有效的化疗药物；② 肿瘤已被手术或放疗清除；③ 术后应尽早化疗；④ 应给予患者可耐受的最大化剂量；⑤ 化疗应持续一定时间；⑥ 化疗应间断进行，尽可能减少免疫抑制的发生。

（三）新辅助化疗

新辅助化疗又称为起始化疗，指对临床表现为局限性肿瘤，可用局部治疗手段，在手术或放疗前先使用化疗。由于认识到原发肿瘤确诊时已存在远处微小转移灶，故肿瘤治疗的第二个对策——新辅助化疗便应运而生。常采用新辅助化疗的肿瘤有：软组织毒瘤、骨肉瘤、膀胱癌、喉癌、食管癌以及晚期局限性乳腺癌。新辅助化疗的目的：

（1）希望化疗后局部肿瘤缩小，从而减少切除范围，缩小手术造成的伤残，甚至可考虑保守外科治疗或放疗代替外科手术。

（2）新辅助化疗可以避免体内潜伏的转移灶，在原发灶切除后 1~7 天内体内肿瘤总量减少的情况下而加速生长。

（3）使手术中肿瘤细胞活力减低，不宜播散入血。

（4）可以避免体内残留的肿瘤，在手术后因凝血机制加强及免疫抑制而易转移。

（5）化疗可清除或抑制可能存在的微小转移灶，从而改善预后。

（6）术前化疗可以帮助筛选对肿瘤有效的化疗方案。

但是新辅助化疗能否提高肿瘤患者的长期生存率，至今尚不清楚。辅助化疗往往只用2~3个周期化疗，而不同肿瘤患者的化疗敏感性不同，因此，手术后仍需给予辅助化疗。此外，新辅助化疗也存在一些潜在的缺点：① 如果术前化疗无效，部分肿瘤可能会进展而导致手术不能切除；② 术前化疗可通过改变肿瘤界限或使组织学上阳性结节变为阴性而使肿瘤的病理分期模糊不清，从而对化疗结果的判断产生混乱；③ 新辅助化疗的临床效果可能会导致医师进行不适当的保守治疗等。因此，新辅助化疗更应严格掌握其适应征。

（四）特殊途径的化疗

目前，特殊途径的化疗包括以下5种：

（1）胸腔内、腹腔内及心包腔内化疗用于治疗癌性渗液，5-FU、阿霉素及顺铂尤适用于腹腔内使用。

（2）通过腰椎穿刺鞘膜内腔给药，或在头皮下埋植Omaya药囊，可将抗癌药持续注入脑脊液。常用于治疗脑膜癌、白血病或淋巴瘤，以及其他实体瘤的中枢神经系统侵犯。

（3）动脉插管化疗，如颈外动脉分支插管用于头颈癌及颅内肿瘤的治疗、肝动脉插管用于原发性肝癌或肝转移的治疗、支气管动脉灌注化疗药物治疗肺癌等。

（4）膀胱腔内治疗。

（5）将抗癌药物制成脂质微球，使药物更集中到达肿瘤靶点。

三、化疗药物职业暴露的危害

（1）破坏人体免疫系统：损害外周血淋巴细胞，致畸、致癌。

（2）骨髓抑制：白细胞、血小板等减少。

（3）累及消化系统：出现恶心、呕吐、腹泻等症状。

（4）生殖系统危害：胚胎发育毒性、妊娠流产、早产等。

四、化学治疗药物的危险因素及职业暴露途径

（一）危险因素

专业人员在接触化疗药物过程中，如果操作不慎或因为长期接触均可造成对人体的潜在危害。因此，必须了解可能导致化疗药物污染的危险因素。

1. 药物准备和使用过程中可能发生药物接触的情况

（1）从药瓶中拔出针头时导致药物飞溅。

（2）使用针头、针筒或过滤膜转移药物导致药物溢出。

（3）打开安瓿时，药物粉末、药液、玻璃碎片向外飞溅。

（4）从针筒或排气管中排气。

（5）连接管、输液器、输液袋、输液瓶、药瓶的渗漏和破裂导致药物泄漏。

（6）更换输液管道时发生药物泄漏。

（7）针筒中药物过多（绝不能超过容积的3/4）。

（8）溶解瓶中的药物时未减压，拔针时造成部分药物喷出。

微课：化疗药物的危险因素及途径

2. 操作注射过程中可能发生药物接触的情况

（1）针头脱落，药液溢出。
（2）玻璃瓶、安瓿等在运输过程中或使用中容器破裂后药物溢出。
（3）护士在注射过程中意外损伤自己。

3. 废弃物丢弃过程中可能发生药物接触的情况

（1）丢弃被细胞毒物污染的材料，如药瓶、安瓿、静脉输液管、输液瓶、输液袋等。
（2）处理体液或排泄物，如血液、尿液、粪便、呕吐物、腹腔积液、胸腔积液、汗液等。
（3）处置吸收或污染了接受细胞毒性药物治疗患者体液的被服或其他织物，如衣物、床单、被褥、桌布、抹布等。
（4）清除溅出或溢出的药物。

（二）职业暴露途径

护理人员主要通过以下几种途径接触药物。

1. 直接接触

配制药液或给药过程中药物直接接触皮肤和眼，包括外伤，如针刺。

2. 呼吸道吸入

操作不慎导致药物溢出，或正常配药形成含有细胞毒微粒的气溶胶或气雾散发到空气中经呼吸道吸入。

3. 消化道摄入

接触化疗药物后未能彻底洗手就进食，直接进食受污染的药物及饮料等，使用受污染的食物容器，在被化疗药物污染的环境中进食、饮水、吸烟、化妆，这些情况均可导致化疗药物经口摄入。

五、接触化学治疗药物的安全防护规则

化疗药物的危害性已引起广泛重视，为减少护理人员备药及处理化疗物品过程中的接触剂量以达到防护目的，需要遵循两个原则：① 医院工作人员尽量减少不必要的与化疗药物的接触；② 尽量减少化疗药物对环境的污染。根据以上两个原则，国内外学者制定了护理人员职业保护的安全防护规则。

（一）加强护理人员职业防护教育

加强肿瘤专业人员的培训，提高其对化疗药物潜在危险的认识，制定合理的防护措施，使护理人员全面掌握并规范化疗防护操作程序，并增强防护意识。

（二）在生物安全操作柜内备药

生物安全操作柜是一种特制的垂直层流装置，使用此操作柜配制化疗药物，可以防止含有药物微粒的气溶胶或气雾对操作者的危害，使之达到安全处理化疗药物的防护要求。

1. 生物安全柜的分类

（1）Ⅰ级（ClassⅠ）生物安全柜是为保护工作人员和环境而设计的通风柜，采用从工作人员向柜内方向流动的循环风。注意：在柜内空气排放至外面的大气之前经过了处理以保护环境。这种柜适用于从事接触低到中等风险的生物试剂工作。由于不能对试验品或产品提供保护，目前已较少使用。

（2）Ⅱ级（ClassⅡ）生物安全柜是为保护工作人员、产品和环境而设计的通风柜，前部有一个开口，使气流向柜内流动以保护工作人员，使气流经过高效尘埃空气（High Efficiency Particulate Air，HEPA）过滤薄层以保护产品，使排气经过过滤薄层以保护环境。注意：当有毒化学品或放射性核素作为生物研究或药剂工作的辅助手段时，应该使用特别设计和建造的Ⅱ级生物安全柜。Ⅱ级生物安全柜又分为A型、B1型、B2型、B3型，临床应根据上述各种生物安全柜的性能选择使用。

（3）Ⅲ级（ClassⅢ）生物安全柜是一种完全封闭的、气闭性的通风柜。进气通过HEPA过滤薄层后抽入柜内。排气需经过两层HEPA过滤薄层处理，或经过一层HEPA过滤薄层加烧灼灭菌处理。

2. 生物安全操作柜作用原理

（1）该设施采用垂直层流装置，使空气在操作台内循环过滤，通过台面下的过滤吸附器充分过滤和吸附药物的微粒及空气中的尘粒，以保持洁净的备药环境。

（2）由于操作台内形成负压状循环气体，从而在操作者与操作台之间形成空气屏障，防止柜内污染空气外溢。

（3）同时在操作台侧面有一排气孔，内装有吸附剂，可吸附溢出的药物微粒，防止污染气体排入大气。

（4）根据上述原理，该设备符合Ⅱ级生物安全要求并可达以下防护作用：①保护操作者及环境在备药和处理废物时不受药物微粒气溶胶或气雾的污染。②备药环境无微粒物质（包括生物的），防止药物被污染。③保护维修人员在常规检查、更换附件或修理污染滤器时的安全。

（三）改善医疗器具，完善防护设施

为避免护理人员在接触化疗药物时由于操作不慎而造成潜在危险，遵照化疗防护原则，建议临床采用合适的保护材料及适宜的制剂和包装。

1. 保护材料

（1）手套：应使用无粉乳胶手套，厚度大于0.007mm，手套的厚度和接触药物的时间决定手套的通透性，手套的通透性会随着时间的增加而增大，通常每操作60分钟或遇到手套有破损、刺破和被药物污染时需要更换手套；如果操作者对乳胶过敏，可以换用腈纶制手套，或戴双层手套，即在乳胶手套内戴一副PVC手套；同时，在戴手套之前和脱手套之后都必须洗手。

（2）工作服：工作服应由非通透性、无絮状物的材料制成，前面完全封闭，袖口必须加长，并且应该可以卷入手套之中，最好是一次性可丢弃的；配制药物过程中及给药时必须穿工作服。

（3）眼和面部的保护：在配制药物及给药时均应戴面罩，以预防药物喷溅到眼和面部，使用气雾剂或喷雾剂时也应有保护，普通眼镜不能提供足够的保护。

2. 制剂的要求

（1）提倡使用无排气管的软包装输液袋，防止有毒气体排到空气中。

（2）建议药厂根据临床化疗药物应用剂量不同，生产多种剂量的制剂，简化专业人员的配制过程。

（3）化疗药物的制剂尽量用瓶装，药品标签要详细注明药物的性质及其警示等。包装应安全可靠，运送时应采用无渗透性密封装置并注明特殊的标识，防止运输药物过程中打破药瓶药物溢出。

（四）药物处理中心化

将化疗药物处理中心化，采用集中式管理，即由经过培训的专业人员在防护设备齐全的化疗配液室负责所有化疗药物的配制及供应。这样才能实施比较有效而经济的防护措施，并利于废弃物的集中管理，以将污染缩小到最小范围，有利于职业安全和环境保护。

（五）从事化疗的护理人员在妊娠及哺乳期避免直接接触化疗药物

临床研究发现，接触低浓度化疗药物可以引起流产、胎儿死亡、畸形及染色体基因突变。如果孕妇及母亲不加保护地接触化疗药物，也会给胎儿及儿童带来潜在的危害。因此，护理人员在此期间应及时调离化疗科室或安排其从事非化疗性质的护理工作。

（六）加强化疗废弃物的处理

化疗废弃物的管理是化疗防护的重要环节，妥善地处置废弃物有利于医院环境及医务人员的保护。临床明确规定化疗药物废弃物必须与其他物品分开放置，并密闭存放在有特殊标记的特制的防渗漏的污物袋中，统一焚烧处理，以达到细胞毒物的灭活及废弃物处理中心化。

总之，在接触处理化疗药物过程中存在一定的危险性，但只要施行认真规范的防护措施，这种危险可以降到最低，达到职业防护作用。

六、化学治疗防护措施

（一）设立化疗药物配制室

为加强化疗药物使用过程中的安全防护措施，有条件的医院应设立专门的配制室，以便集中管理达到药物处理中心化。此配制室应分为操作间及缓冲间，以使药物污染缩小到最小范围。对于配制区域有如下建议与要求：

（1）药品配制区域只允许授权的员工进入。

（2）在配制药物区域的入口应有醒目的标识，说明只有授权的员工才能进入。

（3）在配制区域内，尽量减少或避免频繁的物流及人员流动，以避免将生物安全柜内的药物带入周围环境。

（4）在储存药物的区域内，应有警告标识，提醒配制细胞毒性药物时应该注意的防护措施。

（5）在配制区域内禁止进食、饮水、吸烟、嚼口香糖、化妆和储存物品。

（6）在配制区域内应张贴皮肤及眼不慎接触化疗药物后的处理过程。

（7）在药物配制区域内应设有水池，最好有冲洗眼的喷头，也可准备生理盐水以备紧急冲洗眼。

（8）所有细胞毒性药物都应在生物安全柜中配制。

（9）配制细胞毒性药物时应严格规范操作。操作间内除了备有生物安全柜外，还应配备一次性口罩、帽子、一次性防渗透隔离衣、聚氯乙烯手套、乳胶手套、一次性注射器、防护垫、污物专用袋及封闭式污物桶等。如果医院内未设专门的化疗药物配制室，仍在病房内自行备药，则应选择僻静处操作，而且房间需有良好的通风设备，以减少对病室环境的污染，在配制药物期间，该房间不作他用。如果没有生物安全操作柜，建议应用有机玻璃做隔离屏幕，操作者除采用一般防护设备外，还应戴防护目镜及有效的防护口罩，避免操作者被药物污染，以达到安全防护的效果。

（二）配备专业人员

操作室内应配备1~2名经专业训练的中年护士负责配制药物。他们应定期体检：包括肝、肾功能、白细胞及血小板等指标测定，一旦出现不良反应征象，立即进行人员调整，使其危险降到最低程度。

七、接触化学治疗药物的操作规程

（一）配制药物前的准备

（1）应在生物安全操作柜内配制化疗药物，配制前启动紫外线灯进行柜内操作区的空气消毒，需消毒40分钟，以保持洁净的配制环境。

微课：化疗药物的操作及防护规程

（2）配制前用流动水洗手、戴一次性口罩、帽子、面罩，穿工作服外套、一次性防渗透隔离衣。操作过程中从呼吸道吸入化疗药物的危险性较大，因此，必须戴有效的一次性防护口罩。

（3）部分化疗药物对皮肤有刺激作用，并通过接触皮肤直接被皮肤吸收，因此，操作时必须选择合适的手套。研究结果表明，乳胶手套具有弹性，使用时手套被牵拉变薄，出现一些小孔，因此，防渗透性差，只有聚氯乙烯手套具有防护作用，但由于其使用时不能很好地贴紧皮肤，导致护士操作不便。因此要求戴双层手套，即在聚氯乙烯手套外再戴一副乳胶手套。在操作过程中，一旦手套破损应立即更换，使之保持有效的防护效果。

（4）操作台面应覆盖一次性防渗透性防护垫，当因操作不慎发生药液溢出时，方便护士清洁，减少药液污染台面。操作过程中一旦污染应立即更换防护垫或于一整天的配制结束后更换。

（二）配制药物的操作规程

（1）严格执行无菌技术操作原则，以防药液污染给患者造成不良后果。

（2）在割锯安瓿前应轻弹其颈部，使附着的药粉降至瓶底。掰开安瓿时应垫纱布，可避免药粉、药液玻璃碎片四处飞溅，并防止划破手套。

（3）掰开粉剂安瓿溶解药物时，溶酶应沿瓶壁缓慢注入瓶底，等药粉浸透后再搅动，防止粉末溢出。

（4）瓶装药液稀释后立即抽出瓶内气体，以防瓶内压力过高药液从针孔处泄出。从药瓶中吸取药液后，先用无菌纱布或棉球裹住瓶塞，再撤针头，防止拔出针头的瞬间药液外溢。

（5）最好使用带过滤网的注射器。

（6）稀释瓶装药液及抽取药液时，还可以采用双针头抽取药液方法，以排出瓶内压力，防止针栓脱出或药液溢出而造成的污染。双针头抽取药液法步骤如下：

①溶药前，先经瓶塞插一个有过滤装置的排气针头，再将带有溶酶注射器的针头以45°~60°插入瓶塞，沿瓶壁注入溶液。溶药时排气针头必须保持在液面上。

②晃动药瓶促使药物充分溶解前，用无菌纱布覆盖排气针头。

③抽取药液时，插入带有注射器的针头，然后倒转药瓶，必须使排气针头保持在液面以上，再抽取药液。

④抽吸药液完毕，将注射器内空气排至瓶内后再拔针。

（7）抽取药液应采用一次性注射器，并应注意抽出药液以不超过注射器容量的3/4为宜，防止针栓从针筒中意外滑落。

（8）避免挤压、敲打针头和针筒，以防药物液滴的产生。

（9）丢弃注射器无须将针帽套上，应立即丢入放刺容器中，以防针头刺伤。

（10）药物配制完毕，在标签上注明药物名称、剂量及警示语，如化疗药物，小心轻放等。

（11）配制好的药液应放置于封闭的塑料袋中。

（12）在完成全部药物配制后，需用75%的乙醇擦拭操作柜内部和操作台台面。

（13）配置过程中使用过的废弃物应统一放于生物安全柜内的一次性防刺容器，或置于污物专用袋中封闭，以便集中处理。

（14）操作完毕，脱去手套后用流动水和洗手液彻底洗手并进行沐浴，减轻药物毒性作用。

（15）个人的防护器材脱卸后应放置于准备区域内的防渗漏的容器内，操作人员不得穿戴个人防护器材走出准备区域。

（三）静脉给药的操作规程及注意事项

（1）化疗药物应由经过专门培训的注册护士给药。

（2）核查医嘱，三查七对，确保正确地给药。

（3）静脉给药时护士应戴一次性口罩、帽子、穿防护衣，做好个人防护并洗手戴手套。

（4）静脉滴注药液时应采用密闭式静脉输液法，注射溶液以软包装输液为宜，避免污染气体从排气针头溢出，有利于液体输入后污染物品的处理。

（5）操作时确保注射器及输液管接头处衔接紧密，以免药液外漏。

（6）静脉给药时若需排气，应用无菌棉球放于针头周围，以免药液外溢造成污染。

（7）静脉给药时若需从滴管加入药物，必须先用无菌棉球围住滴管开口处再行加药。其加药速度不宜过快，以防药液从管口溢出。

（8）静脉给药结束后，应将针头内残余药物抽回针筒，以免药物外溢。

（9）保持注射器针头和针筒的完整性，并放入防刺防渗漏的废弃物容器中统一处理。

（10）操作完毕脱掉手套后，用洗手液及流动水彻底洗手。

（四）化疗药物的转运

（1）转运之前需完善化疗药物包装，并放在无渗透性的密闭装置中，标明警示标识进行转运。

（2）转运人员需了解药物的危险性及药物外溅的处理方法，一旦遇到药物外泄，立即按程序予以处理。

（3）不要使用容易造成药物渗出的输送方式。

八、细胞毒性药物（抗癌药物）污染处理防护规程

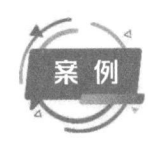

案例

某医院乳甲外科护士在给细胞毒类抗肿瘤药物时，药液漏到手套上并污染了工作服，护士立即脱去手套，并更换手套和工作服，工作服换下后交消毒供应室处理。

请思考：
护士被细胞毒类抗肿瘤药物污染后处理方式是否正确？

（一）操作者不慎接触药物的处理方法

（1）操作者立即脱去手套，用大量清水冲洗双手。
（2）眼内溅入细胞毒性药物后，用大量清水或生理盐水持续冲洗 5 分钟，并及时咨询眼科医师以待进一步处理。

（二）处理患者排泄物的防护规程

（1）操作人员应戴手套和穿防护服，被污染后应立即更换手套和工作服。
（2）当预计有可能发生液体溅出或溢出时，应使用护目镜。
（3）冲刷患者的排泄物后应反复用水冲洗至少 2 次；若需保存尿液，应置于有盖的集尿瓶中。
（4）医院内必须设置污水处理装置。

（三）化疗药物溢出的防护规程

1. 小量溢出药物的处理

（1）小量溢出：是指在安全生物柜以外体积小于 5 mL 或剂量不大于 5 mg 的药物溢出。
（2）正确评估暴露：在有溢出环境中的每一个人，如果工作人员的皮肤或衣服直接接触到药物，必须立即用肥皂和清水清洗被污染的皮肤。
（3）溢出药物的具体处理方法：
① 穿好制服，戴上两副无粉末的乳胶手套，戴上面罩；
② 如果溢出药物产生气化，则需要戴上呼吸器；
③ 溢出的药物用吸收性的抹布吸取和擦拭，固体药物应用湿的吸收性抹布擦拭；
④ 用小铲子将玻璃片收拾起来并放入防刺破的容器中；
⑤ 防刺破的容器、抹布、吸收垫子和其他被污染的物品都放置于细胞毒性药物专用垃圾袋内；
⑥ 药物溢出的地方应用清洁剂反复清洗 3 遍，再用清水清洗；
⑦ 穿戴好个人防护器材，将反复使用的物品用清洁剂清洗 2 遍，再用清水冲净；
⑧ 将放置细胞毒性药物污染物的垃圾袋封口，再放入另一个放置细胞毒废物的垃圾袋中，所有参加清除溢出物的员工的防护服应丢置在外层的垃圾袋中；
⑨ 外面的垃圾袋也应封口并放置于细胞毒废弃专用一次性防刺容器中；
⑩ 记录相关信息，包括药物名称、溢出量、溢出发生的原因、处理过程、参加处理的人员名单、告知相关人员注意药物溢出等。

2. 大量溢出药物的处理

（1）大量溢出是指在生物安全柜以外体积大于 5 mL 或剂量大于 5 mg 的药物溢出。

（2）如果溢出的细胞毒性药物会产生气雾或出现汽化现象，必须佩戴呼吸器处理。

（3）轻轻将吸收药物的抹布或垫子覆盖在溢出的药物上，直至完全吸收干净。

（4）大量细胞毒性药物的溢出必须由经过培训的人员清除。具体处理方法如下：

① 必须穿戴好个人防护用品，包括里层的乳胶手套、鞋套、外层操作手套、面罩、眼罩或防护眼镜；

② 轻轻将浸湿的垫子或湿毛巾覆盖在粉状药物上，防止药物弥散到空气中，应将其完全清除干净；

③ 将所有被污染的物品放入细胞毒性药物专用垃圾袋中密封；

④ 药物完全去除后，用清水冲洗被污染的地方，再用清洁剂清洗 3 遍，清洗范围从小到大进行，清洁剂用清水冲洗干净；

⑤ 用于清洁的物品放置于细胞毒性药物专用垃圾袋中密封；

⑥ 将放置细胞毒性药物污染物的垃圾袋封口，再放入另一个放置细胞毒废物的垃圾袋中，所有参加清除溢出物的员工的防护服应丢弃在外层的垃圾袋中；

⑦ 外面的垃圾袋也应封口并放置于细胞毒废弃专用一次性防刺容器中；

⑧ 记录相关信息，包括药物名称、溢出量、溢出发生的原因、处理过程、参加处理的人员名单、告知相关人员注意药物溢出。

第二节　化学消毒剂的职业危害与防护

消毒是避免医院交叉感染的重要措施，对病区环境的消毒，抢救仪器的保养、清洗，医疗垃圾的灭菌、处理等需要用到各种化学消毒剂，其中大部分消毒剂对皮肤黏膜有不同程度的刺激作用。护理人员作为消毒剂的最常使用者，如果在实际工作中不注意个人防护，可造成不同程度的职业损伤。为保护医院护理人员自身的职业健康，在使用化学消毒剂过程中必须加强护理人员的主动防护。

一、消毒剂的种类

消毒剂是指用于杀灭传播媒介上病原微生物，使其达到无害化要求的制剂，它不同于抗生素，在防病中的主要作用是将病原微生物消灭于人体之外，切断传染病的传播途径，达到控制传染病的目的。人们常称它们为"化学消毒剂"。

（一）按其作用水平分类

化学消毒剂按其作用可分为灭菌剂、高效消毒剂、中效消毒剂、低效消毒剂 4 类。

1. 灭菌剂

灭菌剂可杀灭一切微生物使其达到灭菌要求的制剂。包括甲醛、戊二醛、环氧乙烷、过氧乙酸、过氧化氢、二氧化氯等。

2. 高效消毒剂

高效消毒剂指可杀灭一切细菌繁殖体（包括分枝杆菌）、病毒、真菌及其孢子等，对细菌芽孢也有一定杀灭作用，达到高效消毒要求的制剂。包括含氯消毒剂、臭氧、甲基乙内酰脲类化合物、双链季铵盐等。

3. 中效消毒剂

中效消毒剂指仅可杀灭分枝杆菌、真菌、病毒及细菌繁殖体等微生物，达到消毒要求的制剂。包括含碘消毒剂、醇类消毒剂、酚类消毒剂等。

4. 低效消毒剂

低效消毒剂指仅可杀灭细菌繁殖体和亲脂病毒，达到消毒要求的制剂。包括苯扎溴铵等季铵盐类消毒剂、氯己定（洗必泰）等双胍类消毒剂，汞、银、铜等金属离子类消毒剂及中草药消毒剂。

（二）按其化学性质分类

最常用的化学消毒剂按其化学性质不同可分为九大类。

1. 含氯消毒剂

含氯消毒剂是指溶于水，产生具有杀灭微生物活性的次氯酸消毒剂，其杀灭微生物有效成分常以有效氯表示。次氯酸相对分子质量小，易扩散到细菌表面，并穿透细胞膜进入菌体内，使菌体蛋白质氧化导致细菌死亡。含氯消毒剂可杀灭各种微生物，包括细菌繁殖体、病毒、真菌、结核分枝杆菌和抗力最强的细菌芽孢。这类消毒剂包括无机氧化合物和有机氧化合物两种。无机氯化合物有次氯酸钠、含氯石灰、漂粉精、氧化磷酸三钠；有机氯化合物有二氯异氰尿酸钠、三氯异氰尿酸、氯胺等。无机氯性质不稳定，易受光、热和潮湿的影响，丧失其有效成分，有机氯则相对稳定，但溶于水后均不稳定。其杀灭微生物作用明显受使用浓度、作用时间的影响，一般来说，有效氯浓度越高、作用时间越长、消毒效果越好；pH值越低消毒效果越好；温度越高杀灭微生物作用越强；但当有机物（如血液、唾液和排泄物）存在时消毒效果可明显下降，此时应加大消毒剂使用浓度或延长作用时间。但是高浓度含氯消毒剂对人呼吸道黏膜和皮肤有明显刺激作用，对物品有腐蚀和漂白作用，大量使用还可污染环境。因此，使用时应详细阅读说明书，按不同微生物污染的物品选用适当浓度和作用时间，一般来说，杀灭病毒可选用有效氯1 g/L，作用30分钟。此类消毒剂常用于环境、物体表面、食具、饮用水、污水、排泄物、垃圾等消毒。

2. 过氧化物类消毒剂

由于此类消毒剂具有强氧化能力，各种微生物对其十分敏感，可将所有微生物杀灭。这类消毒剂包括过氧化氢、过氧乙酸、二氧化氯和臭氧等。它们的优点是消毒后在物品上不留残余毒性，但是由于化学性质不稳定需现配现用，使用不方便，且因其氧化能力强，高浓度时可刺激、损伤皮肤黏膜，腐蚀物品。其中过氧乙酸常用于被病毒污染的物品或皮肤消毒，一般消毒物品时可用 5 g/L；消毒皮肤时可用 2~4 g/L，作用时间为3分钟。在无人环境中可用于空气消毒，用2%的过氧乙酸喷雾（按 8 mL/m^3 计算）或者加热过氧乙酸（按 1 g/m^3 计算），作用1小时后开窗通风。二氧化氯可用于物品表面消毒，浓度为 0.5 g/L，作用 30 分钟。

臭氧也是一种强氧化剂，溶于水时杀菌作用更为明显，常用于水的消毒，饮用水消毒时加臭氧量浓度为 0.5~1.5 mg/L，水中余臭氧量 0.1~0.5 mg/L 维持 10 分钟可达到消毒的目的，水质差时，应加大臭氧加入量，其质量浓度为 3~6 mg/L。

3. 醛类消毒剂

醛类消毒剂包括甲醛和戊二醛。此类消毒剂为活泼的烷化剂，作用于微生物蛋白质中的氨基、羧基、羟基和巯基，从而破坏蛋白质分子，使微生物死亡。甲醛和戊二醛均可杀灭各种微生物，其对人体皮肤、黏膜有刺激和固化作用，并可使人致敏。因此，不可用于空气、食具等消毒。一般仅用于医院中医疗器械的消毒和灭菌，且经消毒或灭菌的物品必须用灭菌水将残留的消毒液冲洗干净后才可使用。

4. 醇类消毒剂

醇类消毒剂最常用的是乙醇和异丙醇，它可凝固蛋白质，使微生物死亡，属于中效消毒剂。它可杀灭细菌繁殖体，破坏多数亲脂性病毒，如单纯疱疹病毒、乙型肝炎病毒、人类免疫缺陷病毒等。醇类消毒剂杀灭微生物的作用亦可受有机物影响，且由于易挥发，应采用浸泡消毒，或反复擦拭以保证其作用时间。醇类常作为某些消毒剂的溶剂，而且有增效作用，常用 75% 乙醇。据国外报道，75% 乙醇对病毒有良好的灭活作用。近年来，国内外有许多复合醇消毒剂，这些产品多用于手部皮肤消毒。

5. 含碘消毒剂

含碘消毒剂包括碘酊和聚维酮碘，它们赖以卤化微生物蛋白质使其死亡，可杀灭细菌繁殖体、真菌和部分病毒。可用于皮肤、黏膜消毒，医院常用于外科洗手消毒。一般碘酊的使用浓度为 20 g/L，聚维酮碘的使用浓度为 3~5 g/L。

6. 酚类消毒剂

酚类消毒剂包括苯酚、甲酚、卤代苯酚及酚的衍生物，常用的煤酚皂，又名来苏儿，其主要成分为甲基苯酚。

7. 环氧乙烷（EO）

环氧乙烷又名氧化乙烯，属于高效消毒剂，可杀灭所有的微生物，是一种消毒灭菌效果较好的低温化学消毒剂，常温下穿透作用良好。由于它的穿透力强，常将其用于皮革、塑料、医疗器械、物品包装后进行消毒或灭菌，而且对于大多数物品无损害；可用于精密仪器、贵重物品的消毒，尤其对纸张色彩无影响，常将其用于书籍、文字档案材料的消毒，从 20 世纪 50 年代起就开始用于医院消毒。目前，发达国家 EO 灭菌已占灭菌总量的 52.2%。

此外，还有双胍类和季铵盐类消毒剂，它们属于阳离子表面活性剂，具有杀菌和去污的作用，医院里一般用于非关键物品的清洁消毒，也可用于手消毒，将其溶于乙醇可增强其杀菌效果，常作为皮肤消毒剂。由于这类化合物可改变细胞膜的通透性，常将它们与其他消毒剂复配以提高其杀菌效果。

二、消毒剂的危害

消毒剂使用不当，可造成以下危害。

（一）可伤及人体组织器官

各种消毒剂对人体皮肤和黏膜均有不同程度的刺激性。在暴露配制和使用中，能刺激人的口腔、眼、鼻、呼吸道、肺部等，致使这些组织和器官受损，引起皮肤过敏、灼伤，出现黏膜瘙痒、红肿、干燥、脱皮症状或造成鼻炎、眼炎、咽炎及刺激性干咳、胸闷等病症。这些损伤和病症的程度与消毒频率、消毒剂的浓度呈正相关。

（二）可导致人体正常菌群失调

人体的正常菌群有维护组织器官生理活性，形成生物膜保护屏障，防止致病菌侵入的作用。如果过多滥用消毒剂，可造成人体多种有益细菌死亡，从而破坏定居在各腔道内正常微生物构成的生物膜保护屏障，给外来致病菌的侵入打开方便之门，造成难以治疗的二重和多重感染。

（三）可产生细菌的耐药性和变异

滥用消毒剂与滥用抗生素一样，会导致微生物菌群产生抗药性和细菌变异，使消毒剂的灭菌功效明显降低，甚至毫无作用。尤其是在细菌反复接触亚致死量消毒剂的情况下，其耐毒变异的概率大增，抗消毒剂菌株将大量繁衍，化学消毒方法可能会出现无计可施的尴尬局面。值得注意的是，在各种综合性因素的影响下，由于医院内不合理使用抗生素和过多使用消毒剂，已成为各种耐药菌株生长的最佳培养环境。

（四）可造成自然环境损害

含氯消毒剂的使用能在环境中生成有机氯化物，这种物质已被证实具有致癌、致畸、致突变的恶性作用。有的消毒剂在使用中还可能产生有害物质，对生物和环境影响极大。由于消毒剂的酸性较高、氧化性较强，过量使用可对花草树木、土壤造成损害。有部分消毒剂由于对空气和水的污染，从而间接影响人体健康。有的消毒剂腐蚀作用强，使用不当则可造成生活物资的损坏。

三、接触化学消毒剂时的应对措施

（1）大量吸入化学消毒剂时，应迅速从有害环境中撤到空气清新处，更换被污染的衣物，洗手和其他暴露皮肤，如大量接触或有明显不适应尽快到专科就诊。

（2）皮肤接触化学消毒剂时，应立即用大量流动清水冲洗，用淡肥皂水清洗；如果皮肤仍有持续疼痛或刺激症状，应在冲洗后去专科就诊。

（3）眼沾染化学消毒剂时，应立即用流动清水持续冲洗。冲洗时睁开眼，边冲洗边向各方向转动眼球；冲洗时要小心，不要让含污染物的冲洗水流入未受污染的眼内。如果双眼沾染，也可把面部浸入盛有大量清水的盆里，睁开眼球，摆动头部，以稀释和冲洗出眼内残留的化学物质。一般冲洗 5~15 分钟，如仍有严重的眼部疼痛、畏光、流泪等症状，应尽快就诊检查治疗。

四、化学消毒剂的防护措施

（一）使用化学消毒剂的防护原则

（1）选用消毒剂必须同时考虑消毒效果和对人、物品和环境的安全性。在达到消毒效果的前提下，尽量减少化学消毒剂的使用量。必须改变用量越大、浓度越高、使用次数越多消毒效果越好的错误观念。

（2）了解所使用的消毒剂的性质，并正确选用；按照消毒技术规范和生产商建议的方法使用。

（3）当对环境消毒时，除操作人员外，应保证环境中无其他人。

（4）消毒场所通风系统运行良好。

（5）正确使用个人防护装备。

（6）熟练操作，简化步骤，尽量避免直接接触，减少接触时间，防止中毒与损伤。

（7）消毒后尽量去除残留，以减轻可能引起的腐蚀等毒副作用。

（8）提倡使用性质稳定、对环境和人体损伤较小的环保型消毒剂。

（9）制定消毒剂泄漏与人员暴露的应急预案。

（二）人员管理

（1）进行化学消毒剂操作的各类人员必须接受相关培训，掌握不同消毒剂的使用方法和注意事项。

（2）环境中其他人员在不可避免接触消毒剂时，必须采取防护措施。

（三）化学消毒剂储存、运输时的防护要点

（1）多数消毒剂应在常温下于阴凉处避光密闭保存；部分消毒剂易燃易爆，保存时应远离火源，如过氧化氢、环氧乙烷和醇类消毒剂等。过氧乙酸、过氧化氢等性质不稳定的消毒剂，使用单位不宜过多储存。

（2）容易相互发生反应的消毒剂不能储存在同一房间。

（3）储存库房应通风良好，人员进入前应先通风一定时间。

（4）储存容器外表要有明显的标识。避免使用酒瓶、饮料瓶盛装消毒剂，以免误用。

（5）运输液体、气体消毒剂时，应采用适当的容器，防止破裂泄漏；易燃易爆品应当避免剧烈振荡。

（6）在消毒剂库房操作及运输、消毒过程中的人员也应注意防护。

（四）化学消毒剂配制时的防护要点

（1）消毒剂的配制应由专人负责。

（2）配制消毒剂时应注意个人防护，穿工作服，戴防护手套、口罩，必要时穿防腐蚀隔离衣或围裙，戴防护眼镜等。

（3）配制时动作轻柔，防止消毒液溅洒。

（4）配制容器应适当，应保证容积足够，耐消毒剂腐蚀并带密封盖，并有明显的标识。

（5）消毒剂浓度要配制准确，现配现用。

（6）不可随意将不同消毒剂或清洁剂混合配制使用。

（五）采用不同方法消毒时的防护要点

1. 浸泡消毒法

（1）设有专用浸泡容器，应保证容器足够，耐消毒剂腐蚀并带密封盖，有明显的标识。

（2）将物品浸没时戴手套、口罩操作，动作轻柔，防止消毒液溅洒。

（3）作用至规定时间后，取出消毒物品用清水冲净，晾干。

2. 擦拭消毒法

（1）戴手套、口罩，必要时穿围裙，操作时动作要轻柔。

（2）在作用至规定时间后，用清水将消毒物体擦净。

3. 普通喷雾和气溶胶喷雾消毒法

（1）消毒场所应处于无人状态，并将室内不耐腐蚀物品、食品、餐（饮）具及衣被等物移出，或用塑料膜覆盖。

（2）消毒人员应戴口罩、帽子和防护眼镜，必要时戴防毒面具。特别注意防止消毒剂气溶胶进入呼吸道。

（3）喷雾后作用至规定时间，打开门窗或排风系统充分通风。物体表面用清水擦拭。

4. 熏蒸消毒法

（1）准备合适的加热源（如酒精炉、电炉、电磁炉等）和耐热耐腐蚀容器，并做好防火防漏电措施。

（2）消毒时消毒场所应处于无人状态，并将房间内不耐腐蚀物品、食品、餐（饮）具及衣被等物移出，或用塑料膜覆盖。

（3）配制适量消毒液，掌握熏蒸时间。

（4）如果人员在消毒过程进入房间时，必须戴防毒面具等高效过滤防护器具。

（5）熏蒸后作用至规定时间，打开门窗或排风系统充分通风。

（六）消毒剂泄漏和人员暴露时的处理

发生消毒剂泄漏和人员暴露时，有关单位和人员在现场初步处理后应及时报告职业卫生安全管理办公室。

1. 高浓度消毒剂大量泄漏的处理

（1）严格限制无关人员接近污染区。

（2）处理人员佩戴适当的个人防护装备，切勿直接接触泄漏物。

（3）如在室内，应引入新鲜空气，但注意防止高浓度挥发物扩散至其他环境。

（4）在确认安全的情况下，移走所有热源。

（5）在确认安全的情况下，设法阻止或减少泄漏物蔓延、扩散，如使用沙土等惰性物围堵泄漏物，避免流入下水道或其他密闭空间；沙土等吸收泄漏物后，存放于有盖的合适容器内，移至指定地点进一步处理。

（6）彻底清洗残留物，清理现场。

2. 化学消毒剂暴露后的处理

（1）大量吸入、皮肤接触、眼沾染情况的处理同上述防护措施。

（2）误服：少量未吞下者，用清水漱口。吞下者，对成年人应立即口服不超过 200 mL 的牛奶，可多次服用，也可服用生蛋清 3~5 个。一般不要催吐、洗胃。含碘消毒剂中毒可立即服用大量米汤、淀粉浆等。若误服量较大、或出现严重胃肠道症状者，初步处理后立即就诊。

（3）其他暴露情况采取相应对症处理。

（七）废弃消毒剂的处理

（1）使用消毒剂前计算好用量，按需储存和配制，防止过期失效，产生过多废弃消毒剂。

（2）未使用的消毒剂如超过有效期时间较短，可在配制时增加相应用量，但必须进行浓度检测，达到规定浓度方可使用。消毒剂过期时间较长，浓度很低而无法进行有效消毒时，可适当稀释、中和或降解后排放。

（3）使用后的废气消毒剂适当稀释、中和或降解后排放。

（4）任何人不得将各种消毒剂随意弃置。

第三节　医用气体的职业危害与防护

一、医用气体的类别及使用

医用气体是辅助治疗、抢救患者生命必不可少的，其种类很多，主要有氧气、负压吸引、压缩空气、笑气、氮气、二氧化碳、混合气体、氩气等。

（一）氧　气

氧气用于改善人体内缺氧及与其他混合气体做特殊治疗用。氧气必须符合医用氧标准。氧气气源主要有 3 种形式，即气态氧、液态氧、制氧机。

（二）压缩空气

压缩空气主要作气钻、气锯的动力源等，同时也用于呼吸机的动力源，以及与别的气体混合供治疗用，所以必须无油、清洁、无味。压缩空气气源由中心站集中供给，压缩空气站主要由无油空气压缩机、干燥器、过滤器气罐、电控单元及冷却设备等组成。

（三）笑　气

笑气（N_2O）也称氧化亚氮，主要用于手术麻醉。

（1）物理性质：笑气为无色、有微甜味的气体，固态时为无色立方结晶状。能够溶于乙醇、醚、浓硫酸和水。它的物理性质与 CO_2 极为相似。气液共存的笑气，当环境温度为 0 ℃时，具有 30 个大气压力，22 ℃时具有 50 个大气压力。

（2）化学性质：能助燃，高温时是强氧化剂。加热高于 500 ℃时开始分解为氮和氧。它与 H_2、NH_3、CO 或某些可燃物的混合物加热时可发生爆炸。不能与水、酸和碱反应，也不能被氧气氧化。

（3）用途：单独或与氧气混合作为妇产科、外科的麻醉剂，也用作防腐剂、制冷剂、助燃剂、烟雾喷射剂等。

在手术过程中如需要对患者进行麻醉，可通过麻醉机调节好氧气与笑气的比例供给患者吸入体内，通过体内功能器官的作用输送到全身麻醉神经，以达到无痛的目的。当患者手术结束后减去笑气，进行吸氧，用氧气来置换残留在体内的笑气成分，患者很快就能苏醒过来，而且在体内不会留下任何残留物，不留后遗症。所以笑气做手术麻醉是很安全的，是一种很理想的麻醉剂。

（四）氮　气

氮气在手术室里主要用于高速气钻、气锯的动力源。氮气是一种没有生命危险、不带来交叉感染因素的安全气体，但一个密闭手术室内大量使用氮气，散发在空间，会降低空气含氧量，对室内工作人员带来危害。

（五）混合气

混合气主要有2种，一种是二氧化碳与氧气混合成碳酸气，主要利用二氧化碳收缩血管减少血管内气泡，使血管内的血液流通畅快；另一种是氦气与氧气的混合，用于气喘和气道狭窄等疾病，有缓解作用。

（六）氩　气

氩气主要用于氩气刀的保护，手术过程中减少出血量。

废气回收排放装置是洁净手术室内一个很重要的设施，用以保障手术室内空气品质良好。如果没有这一装置，患者呼出的带有麻醉混合气体的残留气体将会危害医务工作人员。废气回收接口设置在吊塔或备用终端上。废气排放动力源一般有2种方式：一种是利用低压大流量的负压泵作为动力源，一般情况下以一套系统负责3~5个手术间为宜，但利用负压泵方式会受到手术间投入使用量变化、泵的启动停止等的变化而不稳定；另一种是射流法，利用射流原理产生负压动力将废气排放出去，根据患者情况调节好后就不会变化，因为各个手术间是独立的不受其他手术间和系统的干扰，这是一种比较稳定、理想、方便的废气回收排放方式。

二、医用气体的危害

医用气体的危害主要包括两个方面：一是气体储存、运送或使用过程中，操作不当导致的爆炸事故；二是手术室麻醉废气排放系统不完善，对护理人员造成身心健康方面的危害。

麻醉废气主要是指恩氟烷（氨氟醚）、异氟烷（异氟醚）。手术室护士因其工作环境的特殊性，长期暴露于麻醉废气的环境中。美国职业健康委员会要求，单独使用各种吸入式麻醉时，其空气污染水平不应超过 $2.5×10^{-6}$ ppm。麻醉废气的短时间吸入可引起护理人员头痛、注意力不集中、应变能力差、心情烦躁等；长时间使用麻醉废气，在护理人员体内蓄积后，可以产生心理行为改变、慢性遗传学影响以及对生育功能的影响等。

三、医用气体危害的防护措施

(一) 建立医用气体中心供应系统

中心吸引系统和中心供氧系统对于医院来说,是最基本的、必需的和重要的装备之一。随着国民经济的发展和国家有关部门对此要求的不断加强,无论大小的各类医院在新建或者改建病房楼时,均非常重视医用气体的中心供应系统的建设。1995 年 5 月 1 日,由国家医药管理局发布实施的《医用中心供氧系统通用技术条件》,成了医院建设医用气体中心供应系统的行业标准。医用气体中心供应系统有以下优点:

1. 能够提供安全可靠的优质气体

病房和手术室的供氧和真空吸引是必不可少的。氧气对于多种疾病都有辅助疗效,是生命支持的必需品。因此,供应优质的氧气就显得非常重要。中心供氧系统输出的氧气压力稳定,并经过多道过滤后,再提供给患者呼吸。真空吸引对外科手术室患者特别重要,如脑外科气管切开的昏迷患者需要间断性地、频繁地抽吸渗出液体和痰液,某些腹部手术患者也需要抽吸渗出液体,中心真空吸引系统能够不间断地提供稳定的负压。中心供氧系统有两套气源,两套气源之间可以自动切换(或手动切换),保证了氧气不间断地供应。中心真空吸引系统同样具有两台真空泵,真空泵由电控柜管理,自行启动和关闭,始终使系统保持在规定的负压范围内。两台真空泵能够自动切换(或手动切换)。

2. 中心供氧系统避免了人为污染

没有中心供氧系统的医院,当患者需要吸氧或者实施真空吸引时,必须将氧气钢瓶和电动吸引机直接搬入手术室或者病房。钢瓶和吸引机又不能进行真正意义上的消毒和灭菌,势必污染了治疗区域,极有可能导致患者感染。感染问题是医院极为关注的课题之一,医院感染也是医院一直力图解决的问题之一。采用中心供氧系统后,阻断了感染环节。

3. 提高了效率

采用中心供氧系统后,不但免除了人员搬运物品的劳动,又争取了时间。对于危重的抢救患者,给医护人员腾出了相当的、必需的空间,而且杜绝了吸引机的噪声,有利于医护人员集中精神进行操作。

(二) 设立麻醉废气回收排放装置

2000 年 10 月 1 日,由国家卫生部主编、经建设部和国家发展计划委员会批准的《医院洁净手术部建设技术规范》中,就非常明确地提出了"洁净手术部必须设氧气、压缩空气和负压吸引 3 种气源和装置",根据各个医院的实际需要,在手术室设立"氧化亚氮、氮气、氩气源以及废气回收排放装置等"。一般来说,医院管理部门可采取以下措施,来控制麻醉废气的回收和排放。

(1) 建立完好的排放系统,增加麻醉废气排放设备。
(2) 使用密闭性良好的麻醉机,控制好泄漏和污染的每个环节。
(3) 改善手术室的通风条件,将麻醉机的废气连接管道通至室外,或装置麻醉废气吸收器,将泄漏的麻醉废气排放至室外。
(4) 根据麻醉种类安排手术间。

（5）手术过程中，吸引管道应跟着电刀走，避免局部产生过多的烟雾。

（6）腹腔镜手术前，严格检查气腹机与二氧化碳容器及衔接处，防止二氧化碳泄漏。

（7）合理安排护理人员轮岗，减少人员滞留污染环境的时间。

（8）合理安排孕期和哺乳期护理人员的工作，减少其接触麻醉废气的机会。

四、医用气体危害的应急措施

医用气体引起的突发事件，往往是压缩气源运送或使用过程中处理不当而引发的爆炸事件。各医院应建立医用气体爆炸应急防护措施或预案，医疗机构首先应定期对供气系统进行检查，发现故障或隐患及时报修。当医用气体使用不正确发生爆炸等危险时，在保障医护人员和患者安全的同时，保障其他患者的正常用气。一旦发生危险，当班护理人员应及时报告护士长及病房设置管理部门或值班人员，并紧急转移可能受危害的人员，立即救治受害者。启用第二套供气系统保证手术室、监护室等重要科室正常用气。病房护士长协助检修人员完成医用气体危险的排查与检修工作，并将检查结果备案。

课后思考题

1. 简述化疗药物的危险因素及职业暴露的途径。
2. 接触化学治疗药物应采取哪些防护原则？
3. 简述接触化学治疗药物的操作规程。
4. 简述化疗药物溢出的防护规程。
5. 简述消毒灭菌剂危害的防护措施。

第八章 物理性职业危害与防护

学习目标

价值塑造
通过物理性职业危害的学习,师生共同体会医护职业的使命感和责任感。

能力提升
1. 根据不同的物理性职业危害采取正确的防护措施。
2. 结合临床工作实际善于进行总结和反思,积极预防物理性职业危害。

知识学习
1. 准确简述物理性职业危害的防护措施。
2. 理解物理性职业危害给护士健康造成的危害。

医院物理性职业危害包括机械损伤、噪声污染、锐气伤害、辐射、温度和湿度等,主要来源于临床诊断、治疗、护理、消毒灭菌等过程。护理工作是脑力与体力相结合的繁重劳动,护士随时处于抢救的应急状态、争分夺秒的快节奏工作状态,体力消耗巨大。在高强度、高压力、高要求的工作环境下,护士面临的物理性职业危害尤为突出,给健康造成严重的危害。

第一节 锐器伤的职业危害与防护

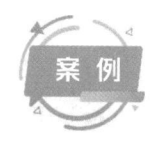

案例

某患者,男性,因发热、肺炎、严重贫血伴腹泻和体重减轻入血液内科住院治疗。21:30,某医生为其作骨髓穿刺检查,在将抽取的骨髓穿刺液放入试管时,被骨穿针穿透手套意外刺伤左手拇指指尖部,手套上污染有患者大量血液,伤口处有明显针眼、伤口深且有出血。在发生针刺伤的第一时间,其他医护人员立即抽取患者血液送检验科,检测人类免疫缺陷病毒、乙型肝炎病毒、丙型肝炎病毒和梅毒,检验科应用快速检测方法,约30分钟后,发现该患者的血样呈人类免疫缺陷病毒抗体阳性反应。立即与医院预防保健科联系,医院预防保健科医生(已接受相关培训)即刻与市疾病预防控制中心艾滋病室取得联系,并将意外情况作简单介绍。

请思考:
(1)如何进行伤口处理?
(2)发生锐器伤职业暴露需要进行上报吗?
(3)如何进行干预性治疗和随访?

一、锐器伤概述

锐器伤是指一种由医疗利器,如注射器针头、缝针、各种穿刺针、手术刀、剪刀、碎玻璃、安瓿等造成的意外伤害,造成皮肤深部的足以使受伤者出血的皮肤损伤。

锐器伤是医院内常见的一种职业伤害,是导致护理人员发生血源性传播疾病最主要的职业因素,目前已证实有二十多种病原体可通过锐器伤接触传播,其中最常见、威胁最大的是HBV、HCV和HIV。护理人员因接触注射器、输液器等医疗锐器机会多而成为医院锐器伤发生率最高的职业群体。护理人员发生锐器伤的潜在危险因素有:对锐器伤的防范意识薄弱、缺乏标准预防知识、不良的个人操作习惯和不良的工作环境等。因此,应严格执行消毒隔离制度和操作规程,充分利用各种屏障防护用具和设备,减少各种危险行为,加强防范措施的管理,从而降低锐器伤的发生率。

一旦发生锐器伤,应立即采取一"挤"、二"冲"、三"消毒"等措施防止病原体经伤口传播。

二、锐器伤的流行病学特点

(一)发生锐器伤的职业分布

发生锐器伤的职业分布包括护士、医生、护理员、技术员、回收医疗垃圾的工人等,其中,护士位居首位。临床护士在进行治疗操作时经常使用注射器、穿刺针,在溶药、抽吸药的过程中容易被刺伤,掰安瓿也是发生锐器伤的常见原因。此外,手术室、供应室的护士经常接触和传递刀、针、剪也易发生锐器伤。医生、技术员主要在进行有创操作时受伤,外科医生则易在术中操作时被误伤。护理员主要在整理治疗室、处理垃圾时被污染的针头刺伤。回收医疗垃圾的工人常被突出垃圾袋外的锐器所伤,主要是因为与医疗垃圾分类不彻底、装锐器的容器不合要求、回收人员未戴专用手套有关。

(二)发生锐器伤的地点分布

发生锐器伤的地点常见于急诊室、手术室、监护室、病房治疗室、医疗垃圾回收站等。急诊室、监护室护士发生锐器伤的概率较大,因大多患者病情变化快,经常遇到紧急抢救,由于护士人力不足,往往在紧急情况中被针头、碎安瓿所伤,有时来不及整理包扎,直到抢救结束,才发现自己的手有破口,因此被污染。手术室护士因为器械摆放不规范、利器包扎不到位、传递操作不规范、不熟悉手术步骤在忙乱时受伤。病房的治疗操作多在治疗室进行,集中治疗期间工作忙乱容易被注射器针头或安瓿所伤。

(三)引发锐器伤的利器种类

引发锐器伤的利器种类有注射器针头、玻璃安瓿、缝针、手术刀、留置针芯、输液器针头等。在医院感染管理中规定这些锐器须放置在防水耐磨、坚固密封的一次性锐器桶内,3/4满时要封闭容器,且密封后不能打开取出,防止意外伤害。国外多项研究资料显示,有62%的针刺伤是由空心针头引起的,空心针头又主要集中于皮下注射针头及蝶形针头,其他导致针刺伤的物品是缝合针、玻璃类物品、手术刀、手术剪刀和其他锐利器械。

三、发生锐器伤的原因分析

护理人员对患者进行护理操作时,容易发生锐器伤,致伤的部位主要在手和前臂,这与护士特定的工作行为和工作习惯密切相关。锐器伤的发生与护理人员防护意识欠缺、操作欠规范、管理因素等有关。主要有以下几个方面:

(一)护理人员防护意识欠缺

护理人员对针刺伤的危害性认识不足,缺乏系统的防范知识教育,自我防护意识淡薄。具体表现为个别护理人员未接受有关锐器伤自身防护知识的培训或对该继续教育内容不重视,另外,部分医院虽然制定了严格的锐器伤报告制度,但是执行情况却不尽如人意。因此,导致护理人员在接触患者的血液或其他体液时没有保持足够的警惕。已有资料显示,因职业而引起的感染针刺损伤占 80%,被感染需要的血量非常少,如感染乙肝只需 0.4 μL 血液;每毫升感染乙肝病毒的血液中含有 1 亿个乙肝病毒微粒,每毫升感染艾滋病病毒(HIV)的血液中含有成千上万个 HIV 病毒微粒。发生锐器伤接触患者时感染 HBV 的概率为 6%~30%,感染 HCV 的概率为 3%~10%,感染 HIV 的概率为 0.2%~0.5%。所以护理人员在思想上要引起足够重视,不能麻痹大意。

(二)护士的工作行为

护理操作中容易发生锐器伤的环节有:

1. 护理操作不慎

配置药液时不慎被掰开的安瓿划伤手指;在加入药液时包装袋被刺穿伤及自身;实施静脉输液、静脉注射操作时失败,未更换针头而重复注射;手术室护士将缝合针、手术器械在器械上摆放不规整及器械传递不规范等;将患者的血液或其他体液标本从注射器注入标本容器时,刺破手指或皮肤。

2. 手术配合

手术铺台时器械摆放位置不合理,导致自己或患者意外受伤。手术配合时传递器械动作不规范或传递器械时注意力不集中相互碰撞,导致手术医生或器械护士自身被扎伤或划破手指及皮肤等。手术结束进行用物整理时,将缝合针遗漏或放置在手术敷料上,未及时归位到特定部位,等再拿取时造成刺伤。手术结束后,护理人员在清洗整理手术器械时过急、过快、过粗或过度随意,不慎被锐器刺伤或划伤。

3. 医疗废弃物处理

污染针头带回污物室后的医疗废弃物处理时不慎刺伤;输液结束拔管时、分离静脉输液器管道时;一次性注射器针头用过以后随便丢弃;将用过的静脉留置针的针芯不做毁形处理就扔进污物袋里;静脉盘内有已被污染的头皮针或针头未及时处理;医疗垃圾未分类处理,堆放在一起让护理员分类处理,一方面护理员在处理过程中受伤;另一方面造成锐器被捡漏,在垃圾搬运过程中刺伤工人。

4. 回套针帽行为

部分护士有将抽血、肌内注射、静脉注射、指尖血糖试验等操作后的针头重新套上针帽的习惯，这是导致锐器伤最常见的危险行为。美国疾病控制与预防中心数据表明：回套造成的针刺伤占针刺伤总数的 10%~25%，甚至高达 30%~50%。另外，也有针对护士有无回套习惯与发生针刺伤比例关系的调查结果显示：有 47%~55% 的护士有回套的习惯，且有回套习惯者其发生锐器伤的机会是无回套习惯者的 1.773 倍。由此可见，回套动作应予以严格禁止。

（三）意外损伤

手术室工作中常使用的锐利器械较多，如刀、剪、针、钩，传递频繁极易造成自伤或误伤他人。调查指出，约有 11.7% 的手术室工作人员有意外的血液直接接触史，术中意外针刺伤、刀割伤，污血溅到皮肤或眼内。拔针时方法不正确，或没有及时处理拔出的针头，随手放置一边造成意外伤害。供应室或临床护理人员在刷洗医疗器械时也容易受伤。使用后的针头遗留在患者床上或将之扔在非耐刺容器内等造成意外伤害。因此，必须加强护士的规范操作，正确传递器械，包裹好锐器，减少意外伤害。

（四）患者因素

在急诊或监护室，经常遇到醉酒患者、精神病患者或有精神症状的 ICU 综合征患者，由于这类特殊患者已丧失了正常的理智，他们要么动手打人，要么骂人或说一些离奇的怪话相威胁，使得护士在操作过程中紧张、害怕，导致操作失误而刺伤自己。有的则在护士操作过程中，患者出乎意料突然反抗而导致针头、刀片误伤护士。

（五）心理疲劳

护士每日精神高度紧张，若遇有重、急症及复杂手术、重大抢救等情况时更加明显，尤其是夜班护士，要独立完成繁重的工作，有时需要同时处理好几件事情，容易在忙乱中发生锐器伤。在人力资源欠缺的部门或科室，护士人力普遍配置不足，工作压力大，易出现身心疲惫，导致操作时精力不集中造成误伤。工作节奏快、工作强度大、接近下班的时段和抢救患者情况紧急时也较易发生锐器伤。

（六）医院管理方面

医院管理方面存在不足，在缺乏严格的管理体系支持的单位或部门也比较容易发生锐器伤害。防护设备提供不足，如因考虑医疗成本而限制手套的使用。如果一个被血液污染的钢针刺破一层乳胶手套或聚氯乙烯手套，医务人员接触血量比未戴手套时可能减少 50% 以上。这一数据有力证明，在操作及处理针头时戴手套的重要性；未开展相关的安全防护教育，对新护士没有做相关的培训；未引进具有安全防护的一次性医疗用品（带自动毁形装置）；废弃物的处理要求不规范，有调查显示，因一次性物品毁形时造成的损伤占锐器伤的 21.7%，如要求护士将用过的注射器针头、输液器针头毁形、浸泡，然后再捞出来装盒，很多护士就是在这些环节中被扎伤。

四、锐器伤的防护措施

护理人员职业安全的关键点在于：建立防护制度，进行职业安全教育，增强自我防护意识，做好预防接种，使用安全工具，规范操作行为，完善防护措施。

（一）加强护理人员职业安全教育，增强自我防护意识

加强教育，对护士进行安全工作技术、方法的专门培训至关重要。教育内容包括：预防注射锐器伤指南，锐器伤的危害、原因及防护对策；锐器伤的处理；锐器伤后的报告制度；熟悉医疗锐器的安全使用，正确处理使用过的注射器等，提高护士对锐器伤害的认识，树立标准预防的理念，纠正护士受伤后的侥幸心理，使其重视和配合锐器伤处理，提高护士预防锐器伤的自觉性。同时结合医院及科室的特点，进行锐器伤危险因素的评估，增强护士的防护意识。

（二）规范操作行为，执行安全操作标准

规范操作行为是降低锐器伤发生率，确保护士职业安全的重要环节。

（1）树立标准预防的观念。接触患者的血液、体液时，应视所有的血液、体液具有传染性，充分利用各种屏蔽防护设备。护理人员在实际操作中应自觉采取防护措施，如戴手套、口罩、帽子，穿隔离衣等。

（2）护士在进行注射、抽血、输液等操作时，应特别小心，以免刺伤别人或自己。操作后安全处理针头，改掉徒手分离针头或将扔下的针头重新插到输液管等不良操作行为；不给针头套帽，一定要套回时，应采用单手套法，禁止双手回套针帽。

（3）应采用持物钳持物，不可用手直接接触使用过的针头、刀片。任何时候都不用弯曲、损伤的针器，绝对不要用手处理破碎的玻璃。

（4）针头或锐器在使用后立即扔进耐刺的锐器收集箱中，收集箱要有牢固的盖子和箱体锁定装置，有明显的生物危险品警告标志，患者使用过的锐器，在传递中应用金属容器盛放传递，不可用手直接传递。

（5）给不配合的患者注射或输液时应有他人帮助。

（6）打开玻璃安瓿时，用纱布垫于安瓿与手指之间，用力均匀适当。

（7）护理操作过程中，应保证充足的光线，并特别注意防止被针头、缝合针、刀片等锐器刺伤或划伤。

（三）加强职业防护管理，完善相关制度

医院感染管理科人员应重视锐器伤对护理人员损害的严重性，建立完善的监测系统、锐器伤的报告及反馈制度。目前，一些国家已建立了卫生人员锐器伤的检测网络，通过专门软件，对所监测到的数据进行分析，了解高危人群、高危操作及高危产品等信息，不但可以为政府部门制定控制和预防措施提供流行病学资料，而且将这些信息及时反馈给护理人员，可增强他们的安全意识，减少锐器伤的发生。

（四）改进医疗设备，完善防护设施

安全工具的使用能有效降低锐器伤的发生。因使用的安瓿易碎、断端锐利及铝盖边缘毛糙，导致掰安瓿和铝盖割伤的发生率最高。应改进制造工艺，选择有利操作安全的产品，如采用移液器、配备专用毁形器、真空采血管及无针连接系统等，采用先进的预防针刺伤的护理用具，使用带有保护设计的针头，如自动套帽的静脉导管、安全型注射器（自动回缩针头）等，以预防锐器伤的发生。

(五）严格管理医疗废弃物

提供随手可得的符合国家标准的锐器物收集器，严格执行医疗垃圾分类标准。锐器不应与其他废物混放，在操作处置场所设置特定的锐器收集箱，锐器用后应稳妥安全地置入锐器盒内，锐器盒应有大小不同的型号。大的放在锐器废物较多的地方（如手术室、注射室、治疗室）。锐器盒进口处要便于投入锐器，与针头相连接的注射器可能会一起丢弃，所以容器应可一起处理针头和注射器。锐器盒应具有如下特点：① 防漏防刺，质地坚固耐用；② 便于运输，不易倒出或泄漏；③ 有手柄，手柄不能影响使用；④ 有进物孔缝，进物容易，且不会外移；⑤ 有盖；⑥ 在装入 3/4 容量处应有"注意，请勿超过此线"的水平标志；⑦ 当采用焚烧处理时应可焚化；⑧ 标以适当的颜色；⑨ 用文字清晰标明专用字样，如"锐器收集盒"；⑩ 底标以国际标志符号，如"生物危险品"。分散的污物袋要定期收集并集中。废物袋应每日运出病房或科室，无标志的废物袋不应搬出，而且应保证安全，防止泄漏。封好的锐物容器或圆形废物桶搬出病房或科室之前应有明确的标志，便于监督执行。清运工人应戴较厚的专用长手套搬运垃圾，防止被锐器刺伤。

（六）科学合理地安排护理工作

护理管理者应从护士安全的角度出发，科学合理地编配各病区的护理人员。护士长应采取科学的弹性排班、轮班的方法，为护士提供宽松的工作环境和丰富多彩的文化生活，提供减轻压力和放松精神的技巧培训。同时关注护理人员的劳动防护问题，为临床护理人员提供计划免疫，对乙肝表面抗原阴性者，接种乙肝疫苗可有效预防 HBV 的感染。

（七）加强护理人员健康管理

护理人员在工作中发生锐器损伤后，应立即做好局部处理，再根据情况进行防治。建立护士健康档案，定期为护理人员进行体检，并接种相应的疫苗，如定期注射乙肝疫苗。建立损伤后登记上报制度；建立医疗锐器伤处理流程；建立受伤工作人员监控体系，追踪伤者健康状况，降低感染发生率。因为护士在发生皮肤锐器伤时有可能产生焦虑、紧张，甚至悲观、恐惧心理，特别是被乙肝、丙肝、艾滋病患者血液、体液污染针头刺伤时其表现的心理问题更为明显，所以相关管理层领导应积极关心伤者，及时有效地采取预防补救措施。同时做好伤者的心理疏导，以增强护士战胜恐惧、战胜疾病的信心。

（八）促进患者理解合作

对易激怒或缺乏理性控制的患者，护士应体谅和宽容他们的行为，尽职尽责，不计较患者的躁狂和过分行为，尽量与其交谈和沟通，使患者对其产生信任感，表现出顺从与合作，从而达到治疗的目的。为不合作的患者做治疗时容易发生锐器伤害，因此必须有其他人协助，护士之间互相配合，尽量减少锐器误伤自己或患者。

总之，只要护理管理者和护士本人高度认识到锐器伤的危害程度，建立并执行相关的规章制度并加以防护，全面启动护士职业安全教育和培训，严格执行各种操作规程，纠正各种危险行为，护士应集中精力专注工作，在使用、运输、回收一次性医疗锐器的各个环节中，所有相关人员都应养成良好的习惯，护士因锐器伤而感染血源性疾病的机会就会大大降低，从而更有效地做好护士的职业防护。

五、锐器伤的紧急处理

(一)锐器伤后伤口处理

护理人员一旦发生锐器伤,应保持冷静,及时采取以下措施防止病原体经伤口传播。

(1)挤。立即从近心端向远心端挤压受伤部位,尽可能挤出损伤处的血液,避免在伤口局部来回挤压并产生虹吸现象,反而将污染血液吸入血管,增加感染概率。

(2)冲。立即用消毒肥皂液清洗伤口并在流动水下反复冲洗皮肤,用生理盐水冲洗黏膜。

(3)消。用碘酒等消毒液擦涂伤口,并用密闭无菌敷料包裹伤口。

(4)报。立即向主管部门汇报并填写锐器伤登记表。

(5)检。尽早检测抗体,并依据免疫状态和抗体水平采取相应的处理措施,充分利用安全有效的生物制品,以避免或减轻可能造成的后果。对暴露源不明者按阳性病例处理。

(二)锐器伤后预防性治疗方案

若病原体不明确或病原体已确诊为 HIV、HBV、HCV,均应依据原卫生部制定的条例采取预防措施。

(1)对于 HBV 易感者受到 HBV 污染的锐器伤后,应在 24 小时内注射乙肝免疫球蛋白,同时进行血液乙型肝炎表面抗原的检测,阴性者分别于第 0、1、6 个月皮下注射乙肝疫苗 10 μg、5 μg、5 μg。

(2)病原体是 HIV,被刺伤者应在 2 小时内使用齐多夫定(叠氮胸苷),定期追踪。

(3)丙型肝炎病毒暴露后的预防性治疗:$α_2$ 干扰素,300 万单位/(次·日),连续 3 天皮下注射,定期追踪。

(三)受伤护理人员血液监测

(1)患者为 HBs 抗原(+)、受伤护理人员 HBs 抗原(+)或 HBs 抗体(+)或 HBe 抗体(+)者,不必注射疫苗或乙肝免疫球蛋白;受伤护理人员 HBs 抗原(-)或 HBs 抗体(-)未注射疫苗者,24 小时内注射乙肝免疫球蛋白并注射疫苗,刺伤后 6 个月、1 年时需监测天门冬氨酸氨基转移酶、HBs 抗原、HBs 抗体、HBe 抗体。

(2)患者为丙型肝炎病毒抗体(+)、受伤护理人员为丙型肝炎病毒抗体(-)者,3 个月后取血查丙型肝炎病毒抗体和肝功能。

(3)患者为人类免疫缺陷病毒(+)、受伤护理人员人类免疫缺陷病毒抗体(-)者,经专家评估后可立即服用预防用药,并进行医学观察 1 年。于刺伤后 6 周、3 个月、6 个月、12 个月时检查人类免疫缺陷病毒抗体。预防性用药的原则:若被艾滋病病毒污染的针头所刺伤,应在 4 小时内,最迟不超过 24 小时进行预防用药,可用逆转录酶抑制剂、蛋白酶抑制剂给予预防。即使超过 24 小时,也应当实施预防性用药。

第二节 电离辐射的职业危害与防护

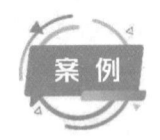

案例

1987年9月,在巴西戈亚尼亚一家医疗单位用137Cs作为放射源进行放射治疗时,因屏蔽机器内钢囊中铯粉外漏,导致28名工作人员和患者受到不同程度的体内外污染,造成全身和局部的放射损伤。本次事故发生后15天,患者才被确诊有放射损伤,而在此之前,患者出现的水肿和恶心、呕吐等症状均被错误地诊断为接触性皮炎和食物中毒,延误了治疗。

28名人员中共有74个部位受到损伤,主要分布于手掌、手指、足、上肢、下肢、面颈及胸腹部等。有不同程度的疼痛、红斑、水肿、水疱、溃疡及坏死、硬化。其中有25个创面为Ⅲ度损伤,临床病程发展迅速,可见早期溃疡和坏死,伴随严重的疼痛。

产生红斑的阈剂量范围为3~8 Gy,干性上皮炎为5 Gy,渗出性上皮炎为12~20 Gy,产生坏死剂量>25 Gy。临床处理主要以止痛、减轻炎症过程、防止感染、加速愈合和改善受损部位的功能为目的。对一些深度溃疡和坏死的难治病例主要采用外科手术治疗。

请思考:
该事故发生的原因是什么?应吸取哪些教训?

凡能引起物质发生电离的辐射称为电离辐射。例如,X射线、γ射线、α射线、β射线等。电离辐射可由人工辐射源产生,也可来自自然界的宇宙射线及地壳中的铀、镭、钍等。医护人员接触电离辐射主要是在使用射线发生器和放射性核素时。电离辐射对机体危害的临床表现为电离辐射损伤效应及急性、慢性放射病。

一、电离辐射的来源

当今电离辐射广泛应用于医疗照射实践,医护人员接触电离辐射分外照射和内照射两种方式,前者的特点是机体脱离或远离辐射源,辐射作用即停止;后者是放射性核素进入机体,在体内产生辐射作用,其作用直至放射性核素排出体外,或经10个半衰期以上的衰变,才可忽略不计。使用射线发生器,如加速器、X射线、γ射线、骨科手术"C"形臂床边摄片机等医用设备的使用;使用放射性核素,如放射性核素、放射性诊断试剂等使用、介入治疗手术的开展等。

(1)来自医学诊断过程中,如X射线摄片、造影检查、各种定位与介入检查、核医学检查等。
(2)来自医学治疗过程中,如γ射线治疗机、介入治疗、放射治疗等。

二、影响电离辐射危害的因素

(一)辐射的物理特性

辐射的电离密度和穿透力是影响辐射危害的重要因素。X射线和γ射线穿透力较强,尤其是高能X线和γ射线具有强大的穿透辐射作用。α粒子电离密度大,但穿透性低,因此,主要危害是内照射。

(二) 剂量和剂量率

剂量越大,生物效应越强。剂量率(单位时间内机体受到的照射剂量)越大,生物效应也越大。

(三) 照射面积

照射面积越大,辐射生物学效应越明显。

(四) 机体因素

机体组织对辐射的敏感性与其细胞分裂活动成正比,与分化程度成反比。机体腹部对照射的反应最强,其次是盆腔、头颈、胸部和四肢。淋巴组织、骨髓、性腺、胚胎等对射线高度敏感。

三、电离辐射对机体的危害与临床表现

(一) 电离辐射损伤效应

电离辐射所致的放射性损伤效应可分为随机效应和肯定效应两类。随机效应指放射损伤的发生概率与辐射剂量大小有关,而损伤程度与剂量无关,且损伤效应无剂量阈值,如遗传效应和致癌效应。肯定效应指当辐射剂量超过一定阈值时损伤效应发生概率将急剧增高,且损伤程度也随剂量加大而加重,如急性放射病等。

电离辐射生物学效应还可分为大剂量照射所致的急性效应、低剂量长期照射的慢性效应以及受照后产生的远期效应等。

(二) 电离辐射对机体的影响

电离辐射的过量照射可致人体发生放射性疾病,放射性疾病包括:① 全身性放射性疾病,如急、慢性放射病;② 局部放射病,如急、慢性放射性皮炎等;③ 电离辐射所致的远期损伤,如放射线所致的白血病等。

(三) 放射病

放射病是指一定剂量的电离辐射作用于人体所引起的全身性或局部性放射性损伤,临床上分为急性、亚急性和慢性 3 种放射病,放射性疾病属我国法定职业病。

1. 外照射急性放射病

它是指短时间内一次或多次受到大剂量照射,吸收剂量达到 1 Gy 以上所引起的全身性疾病。多次见于核事故、放射性治疗和核爆炸等。其病程时相性明显,有初期、假愈期、极期和恢复期。外照射急性放射病按临床表现特点可分为:

(1) 骨髓型 (1~10 Gy): 最为多见,主要引起骨髓等造血系统损伤。临床表现为白细胞数减少、感染、出血。其病程时相特征明显。

(2) 胃肠型 (10~50 Gy): 表现为频繁呕吐、腹泻,水样便或血水便,可导致失水,并常发生肠麻痹、肠套叠、肠梗阻等。

(3) 脑型 (>50 Gy): 受照后,短时出现精神萎靡,很快转为意识障碍、共济失调、抽搐、

躁动和休克。

急性放射病可根据明确的大剂量照射史，结合临床表现和实验室检查，依据《职业性外照射急性放射病诊断》（GB Z104—2017）给予诊断。急性放射病视病情损伤程度，采取消毒隔离、抗感染、抗出血以及全身支持性治疗。

2. 外照射亚急性放射病

它是指人体在较长时间（数周到数月）内受电离辐射连续或间断较大剂量外照射，累积剂量大于 1 Gy 时所引起的全身性疾病。造血功能障碍是其基本病变，以造血组织破坏、再生障碍、骨髓细胞异常增生、骨髓纤维化等为主要病理变化。

亚急性放射病治疗原则是保护和促进造血功能恢复，改善全身状态，预防感染和出血等并发症。

3. 慢性放射病

它是指较长时间内连续或间断受到超剂量当量限值（0.05 Sv）的外照射所引起的全身性损伤。慢性放射病多见于长期从事放射工作的人群。其主要临床表现为类神经症，自主神经功能紊乱、血液造血系统改变以及消化功能障碍、生育功能受损等。除全身性放射病外，患者可伴有局部放射性损害，如放射性皮肤损害、辐射性白内障等。

慢性放射病的诊断需在查明接触史和个体受照射水平基础上，综合分析体格检查结果，排除其他疾病，依据《职业性外照射慢性放射病诊断》（GB Z105—2017）进行诊断。慢性放射病患者应及时脱离放射性工作，积极治疗，定期随访（每2年1次）。

四、电离辐射的防护措施

辐射防护的基本任务是：在保护环境、保障从事辐射工作的人员和公众以及他们后代的安全和健康的前提下，允许进行可能产生辐射照射的必要活动。辐射防护主要是时间、距离、屏障三要素，受照剂量可以通过缩短受照时间、增加与放射源的距离、增加受照射者和放射源之间的屏障物厚度来减少。目前，医用放射的发展使得医用放射防护成为影响面最广、重要性最强的工作。

微课：电离辐射的防护措施

（一）辐射防护原则和基本方法

辐射防护三原则：① 任何照射必须有正当的理由；② 辐射防护的最优化配置；③ 遵守个人剂量当量限值的规定。

1. 时间防护

受照剂量与时间成正比，受照时间延长 1 倍，受照射剂量就增加 1 倍。因此，一切人员都应减少在辐射场内停留的时间。工作人员在操作前应做好充分准备，操作中技术熟练、准确、迅速以尽量缩短检查时间。特殊情况下，工作人员不得不在大剂量照射下工作时，应严格限制操作时间，使受照射剂量控制在规定的限值以下。

2. 距离防护

距离放射源越远，受照射剂量越小，放射源强度随距离平方成反比减少，距离增大 1 倍，剂量就减少到 1/4。故在不影响工作质量的前提下，尽量延长人员与放射源的距离。透视曝光时除术者及主要助手，其他人员应远离，避开 X 射线放射源。

3. 屏蔽防护

屏蔽是外照射防护的主要方法。屏蔽防护是指放射源和人员之间放置能有效吸收放射性的屏蔽材料，如利用铅板、钢板或水泥墙屏蔽，从而衰减或消除射线对人体的损害。屏蔽防护是防御辐射危害的重要措施，一旦屏蔽防护的材料厚度达不到屏蔽的铅当量时，辐射危害性就增加。常用个人屏蔽防护用品有：防护帽（防护头部）、铅眼镜（保护眼晶状体）、防护颈套（保护甲状腺）、防护手套、各种防护围裙（用于屏蔽胸部、腹部和性腺）、各种防护衣（用于屏蔽整个躯干、性腺及四肢的近躯干段）。

（二）放射学中的放射防护

1. 一般性防护

（1）固有安全防护为主与个人防护为辅：固有安全防护是指 X 射线机本身的防护性能和 X 射线机房内的安全防护设施，X 射线机的固有安全防护性能是 X 射线防护的最重要环节。个人防护作为一种辅助手段，以弥补固有安全防护不能解决的问题。

（2）X 射线检查、治疗室防护要求：治疗室的设置必须充分考虑周围环境的安全；治疗室必须有观察治疗的设备，如电视或观察窗；治疗室应装设供紧急中止辐射和应急开启治疗室门的设备；门外安设工作指示灯和"当心电离辐射"的警告标志；治疗室内应保持良好的机械通风或自然通风，换气次数一般每小时 3～4 次。

2. 工作人员防护

（1）工作人员应佩戴剂量检测器，每月报告 1 次个人接触的辐射剂量。

（2）工作人员应执行防护规章制度，穿铅衣、戴铅围领和防护眼镜。随时调整遮线器，尽量缩小照射野，严禁工作人员身体任何部位进入照射野。

（3）定期进行防护检查，工作人员每月检查血常规 1 次，每月系统体检 1 次。

（4）适当增加营养，增加室外活动，避免过于劳累。合理排班，严格休假管理。

3. 患者防护

（1）在不影响诊疗的前提下，缩小透视野，减少无效 X 射线。

（2）对患者的非曝光部位采取防护措施，特别是青少年和儿童的生殖器部位，可用铅物质遮盖，避免不必要的损害。

（3）进行较复杂的放射操作时，应对患者进行剂量测量，避免发生放射损伤。

（4）公众成员的防护：应对慰问及探视正在接受医疗诊断或治疗的患者的个人所受照射加以约束，使他（她）们在患者诊断检查或治疗期间所受剂量不超过 5 mSv。如果探视者是儿童，其所受剂量应限制在不超过 1 mSv。

（三）核医学中的放射防护

核医学工作人员使用放射性药品诊治疾病时，无论是配制剂、检测样品，还是对患者进行体外测量或护理，都存在着内、外照射的危害。

1. 放射性药物操作时的防护要求

（1）操作放射性药物时应在专门场所进行，使用前应有足够的屏蔽。

（2）给药用的注射器应有屏蔽，难以屏蔽时应缩短操作时间。

（3）操作放射性药物时，工作人员应佩戴个人防护用品，并在衬有吸水纸的托盘内进行。操作放射性碘化物时应在通风橱内进行，操作者应注意甲状腺的保护。用完的药品及时封存，用过的器皿及时清洗去污。

（4）工作人员操作后离开工作室前应洗手，并做污染监测。从控制区取出的任何物件，均需进行污染检查。

（5）在控制区和监督区内不得进食、饮水、吸烟，也不得从事无关的工作和存放无关的物件。

2. 临床核医学治疗时的防护要求

（1）使用治疗量 γ 放射体药物的区域应划为控制区。用药后患者床边 1.5 m 处或单人病房应划为临时控制区。控制区入口处应有放射性标志，无关人员不得入内，患者也不应离开该区，以减少人员间的交叉照射。

（2）接受治疗的患者应使用专用便器、专用浴室及厕所。

（3）使用过的放射性药物的注射器、敷料，应执行污染物处理或执行放射性废物处理。

（4）治疗患者的被服等个人用品，使用后应做去污处理，并进行去污检查以符合规定的要求。

3. 有关公众成员的防护

（1）接受放射性核素治疗的患者必须住院，以减少患者对其家庭成员及其他公众的影响。

（2）在诊治用药后最初几小时内，尽量减少患者与家庭成员之间持续密切接触，以减少受照机会。

（3）基本安全标准要求，接受 I^{131} 治疗的患者，在体内的放射性活度降至 400 MBq 之前不得出院。

（4）当给予治疗量的放射性药物后，在给予其体内最大活度高于 1.1 GBq 之前不得出院。

（5）向患者及家庭提供有关接触的防护指导，如劝告使用 γ 放射性核素治疗的患者在出院后的相当时间内不要拥抱儿童，或与家人密切接触；哺乳期接受治疗的患者，应停止哺乳等。

五、电离辐射伤害后的应急措施

（一）辐射事故后 24 小时内要对患者初步判定和分类

1. 判定患者有无放射性污染

（1）用辐射探测仪检查体表有无污染。

（2）对可能有体内污染者，采集鼻拭子、留 24 小时尿、留粪和抽血等备检。

（3）对有外污染但病情稳定的患者，脱去衣服、温水洗浴、换洁净衣服后进入下一流程处理。对病情不稳定者，先稳定病情后去污染。

2. 判定患者是否需要立即抢救

（1）迅速检查患者的生命体征，对有生命危险的患者，应立即抢救。

（2）对生命体征平稳的患者，仔细询问和记录主要症状。

（3）全面体检。

（4）迅速向上级汇报。

（5）医学处理记录。

3. 辐射损伤的初步分类

根据初步的物理剂量、生物剂量和临床表现，对辐射损伤进行初步分类。

（1）收集资料。

（2）将有放射性核素污染的患者送至污染组处理。

（3）将有烧伤、外伤的患者送至外科组处理，对生命体征不稳定的患者，立即进行抢救，待病情稳定后按放射性污染处理开放性伤口。

（4）将全身或局部辐射损伤患者送至辐射损伤组处理，首诊医师根据事故经过、自觉症状、体格检查和实验室检查的结果作出初步诊断。

（5）医学处理。

（二）放射性核素污染的应急处理

放射性核素吸收很快，当离子状态或其他可溶状态的核素直接暴露在毛细血管网上时，吸收更快。鼻黏膜和口腔黏膜是放射性核素容易进入的部位。所以，当发生人体体表放射性核素污染时，应尽快离开现场，测量污染程度，消除污染（去污），以达到防止或减轻放射性核素对皮肤的损伤及经呼吸道或皮肤伤口等途径侵入体内和防止污染扩散的目的。

1. 放射局部污染处理

用塑料布将非污染部位盖好，并用胶布把塑料布边缘粘牢。浸湿污染部位，用肥皂水轻轻擦洗，并彻底冲洗；重复几次，并监测放射性的变化；每次的持续时间不超过 2~3 分钟。要避免过分用力擦洗。使用稳定核素溶液可增加去污效果。洗涤顺序为：先轻污染部位后重污染部位，从身体上面到下面，特别注意皮肤褶皱和腔隙部位的清洗。

2. 全身污染处理

首先用毛巾、海绵等蘸温水和肥皂由上到下擦洗全身 2~3 次，可同时配制常用或专用去污剂擦洗，然后再淋浴。病情严重者，如情况允许亦可在抢救床、担架或手术台上酌情除污。反复进行浸湿—擦洗—冲洗，并观察去污效果。去污时注意：手法要轻，避免擦伤皮肤；宜用温水（约 40 ℃），避免水温过高而增加皮肤对污染物的吸收，冷水又可使皮肤因毛孔收缩而将放射性污物吸入而影响去污；反复清洗毛发、外耳道、鼻腔、眼睑周围、指甲缝及会阴部等易残留放射性物质的部位，然后用温水冲洗；必要时剃除头发。

3. 眼污染处理

放射性落下灰常常随风吹入眼，或用污染放射性物质的手揉眼，造成眼的污染。全身清洗后，再用大量无菌生理盐水冲洗双眼；有异物时可用 0.5%丁卡因或 1%利多卡因滴眼液滴入双眼，待麻醉后用棉花擦拭除去异物。用抗生素滴眼液滴入双眼，涂抗生素眼膏保护眼球。

4. 鼻腔和口腔的处理

鼻黏膜和口腔黏膜是放射性核素容易进入的部位。口腔或鼻腔污染时，应用生理盐水或 2%碳酸氢钠溶液轻轻冲洗。鼻腔污染用棉花擦拭，剪去鼻毛。必要时向鼻咽部喷洒血管收缩剂或用生理盐水含漱口腔，可降低污染水平或放射性核素的吸收。

5. 外耳道的处理

全身清洗后，再用棉签伸入耳道，旋转擦净异物，清除耵聍；用 3 g/L 过氧化氢溶液清洗耳道。

6. 会阴部的处理

在脱去污染放射性物质的衣裤时易造成会阴部的二次污染，此时应进行全身冲洗，再剃除阴毛，然后再进行淋浴。

7. 污染伤口或创面的处理

在辐射事故所致复合伤中，开放伤口或热力烧伤创面常常沾染放射性物质，若不及时清除，这些放射性物质除可以造成局部损伤外，还可以吸收入血，造成更严重的损伤。因此，必须及时进行去污和清创。将污染伤口或创面的四周用塑料布将非污染部位覆盖，并用胶布把塑料布边缘粘牢；用生理盐水反复冲洗；根据伤口情况考虑外科清创术。

8. 促进排泄和阻止吸收

确定患者体内有放射性核素污染后，原则是减少吸收和加速排出。应像对待急症患者那样，给予急救治疗，因当放射性核素停留在进入体内的途径时，比较容易排出；吸收入血液后，排出就比较困难；如已沉积于组织或器官内，则排出更难。因此，争取在体内污染后3小时内开始紧急治疗，这是极其重要。治疗时可通过洗胃、服用温和的催吐剂和泻药来减少胃肠道的吸收；也可用药用炭、普鲁士蓝（对铯）、含有制酸药的铝制剂（对锶）和硫酸钡吸附放射性物质，以加速放射性核素的排出。促排放射性核素时，既要减少放射性核素的吸收和沉积，又要防止促排措施可能给机体带来的不良反应，尤其应防止加重肾损害的可能性。

（三）医学登记和保存

对放射性污染及医学应急处理进行详尽登记，保存详细的医学处理记录，协助收集有关资料。辐射防护负责人员应提供有关事故类型、污染源与放射性核素种类以及受影响人员与环境剂量等方面的资料。目的是确定人员实际所受剂量，尽量减轻人员所受的损害。登记内容包括：① 污染发生的日期、时间和地点；② 污染的经过及污染源；③ 现场监测数据，包括生物样品的监测、污染范围和污染程度的监测，根据监测数据给出剂量；④ 医学处理情况，包括去污、促排治疗及实验室检查结果；⑤ 入院诊断意见，并建立医学应急处理档案。

（四）放射性损伤的治疗

放射性损伤的临床治疗是一个复杂且困难的问题，尤其是事故性病例，应根据急性放射病的症状、体征和常规实验室检查结果确定救治方案。多数病例除皮肤损伤外，还伴有一定剂量的全身照射或者内脏损伤，有的伴有局部严重放射伤后引起全身反应，对危及生命的损害（如休克、外伤和大出血）应首先给予抢救处理。在治疗过程中，应重视全身治疗和局部处理两个环节。

1. 全身治疗

全身治疗主要依据病情的轻重、病程的发展采取综合性治疗，除给予高蛋白质饮食、多种维生素外，还应根据病情发展的不同阶段采取相应措施。对于伴有内脏损伤，早期应用肾上腺皮质激素对心、肺、胃肠道损伤有减轻水肿和渗出作用；早期应用改善微循环和心肌细胞的药物；对胃肠道损伤给予保护胃黏膜、解痉镇痛和止血的药物；丙种球蛋白及胎盘组织制剂等可以增强机体免疫力、促进坏死组织分离和肉芽组织生长。

2. 皮肤辐射损伤治疗

（1）红斑和干性脱皮：可对症治疗，其原则是保护局部，避免皮肤受刺激和再损伤。可用具有清凉作用的粉剂、油剂外用，用含有氢化可的松洗剂或喷雾剂，可减轻伴有水肿的严重红斑症状。

（2）湿性脱皮的治疗：每天用敷料包裹和用抗菌溶液清洗，也可使用抗生素软膏。

（3）溃疡：建议将患肢在无菌环境中隔离，或每天用敷料包裹以及用抗菌溶液清洗溃疡。可能需要用镇痛药，慎用镇痛作用较强的吗啡类药物。在确定或怀疑有继发感染的情况下，应考虑局部或全身的抗生素治疗。

（4）坏死：应适时施行彻底的局部扩大切除手术，以各种组织移植的方法修复创面。手术切除的指征包括基底组织的严重破坏，即血管损伤、难以消除的疼痛和不可控制的感染等。

3. 脑型急性放射病

脑型急性放射病其病情极其危重，临床变化快，一般在照射后2～3天内死亡。故治疗是姑息性的，主要采用对症治疗措施，包括处理休克和缺氧，缓解疼痛和焦虑，用镇静剂控制抽搐，减轻患者痛苦，延长生命。

4. 肠型急性放射病

肠型急性放射病病情危重，进展快，死亡早。对于偏重的肠型急性放射病，肠道损伤难以恢复，只能给予对症综合治疗，减少患者痛苦和延长生命。对于偏轻的肠型急性放射病其救治原则为：早期应用可以减轻肠道损伤的药物；纠正脱水和水电解质紊乱，纠正酸碱平衡失调；积极抗感染等综合对症治疗；尽早实施造血干细胞移植，以便重建造血功能。

5. 骨髓性急性放射病

骨髓性急性放射病导致骨髓造血功能障碍，主要死亡原因是造血功能低下导致的感染、出血和代谢紊乱等并发症。治疗要点是：狠抓早期，主攻造血，防止多器官功能衰竭，度过极期和积极对症治疗。其治疗原则是：早期应用抗辐射药物，改善微循环；合理选用造血因子，促进造血功能恢复。根据各期特点，适度采用抗感染、抗出血、防止和纠正水电解质代谢紊乱等，综合对症支持治疗；对不能恢复自身造血功能的患者，应尽早实施造血干细胞移植。

6. 心理损伤效应的处理

适当的社会心理救助服务可以帮助大多数正常人尽快消除不利的心理影响，同时也可分辨出少数因灾难冲击而有严重心理创伤的人。对心理应激损伤伤员的主要治疗措施有：

（1）明确告诉他（她）的情况会很快好转：应激性精神损伤症状发生的早期很容易受来自外界的暗示的影响，给他（她）良性的暗示，让他（她）感到有很好的康复机会，通常有利于心理损伤效应的恢复。

（2）休息和充足的营养：即使是短时间的生理上的放松和休息，对心理上的康复也有很大的作用。一般不需要药物治疗，必要时可以使用小剂量催眠药。

（3）引导情感发泄：恐惧和焦虑常常阻碍了正常的人际交流，加重了症状表现，适当的情感发泄是心理创伤后的正常反应，有利于重新获得正常的角色意识和消除自己是患者的认识，有助于重新回归社会和恢复工作能力。

事实证明，准确及时的信息报道，对公众的社会心理影响有着极其重要的意义。由于重大灾害和严重的恐怖事件有广泛而强烈的社会心理影响,公众迫切需要了解实际情况,及时传达政府和社区的救灾行动消息,对于稳定公众的情绪、减少误解甚为重要。应普及辐射危害和防护的基本知识,使公众对辐射危害有一个科学而全面的认识,减少神秘感,从而减轻人们面临辐射时无端的恐惧心理,使公众对应激心理损伤也有一定的了解,从而减少应激心理损伤伤员的发生。同时,人们一般不愿意主动寻求心理帮助,相关的医疗机构和服务人员应主动提供应激心理损伤的心理治疗工作。

(五)放射性废物的管理

根据放射性废物中核素含量半衰期、浓度以及废物的体积及其他理化性质的差异,应将不同类型的放射性废物进行分类收集和处理。

放射性废物的管理应按照国家的有关标准和法规要求,对放射性废物进行预处理、处理、整备、运输、贮存和处置,以确保放射性废物对工作人员与公众的健康及环境可能造成的危害降低到可以接受的水平;使放射性废物对后代健康的预期影响不大于当前可以接受的水平,不使后代增加不适当的负担。

第三节 非电离辐射的职业危害与防护

一、非电离辐射的来源

(一)紫外线的来源

1. 紫外线灯照射消毒

紫外线无害消毒照明两用灯,既可以对空气消毒,同时还可以照明,质量不合格或不恰当地使用,易导致紫外线损伤。

2. 用紫外线做治疗

应用紫外线做治疗时,如用紫外线照射手术切口及感染伤口、紫外线照射充氧自血回输、对某些皮肤病的治疗等。

(二)激光的来源

(1)激光器在医学中用于眼科、外科、皮肤科、肿瘤科等多种疾病的治疗。

(2)激光也应用于医学诊断和图像识别。

(三)高频电磁场的来源

(1)医院中交流电的应用,在其导线周围存在有交变电场和磁场。

(2)医院中使用高频理疗设备,在设备周围存在高频电磁场。

(3)医院中高级诊断检查设备的应用,使高频电磁场持续存在,如磁共振检查。

(四)微波的来源

(1)医院中应用微波进行消毒。

（2）医院中应用微波进行理疗。

（五）超声波的来源

（1）影像检查中应用超声波进行诊断，如 B 超等。
（2）医院中应用超声波进行治疗，如理疗、超声碎石、超声波洁牙等。

二、非电离辐射的损害

（一）紫外线的伤害

1. 皮炎或电光性眼炎

紫外线照射人体或眼部可引起紫外线皮炎或电光性眼炎。紫外线皮炎的临床表现为皮肤潮红、灼痛明显，可出现小水疱，1周后开始脱皮以及荨麻疹、湿疹样改变，色素沉着，皮肤老化等；电光性眼炎的主要症状为双眼突然剧烈疼痛、有异物感，畏光、流泪或眼睑痉挛等。

2. 白内障的危险性增加

科学研究证实，强烈的紫外线照射使患白内障的危险性增加。其中角膜、晶状体是最常受到紫外线损害的部分，日光性角膜内皮损伤也是与之最相关的眼部疾病。

3. 皮肤癌

有研究表明，紫外线的长期积累可诱发皮肤癌。

（二）激光的损害

1. 眼部损伤

激光可损伤角膜，引起角膜炎和结膜炎；损伤晶状体可导致白内障；损伤视网膜可出现视网膜水肿、充血、出血、穿孔、灼伤、脱落、瘢痕形成、视力下降等。

2. 皮肤损伤

激光可造成皮肤的损伤，表现为红斑、色素沉着、水疱、皮肤褪色、溃疡、光敏反应等。

3. 内脏受损

大功率激光可透过皮肤致深部器官（内脏）受损。

（三）高频电磁场的损害

1. 类神经症

高频电磁场可使人体出现类神经症，表现为全身无力、易疲劳、头晕、头痛、胸闷、心悸、睡眠不佳、多梦、记忆力减退、多汗、脱发、肢体酸痛等自主神经系统功能紊乱的征象。

2. 心律改变

高频电磁场可导致窦性心动过缓或窦性心律不齐。

3. 幻　视

高频电磁场可刺激视网膜产生磁光幻视。

4. 性功能紊乱

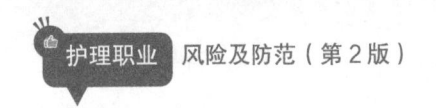

高频电磁场还可引起性功能紊乱，女性常有月经周期紊乱，男性可有性功能减退。

（四）微波的损害

1. 类神经的损害

微波也可使人体出现类神经的损害，但症状较高频电磁场更为明显，持续时间也较长，脱离接触后恢复稍慢。脑电图检查少数人可出现δ波和θ波，但无特异性改变。

2. 心血管系统损害

微波可造成心血管系统的损害，表现为心悸、胸闷、心前区疼痛、血压不稳、窦性心动过缓或窦性心律不齐、心电图 ST 段和 T 波缺血性改变、偶可见右束支传导阻滞。

3. 造血功能下降

微波可使白细胞缓慢下降，同时可伴有血小板减少。

4. 性功能紊乱

微波还可引起性功能紊乱，女性常有月经周期紊乱，男性可有性功能减退。

5. 眼部受损

微波可使晶状体产生不可逆性损害，引起"微波性白内障"，微波还可损害角膜、虹膜和前房，造成视力减退，以致完全失明。

6. 胃肠黏膜受损

高强度的微波辐射可以引起胃肠黏膜出血、充血、糜烂，甚至形成溃疡。

7. 免疫功能下降

微波可降低机体的免疫功能，致畸和致基因突变。

8. 骨组织受损

高强度的微波还可损伤骨组织，引起骨髓腔内充血，破坏骨髓。

（五）超声波的损害

1. 全身不适

接触高强度超声波照射者，可出现头痛、头晕、恶心、呕吐、失眠、乏力和全身不适等症状。

2. 前庭功能紊乱

超声波可引起耳前庭功能紊乱，如眩晕等。

3. 感觉减退

当超声波功率密度高达 6~7 W/cm^2 时，可引起周围神经和末梢血管的损害，表现为接触部位的感觉减退。

三、非电离辐射的防护措施

（一）紫外线的防护

1. 正确使用

严格按照操作规程进行操作，使用紫外线消毒灯一定要掌握正确的使用方法，紫外线光源不得直接照射于人；行紫外线消毒的时候，无关人员应该避开。

2. 健全防护制度

认真对紫外线消毒人员进行技术培训和指导，健全和规范操作与防护制度，必须在紫外线辐射区内工作，要戴防护眼镜，穿防护服。

（二）激光的防护

1. 激光器的安全措施

凡有光束漏射可能的部位，应设置放光封闭罩；必须安装激光开启与光束止动的连锁装置、光栏孔盖的开闭阀门、遥控触发式或延缓发射开关、光学观察窗口的滤光设施及激光发射的指示信号（灯光或声响）等装置，并有专人检查维修制度。高压电器要有防触电阀。

2. 工作室环境

工作室围护结构应用吸光材料，色调宜暗。工作室采光宜充足。室内不得有反射、折射光束的设备、用具和物品。室内应有排风设施，以保持室内空气清新。室外要有警戒标志和表示正在照射的声光信号，严禁无关人员进入。

3. 个人防护

严禁裸眼直视激光束，防止照射部位光斑反射损伤眼。戴防护镜（包括防护眼镜、激光护目镜、激光防护面罩、防护滤膜等）、防护口罩、防护手套，穿防护服（为减少反射光，工作服颜色宜略深），并定期测试防护效果。使用医用激光器时，尽可能减少皮肤的暴露，对皮肤必须暴露部分涂上防护软膏（ZnO_2、TiO 等）。

4. 加强安全防护教育和培训

制定安全操作规程，认真贯彻安全防护标准。设专职安全检查员，负责安全检查和监督工作。定期测定工作地点的激光强度。对工作人员的眼定期检查并详细记录。

（三）高频电磁场的防护

1. 规范操作

明确辐射场源，按照"屏蔽、远距离和限时操作"三原则规范化操作。在不妨碍操作的基础上，屏蔽场源的效果最好。场源的屏蔽材料多用薄铁板或铝合金，无导电性能的材料对场源无屏蔽作用。屏蔽体应有接地装置。高频电磁场周围你尽量少放置带金属外壳的设备，不用金属材料工作台，防止形成二次辐射源。

2. 加强防护

限制操作时间，适当增加休息次数。对植有起搏器、人工关节、心脏瓣膜、动脉瘤小金属材料的工作人员，有幽闭恐惧症患者以及受到某些创伤的人员，不宜在该岗位工作。

（四）微波的防护

1. 屏蔽辐射源

加强设备检修，预防微波泄漏。微波设备的机壳缝隙、传输接头等处可出现微波泄漏，一旦发现泄漏，应及时检修加固并加屏蔽装置。

2. 避免在辐射区内操作

辐射源周围应规划安全操作区。

3. 加强个人防护

穿戴防护服和防护眼镜，定时检测防护效果，严格遵守操作规程。

4. 预防保健措施

定时进行体格检查，发现有严重类神经症、心血管疾患、眼晶状体浑浊等情况者，不宜继续参加微波作业。

（五）超声波的防护

1. 设施合理

超声波发生器与操作人员之间应有一定的距离，可在发生器周围安装防护罩、防护窗帘、防护帘等，以防止超声波泄漏。

2. 操作规范

减少并发的可听频噪声，避免超声波发生器与身体的直接接触；有听觉器官疾病患者，不宜参加超声波操作。

第四节 噪声损伤的职业危害与防护

噪声是使人感到厌烦或不需要的声音。噪声不仅可致听觉系统损伤，还对心血管系统、神经系统以及全身其他组织器官产生不良影响。为有效地防护噪声产生的危害，应加强教育和宣传，增强自我防护意识，改善医院手术室等科室的工作环境，完善防护措施，以减少潜在的危险。

一、噪声的分类及主要的接触机会

（一）噪声分类

噪声按其产生的机理可分为机械性噪声、流体动力性噪声、电磁性噪声 3 类。

1. 机械性噪声

它指由于机械的撞击、摩擦、转动等产生的声音，如织布机、球磨机、冲压机等发出的声音。

微课：医院环境的常见噪声

2. 流体动力性噪声

它指由于气体或体积突然变化或流体流动所产生的声音,如空压机、汽笛等产生的声音。

3. 电磁性噪声

它指由于电机的交变力相互作用而产生的声音,如电动机、变压器发出的声音。

(二)主要接触机会

在医疗卫生行业中,接触噪声的机会很多,其噪声污染主要集中在手术室、消毒供应室等科室中,主要有以下 3 个来源:(1)使用各种医疗设备,如麻醉呼吸机、心电监护仪、吸引器、高频电刀、电钻、电锯、腔镜、压力蒸汽灭菌器、自动清洗机、排风扇、金属器械撞击、空调噪声、电话声等;(2)医用空气加压氧舱(简称氧舱)内的噪声,主要来源于空调系统和加压系统;(3)带故障运行的设备所产生的噪声。

二、噪声对机体的损害

噪声所致的损害早期多属生理性变化,而长期接触较强噪声则可引起机体组织器官发生病理性改变。

(一)听觉系统

噪声对听觉系统的损害主要表现为暂时性听阈位移和永久性听阈位移。

1. 暂时性听阈位移

短时间接触强噪声,可有耳鸣、听力下降,体检时听阈可提高 10 dB 以上,若离开噪声环境,数分钟即可恢复正常,这种现象称为听觉适应。较长时间暴露在强噪声环境,听阈可超过 15 dB,甚至达 30 dB 以上,听力可明显下降,离开噪声环境需要较长的时间如数小时甚至十几小时、二十几小时听力才能恢复,这种现象称为听觉疲劳。暂时性的听力下降又称为暂时性听阈位移(Temporary Threshold Shift,TTS),属于功能性改变。TTS 随声压级增高和时间的延长而呈线性增加;当声压级降到 60 dB 以下,接触时间再长也不会发生 TTS。声频越高引起的 TTS 值越大,TTS 水平和恢复速度,反映噪声性听觉适应和听觉疲劳的程度。

2. 永久性听阈位移

长期接触强噪声,听阈不能恢复到正常的听力水平,听力下降呈永久性改变,称为永久性听阈位移(Permanent Threshold Shift,PTS)。PTS 属于生理性改变。3 000 ~ 6 000 Hz 高频段的 PTS,在接触噪声起初 10 ~ 15 年内听阈提高迅速,后期进展缓慢;声频段 500 Hz、1 000 Hz、2 000 Hz 的听阈位移在初期进展缓慢,但随着接触时间的延长和噪声强度的增加而逐渐增大。

(二)神经系统

噪声通过听觉系统传入大脑皮质和自主神经中枢(下丘脑),将引起中枢神经系统一系列的反应。以头痛、头晕、耳鸣、心悸与睡眠障碍等神经衰弱综合征为主要表现。调查发现,接触高强度噪声的人员有时表现为情绪不稳定、易激怒、易疲倦等征象。体格检查,可发现大脑皮质抑制和兴奋功能失调,脑电图 α 节律减弱或者消失,β 节律增强或者增加。自主神经中枢调节功能减弱,表现为皮肤划痕试验反应迟钝、血压不稳、血管张力改变等。

（三）心血管系统

在噪声作用下，自主神经调节功能发生变化，表现为心率加快或者减慢；血压不稳定（多为升高），外周血管阻力增加；心电图 ST 段和 T 波呈缺血性改变，对心脏收缩功能有不良的影响。

（四）消化系统

噪声可影响消化系统功能，主要表现为胃肠功能紊乱、胃液分泌减少、胃肠蠕动减弱、消化能力减退、食欲缺乏、消瘦等。长时间接触强噪声的医护人员，消化道溃疡的患病率相对增高。

（五）心理情绪

突然而又剧烈的声音刺激，可引起惊恐反应。长期接触噪声，会降低工作效能，妨碍休息与睡眠，使人产生烦恼、焦躁不安等心理反应。

（六）其他系统

噪声还可使人体的交感神经兴奋，活动增强，肾上腺皮质激素分泌增加。女性的性功能和生殖功能发生变化：月经周期紊乱，流产率增加，胚胎发育受到影响，分娩的胎儿体重下降，或者出现早产等现象。

三、影响噪声危害的因素

（一）噪声强度和频谱特性

噪声强度越大，对人体危害也越大。职业流行病学研究资料表明，随着接触噪声强度增大，工作人员耳鸣、耳聋等检出率随之升高。通常情况下，80 dB 以下噪声所致的听力损失检出率较低，90 dB 以上则听力损失检出率逐渐升高，140 dB 的强噪声短期内则可造成永久性听力丧失。高频噪声的危害通常较低频大。

（二）接触工龄和每天接触时间

噪声强度一定，噪声聋检出率随工龄延长而增高。噪声强度越大，工作人员出现听力损失的时间越短。有的工作环境噪声强度并不太大，如 80~85 dB，但接触时间很长，也可使部分工作人员出现听力损失。缩短每天接触时间，则有利于听觉疲劳的恢复。

（三）噪声性质

强度和频率经常发生变化的噪声比稳定噪声的危害大。接触脉冲噪声的工作人员，噪声聋、高血压及中枢神经系统调节功能失调等的检出率均显著高于接触稳态噪声人群。

（四）个体敏感性与个体防护

在同样条件下，对噪声敏感和机体健康状态不佳的人，特别是有耳病者会加重噪声的危害程度。佩戴防声耳塞等可减轻或延缓发生噪声性听力损伤。

四、控制噪声危害的措施

控制噪声危害的措施包括控制噪声源、控制噪声传播、加强个体防护和落实预防保健措施。

(一)控制噪声源

通过技术手段改革工艺过程和医疗设备,控制和消除噪声源是防止噪声危害的最直接、最根本、最有效的措施。对手术室等科室,在保证正常工作的前提下,用最经济的方法将环境中噪声控制在允许的标准范围。手术中要减少器械运行中的撞击和摩擦,减轻振动等,手术室中严禁出现大声喧哗的现象,并加强设备的维修与保养,及时更换不合适的器械设备。

(二)控制噪声传播

根据噪声源的不同性质,采用隔声、消声、吸声等技术控制噪声传播。

1. 隔声

使用一定的材料和装置将噪声源封闭或将医护人员经常操作的地点封闭成一个较小的隔声空间,如隔声罩、隔声墙、隔声门窗等,隔声效果与隔声结构的严密性及其是否发生共振等有关。

2. 消声

若设备噪声太大,可对其加装消声装置或减震材料,此方法是控制流体动力性噪声的主要措施。例如,在医用空气加压氧舱的加压系统舱内的出气管口、排气管口等部位安装各种消声器,以降低噪声。

3. 吸声

应用吸声的多孔材料装饰车间内表面,或在工作场所内悬挂吸声体,吸收辐射和反射的声能,以降低工作环境噪声强度。

(三)加强个体防护

当科室等环境噪声暂时得不到有效控制或需要在特殊高噪声环境下工作时,合理使用防声耳塞、耳罩等个人防护用品是保护听觉器官的一项有效措施。用橡胶或软塑料等材料制成的耳塞,隔声效果可达 20~30 dB,尤其对高频噪声效果显著。耳罩的隔声效果优于耳塞,隔声可达 30~40 dB。但其佩戴没有耳塞方便,其成本较高。

(四)预防保健措施

加强对接触噪声的医护人员进行健康监护。上岗前体格检查中被检出患有听觉器官疾病,中枢神经系统、心血管系统器质性疾患或自主神经功能失调者,不宜从事强噪声作业。在岗期间定期进行以听力为重点的健康检查,可及时发现高频听力损失者,对听力下降显著者,尤其是对噪声敏感者,应及时调离强噪声作业。制定合理的作息时间,如在工作日内穿插一定的休息时间。对工作场所噪声强度超过卫生标准的,应视具体强度的大小,限制工作时间。

参照执行《工业企业设计卫生标准》(GBZ1—2010),该标准规定:对于每天工作 8 小时的工作人员,其工作地点噪声强度限值为 85 dB。根据等能量原则,如果接触噪声时间每减少一半,则噪声强度限值可放宽 3 dB,但无论接触时间多短,噪声强度最高不得超过 115 dB。对于脉冲噪声,每个工作日接触脉冲次数为 100、1 000 和 10 000 者,其噪声峰值限值分别为 140 dB、130 dB 和 120 dB。

第五节　电灼伤的职业危害与防护

医疗电器在使用时对操作者和患者存在着不可忽视的危险，电灼伤是其中不可忽视的一个方面，对电灼伤的知识应该引起足够的重视，明白与电器设备相关的危险是每个医护人员的责任，知道发生电灼伤的危险因素，如何预防和应对，采取有效措施保障安全。

一、电灼伤概述

电灼伤是电损伤的一种，是指电流通过刺激易吸附组织（如肌肉、神经）或者提供热量产生的有害作用，包括窒息、心脏节律紊乱、深昏迷或灼伤等。根据电流对人体造成的危害可分为两大类：一类是电流通过人体，引起内部器官的创伤，称电击伤；另一类是电流通过人体，引起外部器官的创伤，称电灼伤。不论是电击伤还是电灼伤，其造成的人体损伤受下列因素影响：电流大小、电流频率、电压高低、人体电阻、通过人体的电路、电击持续时间和心跳周期的时相。

电灼伤发生损伤的机制主要是局部的热、光效应，由外部热源引起的皮肤和深部组织温度的升高，以致细胞死亡，蛋白质凝固或焦化。最常见的原因是皮肤接触了火焰、高温液体和高热物体或气体。灼伤的广度和深度取决于热源的热量。电灼伤起因于它的产热，其温度可达 5 000 ℃，这是因为电流的绝大部分阻力就在带电导体与皮肤接触处。电流进入身体的部位，皮肤常常被完全破坏和烧焦。因为接触带电体的皮肤电阻很高，大量的电能在那里转换成热量使表皮烧伤。大多数电灼伤不仅严重损伤皮下组织，而且进行性坏死和痂皮脱落通常比原先呈现的病损更加严重，并且波及深层组织，重者可伤及肌肉、骨骼，电流入口处的组织会出现黑色炭化，特别严重者可即刻造成呼吸麻痹、心室纤维性颤动，严重的电休克可使呼吸暂停、危险的心律失常。

二、电灼伤的深度分类

（一）Ⅰ度灼伤表现

创面皮肤红肿，触痛非常敏感，表面常潮湿，轻压后表面明显而变白，无水疱形成。

（二）Ⅱ度灼伤表现

创面可有或无水疱，水疱底部呈红斑状或发白，伴有纤维蛋白渗出，创面底部触觉敏感，轻压变白。

（三）Ⅲ度灼伤表现

创面一般无水疱产生，创面白而质柔软或呈黑色炭化皮革样；也有可能因皮下有凝固的血红蛋白而成鲜红色。苍白的Ⅲ度灼伤常被误认为正常皮肤，但压迫皮下血管不会褪色。Ⅲ度灼伤一般无感觉或感觉减退，毛发脱落。常需经 3~5 天的观察后才能区别深Ⅱ度和Ⅲ度灼伤。

三、电灼伤的临床表现

（一）医者方面的表现

医者的灼伤部位常以手部为主，感觉强电流通过手心，瞬间麻木的感觉呈点状。临床表现为点状黑斑，偶有皮肤红、肿、小水疱，几天后自愈。

（二）患者方面的表现

切口周围皮肤灼伤以术野周围多见，深浅度从Ⅰ~Ⅲ度均可发生。临床表现为红、肿、水疱，甚至局部皮肤坏死，一般轻者可在1~2周内通过换药等处理自愈，重者需通过手术植皮可治愈。

患者接触导电体部位多见于四肢，偶尔见于身体侧面部位，如胸、腰侧。临床表现为红、肿、水疱，经治疗1周后可痊愈。电极板粘贴处灼伤主要分布在电极板处或其周围灼伤1 cm×1 cm以上，深度达Ⅱ~Ⅲ度，经换药或手术治疗可痊愈。

需要区分的是，有些患者对一次性电极片粘胶过敏。其临床表现主要为负极板粘贴部位皮肤发红、皮肤温度升高，粘贴电极板肢体散在红斑，无痛、痒。虽然此类个体在临床上极为少见，但是需要与局部电灼伤加以区别。

四、电灼伤危害发生的原因

医院工作场所发生电灼伤的原因主要由医疗电器故障和医疗电子器械在使用中操作不规范或发生意外所致。

（一）医疗电器设备的故障

医疗电器设备故障主要表现为：医用电子仪器设备本身存在质量问题；仪器设备发生故障、劣化；仪器设计不完善；安全设备失灵或不完备。

（二）医疗电器设备的操作不规范

医疗电器设备操作不规范主要表现为：
（1）医护人员违反操作规程或未参照安全流程实施操作。
（2）人为因素而造成电击人体伤亡等事故。
（3）有些医疗器械在操作中会发生电击伤，未予以专门培训，没有足够重视，如高频电刀等。

（三）高频电刀发生电击伤的原因

高频电刀是一种取代手术刀进行组织切割的电子外科器械，在现代化手术中运用极为广泛。新一代的高频电刀获得了输出功率的自动调节，具有切缘整齐、切割快、电凝止血彻底、止血效果好、节省手术时间及能阻断肿瘤血行转移、创伤程度小、安全可靠的优点，具有普通手术刀无法替代的其他效果。内镜下高频电刀常用于消化道内镜、胸腔镜、颅内镜、关节镜等隐藏式手术，一定程度上方便了手术医师的操作。但是由于高频电刀频率高，有效面积小，输出电流强度大，若在使用过程中操作不当，会对人体产生电灼伤的严重后果，包括术者灼伤、患者灼伤，还会引起医疗纠纷。

（1）电刀手柄开关失控或术者无意触碰电刀：此类意外灼伤主要是电刀手柄开关失控或脚

踏开关失灵，未实施启用时，电刀一直处于工作状态。此时，如果电刀笔接触人体组织，会造成局部灼伤。另一种是术者或洗手护士无意触碰开关致电刀启动，接触人体组织致灼伤。

（2）高频漏电灼伤：高频外科手术期间，患者不可避免地将高频电流传导至低电位，如果此时患者与导电物体相接触，在患者与物体之间的接触点上就会产生高频电流并引起热坏死，如手术床、头架、托盘、输液架。另外，浸湿的布类也是导电物体。当手术者手套有孔时，穿孔部位也可能被灼伤。

（3）电刀使用中遇易燃液体：易燃的液体中属乙醇最易引起燃烧。当手术野有乙醇残留，使用电刀时极易引起患者的局部灼伤。

（4）负极板粘贴、使用不当：负极板未贴在肌肉丰富处，负极板导电胶失水变干或贴在皮肤潮湿处均可能灼伤。当一次性负极板反复使用时，也可致导电膏黏性降低，与患者皮肤接触的有效面积减少，降低导电性能，当电流通过时电阻增大而引起局部灼伤。另外，当术中患者移动，也可能导致电极板移位、粘贴不牢，做下腹或下肢手术时，冲洗切口致负极板处浸湿，影响粘贴牢固度，当使用电刀时极易引起灼伤。

五、高频电刀电灼伤的预防措施

（一）高频电刀的规范使用

1. 医护及患者准备

患者携带或肢体接触金属物体，可产生严重的高频辐射现象灼伤患者及医务人员。对体内带有金属物或易导电的物质，如妇女节育环、心脏起搏器、骨折钢针、金属夹板等患者不能使用电刀。对实施手术的患者应去除佩戴的手表、金属手链、项链、耳环等金属饰品。这些首饰犹如一个"发射天线"，均可在接触部位产生电流而灼伤。患者的手术台面应无金属物体，即患者处于全悬浮状态。医务人员须穿厚实绝缘的鞋，戴绝缘手套操作电刀，避免发生旁路灼伤。

2. 规范使用

（1）使用前将火花塞间隙调整好，不允许在电切时任意调节火花塞间隙，以免影响输出量。

（2）术中暂时不用主电极时，要将主电极固定在安全位置，避免主电极通过手术单对患者身体某部位放电致局部灼伤。术中电刀不用时应安置妥当，一般应搁在平卧患者的腹部，避免手术医师不注意误按开关，而电刀头正好一处在某一角度造成对患者的局部电灼伤。乙醇脱碘后的手术野皮肤一定要用干纱布擦拭干净，以免电刀与皮肤上残留的乙醇发生作用而灼伤患者及医务人员。手术大单也要保持干燥，在潮湿的情况下容易灼伤患者。

（3）防止操作者的不良习惯引起患者或自身的灼伤：电刀头部有血痂等污物时护理人员要立即消除，以保持传导性能良好。不要随便加大功率，以免对患者造成灼伤。在凝血过程中，有些医师喜欢一只手拿止血钳，另一只手拿电刀头，碰击钳子。这样的操作会达到电凝的目的，但也容易造成刀头与止血钳打火烧伤患者和医护人员，火花会熔化医用手套而灼伤医师。

3. 培训学习

凡在更换使用新高频电刀的型号及使用不同厂家的产品时，必须及时组织全科护理人员学习并按说明书的使用要点详细地告诉手术医师，使上台的手术医师做到心中有数，在操作前先做模拟操作，以便观察电刀的性能。

（二）注意事项

1. 选择高质量的双极高频电刀

双极高频电刀通常是采用镊子或剥离钩，高频电流就在两极之间作用，电极尺寸和组织结构特性不同就要求设备作自动调节，通常双极的极尖放电，而其余部分全部绝缘，如果绝缘层脱落或绝缘性下降，易造成患者的电极伤，同时也会造成医务人员灼伤，双极电刀的漏电回路由机器自动接地，放电回路不经过患者，所以相对安全，但其使用范围较窄。电极板也强调选用一次性负极板。

2. 检查其部位接触是否良好

刀头、负极板与主机的连接部位容易发生接触不良而引起点燃。具体表现为患者有颤抖现象。因此，手术前摆好手术体位、局部消毒铺手术单后应再仔细检查一遍电刀的刀头、引线、极板及其连线有无断线、有无开裂、有无褶皱和老化现象，同时检查其部位接触是否良好，翻动患者时应检查负极板情况。

3. 负极板粘贴时注意事项

（1）电极板应与患者接触良好：贴放负极板的局部皮肤应保持清洁干燥。位置应尽量靠近手术、病灶部位，且应选择肌肉丰富而无骨骼突出部位，如股部、臂部等。避免贴在脂肪组织丰富的地方和患者体毛过多之处，以免影响接触，防止取下时增加患者痛苦；避免粘贴在潮湿的部位，如粘贴处被消毒液或血液体液浸湿一定要擦干后再贴。粘贴后要略加按摩，使负极板与患者皮肤有效接触，防止因负极板与患者连接面接触不均匀导致电灼伤。取出负极板时防止损伤皮肤。

（2）负极板与皮肤接触面积要达70%：小儿患者选用小儿电极板，保证有效接触面积。一般接触患者的电极板面积不能小于 100 cm^2。防止电刀本身接触不良全部电流通过小面积电极或金属导体而引起灼伤。对于双极性负极板不能贴于骨骼两边。

（3）术中如出现负极板报警，应及时关机检查，术毕撤下负极板前应先关机。术中发现患者烦躁不安时，应及时检查负极板部位及肢体情况，如出现负极板移位应关机更换。

高频电刀的安全问题复杂多样，电灼伤现象时有发生。只要医护人员、技术人员增强安全意识，增强责任心，就可以很好地克服它的不足，发挥其优势。

六、电灼伤危害的应急、治疗措施

（一）电灼伤的应急措施

（1）电灼伤与火焰烧伤或高温气、水烫伤一样，均应保持伤口的清洁。
（2）受伤者的衣服、鞋袜用剪刀剪开后除去。
（3）伤口应全部用清洁纱布覆盖，防止伤口被污染。
（4）四肢烧伤时，应先用清洁冷水冲洗，然后用清洁布片或消毒纱布包扎。

（二）电灼伤的治疗

（1）Ⅰ度灼伤（红斑型）仅表现为局部红肿，治疗过程中防止摩擦，2～3 天症状可消失，3～5 天可愈合。

（2）Ⅰ度灼伤（水疱型）和浅Ⅱ度灼伤表现为局部肿胀，有大小不等的水疱，常用质量浓度为 4.75～5.25 g/L 的聚维酮碘或艾力克液局部消毒，无菌操作下去除大水疱腐皮，局部涂抹美宝烧伤湿润膏，防止感染，1～3周可愈合。深Ⅱ度灼伤者经上述治疗不愈合可采用手术植皮治疗。

（3）Ⅲ度灼伤（焦痂型）表现为创面深，需及时清除坏死组织，保持局部干燥，面积大时需手术治疗，同时口服、静脉滴注抗生素，控制感染。表浅灼伤的表皮很快可由未受伤的表皮、毛囊和汗腺的再生而获修复；如无感染很少留下瘢痕。深层灼伤时，表皮和大部分真皮被破坏，上皮的再生可来自创面的边缘、残存的皮肤或真皮的附件。但该过程缓慢，在上皮覆盖创面以前有过多的肉芽组织形成。深层灼伤多易挛缩，如不及时植皮，将导致外形毁损和残疾。在某些人，特别是瘢痕体质者，可形成瘢痕疙瘩。全部真皮和表皮均已毁坏，面积又过大的深层灼伤，创面无法收缩封闭（因真皮不能再生），难以自行愈合。如不切除，将会使创面裂开，焦痂自行脱落，留下一个底部暴露的创面。

课后思考题

1. 简述护理人员工作中发生锐器伤的环节。
2. 简述发生锐器伤的常见原因及锐器伤伤口的处理，其防护措施有哪些？
3. 简述电离辐射职业暴露的防护措施。
4. 简述工作场所暴力的应对措施。

第九章 运动功能性职业危害与防护

学习目标

价值塑造

通过运动性职业危害的学习,建立学生职业健康和自我保护意识,达到预防疾病、促进护理人员健康的目的。

能力提升

1. 培养按照腰椎间盘突出症、腰肌劳损、下肢静脉曲张的预防原则在工作、生活中正确实施预防措施的能力。
2. 养成良好的工作生活习惯,尽力避免腰椎间盘突出症、腰肌劳损、下肢静脉曲张的发生或保持其良好的功能状态。

知识学习

1. 准确陈述腰椎间盘突出症、腰肌劳损、下肢静脉曲张的概念、病因和临床表现。
2. 理解腰椎间盘突出症、腰肌劳损、下肢静脉曲张发生的病理生理、诊断标准、预防和日常锻炼的重要性。

人类的体力劳动主要是筋骨、关节、肌肉的运动,在日常生产环境和劳动过程中,存在某些因素可对职业劳动者健康产生不良影响,使某些常见病发病率增高。护士在工作中,有约1/4的时间处于弯腰、蹲踞、协助患者改变体位等非自然体位,长时间处于不当体位或经常使用不合理的工具等,会导致运动系统长期处于过度紧张状态,进而危害到健康。护理人员中腰椎间盘突出、腰肌劳损、下肢静脉曲张等疾病的发病率明显高于一般人群。因此,应充分认识运动性职业的危害,进一步改善工作条件,加强护理人员职业健康教育,增强自我保护意识,有效地控制或消除护理人员在劳动过程中的有害因素,从而达到预防疾病的目的,促进护理人员健康,提高劳动能力,提高生活质量。

第一节 腰椎间盘突出症的职业危害与防护

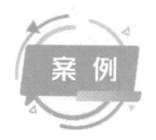

案例

小李,34岁,ICU护士。某天小李白班,分管的病人病情不稳定,需要送患者急诊CT,

在将患者从病床搬运到转运担架的过程中，小李突然感到腰部不适，但是忙于照顾患者，小李并没有休息，下班后小李才感觉腰部疼痛，左臀部发麻，左腿发麻无法移动，护士长即刻安排同事陪她到骨科进行检查，MRI 提示：L3L4，L5S1 椎间盘突出。

请思考：

（1）你觉得小李的椎间盘突出是什么原因导致的，为什么？

（2）如果你是小李，在今后的工作中应该怎么预防椎间盘突出的复发？

腰椎间盘突出症是因椎间盘变性、纤维环破裂、髓核突出，刺激或压迫神经根、马尾神经所表现的一种综合征，是腰腿痛最常见的原因之一，严重影响生活和工作质量。反复弯腰、扭转、承重等慢性积累伤是发生腰椎间盘突出症的主要诱因，临床护理工作者是腰椎间盘突出症的易发人群，发病率逐年呈上升趋势。由于该病具有难治性、易复发性以及发病时导致较为严重的临床症状等特点，患病严重影响临床护士的日常工作和生活。因此，如何预防腰椎间盘突出症的发生，降低其对护理工作者造成的职业危害，越来越受到广大护理工作者的重视。

一、病 因

临床护理工作者常需要较大强度的体力劳动，其工作环境中存在较多易导致腰椎间盘突出的诱因，特别是长期卧床患者较多、手术后特殊护理集中的科室的临床护士，成为腰椎间盘突出症的易发人群。其致病因素可大致分为以下几种。

（一）椎间盘退变

椎间盘退变是腰椎间盘突出的基本病因。临床护士较强的体力劳动，如铺床、搬运病患等，常使椎间盘负荷增加，并易导致腰部肌肉扭伤，影响椎间盘的营养供给，加速了椎间盘的退变。一般认为人在 20 岁以后，椎间盘组织中的化学成分发生较大变化，髓核水分含量减少，蛋白多糖被降解，其弹性和抗负荷能力明显降低，此时，椎间盘处于易损状态，腰部负荷加重到一定程度，即会导致其病变。这也是腰椎间盘突出症在年长护士中的发病率明显高于年轻护士的原因之一。

（二）遗传因素

有阳性家族史的护士，其发病率远高于一般护士，且发病年龄均偏年轻化。21 岁以前发生腰椎间盘突出症的相对危险性高出正常人群的 5 倍。

（三）损 伤

损伤是腰椎间盘突出症的常见病因，积累损伤是重要诱因。临床护士执行相关护理操作，如加药、观测引流导管，弯腰、扭转动作较多，对腰部损伤较大。长期的损伤积累，导致腰部负荷加重，使其易患此病。此外，护士在工作过程中，若发生腰部的急性扭伤，以及受严重暴力打击导致脊椎骨折，均可使椎间盘纤维破裂，向椎管内突出，引发椎间盘突出。年轻护士腰椎间盘突出症多与急性腰部损伤有关。

（四）妊　娠

妊娠期间体重突然增长，腹压增高，盆腔和下腰部组织充血明显，纤维环、后纵韧带等组织相对松弛，致使椎间盘承受重力增加。临床护士若在妊娠期间，在工作中扭伤腰部，损伤脊椎及韧带，均可增加腰椎间盘突出症发生的可能性。

（五）腰骶椎先天性异常

腰骶椎化或骶椎腰化，因其关节突不对称，使腰椎产生异常应力，椎间盘损伤机会增多，较易发生椎间盘突出症。对于患有腰骶椎先天性异常的临床护士，在工作过程中，比一般护士更容易受各类诱发因素的影响，引发腰椎间盘突出症。

（六）有害气体损伤

临床护理工作特别是手术室、供应室以及消毒室的护士，由于工作需要，常接触一些具有挥发性的消毒剂，这些消毒剂不仅会刺激呼吸道黏膜等组织器官，也会引发末梢小血管收缩，影响腰部肌肉、韧带及脊椎骨的供血，加速椎间盘的退变，增大腰椎间盘突出症发生的危险性。

（七）温差刺激

护理工作者腰部损伤的积累，使椎间盘和腰部肌肉处于易损状态，对于外界温差的刺激较为敏感。较大的温差会阻碍腰部血液循环，影响椎间盘及腰部肌肉的新陈代谢率，减少其营养供给，加速椎间盘退变的速度，引发腰肌劳损，增加了腰椎间盘突出症发生的危险性。

（八）压　力

临床护士工作压力大，不但需处理诸多强度较大的工作，且还需适应较快的工作节奏，尤其是手术室、重症监护病房等科室的护士，精神处于高度紧张状态，随时准备处理应激事件。长期在此环境下工作，使临床护士产生较大的心理压力，进而严重影响机体健康，降低机体抵抗力，使腰部易受外界不良因素侵袭，加速椎间盘退变，导致椎间盘突出症的发生。

二、病　理

纤维环退行性病变所形成的裂隙是椎间盘突出的重要病理基础，而纤维环出现裂隙或破裂的组织学基础是由于髓核退变缩小，其中的蛋白多糖下降，水分减少，胶原纤维相对增加。在此情况下，一旦椎间盘内压力增高，髓核即可沿着纤维环的退变裂隙突出到纤维环的裂隙中或纤维环外的韧带下，或穿过破损的韧带突出到椎管内。

三、临床表现

（一）症　状

90%的腰椎间盘突出患者出现腰腿痛症状，一半以上的患者有不同程度的腰部慢性损伤。

（1）腰背痛。腰背疼痛可出现于腿痛之前，亦可出现于腿痛之后，或与腿痛同时出现。部分患者不明原因突然发生腰痛，部分患者则在某次较明确的腰部外伤之后出现。腰背痛和外伤有间歇时间，短者数日，长者间隔数月乃至年余。患者腰背痛范围较广泛，主要在下腰背部或腰骶部。

（2）坐骨神经痛。这种疼痛可发生于腰背痛之后、之中或之前，多为逐渐发生，开始为钝痛，逐渐加重，多呈放射痛，由臀部、股后外侧、小腿外侧，放射至足跟部或足背，少数病例可出现由下往上的放射痛，先由足、小腿外侧、股后外侧，而后放射至臀部。

（3）下腹痛或股前侧痛。高位椎间盘突出症时，突出的椎间盘可以压迫 L_1~L_3 神经根而出现相应神经根支配的腹股沟区疼痛或股内侧疼痛。

（4）间歇性跛行。它主要表现为行走时，随行走距离加重，逐渐出现腰背痛或不适，同时感觉患肢麻木，疼痛加重，当取蹲位或卧位后，症状逐渐消失。此为腰椎间盘突出压迫神经根，造成神经根充血、水肿、炎症反应和缺血所致。当行走时，椎管内受阻的椎静脉丛逐渐扩张，加重了神经根的充血程度，而引起疼痛加重。

（5）肌肉瘫痪。腰椎间盘突出严重压迫神经根时，可出现神经麻痹、肌肉瘫痪。较多见于 L_4、L_5 椎间盘突出。L_5 神经麻痹可致胫骨前肌、腓骨长短肌、趾长伸肌麻痹，表现为足下垂、S_1 神经麻痹可致小腿三头肌瘫痪。

（6）麻木。腰椎间盘突出症有部分患者不出现下肢疼痛，而表现为肢体麻木。此多为椎间盘组织压迫刺激了本体感觉和触觉纤维所引起。麻木感觉区域仍按神经根受累区域分布。

（7）马尾综合征。中央型腰椎间盘突出症，当发生巨大突出时，常压迫突出平面以下的马尾神经。早期表现为双侧坐骨神经痛，会阴部麻木，排便、排尿无力。有时坐骨神经痛可交替出现，时左时右，随后坐骨神经痛消失，而表现为双下肢不全瘫痪。

（二）体 征

（1）步态。症状较轻者，在步态上与正常人没有明显差别。症状较明显者行走时步态较拘谨，症状较重者，喜欢取身体前倾而臀部凸向一侧的姿势且表现为跛行。

（2）脊柱外形。在外形上出现腰椎生理性前凸变浅。在一些严重的患者中，生理性前凸可以完全消失甚至反常，以尽量加宽后侧间隙，使后纵韧带紧张度增加，髓核部分回缩，同时椎骨后侧的黄韧带相应紧张，因而加宽了椎管容积，此外，脊柱还可出现侧弯。

（3）腰部活动度。腰部在正常情况下的活动度前倾可达 90°，向后及向左、右可达 30°。腰椎间盘突出症患者各方向的活动度均会受到不同程度的限制。

（4）压痛、叩痛。在病变椎间隙的棘突间，棘突旁侧 1 cm 处有深压痛、叩痛，向下肢放射。

（5）直腿抬高试验机加强试验阳性。

（6）下肢肌肉萎缩。腰椎间盘突出症患者属下神经单位的腰骶神经根受到损害，所以该神经根所支配的肌肉（如胫骨前肌、趾长伸肌等）皆可有不同程度的肌萎缩。

（7）感觉障碍。腰椎间盘突出症的感觉可以是主观的麻木，也可以是客观的麻木，二者都有参考价值。主观麻木为患者感觉小腿外侧麻木，但在用针刺检查小腿外侧皮肤痛觉时，其痛觉和其他部位完全一样，并无减退或消退。这是因为皮肤痛觉由几根神经重叠支配，单一的神经根损害并不一定能够查出痛觉减退区。有时也可查到受累神经支配区确有痛觉迟钝，即客观麻木。

四、辅助检查

影像学检查是诊断腰椎间盘突出症的重要手段。

（1）X 线检查：能直接反映腰部有无侧突、椎间隙有无狭窄等。

（2）CT 检查：可显示黄韧带是否增厚及椎间盘突出的大小、方向等。

（3）MRI 检查：显示椎管形态，全面反映出各椎体、椎间盘有无病变及神经根和脊髓受压情况，对本病有较大诊断价值。

五、诊　断

绝大多数腰椎间盘突出的患者，根据其发病史、临床表现及体征结合 X 射线、CT 等检查结果基本可以确诊，突出的间隙也容易定位，少数患者需要进一步检查和鉴别。体检时可在下腰椎部找到放射性压痛点，按压环跳、委中等穴位可引起腿痛。直腿抬高和加强试验可为阳性。X 线片可见腰椎侧弯或个别间隙变窄。CT 和 MRI 检查可直接观察到椎间盘突出阴影。

六、预　防

对于腰椎间盘突出症的预防，应注意以下几个方面。

（一）加强锻炼、提高身体素质

临床护士日常工作强度较大，工作性质特殊，身体常处于高负荷状态，时间过久，易使机体各组织器官疲劳，提前过渡到衰老阶段。同时亦会导致机体免疫力低下，使局部腰肌、韧带及椎间盘易受外界各种诱因影响，发生腰椎间盘突出症，引起腰背痛。因此，加强锻炼、强身健体是预防腰椎间盘突出症的重要措施。通过锻炼可提高机体免疫力，使全身各个脏器系统功能增强，局部腰肌可摄取更多营养物质，亦可增加骨关节活动度，降低骨关节损伤概率。护理工作者在业余时间可多做健身运动，具体锻炼的方式很多，如健美操、广播体操等，并提倡有氧运动锻炼，如慢跑、游泳、高低杠、单双杠等。活动前应做好准备工作，放松局部腰肌及身体各个关节，活动时注意强度及幅度，避免在活动中加重或损伤腰肌及椎间盘，诱发腰椎间盘突出症。

（二）保持正确的劳动姿势

护理工作者在工作、生活中，应注意保持正确的劳动姿势，这样不仅可以预防腰肌劳损的发生，还可延缓椎间盘退变的进程，预防椎间盘突出症的发生。

1. 站立劳动姿势

髋、膝微屈，自然收腹，双侧臀肌向内侧收缩，使骨盆前旋，腰椎变直，腰骶角减少，脊柱支撑力增大，有利于减少身体重力对腰椎和腰骶关节的损伤。

2. 坐位劳动姿势

坐位时，调节好座椅高度，以膝关节自由屈伸、双足自由着地为宜。腰椎基部离座椅背不宜超过 5 cm，且座椅应能完全撑托住股部。若座椅太高，股后部肌肉受压，影响骨盆的松弛，使身躯不稳。若座椅过低，则增加髋关节的屈曲度，使骨盆前倾，易发生腰肌劳损。靠椅背部应与上腰椎贴近，保持脊柱伸直，可避免因过度屈曲引起腰部韧带劳损。

3. 半弯腰劳动姿势

临床护士执行需要弯腰的基础护理操作（如口腔护理、皮肤护理）时，应保持下腰部伸直、两足分开与肩平行，使重力落在髋关节和两足处，降低腰部负荷。

4. 弯腰搬重物的姿势

护理工作者在弯腰搬运重物时,应先伸直腰部、再屈髋下蹲,后髋、膝关节用力,继之挺腰,将重物搬起。

5. 集体抬重物姿势

集体抬重物时,每位护士均要挺胸直腰,先屈髋下蹲,后同时抬起重物,注意重心平衡,起身一致,统一指挥,步伐协调。动作的不协调,会使得重物的重量分布不均,容易造成个别护士受力过重,扭伤腰部。

6. 避免长时间维持同一劳动姿势

护理工作者应避免保持同一固定劳动姿势,否则容易引发腰肌劳损,增加腰部脊柱负荷,增大发生椎间盘突出的概率。护士应定期变换姿势,使疲劳腰肌得到休息,减轻脊柱负荷。对于曾患腰椎间盘突出症,现已缓解的护士,更应注意对椎间盘的保护,避免长时间固定的劳动姿势,增大腰部损伤的积累。同时活动时亦应采取适当的方式,注意加强腰背肌及腹肌的锻炼。避免过于剧烈活动,防止拉伤腰部肌肉,损伤椎间盘,引起腰椎间盘突出症的复发。如该病反复发作,会加速椎间盘的退变,亦会增加治疗的难度,使保守治疗效果不明显或无效,从而严重影响了护士的日常工作和生活。

(三)加强腰部锻炼

护理工作者应注意加强腰部锻炼,尤其是腰背伸屈肌的锻炼。坚韧的腰肌可支撑脊柱,防止腰背部损伤。据报道,在0°~36°范围内的伸展练习,对于提高背伸肌力最有效。腹肌及肋间肌的锻炼可增强腹腔内压和胸腔内压,有利于减轻脊柱压力。加强腰椎活动度的锻炼,可以放松腰肌,改善局部血液循环,并可预防和矫正椎间盘退变。脊柱活动度训练操如下:

(1)坐位,双手叉腰,弓背并两肘向前,后挺胸并两肘向后。
(2)坐位,双手叉腰,左手经前方、侧方后斜上举,目视左手向左转腰,还原。两侧轮流。
(3)坐位,双手叉腰,左弯腰,左手垂直下伸,右手沿胸壁向上滑移,还原。两侧轮流。
(4)坐位,抱膝,两手侧平举,手心向上,挺腰,后弯腰抱住左小腿,拉向胸部,还原。两侧轮流。
(5)站位,两手侧平举,两腿伸直分开,弯腰以右手触左足,左手右上举,还原。两侧轮流。
(6)站位,两手叉腰,依次向左、后、前方弯腰,还原。后方向相反重复动作。

注意:每一方向运动应达到最大限度,但以不明显加重疼痛为宜;坐位运动时,应固定骨盆,排除下肢的替代运动。

(四)正确使用劳动保护用具

护理工作者可通过佩戴腰围加强腰部的稳定性,保护腰肌及椎间盘。但腰围只应在劳动时使用,平时解下,否则可导致腰肌萎缩,产生腰背痛。对于已患腰椎间盘突出症的护士在佩戴腰围时应注意遵循以下原则:即于急性期疼痛加重时,坚持佩戴,但于卧床休息时解下。虽然症状好转,但在天气寒冷,近期工作强度加大时,还应该坚持佩戴腰围,起到预防作用,防止病情恶化。腰椎间盘突出的患者佩戴的腰围,腰围的长度与患者腰围相符,正中应宽,约20 cm,在腰围中间,即腰椎的后部,内置4~6块长20 cm、宽2 cm的钢片或竹板垂直支撑。两端也就是肋缘与髂前上棘之间及腹部位置，宽度10~15 cm，可稍软，整个腰围外，佩戴一条普通腰带加固，可使患者使用方便。这样既限制了活动度较大的运动，又不影响患者的适当活动。

（五）做好妊娠期和哺乳期的卫生保健

妇女在妊娠期和哺乳期由于内分泌的改变，下腰部和骨盆的肌肉、关节囊和韧带松弛，下腰椎负荷增大，腰椎间盘内压升高，稍有不慎即可发生腰椎间盘突出症。护理工作者在妊娠期和哺乳期，应做好保健工作，避免过度劳累以及从事较大强度的劳动。采取适当姿势活动，尽量减少腰部负荷，如抱小孩、拿物品应尽量靠近自己的身体。亦可通过适度的腰部按摩，增加局部血液循环，减轻腰部负荷。对于工作强度较大的科室，如急诊室、ICU等，可考虑将妊娠期护士暂时调离，减少较大强度的劳动对于腰部的刺激。妊娠后应将体重控制在标准范围内，因为过于肥胖会增加腰部肌肉及脊柱的负担，诱发椎间盘突出。

（六）避免温差刺激

冬夏季，病房室内外温差较大。护理工作者很容易受到较大温差的刺激。特别是冬季，室内外温差可达20 ℃以上，较大的温差对局部腰肌、脊柱会产生较强刺激，影响局部组织新陈代谢，增大腰椎间盘突出症的发病率。对于曾患腰椎间盘突出症的护士，更应注意自我保护，防止复发。冬季，护士离开病房时，要注意自我保暖，降低温差刺激。夏季，室内温度不宜过低，最佳的室内外温差是5 ℃左右，并避免空调冷空气直吹腰部，刺激腰肌。

（七）养成良好的生活、饮食习惯

护理工作者应建立良好的生活习惯，去除生活中的诱发因素，预防腰椎间盘突出症的发生。提倡卧硬板床休息，注意床垫的厚度适宜，睡眠时，枕头高度以压缩后与自己拳头相当或略低为宜，翻身时尽量不扭转躯体，仰卧时，两膝下垫一小枕。晨起前，先活动腰部，避免迅速坐起损伤腰肌。从事家务劳动时，应避免长时间弯腰的活动，减少弯腰的次数。持重物不得超过5 kg，高处取物时保持身体直立，严禁后仰。可适当改变家居设施减少腰部负荷。如抬高灶台、水池的高度等。

临床护士在日常生活中，应多食富含钙、铁、锌的食物，如牛奶、菠菜、番茄、骨头汤等，并增加体内蛋白质的摄入量，因其是形成骨骼、肌肉、韧带不可缺少的成分之一。富含蛋白质的食物有猪肉、鸡肉、牛肉、肝、鱼、鸡蛋、豆制品等。维生素B是神经活动时需要的营养素，可缓解疼痛，解除肌肉疲劳，也要多食。粗粮、花生、芝麻等食品均含有丰富的维生素B。维生素C是组成结缔组织以及椎间盘纤维环的主要成分之一，增加其摄入量，可延缓椎间盘退变。富含维生素C的食物有红薯、马铃薯、青椒、油菜、芹菜、菜花、草莓、番茄、柠檬、橘子等。维生素E可扩张血管、促进血流，消除肌肉紧张，在一定程度上，能起到预防椎间盘突出的作用。花生米、芝麻、杏仁等均含有丰富的维生素E。对于曾患有腰椎间盘突出症的护士，可通过补钙保健品，如壮骨粉、葡萄糖酸钙等，来提高机体的含钙量，预防腰椎间盘突出症的发生。

（八）注意环境保护，避免有害气体刺激

护理工作者尽量避免接触烟雾等刺激气体。如无法避免，应做好自我防护，如戴好口罩、防护用具等。

（九）预防复发

对于曾患有腰椎间盘突出症的护士在日常生活中，应选择适宜的功能锻炼方式，加强腰背肌的收缩力，预防该病的复发。可选择弯腰双手探地的功能锻炼方式，该法可促使神经根伸长，松解粘连，缓冲张力，缓解肌肉的痉挛和疼痛，并使腰椎两侧的肌肉、韧带得到对称、协调、平衡的锻炼，有助于功能恢复。活动的强度及幅度因人而异，以不超过腰肌、脊柱活动的限度为宜。但该法对于椎间盘突出物巨大或骨化、椎管狭窄、侧隐窝骨性狭窄以及活动时疼痛较剧烈者不适宜。腰背肌群的功能锻炼操如下：

（1）俯卧撑运动：患者俯卧，手掌和足尖着地，上肢伸直使身体抬起；屈肘，胸腹部贴地，上肢再伸直抬起身体，如此反复。

（2）背伸肌运动：俯卧，上肢、头颈、背部及下肢尽力后伸，仅腹部着床呈一弓形。可与俯卧撑运动配合，同时练习。

（3）腰部运动：两腿伸直，两足分开约半步，双手叉腰，手掌向外，双臂从胸前尽力上举，也可向前或左右侧弯各做6~7次。

（4）腹肌运动：仰卧，双手抱枕部，用腹肌力量坐起，后躺下，下肢始终着地。不能坐起时，将双手向前平伸后坐起。

（5）慢步行走：挺胸、伸腰，慢步行走1~2 km。运动时，量力而行，不可勉强，以免损伤腰肌，导致复发。

第二节　腰肌劳损的职业危害与防护

腰肌劳损是指原因不明，且无影像学改变的腰部疼痛、功能障碍的病变的统称，也被称为功能性腰痛、腰背部肌筋膜炎等。腰肌劳损是临床护理工作者的常见病、多发病。护士在日常工作中，常需要做弯腰、扭身、搬运患者等动作，使腰部负荷较重，腰肌长期处于过度牵伸状态，小血管受压，供氧不足，代谢产物累积刺激局部，从而形成无菌性炎症，导致局部腰肌粘连、肥厚、挛缩或变形，引发明显的临床症状，严重影响护士的工作和生活。因此，需要采取有效措施预防其发生。

一、病因

（一）长期工作姿势不良

临床护士若习惯性工作姿势不良，可使腰部肌肉长期处于被牵拉状态，使部分腰部肌肉纤维处于紧张状态或发生部分撕裂，导致局部腰肌负荷过重。长期过重的负荷，将影响局部血液循环和营养供给，使代谢产物积聚于局部腰肌，引发无菌性炎症反应，导致腰肌劳损。其严重的临床症状会影响临床护理工作者的工作和生活，给心理上带来较大负担。

（二）较大的工作强度

护理工作者工作强度大，如搬运患者、推手术车、心肺复苏等，腰肌负荷重；同时在日常工作中，较快的工作节奏，使损伤的腰肌得不到适当休息，发生严重的腰背痛，不仅降低了护士的工作效率，也给其个人带来了较大的精神压力及经济负担。

（三）先天畸形

腰椎畸形或下腰缩短畸形，使腰肌长期处于过度牵伸状态，引起腰部疼痛。对于有先天性腰椎畸形的护士，其腰肌劳损的发病率远高于一般护士。

（四）急性损伤治疗不当

临床护士在工作中常发生腰部软组织急性损伤，如治疗不当或反复损伤，腰部肌肉得不到充分修复，产生纤维化，则会导致慢性腰部疼痛，引发腰肌劳损，并可引起局部腰肌畸形，导致更严重的腰部疾病，如椎间盘突出、马尾神经压迫综合征等。因此，护理工作者一定要注意自我保护，避免急性腰部损伤，一旦发生，要采取适当方法，积极彻底治疗，防止并发症。

（五）潮湿、寒冷的刺激

手术室、消毒室或供应室等特殊科室的护士，长期处于较为潮湿的环境中。空气中的湿度过大，会刺激腰部肌肉，尤其是年老护士，更易受潮湿环境的影响，造成腰肌不适。同时，冬夏季，病房室内外温差较大。较大温差刺激腰肌，会使局部血液循环降低，加速代谢产物堆积，引发腰肌劳损。

二、临床表现

腰肌劳损临床表现的主要症状为腰或腰骶部疼痛，反复发作，疼痛可随气候或劳动强度的变化而变化，时轻时重，延绵不愈。腰部可有广泛压痛，脊柱活动多无异常。急性发作时，各种症状均明显加重，并有肌肉痉挛，脊椎侧弯和功能活动受限。部分患者有下肢牵拉性疼痛，但无肌肤麻木感。疼痛的性质多为钝痛，可局限于一个部位，也可散布至整个背部。

三、预　防

腰肌劳损不但会产生较为严重的临床症状，而且会给患者护士带来机体上的严重痛苦及较大的精神压力，该病也是其他更为严重的腰部疾病，如腰椎间盘突出症、椎管狭窄等的诱发因素。因此，护理工作者在日常工作和生活中，应做好预防工作，避免腰肌劳损的发生，降低该病的发生率。具体预防措施如下：

（一）纠正身体不良姿势

临床护士在日常生活和工作中，应注意纠正不良姿势，降低腰肌负荷，减轻其被牵拉的程度。在工作中，避免长时间维持同一工作姿势。站立工作时，可尽量减少长期伸腰、弯腰等动作。工作期间，适当活动颈椎、腰部、下肢，促进局部血液循环，降低腰肌的损伤。坐位工作时，调整好桌椅的高度，使机体处于舒适状态，充分放松腰部肌肉。注意胸部与桌边缘应有一定距离，以一拳为宜，不可全身扑于桌面工作。此种姿势，会使腰肌长期处于被牵伸状态，同时也会压迫胸椎，牵拉颈椎，引发各种疾病。在工作中，临床护士可互相监督，协助彼此维持正确的工作姿势，降低腰椎劳损的发生率。同时，提倡护士在工作间歇适当按摩腰部肌肉及腹肌，缓解腰肌的紧张状态，促进局部代谢产物随血液循环排出体外，避免无菌性炎症的发生。

（二）加强身体锻炼

临床护理工作者在日常生活中，更应注意加强身体锻炼，增强体质，提高机体免疫力。护士可积极参加体育锻炼，如太极拳、五禽操、健美操等运动，这些传统的体育运动对于预防腰肌劳损、增强机体免疫力极为有利。提倡每日活动至少30分钟，可有效提高身体素质。但在活动中，应注意运动的方式及程度要适中，尽量避免剧烈运动，或可能会对腰肌造成损伤的活动。同时，也应注意，锻炼身体贵在坚持，不可半途而废。

选择瑜伽锻炼的护士应注意，该种运动方式长期坚持的确能提高机体免疫力，强身健体。但在运动中，动作的拉伸程度要适宜，尽力即可，不可过于勉强，以免在运动中造成腰肌损伤。对于曾患有腰患的护士应避免进行瑜伽等体育锻炼，建议通过游泳增强体质。因为游泳不会造成腰肌局部负荷，但也要注意活动的强度不要太大，同时注意水温不可过低。

护理工作者还应注意，日常强度较大的工作易使机体处于疲劳状态，各组织器官，特别是肌肉、关节等部位，常处于易损状态，因此，在进行各种体育锻炼之前，一定要做好热身运动，防止在体育锻炼中拉伤肌肉。

（三）加强腰肌锻炼

护理工作者应采取适当锻炼方式，加强腰背肌及脊椎间韧带的锻炼和保护，提高局部组织的抵抗力。临床护士在工作之余，可通过适当运动，如体操、转身操等来锻炼腰肌，减轻腰肌紧张度，缓解腰肌疲劳。活动腰部肌肉时，应注意活动的幅度及强度要适宜，不可过于勉强，以免在活动中损伤腰肌。在日常生活中，也可通过做俯卧撑或仰卧起坐等运动来增强腰肌及腹肌力量。此种运动方式，不需要特殊的辅助器材，长期坚持，可提高腰肌及腹肌的抵抗力，有效抵御外界各种有害因素对腰肌的侵袭。但对于年老护士，或曾患有腰疾患的护士，该法不适宜。两种腰部运动操如下：

（1）转胯运腰法：站立姿势，双手叉腰，拇指在前，其余四指在后，中指按在腰眼部，即中医所讲的肾俞穴位上，吸气时，将胯由左向右摆动，一呼一吸为一次，可连续做8~32次。

（2）旋腰转背：取站立姿势，两手上举至头两侧与肩同宽，拇指尖与眉同高，手心相对。吸气时，身体由左向右扭动，头也随着向后扭动。呼气时，身体由右向左扭动，一呼一吸为一次，可连续做8~32次。运动时节奏不宜过快，以不超过机体负荷为宜。

（四）工作环境适宜

临床护理工作者应注意保持工作环境的安全性，去除工作环境中易造成机体损伤的因素，如地面保持清洁、干燥，选择合适的工作鞋及工作服等。治疗室应保持较大的空间，不宜摆放过多物品，避免护理工作者在配药等工作过程中，由于空间狭小而扭伤或撞伤腰部。护士站应留有较大空间，尽量选择圆角桌及转椅。监护室内各监护仪器，特别是重量较大的监护仪器，如心电监护仪等，摆放的位置及高度应适宜，便于护士拿取。

（五）保持正确的劳动姿势

保持正确的劳动姿势请参考本章第一节的相关内容。

（六）加强自我保护，避免外界不良因素刺激

请参考本章第一节的相关内容。

四、治 疗

对于腰肌劳损可采用以下几种方法治疗：

（一）中频电与红外线治疗

中频电能够缓解血管痉挛,加速损伤组织的修复,而红外线辐射的热作用有利于渗出吸收,并有消炎、消肿的作用。在改善周围血管循环方面,红外线治疗效果较好,而镇痛和接触肌肉痉挛方面,中频电治疗效果较好。

（二）中药热敷加推拿

中药热敷起到温经通络、活血祛风、散寒止痛之功效。热敷之后,可以使腰部毛孔的通透性增加,有利于祛邪外出,使腰部经络通畅,减轻疼痛。

（三）中药内外合治

中药内服：以活血化瘀、理气通络止痛为主。中药熏蒸时,药物通过机器雾化,成为活性分子微粒,对患者实施反复冲击,使药效迅速通过肌肤直达病灶,发挥作用。

（四）针刺加推拿

通过一定的针刺手法,能激发腰部之经气、祛瘀活血、通络止痛；推拿通过多种手法作用于腰肌劳损部位促进局部血液循环及新陈代谢、舒筋活血、通络止痛,治疗效果明显。

第三节 下肢静脉曲张的职业危害与防护

下肢静脉曲张系指下肢浅静脉瓣膜关闭不全,静脉内血液倒流,远端静脉淤滞,继而病变静脉壁伸长、迂曲,呈曲张表现的一种状态。通常发生在大隐静脉或小隐静脉及其属支,是我国最常见的静脉病,也是临床护理工作者常见的职业病之一。该病如治疗不当或治疗不彻底易导致小腿静脉溃疡,或血栓栓塞,引发严重后果。

一、病 因

（一）长久站立

临床护理工作者由于工作性质的原因,站立时间较久,导致下肢静脉血液回流受阻,静脉持久扩张,静脉壁压力持续增加,使静脉壁和瓣膜均遭受不同程度的损害。损伤积累到一定程度,即会导致瓣膜闭锁不全和静脉壁膨出,发生下肢静脉曲张。特别是工作年限较长的护士,大部分会有不同程度的下肢静脉损伤。

（二）下肢负重增加

临床护士日常工作的强度较大,下肢承受的负重较多。随着下肢承受负重的增加,下肢肌肉、血管所受损伤亦会增加。损伤积累会影响下肢肌肉的收缩性,亦会降低静脉血管的弹性,进而阻碍下肢静脉血液回流,增大下肢静脉血液淤积的程度。正常情况下,静脉血液本身由于重力作用，对瓣膜会产生一定压力，但不会损伤瓣膜。如若静脉血液淤积时间过久，静脉压力持续增加，会严重损伤瓣膜导致静脉曲张的发生。

（三）妊　娠

临床护理工作者在妊娠期间较易发生下肢静脉曲张。妊娠期，由于体内内分泌的变化，会使静脉扩张，瓣膜不能覆盖静脉。随着妊娠月份的增加，体重增加，血容量增多。进一步加重了下肢负荷和下肢静脉壁的压力。同时随着腹压的增加，下肢静脉血液回流受阻。诸多致病诱因的存在，增加了临床护士在妊娠期间发生下肢静脉曲张的危险性。

（四）深静脉血栓栓塞

患有深静脉血栓栓塞的护士更容易发生下肢静脉曲张。因深静脉血栓栓塞使较多血液积存于浅静脉，增加了浅静脉壁的负荷，该负荷超过一定限度，即会导致浅静脉膨出、曲张。

（五）腹压增加

腹压增加会阻碍下肢静脉血液回流，增加下肢静脉壁的压力。护理工作者若长期维持同一姿势工作，如值班护士长期坐着，会增加腹压，导致下肢静脉曲张的发生。患有慢性咳嗽等疾病的护士，腹压长期增加，外加下肢负荷过重，使其更易发生下肢静脉曲张。

（六）遗传因素

有阳性家族史的护士较易发生下肢静脉曲张。有关调查分析表明，下肢静脉曲张为单基因遗传。特殊体质，外加护理工作者工作环境中存在诸多诱发因素，提高了有阳性家族史的护士发生下肢静脉曲张的概率。

（七）先天性浅静脉壁薄弱或瓣膜关闭不全

患有先天性下肢静脉血管异常的护士，其下肢静脉曲张的发病率远高于一般护士，且发病年龄较轻。静脉瓣膜发育不良或缺失，不能使大隐静脉血液正常回流。而浅静脉壁先天性薄弱又无法承受血液对其长时间的压迫，进而发生下肢静脉曲张。

二、病　理

（一）曲张静脉的变化

初期，静脉内压力增高，管腔轻度扩张，黏膜下组织（主要在肌层）增生，形成厚而容易压瘪的圆形管道。中期，静脉扩张和迂曲更为明显。管壁开始萎缩，并有退行性改变。晚期，静脉管腔进一步扩大，严重曲张，呈蚯蚓状或串珠样，甚至呈瘤状。小腿内侧区域胸腔内负压的向心吸引作用即下肢肌肉收缩作用较弱，该区域所承受的压力最大，因此，静脉溃疡高发于此区。

（二）血流动力学变化

当静脉曲张时，血液回流缓慢和静脉压力升高，影响毛细血管血液的流出，引起组织水肿。而当交通支瓣膜薄弱或功能不全时，深静脉血液向浅静脉逆流，使浅静脉淤血，出现相应并发症。

三、临床表现

下肢静脉曲张常发生于大隐静脉与小隐静脉，但常见于大隐静脉曲张。

（一）下肢浅静脉曲张

浅静脉曲张多发生于双侧下肢，也可发生于单侧下肢。较为肥胖者，往往患肢曲张静脉隐而不显；较瘦者，可见患肢浅静脉扩张、迂曲、隆起，严重者扭曲成团块状，站立时曲张静脉更为明显，当平卧抬高患肢时曲张静脉瘪陷。大隐静脉受累时，曲张静脉分布于下肢内侧面，或延伸至患肢的前、后面。小隐静脉受累时，曲张静脉分布于小腿的后面，可延伸到外踝和足背。

（二）患肢酸胀和疼痛

由于下肢静脉曲张，静脉淤血，静脉压力进一步增高。随着病情的加重，患者多有患肢酸胀感或胀痛，易疲劳，多发生于久站时。当平卧抬高肢体后，酸胀感迅速消失。

（三）患肢肿胀

单纯性原发性下肢静脉曲张一般无患肢肿胀，当伴有踝交通支瓣膜功能不全或深静脉瓣膜功能不全时，足踝部及小腿可出现不同程度的肿胀，深静脉瓣膜功能越差，患肢肿胀越明显。如淋巴管受累，同时并发淋巴水肿，则患肢肿胀更为明显。

四、诊　断

下肢静脉曲张诊断标准如下：

（1）有长期站立及能够导致腹压增高的病史（妊娠及盆腔肿瘤史、慢性支气管炎、习惯性便秘等），有下肢静脉曲张的家族病史。

（2）下肢静脉明显迂曲扩张，站立时更为明显；常伴有血栓性浅静脉炎，至晚期可发生足靴区皮肤色素沉着、纤维化、溃疡等。

（3）深静脉畅通试验显示深静脉畅通。

（4）多普勒超声检查显示大隐静脉瓣膜功能不全，或同时伴有深静脉瓣膜功能不全。

（5）静脉造影显示大隐静脉迂曲扩张、瓣膜功能不全，或同时伴有深静脉瓣膜功能不全。

（6）排除其他静脉性疾病。

五、预　防

护理工作者是下肢静脉曲张疾病的易发人群，若患该病，会给护理工作者带来很大的精神负担及经济负担。因此，我们在日常工作和生活中，一定要积极做好预防工作，防止下肢静脉曲张的发生。

（一）正确的工作方法

1. 搬运重物时科学地收缩和放松肌肉

搬运重物、移动物品以及拉动和移动重物或患者时，尽量用全身转动，避免用躯干转动，以免不均等的肌肉张力造成正常重力线的改变。

2. 避免长站、久坐，适当活动促进血液循环

临床护理工作者工作时长期处于站位，少数班次及岗位会久坐，为了预防下肢静脉曲张的发生，在站立或坐位过程中，避免长时间保持同一姿势，坐时避免双膝交叉或盘腿，以免压迫腘窝静脉，影响血液回流。适当、轻微地活动，有助于促进下肢血液循环，减轻下肢静脉瓣膜承受的压力。站立时，可让双腿轮流支撑身体重量，并可适当做踮起足跟动作，促进小腿肌肉收缩，减少静脉血液淤积。提倡在工作间歇期，做工作体操，如双腿上下摆动或夹蹬练习，并充分活动踝关节，消除腓肠肌的疲劳，使其有效发挥泵作用，减轻浅静脉压力。

3. 防止腹腔内压长期升高

腹腔内压升高可以影响下肢静脉血液回流，引起下肢静脉内压升高，增加静脉瓣膜负担或使静脉瓣膜破坏。因此，护理工作者在日常工作和生活中，要做好自我保健工作，积极预防能够导致腹腔内压增高的慢性疾病，如慢性咳嗽、便秘等的发生。早期发现、彻底治疗，防止病情迁延，诱发下肢静脉曲张。同时，护理工作者也要注意，久坐或长期维持同一姿势站立，也会导致腹腔内压升高。工作之余，应注意腹部及腰部的锻炼，适当变换身体姿势，降低腹腔内压，并常做深呼吸动作，减轻腹腔内压，促进骨盆血液回流，减轻腿部血液淤积。

4. 预防外伤

护理工作者应注意保护下肢皮肤。长久站立工作，会使下肢负重增加，局部血液循环不畅，使下肢血管、肌肉及皮肤营养不良。若皮肤破损，极易感染皮下组织及血管，破坏血管正常结构，增加了发生下肢静脉曲张的危险。

5. 强化培训

职能部门要全面开展员工培训，对新员工和轮转实习员工均要进行轮训，熟悉有关患者提举和搬运的政策和制度，做好搬运重物的培训教育，教会她们应用力学原理去完成工作，并学会主动休息，生活作息有规律，夜班或较大工作量后，应及时休息，提倡护士养成或不断增强自我保健意识。

6. 定期检查

临床护士应注意定期体检，以早发现病症，早期治疗。对于已发生下肢静脉曲张的护士，更应注意定期检查，及早采取防护措施，防止病情迅速发展及并发症的发生。

（二）有效预防措施

1. 抬高下肢，促进下肢静脉血液回流

护理工作者在休息时应尽量抬高下肢，并配合自我按摩，促进下肢血液回流。睡觉时，可在小腿部垫一小枕，使下肢抬高 15°~20°，减轻下肢肿胀及预防小腿溃疡的发生，并可于睡前用热水擦洗下肢，促进下肢血液循环，如果用赤芍、牡丹皮、桃仁、红花等煎汤熏洗擦揉，效果更好。

2. 穿弹力袜或捆绑弹力绷带

弹力袜或弹力绷带的压力梯度循序降低，足踝部高，向近侧逐渐减低，通过压力变化以减少浅静脉内血液淤积，改善活动时腓肠肌血液回流，该法可以减轻或消除肢体沉重、疲劳感。

护理工作者可在早晨上班前穿戴,睡觉前脱下。捆绑弹力绷带时,应先将腿足垫高,从踝部向上捆扎,长短、压力及薄厚应符合病人的腿部情况。对于手术室的护士,更适宜采用该法预防下肢静脉曲张的发生。在穿戴弹力袜之前,应将双下肢抬高,减少或排空浅表静脉血,提高预防效果。

3. 注意妊娠期及哺乳期保健

护理工作者在妊娠期间,腹压增大,下肢静脉回流不畅,较平时更易发生下肢静脉曲张,因此,采取适当措施促进下肢血液循环,降低静脉曲张的发生率。不宜久坐,可适当在室内或室外散步,并建议用热水擦揉下肢。可用适当力度,自下而上按摩下肢,双腿交替,不得逆向按摩,持续按摩10分钟,每天1~2次。

如在妊娠期已发生下肢静脉曲张,程度较轻者可使用弹力袜来预防该病的进一步发展。一般使用的压力为2.6~4 kPa(20~30 mmHg)。如静脉曲张没有发展到股部,通常于膝关节以下使用,即可达到满意的预防及治疗效果。同时也应注意,分娩后体重多会有所增加,此时,应注意锻炼,将体重控制在正常范围内,避免过度肥胖。因为过度肥胖不仅影响血液回流,还会增加双腿、双足压力。据有关报道,肥胖者比体重正常者更容易发生下肢静脉曲张。

4. 养成良好的生活和饮食习惯

护理工作者在日常生活中,应注意自我保护,养成良好的生活习惯,避免穿用过紧的衣服,注重养成良好的饮食习惯,提高机体抵抗力,预防下肢静脉曲张的发生,如冬季注意保暖,避免冷水刺激下肢;上下班期间,注意膝盖保暖等。多食芹菜、苹果等高纤维的蔬菜和水果,以降低血液黏稠度。提倡多食具有清热利湿、活血化瘀功效的清淡食品,如丝瓜、苦瓜、冬瓜、黄瓜、番茄、白菜、白萝卜、鸭肉、鹅肉等。如已发生轻度的下肢静脉曲张,应尽量少食辛辣刺激性食品,如羊肉、辣椒、酒等。

5. 注意锻炼,强身健体

护理工作者应经常参加体育锻炼,提高身体素质。适当的体育锻炼可以促进周身血液循环,使下肢静脉营养充足,增强静脉壁弹性,提高静脉回血功能,预防下肢静脉曲张的发生。游泳是防止静脉曲张的最佳运动方式,游泳时,机体压力得到减轻,而水的压力则有助于增强血管弹性。提倡每天坚持快速步行锻炼,每次15分钟,每天可步行4~5次。快速步行时,可充分锻炼腓肠肌,使其收缩加强,挤压静脉血液回流,减少血液淤积,并使血管壁的新陈代谢增强,有利于维持血管弹性,保持正常结构和功能。特别是对于患有先天性下肢静脉异常的护士更应通过加强身体锻炼来弥补先天不足,增强局部血管壁的弹性,以及下肢肌肉的收缩力,预防下肢静脉曲张的发生。

6. 加强腿部运动

临床护理工作者在日常生活中,应注意加强腿部锻炼,尤其要注意锻炼小腿肌肉。因为小腿肌肉是个辅助血泵,帮助静脉把血液泵回心脏,可预防静脉曲张的发生。如已发生下肢静脉曲张,亦可通过增强肌肉收缩力,提高下肢静脉壁的弹性,减慢静脉曲张的发展。可选择骑脚踏车、步行和游泳等方式来强化小腿肌肉。活动方式、方法及强度要适宜,根据个人自身情况选择。每天坚持做仰卧屈腿、仰卧伸腿等简单动作,锻炼下肢肌肉。该法简单,不需要辅助器械,同时活动强度不大,一般不会导致下肢超负荷运动。长期坚持,会有明显效果。护理工作者也可定期做向心性按摩，减轻下肢肌肉的疲劳，促进血液回流。提倡做下肢运动操。具体方法：平卧位或坐位，将下肢伸直后屈曲、屈曲后伸直，重复10次；踝关节做伸直、屈曲，重复10次；跖关节做伸直、屈曲，重复10次。双下肢同时或交替进行均可，每日做3~5遍。

7. 运动操

护理工作者根据自身具体情况练习该运动操，以不超过机体下肢运动负荷为宜。可连续练习各个步骤，也可单独练习其中一个步骤。长期坚持，可增加下肢肌肉抵抗力，预防下肢静脉曲张的发生。具体方法如下：

（1）站立位，两足并拢。双手叉腰，提踵，下蹲，重复10~15次，自然呼吸，练习节奏由慢至快，重复次数逐渐递增。

（2）站立位，两足并拢。单腿屈膝提高，双手胸前抱膝，双侧各重复10~15次，自然呼吸。

（3）站立位，两足并拢。挺胸，双手叉腰，双足交替向前做踢腿运动，各重复10~15次，自然呼吸。

（4）站立位，两足并拢。双手屈肘与腰同高，掌心向下，双足交替上抬，两膝力求触及掌心（上身不可后仰），两侧各重复10~15次，自然呼吸。

（5）站立位，两足并拢。双手扶椅背或物体，用双足尖支撑身体做上下踮动，重复10~15次，自然呼吸。

（6）两足并立，挺胸，两上肢向上伸直，上身前屈，两手指触地4次，然后还原，重复5~8次，自然呼吸。

（7）两腿自然站立，高抬腿来回走动1~2分钟，同时，两臂交替向前、向后做画圆动作。自然呼吸。

8. 血管保健操

临床护理工作者可通过坚持做血管保健操，增强血管张力，降低下肢静脉曲张发生的概率。如已发生静脉曲张病变，亦可通过锻炼，改善病理过程，延缓静脉曲张的发展。具体方法如下：

（1）取坐姿，双下肢伸直，用双手对下肢由下而上反复进行拍打，力量以能耐受为宜，每次15分钟，每日数次。

（2）晨起和晚睡前取仰卧位，双下肢抬高3~5分钟后取坐姿，双下肢下垂15分钟，重复2次。

（3）该运动操共分为10节。

① 膝伸屈运动：取仰卧位，双腿绷直，双手掌心朝上枕于头下。双腿膝关节依次微抬起，放下，做屈张练习，左右腿分别各做6~8次。

② 抬腿运动：取仰卧位，双腿绷直，双手掌心朝上枕于头下。双腿并拢，依次抬起成45°，各进行4~5次。

③ 分腿运动：取仰卧位，双腿绷直，双手掌心朝上枕于头下。在缓缓吸气的同时，尽可能地向两侧分腿。呼气，并拢双腿，反复4~6次。弯曲双腿，膝盖尽可能地向两侧，后再并拢，伸直双腿，恢复为准备动作，如此进行6~8次。

④ 腿上运动：取仰卧位，双腿绷直，双手置于身体两侧。举起右腿，于空中停留数秒后放下。左腿重复，交替进行4~6次。

⑤ 摆动腿运动：取仰卧位，双手掌心朝上枕于头下。双腿绷直，依次上举，左右摆动；抬

起双腿，前后摆动，各进行4~5次。

⑥侧分腿运动：取仰卧位，双手掌心朝上枕于头下。双腿绷直，左右依次最大幅度地侧分腿，腿勿抬起，各进行4~6次。

⑦腿侧圆周运动：取仰卧位，双手掌心朝上枕于头下，双腿绷直。抬左腿，于空中做圆周运动，再抬右腿，于空中做圆周运动，各做8~10次。

⑧侧抬腿运动：取右侧位，右手枕于头下，左臂沿躯干伸展，左腿伸直，向上抬起6~8次。再取左侧位，重复动作。

⑨膝侧后摆运动：取左侧位，左手枕于头下，右臂沿躯干伸展。右腿弯曲，膝盖向腹部贴近，后再伸直，用力后摆，如此反复6~8次。身体转取右侧位，重复上述动作。

⑩侧踢腿运动：取左侧卧位，右腿伸直，用力前踢，再用力后摆，身体弯曲，如此反复6~8次。反方向换腿，重复动作。以上运动，每日练习1~2次，完成后取仰卧位，将手置于腹部，深吸气收腹，呼气放松，反复进行2~4次。长期坚持，可取得明显疗效。

课后思考题

1. 简述腰椎间盘突出症的病因和预防的主要措施。
2. 简述作为一名护士，如何预防腰肌劳损。
3. 如果你是一名刚工作的新护士，应如何预防下肢静脉曲张。

第十章 心理社会性职业危害与防护

学习目标

价值塑造

通过本章学习，培养学生人文情怀，提升人文素养，增加学生职业道德修养。

能力提升

1. 提高学生沟通交流能力，积极应对并有效处理工作中遇到的行为及语言伤害。
2. 结合临床工作实际善于总结经验，积极预防行为及语言伤害和工作疲惫感的发生。
3. 提高积极应对职业倦怠、医院职场冷暴力、护患纠纷的能力。

知识学习

1. 准确陈述行为及语言伤害、职业倦怠、医院职场冷暴力、护患纠纷的概念及其表现。
2. 理解导致行为及语言伤害的原因和出现职业倦怠、医院职场冷暴力、护患纠纷的影响因素以及危害和防护措施。

在传统的职业医学研究中，物理、化学、生物性职业有害因素占据了相当重要的位置。随着生物医学模式向生物—心理—社会医学模式的转变，人们逐渐认识到心理社会因素在疾病和健康中的重要作用。非物理、化学、生物性的职业有害因素称为心理社会性职业因素。心理社会性职业因素在生产劳动过程中广泛存在，直接或间接地影响人们的职业健康，引起心理社会性损害。心理社会性职业因素作用的方式、刺激量的大小、作用时间的长短以及同时存在的其他因素，共同决定了心理社会性损害的性质和程度。护理职业中的心理社会性因素主要有：行为及语言伤害、工作疲惫感、医患冲突等。正确认识护理职业中有害的心理社会因素及其造成的损害，是护理职业防护中不可忽视的问题。

案例

小美，26岁，某三甲医院重症监护室护士，临床工作5年，最近患者增多，科室人手不够，使其经常加班，夜班频繁，压力大，每天想着要把工作完成，导致焦虑，白天上班精神状态不佳，易被激惹，对患者的关心程度也不如以前，工作积极性下降。

请思考：
（1）小美可能出现了什么问题，可能原因是什么？
（2）如何控制和干预这种现象？

第一节　行为及语言伤害

一、概　述

近年来，关于医护人员在执业过程中遭遇辱骂甚至殴打的报道屡屡见诸报端，有些伤害后果严重，以致危及其生命安全。临床工作环境复杂、情况千变万化，相对于其他医务人员，护理人员与患者及家属接触更密切，遭遇行为及语言伤害的概率更高。不安全的工作环境，必然会影响护理人员的身心健康。

护理职业性有害因素的行为及语言伤害，是指护理人员在执业过程中遭受的直接或威胁性的语言攻击和行为危害。伤害的来源包括护理对象、陪护人员、媒体、同事、上级主管部门等。其中，患者及家属为最主要对象，可以表现为辱骂、中伤、躯体伤害或工作骚扰等多种形式，且多是故意行为。行为及语言伤害的极端表现形式是暴力行为，可造成严重的后果甚至危及生命。

语言伤害是一种语言行为，其主要表现是运用口头或肢体语言对他人进行侮辱，甚至造谣中伤等。语言伤害是日常生活中的常见伤害行为，有的是存心、故意的，有的是无意的。语言伤害作为一种"软暴力"，对护理人员的身心健康有着持久而重要的影响。

行为伤害则是指采用具体的动作行为对护理人员进行身体上的攻击，包括暴力攻击或性骚扰等。与语言伤害相比，行为伤害的后果更为直接可见。

二、行为及语言伤害的原因

行为及语言伤害发生的原因较为复杂，是社会生活领域的矛盾在卫生服务中的反映，体现在护理人员、患者及家属、其他医务人员及社会体制等几个方面。

（一）患者及家属方面的原因

1. 就医经历是患者及家属主要应激源

一方面，我国目前处于经济发展初级阶段，卫生资源有限，且分布不合理。大量卫生资源集中在大中城市，广大农村地区卫生资源短缺。城市中的卫生资源则集中在大医院，广大的社区卫生服务覆盖严重不足。卫生资源分布的不合理，导致人们就医过程非常曲折，几经周折来到医院，还可能由于床位紧张等原因不能得到及时诊治。患者及家属的不满情绪积聚，容易将怨气发泄到最先接触的护理人员身上，轻则言语不敬或谩骂，重则出现激烈的行为伤害。另一方面，在广大农村地区，因病致贫、因病返贫的例子比比皆是。重大疾病给低收入者造成沉重的物质和精神负担，容易出现过激的言行。

2. 卫生常识缺乏、维权意识增强

（1）卫生知识缺乏，护患沟通不畅：受社会经济发展水平、教育程度等许多因素的影响，我国卫生知识普及程度不高，人们多数缺乏卫生常识，对疾病的诊疗、护理等各项操作不能很好地理解和配合，容易与护理人员发生冲突。这种状况，不利于疾病的预防和康复，就医时也给护患沟通带来了困难，容易产生不愉快以致发生纠纷，导致伤害行为。

（2）患者维权意识不断提高：随着人民群众文化及生活水平的提高，维权意识不断增强，在社会生活中非常强调自己的权益。在就医过程中，患者的社会角色发生转变，在形成新的权利的同时，也增加了相应的义务。角色的突然转变，可能造成某些患者角色适应不良，对自己新的权利义务认识不清或不能完全遵守。期望疾病恢复的本能愿望占据了主要位置，关注自身权利的同时，往往忽略了应尽的义务。

3. 心理需要得不到满足

人们的心理需要是多种多样、各不相同的。进入患者角色以后，心理需要有一些共性的变化。如果这种需要持续得不到满足，就可能积聚对医院和医护人员的不满情绪，引发伤害行为。

（1）安全需要的增强：患者离开熟悉的家庭和亲人，进入医院这一陌生环境，接触陌生的医护人员和病友，很容易产生孤独、不安的情绪，对于安全的需要增强。部分患者及家属认为，进入医院，病情应该逐渐好转，对于疾病恢复过程中的病情反复甚至加重尤其不能接受，由此产生极度的不安全感。

（2）尊重和重视的需要：患病以后，人的自尊心有病态性增强的现象，同时注意力从外界环境迅速转移到自身的感受，对别人的言语行为变得特别敏感。护理人员的某些行为稍有不当，或者本属无意，都可能引起患者自尊心受伤，导致对护理人员的不信任和敌意。

（3）知情需要的增加：一方面，患者希望详细了解自己的病情，及早接受治疗，尽快恢复。但由于医疗资源的有限性，需要患者较长时间地等待检查和治疗，与其愿望发生冲突。另一方面，患者及家属更希望医护人员能作出疾病恢复程度的保证，对预后、医药费用开支等情况在入院时就作出明确的答复。但良好的愿望并不符合疾病和健康发展的客观规律，随着住院时间的延长，患者及家属得不到承诺的失落感逐步增强，归咎的对象往往是医护人员。

4. 由疾病所致的心理及情绪反应异常

（1）焦虑反应：作为社会人，每个人的社会角色都有一定的延续性。特定的社会角色，需要承担特定的责任和义务。患病住院，打破了人们社会角色的延续，造成工作和生活的突然转变，这对于每一个人来说，都是一次比较大的冲击。患病住院期间，患者的焦虑反应集中而强烈，可能影响到正常的思维和行为。例如，与熟悉的环境分别所引起的分离性焦虑；对疾病的认识不足、渴望尽快恢复等所产生的期待性焦虑；手术患者还会产生术前和术后的焦虑情绪。

（2）情绪不稳定：临床上，患者受到病痛折磨的同时，还承受经济拮据引起的心情低落、康复时限较长所致的失望等负面情绪的影响，往往会出现情绪不稳定，遇事容易激动，为一点小事就可能大发雷霆。护理人员对各种检查、治疗、护理措施负有事前说明解释、事后照顾护理的责任，在患者疾病越是严重的时候，出现越频繁，容易成为不良情绪的发泄对象。

（二）护理人员方面的原因

1. 护理人员自我防护意识薄弱和能力不足

在我国，由于受到学校教育、医疗机构制度以及个人因素的影响，护理人员普遍展现出职业防护意识不足和自我防护能力较弱的问题。相较于职业要求，护理人员在自我防护方面存在一定的不足，这使得他们容易成为职业伤害的受害者。

（1）防护意识薄弱：主要原因可能有：① 护理教育工作中职业防护意识的培养力度不够：职业危害重在预防，而预防的关键在于安全意识的培养。良好的学校教育，对于培养护理人员的职业防护意识、正确运用防护措施、处理防护危害等，有着不可替代的作用。但遗憾的是，专门开设职业防护课程的院校并不多，护理教育中职业防护培养不到位，是造成护理人员防护意识淡薄的重要原因之一；② 医院对护理职业防护重视及支持不够：目前，在我国医疗机构中，护理人员入职前的培训体系尚未充分涵盖职业防护的相关内容；同时，医院感染控制规程虽然对医疗器械和物品的消毒程序有明确的规定，但对于护理人员在日常工作中频繁接触紫外线可能造成的伤害防护措施却缺乏详尽的指导。由于对此类防护措施的重视程度不足，导致医院在职业防护设施的配备上存在不足，进而影响了护理人员防护工作的有效实施。

（2）防护能力不足：主要体现在以下几个方面：首先，法律知识体系尚不完善，导致护理人员在维护自身合法权益方面运用法律手段的能力有限。护理操作涉及患者及其家属的众多权利，可能引发相应的法律事件，从而导致护理人员与患者之间法律关系的产生、变更乃至终止。此外，护理工作所面临的复杂社会关系中潜藏着众多冲突风险。其次，护理职业中女性占多数的性别特征，也使得护理人员在防护方面处于不利地位，容易遭受行为和语言上的伤害。在社会生活中，女性作为体能上的弱势群体，往往成为各种伤害行为的目标，例如暴力攻击和性骚扰的受害者中女性占比较大。随着护理工作环境的不断扩展和复杂化，护理人员更多地置身于广泛的社会生活背景之中，这使得她们更容易成为各种伤害行为的受害者。

2. 部分护理人员的知识和技术不能适应新的工作要求

当代医学科学的发展日新月异，护理学科也进入了迅速壮大的时期，出现了新的工作内容和要求。整体护理的实施，社区护理的进一步开展，康复护理的出现等，都对护理人员提出了新的要求。人们日益增长的卫生服务需要，也对护理工作提出了更高的知识和技术服务要求。

（三）医院工作人员的原因

随着生物医学模式向生物—心理—社会医学模式的演进，医疗卫生服务系统面临新的挑战。医师、护士及医技人员等专业人员必须调整其传统角色，以适应更新的工作内容。医患关系亦经历了从"主从型"向"并列—互补型"的转变，护理人员的角色由单一执行医嘱转变为积极运用护理程序评估病情、独立制定护理计划并执行。这一变化对传统医患关系构成挑战，护理人员需适应新的工作要求，而医师亦需彻底改变对护理工作的认知和对护理人员的态度，双方需重新构建信息交流与协作的关系。然而，部分医师对"主从型"医患关系的固有观念根深蒂固，对新医学模式理解不足，对护理人员承担的新职责缺乏认识，可能导致在行动上不支持、不配合，甚至出现嘲讽和言语攻击，给护理人员带来身心上的伤害。

（四）社会原因

一方面，在互联网时代，信息传播的速度前所未有地迅猛，负面新闻往往能在极短的时间内如野火燎原般迅速扩散至全国乃至全球，这种快速且广泛的传播特性极大地放大了负面舆论对护理人员的影响，使其遭受的偏见与误解更加深远。部分媒体为追求眼球效应或新闻震撼力，不惜选择性地聚焦于医疗事件中的负面片段，忽视了事件的完整性与复杂性，这种片面且带有偏见的报道方式极易误导公众，使他们对护理人员形成扭曲的认知，产生不应有的偏见与误解。更有甚者，一些媒体在报道中夸大其词、过度渲染，企图以此制造轰动，却无形中损害了护理人员的职业形象，进一步加剧了公众对护理工作的误解与不满，加剧了护患之间的矛盾，对整个医疗行业的健康发展构成了潜在的威胁。

另外一方面，公众与医疗行业之间存在信息不对称现象。公众通常难以获取全面且准确的医疗信息，而媒体舆论则成为他们了解医疗行业的主要渠道。然而，由于媒体舆论的片面性和夸大性，公众对医疗行业的认知容易产生偏差。护理工作在医疗体系中占据着重要的地位，但公众对其认识却相对不足。媒体舆论往往更倾向于报道医生的工作和成就，而对护士的贡献和付出关注不足。这种认知上的偏差导致公众对护理人员缺乏足够的尊重和理解，进而可能加剧护患之间的紧张关系。

三、行为及语言伤害的预防

护理职业防护是一个社会层面上的系统工程，护理人员遭受的行为及语言伤害是社会生活中多种因素共同作用的结果，这一问题的解决，有赖于多方力量的共同参与。概括起来，应着重做好以下几方面的工作。

微课：行为及语言伤害的预防与处理

（一）从自身做起，减少发生行为及语言伤害的因素

1. 提高自身综合素质

（1）患者住院，最大的愿望和最根本的目标是接受良好的治疗和护理，尽快恢复健康。部分患者由于不满意自己接受的服务而与护理人员发生冲突，其中有护理人员的客观因素、患者的主观因素，也有护理人员工作的原因。因此，预防职业中的行为及语言伤害，首先要从护理人员自身做起，提高服务质量。其次，护理人员应加强心理学知识的学习，努力掌握各种疾病引起的不同的心理变化，并在实践中总结本科室患者心理变化的规律，减少工作中发生冲突的机会。最后，应恰当运用整体护理理念指导护理实践，将患者视为生理、心理、社会、精神、文化的综合体，深入理解可能影响患者疾病和健康的心理社会因素，将潜在的冲突因素化解于发生之前。另外，还应提高全体护理人员的技术操作水平，减少可能引起患者不良反应的操作，提高患者和家属对护理工作的满意度。

（2）新型医护关系的建立，需要护士、医师两方面的共同努力。新型医护关系不再局限于传统的命令与执行模式，而是一种基于相互尊重、平等合作、信息共享与共同决策的新型伙伴关系。这种关系强调医护人员之间的沟通与协作，共同致力于为患者提供最优质、最人性化的医疗服务。新型医护关系的建立是一个系统工程，需要护士与医师双方的共同努力和持续投入。通过强化沟通与协作、建立共同目标与价值观、提升专业素养与人文关怀、优化工作流程与资源分配以及建立反馈与改进机制等措施，可以有效预防护理人员行为及语言伤害的发生，促进医疗行业的健康发展。

2. 增强自我防护意识和能力

护理人员是护理职业防护工作的主体，应发挥其核心作用。护理人员应自觉提高对职业危害因素的认知，不断强化自身的防护意识和能力。

（二）加强护理职业防护教育

护理教育从业者应重视职业防护教育，积极开设相关课程。院校教育阶段的职业防护教育

对培养护理人员的职业防护意识和技能至关重要。我国护理教育从业者应完善学科体系，主动设置职业防护课程，提前培养护理人员的职业防护意识和技能。护理行业风险因素不断变化，须定期组织职业防护培训，更新护理人员知识。

（三）充分发挥医院及卫生行政主管部门的作用

医院和卫生行政主管部门是护理职业防护的主导力量，为防护工作提供物质和制度支持，营造良好的护理工作和社会环境，对预防行为及语言伤害有重要的作用。

1. 正确认识护理工作的价值，提高护理人员的待遇和社会地位

随着人类疾病谱的改变、社区护理的发展，护理人员在维护和促进人民健康工作中发挥着越来越重要的作用。各级行政部门和医院管理层应充分认识护理工作的价值，合理提高护理人员的待遇和社会地位，让社会尊重护理工作，尊重护理人员，减少伤害事件的发生。

2. 重视护理职业防护工作

（1）员工是机构发展的根基，维护其职业健康，有助于延长其职业生涯。医疗机构应秉持人道主义精神，从机构可持续发展的视角出发，重新审视护理职业防护工作的重要性，重视对员工进行职业安全教育，并增加防护设施的投资，支持那些遭受行为及语言伤害的护理人员通过合法途径捍卫自身权益。机构的关注与支持，为护理人员维护自身权益提供了强大的精神支持，有助于防止行为及语言伤害事件的发生。

（2）随着科技的进步和社会的转型，国际的互动与交流日益频繁且内容丰富多样，这不仅深刻改变了人们的生活方式，也催生了新的职业风险，例如传染病的快速扩散以及重大突发公共卫生事件等。在护理领域，职业风险因素持续增加，这要求各级政府机构和医疗机构在制度层面加大对职业防护的重视力度。应将护理职业防护纳入员工入职培训和院内感染控制的关键组成部分，并在日常工作中注重防护措施的执行，定期进行检查和督导，以协助护理人员培养良好的职业防护意识和习惯。

（四）发挥媒体的舆论宣传作用

借助网络、报纸、杂志等多种传播媒介的力量，普及卫生知识，提升公众对医疗工作的认识与尊重，以减少因误解和冲动等因素引发的行为和语言上的伤害。媒体应秉持客观公正的原则报道医疗过程，加大对护理工作的正面宣传力度，帮助公众正确理解护理行业。通过媒体的正面宣传，有助于营造一个积极的社会舆论氛围，增进公众对护理工作的理解与信任，推动护理行业的发展，并有效降低对护理人员的行为和语言上的伤害。

四、行为及语言伤害发生后的处理

一旦发生行为或言语上的伤害，各方应秉持明辨是非、惩处邪恶、弘扬正义的原则，迅速采取措施。对于受害者及所有护理人员而言，一个及时且公正的处理结果能够提供心理上的慰藉，并增强其职业安全感。同时，对不法行为的严厉惩处对于促进社会正义和构建法治社会具有重要的正面影响。

（1）护理专业人员应勇于正视职业活动中遭受的行为与言语侵害，并坚定地捍卫自己的合法权益。在遭受侵害后，应积极寻求合法且适当的途径以解决问题。

（2）医疗机构及卫生行政部门应当严肃对待护理人员遭受的伤害事件，摒弃传统中"惧怕诉讼"的观念，全力支持受害人员维护自身合法权益的行为。

（3）律师及新闻舆论界可借助提供声援、法律援助等手段，助力维护公众合法权益，并促进社会风气的良性发展。

（4）司法机关须严格处理涉及行为及言语伤害的事件，并采取有效措施以确保职业安全。蓄意实施的伤害行为已违反我国刑法，不论行为结果如何，均应承担相应的刑事责任。依据我国刑法第二百三十四条的规定，故意伤害他人身体的，处3年以下有期徒刑、拘役或者管制。如果致人重伤或死亡，或手段特别残忍的，刑罚还要加重，最高可处死刑。

第二节　职业倦怠

一、工作压力与健康

（一）压力与工作压力源

在全球经济发展的推动下，世界各国的疾病谱和死因谱进一步转变，心身疾病逐渐成为威胁人类健康的一大类疾病，而各种压力因素则是导致心身疾病的重要原因。

压力（stress），指外界环境刺激的要求与个体的适应能力不相协调时引起的主观反应。心理压力是人体正常心理构成的一部分，适度的压力可以提高个体的觉醒水平，利于应对环境的变化，对健康有积极作用，但超限的压力对健康有消极作用。

现代社会，职业人群构成了人口的主体部分，其在工作中所承受的压力问题逐渐受到社会的广泛关注。不良的工作环境、劳动角色模糊或冲突、工作时间安排不当、待遇不合理以及社会地位低下、组织架构及晋升机制等方面，均可能成为职业人群工作压力的潜在来源，对他们的身心健康产生潜在的负面影响。特别是在护理领域，由于其工作内容的繁重性和高风险性，该职业极易引发职业性应激反应。

（二）压力致病的机制

工作压力，作为众多生活压力源之一，其致病机制符合压力致病的一般规律。当人体持续遭受刺激时，会引起神经系统、内分泌和免疫系统的相应变化，这些变化在心理因素导致疾病的过程中起到了中介作用，最终产生躯体病变。

工作压力作为一种应激源，通过外周神经系统传递至大脑，被个体所感知，并触发相应的生理和生化反应以及情绪变化。当个体处于过度紧张状态时，交感神经-肾上腺髓质系统被激活，导致儿茶酚胺类物质的大量释放。下丘脑-垂体-肾上腺轴的激活进一步导致多种神经激素的分泌，这些激素作用于身体的多个系统，引起呼吸加深、血压升高、心率加快以及胃肠蠕动减缓等生理变化。机体通过不断调整其功能以适应压力带来的影响。若刺激强度较低且持续时间短暂，机体的适应机制足以应对，生理和生化指标将恢复至正常水平，负面情绪状态亦将得到缓解。然而，若刺激强度大且持续时间长，超出了机体的适应阈值，长期的应激状态将导致能量耗竭，使得生理和生化改变无法恢复，持续的不良心理状态将引发自主神经系统的功能失调，最终可能导致某些内脏器官的功能性甚至器质性损伤。

二、职业倦怠

（一）概述

职业倦怠是指由于持续的工作压力引起个体的"严重紧张"的反应，从而出现的一组综合征，其主要表现为缺乏工作动机、回避与他人的交流、对事物多持否定态度、情感冷漠等。

职业倦怠是一个心理学的概念，用以描述职业人群在持续压力下产生的生理、心理和行为的改变，可从情绪疲惫感、工作冷漠感及工作无成就感3个方面分析。其中，情绪疲惫感被认为是职业倦怠的核心，是工作压力导致的工作行为和态度改变的结果，往往出现于职业倦怠的第一步。缺乏社会支持、工作要求高等是情绪疲惫感最重要的影响因素，工作冷漠感是失去工作热情后的消极状态，表现为对服务对象漠不关心、反应冷漠等，是疲惫感的外在表象，其产生受个人因素、环境因素的共同影响。工作无成就感则是指个体感觉工作不能体现自我价值，或者觉得自己碌碌无为、一无所成。

护理人员通常面对的是身体或心理状况欠佳的患者群体，需应对错综复杂的人际交往，并时刻警惕潜在的医疗事故风险，这些因素构成了其工作中的多重压力源，使得他们成为职业倦怠的高风险群体。据调查，中国护士中高度职业倦怠达59.1%，已成为影响我国护理人员身心健康的重要因素。

（二）职业倦怠的表现

职业倦怠的表现主要在情绪、人格和职业效能等方面。

1. **情绪反应**

紧张初期，可能引起人们的心理异常反应，表现为情感和认知功能的改变，如经常出现焦虑、抑郁状态，注意力不集中、记忆力下降等。达到职业倦怠的程度后，则会出现情绪耗竭，精力丧失，疲乏不堪，极度的疲劳感等。调查显示，焦虑是我国护士较常出现的心理问题。护理人员的情绪反应还体现为主观上"容易烦恼和激动""经常不能控制地大发脾气"，休息不能缓解的疲劳感，夜班工作后更明显。

2. **人格改变**

职业人群出现职业倦怠后，会出现人格改变，自我意识发生障碍，不能准确体验外部世界，感觉陌生或不真实，体验情感的能力减退或丧失，对他人反应消极，有逃避和疏远倾向。护理人员则会表现出对患者的冷漠、不关心，对患者主诉的麻木，与患者及家属的冲突增多，不愿参加医院的集体活动，有意逃避与同事的聚会和交流等。

3. **职业效能降低**

职业倦怠者不能维持职业人群的一般工作效率，缺乏努力工作的热情和动机，并伴有工作质量的下降。护理人员表现为操作熟练程度下降，工作态度变得消极被动，缺乏主动思考，导致护理质量下降，甚至可能出现旷工、缺勤乃至离职。同时，护理工作是一份要求护士高度冷静与理智的职业，任何微小的疏忽都可能造成事故。因此，那些出现职业倦怠的护理人员，无疑是事故的高风险人群。

现代理论认为，健康不但是没有疾病，而且是身体、精神和社会适应能力的完好状态。因此，判断一个人健康与否，除了重视生理、生化指标的客观变化外，还应关心其心理、精神状态以及社会适应能力是否完好。职业卫生工作的目标是创造一个安全的工作环境,保护职业人群在就业期间免受健康危险因素所带来的各种危害,维护和促进职业人群在躯体、精神和社会适应方面的完好状态。职业倦怠的产生,破坏了人体原本的健康平衡状态,使职业人群的心理、精神和社会适应出现了危机。

三、职业倦怠产生的因素

压力源造成的影响有无及大小取决于压力本身、个体对压力的感知以及应对压力的能力和条件。护理人员职业倦怠的产生,是护理人员个体因素、护理职业因素以及应对资源3方面共同作用的结果。

(一)个人因素

应激是外界环境要求与个体适应能力之间的博弈,结果或者是机体成功应对,重新恢复身心平衡,或者是应激打破机体平衡,导致职业倦怠和一系列躯体反应的发生。斗争过程中,个人因素起了重要作用。

1. 生理因素

现代社会,人们的生活方式经历了显著的转变,尤其是女性,她们的角色已从传统的家庭责任拓展至家庭与社会的双重职责,随之而来的压力亦大幅增加。护理队伍中,女性占据了绝大多数,性别特征在这一职业领域中的体现尤为突出。女性承担着孕育和抚育后代的责任,职业女性更是责无旁贷。同时,女性在月经期、妊娠期以及更年期所面临的特殊生理和心理变化,也给她们带来了额外的身心负担。

2. 个性特征

个性特征包括兴趣、气质、性格、智力等几个方面,是人的遗传素质与成长环境相互作用的结果,它使心理过程带有个人色彩。目前研究较多的是气质、性格、行为类型等与健康的关系。

气质是个人心理活动的速度和稳定性以及心理活动的指向,通常分为4种类型,即多血质、黏液质、胆汁质、抑郁质,实际生活中人们的气质多是2种或2种以上的混合类型。不同气质类型的人对事物的反应及行为方式有所差异,或反应迅速而强烈,或反应缓慢而持久。具体到护理队伍,部分护士表现出活泼和敏感的特质,他们对患者或同事的言行较为敏感,情绪易受环境变化的影响,容易出现紧张和焦虑的情绪反应。而另一些护士则显得沉默和孤僻,具有较强的自我控制力,面对问题时倾向于不张扬,内心思虑较多。若长期积累,一旦遭遇重大刺激,则可能出现情绪失控,甚至导致负面情绪的爆发。

性格是个人在现实行为中表现的稳定的个性心理特征,如诚实、谦虚、怯懦或勇敢等。性格的不同,提示人们对待困难时不同的刚性和弹性,对待心理冲击的反应方式也不同,与人的健康有密切关系。

具有不同行为特征的人,易患疾病有所不同。A型人格的基本行为特征包括:竞争意识强,争强好胜;对他人常持敌意态度;过分抱负,追求高目标;易紧张和冲动,情绪不稳定;时间紧迫感强,行为急促,工作速度快,总想提前完成任务;脾气急躁,缺乏耐心,常因急于考虑事情而难以入眠,其患冠心病的危险性较高。B型人格与A型人格相反,表现为:从不感到时间紧迫,工作节奏相对较慢;性格随和,不易产生敌意;倾向于安宁、松弛、随遇而安的生活态度；消遣时能放松身心，享受休闲时光；做事常不急不躁，容易放下未完成之事。B型人格者相对于A型人格者，其患冠心病的危险性较低。然而，他们可能因缺乏足够的紧张感和竞争意识，而在某些情况下显得动力不足或缺乏进取心。C型人格因"Cancer"（癌症）而得名，是一种容易发生癌症的心理行为模式，其特征包括：过度压抑情绪，尤其是愤怒、悲伤等不良情绪；不善于发泄情绪，怒而不发；性格上过分忍让、过分谦虚、过分依从社会，回避矛盾。C型人格者患癌症的风险较高，其肿瘤发生率比一般人高出3倍以上。D型人格作为人群中一种较为常见的人格类型，包含负性情感（Negative Affectivity，NA）和社交抑制（Social Inhibition，SI）两个不同的维度，其中NA指D型人格个体长期经历的消极情感，并且这种消极情感往往较为稳定，不易受时间和情境的影响。D型人格个体往往对生活抱有较多的悲伤、抑郁、焦虑等情绪，以此更难以体验到积极的情感。D型人格中的SI则是指D型人格个体在社会交往及人际沟通中经常压抑自己对情感和行为的表达，认为主动与他人进行沟通和交流有可能会被拒绝，因而在社会交往及人际沟通中往往处于被动地位，有意或无意在交往中始终与他人保持一定的心理距离。多个研究表明，D型人格与心血管疾病（特别是冠心病）的发生、发展有密切的关系。

3. 对工作的认识和态度

21世纪是信息时代，知识和技术更新周期日趋缩短，护理人员需要学习和运用的内容也越来越多。多数护理人员已意识到知识技术更新的重要性，并感受到竞争的日益激烈。然而，繁重的工作与生活节奏使其难以抽身学习，进而产生了心理上的压力。此外，受个人兴趣、护理工作性质、社会地位等因素的影响，部分护理人员对本职工作缺乏热情。更有部分通过调剂录取的学生，即便经过几年专业课的学习，仍未对护理专业产生兴趣。然而，因种种原因，他们最终走上了护理工作岗位，可能会存在角色适应困难，心理落差和压力亦随之增大。

工作满意度对疲惫感的产生也有一定影响，工作动机得到充分激励，在工作岗位上受到关心和尊重，同事之间和上下级之间能相互交流和支持等，有利于激发人们的劳动激情，调动积极性，增加工作满意度，克服工作带来的疲劳感。而当工作压力增大时，相对更容易产生疲劳感，长期持续的疲劳感可转变为工作疲劳感。

（二）职业因素

1. 角色特征

护理工作中可能引起职业压力的角色因素有以下几种：

（1）角色冲突：护理人员多为女性，承担着家庭和社会的双重角色。传统模式对女性在家庭中的义务要求较多，而护理工作本身也是高付出的职业，需要投入大量的时间和精力。家庭和工作角色的冲突，给护理人员带来了压力。

（2）重复作业：基础护理工作重复性强，内容单一，容易导致不同程度的单调状态，出现倦怠感、情绪不佳等。

2. 人际关系

在临床护理实践中，护理人员需与患者及其家属、医生、后勤等多个部门进行频繁的交流与合作。复杂的人际交往构成了护理人员不可轻视的压力因素。尤其是近年来，医疗机构及其医务人员遭遇了信任危机，患者及其家属常常以怀疑的眼光审视护理工作，这无疑加剧了护患关系的处理难度。

3. 工作特征

护理工作中的压力源主要来自护理工作本身的性质，同时与社会的经济、文化环境有关，表现在以下几个方面。

（1）工作量大：护理工作集体力劳动与技术性脑力劳动于一体，患者从入院至出院的全过程，包括治疗与手术等环节，均需护理人员参与，其工作范围极为广泛。导致临床护理工作量大的原因有：首先，医学模式的转变与整体护理的实施，拓宽了护理工作的领域，要求护士关注患者的生理、心理、社会、精神及文化等多方面需求，并提供相应的帮助与支持。在维持原有编制不变的情况下，新增任务的执行无疑加重了在职护理人员的工作负担，从而增加了护理工作量。其次，随着医疗技术的不断进步及人口老龄化的加剧，医疗机构不断扩张，以满足日益增长的医疗需求，这种扩张直接导致了护理工作量的增加，因为患者数量的增多意味着更多的护理需求。护士需要负责更多患者的日常护理、病情观察、治疗执行等，工作量显著增加。最后，在实际工作中，护士还需要承担一些非护理性质的工作，如文书记录、设备维护、药品管理等。尽管这些工作对护理工作具有辅助作用，但也占据了护士大量的时间和精力，进一步加剧了护理人员的工作负担。工作量大使护理人员加班成为常态。上班时间忙于医嘱处理、病情观察和治疗，交班以后利用自己的休息时间完成文字记录工作，成为很多护理人员的工作常规。

（2）高风险：医疗本身的不确定性以及临床护理工作的繁杂与琐碎，使护理职业本身具有较高的风险。随着人们的维权意识不断增强和部分媒体的偏颇报道，护理人员遭遇冲突和纠纷的风险相应提高。此外，由于缺乏健全的风险责任分担机制，以及在医疗事故差错后需承担的高额赔偿，令护理人员如履薄冰，带来极大的精神压力，引起个体的不良心理反应。

（3）负面事件的影响：调查研究显示，照顾暴力受害者的一线护理人员，可能会受到反移情现象的影响，从而承受受害者的精神压力，这可能对他们的身心健康及职业发展带来潜在的伤害。患者病情的急剧恶化或突然死亡，对家属而言是一种剧烈的心理打击，对在场的护理人员同样构成心理上的冲击。医院是一个充满悲欢离合的场所，疾病对所有人来说都是一次负面的体验，通常伴随着忧伤的情绪。病房护士长时间处于这种负面情绪的包围之中，可能会在不知不觉中受到这些情绪的影响，导致情绪低落、悲观等心理状态。

（4）社会地位低：长期以来，受传统观念的影响，护士在人们心中的形象往往局限于执行注射和分发药物，似乎缺乏对病情的独立见解，其角色常被视为次要。因此，护理工作往往未得到应有的重视。在患者康复后，他们常常向负责治疗的医生表达感激之情，而对主管护士则鲜有问津。在工作过程中，医护人员之间需要密切合作，但康复后患者对医生和护士的态度却存在显著差异，这导致护理人员经历巨大的心理落差。他们感到自己未受到应有的尊重，工作未得到充分理解，从而产生自卑和失落的情绪。

（5）轮班工作制度：护理工作的连续性要求护理人员进行频繁的轮班工作。然而，轮班制度会对正常的生物钟产生干扰，从而削弱劳动者的心理能力。职业医学领域的研究表明，夜班护士相较于白班护士，其应激反应更为显著，且由于经常单独工作，劳动强度和风险均有所增加。调查结果表明，夜班护士在班前常表现出焦虑和排斥情绪，长期而言，由于睡眠不足和睡眠质量的下降，可能会导致心理障碍，进而影响其社交活动和家庭生活。此外，工作与休息时间的特殊性也对家庭成员间的沟通产生了影响，对夫妻关系和子女成长构成了挑战。

（三）社会支持

社会支持指个人从工作中和工作以外得到的理解和支持，是职业紧张的缓冲因素。丰富的社会支持有利于减轻紧张反应，减少职业倦怠的发生。社会支持通常包括情感支持、信息支持、实际支持和网络支持等。① 情感支持，工作中遇到的困难和压力可以向朋友倾诉，并得到安慰；② 信息支持则是提供有关疾病、治疗和护理等方面的知识和信息，帮助个体做出正确的决策；③ 实际支持涉及物质或行动上的帮助，如照顾日常生活、提供交通和住宿等；④ 网络支持则通过社交媒体、在线论坛等渠道提供信息和情感支持，帮助个体扩大社交网络和获取更多资源。一方面，来自家庭、朋友、同事及社会的理解和支持，能够有效缓解护理人员的心理压力，提高工作满意度和幸福感，从而减少职业倦怠感；另一方面，医院管理层对护理工作的重视和支持，如改善工作环境、提高福利待遇、提供职业发展机会等，也是预防职业倦怠的重要措施。

四、职业倦怠的控制和干预

预防和控制职业倦怠的发生，需要从职业、个人及社会支持三个方面综合进行。

（一）控制职业中的紧张因素

1. 提供教育和培训机会

接受继续教育是护理人员个人提高的过程，也是单位整体素质提高的过程。虽然占用一定的时间，但有利于可持续地发展。在职人员参加继续教育和学术会议，可以增加对学科发展前沿和国内外同行情况的了解，带来工作变革的方向和动力。卫生行政部门应鼓励教育系统及时开办各层次的继续护理教育和各种类型的培训班、讨论会，促进护理界形成浓厚的学术竞争氛围。同时制定切实可行的政策鼓励护理人员继续深造，学习本学科的前沿知识，提高学历和职业竞争力，学习心理学、法律和人际交往等方面的知识，避免职业风险，增强应对职业压力的能力。

2. 提高护理人员的社会地位

21 世纪，护理"维护和促进人类健康"的学科目标必将使护理人员在卫生保健领域发挥更大的作用。为适应护理功能的转变，社会对护理工作的评价也需相应改善。提高护理人员的社会地位，创造一个尊重护士的社会环境，有助于实现护理人员的工作价值感，增强应对职业倦怠的动力。比如，可以通过媒体宣传、政策引导等方式，提高公众对护理工作的认识和尊重，提升护理职业的社会地位；还可以鼓励社会各界关注和支持护理工作，如表彰优秀护士等，增强护理人员的职业荣誉感和归属感。

3. 合理运用激励理论

护理与医疗工作在性质上存在差异，这导致了二者在健康服务领域内承担不同的职责。医生在手术操作和药物治疗方面展现出卓越的能力，而护士在健康教育和心理支持方面的作用亦至关重要。鉴于工作性质的不同，应当采用不同的评价标准。因此，医疗机构应当恰当运用激励机制，在表彰和晋升等事宜上，制定符合护理人员特点的评价体系，以期激发其工作积极性，防止员工因缺乏工作动力而感到倦怠。

4. 合理安排劳动时间

轮班工作不可避免,但合理地安排可以降低夜班劳动带来的负面效应。职业医学认为,上一个或两个夜班以后应轮换其他班次,避免连续上夜班;每次夜班之后保证有24小时的休息时间;上夜班时有一定的休息时间,可以最大限度降低轮班劳动的疲劳感。管理者正确认识作业能力变化的规律,合理组织劳动时间,增加夜间值班人数,能避免轮班劳动引起的护理职业紧张。对于工作量时间变化较大的科室,可以安排机动人员或灵活安排工作时间,提高时间利用效率。

5. 增加护理编制

医院应切实执行卫生部门关于护理编制的规定,增加临床护理人员,减少并逐渐避免非护理性工作的干扰。同时,不同的护理人员之间应对压力的能力存在差异,对于急诊室、重症监护室、手术室等应激强烈的科室,选择工作人员时应全面考察心理素质。

6. 创造利于成长的环境

科室与医院构成了护理人员成长与发展的微观环境,对其产生着直接的影响。一个优质的科室环境能够在一定程度上减轻工作与思想上的压力。护理人员因学历、年龄的不同,其需求与心理负担亦有所差异。护士长需掌握下属护理人员的个性、兴趣及面临的困难,合理安排工作与责任分配,以发挥各层次护理人员的专长,满足他们实现自我价值的需求,进而营造浓厚的学术与科研氛围,打造一个既能留住人才又能吸引人才的科室环境。同时,护士长与护理部主任作为护理团队的领导者,应致力于为护理群体争取上级部门的支持。在日常工作中,他们应以身作则,贯彻"以人为本"的管理理念,理解并关注下属护理人员的困境与内心体验,从而营造一个良好的工作环境。

(二)减少个人因素带来的压力

1. 培养积极乐观的精神

积极乐观的精神是战胜疲劳的基础和关键。在工作和生活中,很多压力不可避免,但调整心态,以积极乐观的态度对待,可以缓解压力引起的身心反应,甚至激发压力变为动力的信念,使压力成为个人发展的机遇。

2. 正确认识护理职业

护理工作是一项具有崇高使命与神圣职责的职业,直接关系到人民生命安全,因此,其伴随的压力是不可避免的。轮班制工作、应对突发事件等也是由护理工作的本质所决定的。选择护理作为职业道路,即意味着选择了奉献与谨慎。在从事护理工作之前,应深入理解该职业的特点,并审慎评估自身是否具备所需的素质。同时,我国的护理理念和实践正处于快速变革与发展的时期,所有护理人员应以实际行动展现护理职业的新时代意义,助力改变社会对传统护理观念的看法,而不是消极等待和抱怨。正确理解护理职业的性质和专业发展,有助于护理人员以理性态度对待工作中出现的各种现象,深刻认识这些现象的社会背景和根本原因,从而减少消极情绪的产生。

3. 合理疏导压力带来的影响

面对工作压力带来的身心紧张,不同的处理方法会产生截然相反的结果。而合理运用应对压力的技巧，疏导负面的身体和心理反应，可以减轻紧张感。例如，培养轻松的业余爱好、养成锻炼身体的习惯等，均有助于摆脱烦恼，恢复体力和精力。

4. 提高自身素质

在应对社会现实的挑战时，护理人员必须坚持自我提升和自我强化的原则，依靠其精湛的专业知识和技能，提供高质量的服务，以赢得公众的信赖和尊重。社会的持续发展、公众对健康服务标准的提升以及新医疗设备的不断应用，共同成为推动护理领域及其从业者前进的主要动力。只有勇敢面对挑战，不断提高个人素养，以满足时代发展的需求，才能从根本上克服工作中的倦怠感。只有具备坚强的意志和卓越的技能，才能胜任那些充满挑战性的护理任务。

（三）发展社会支持系统

社会支持体系在缓解压力方面发挥着至关重要的作用，有助于保护个体的身心健康，避免紧张状态的负面影响，进而防止职业倦怠的发生。家庭成员、亲戚、朋友等个体社会支持网络的成员，在应对压力时扮演着不可或缺的角色。作为承受高压力的群体，护理人员应当有意识地构建和加强自己的社会支持网络。在身心感到疲惫或紧张时，与朋友共度闲暇时光或毫无保留地倾诉，即便问题未得到解决，亦能有效减轻心理压力。在工作中遇到困难和不公时，孤立无援的感觉可能会将短暂的挑战放大为难以克服的障碍，而一个有效的社会支持体系则能够增强人们克服压力的信心与力量。

案例：职业倦怠案例分析

第三节 护患纠纷

一、概述

护患关系是护理人员在治疗、护理工作中与患者之间建立起来的一定联系的人际关系。构建和谐的护患关系是"以人为本""以患者为中心"的重要体现，良好的护患关系有助于提高护理质量，有助于患者的治疗与恢复，也有助于提高医院诊疗护理水平和管理水平。实际上，在医患关系日趋紧张的形势下，由于种种原因，护患关系也呈现出不和谐的局面，护患之间的摩擦与纠纷日益增多，这已成为摆在护理工作者及医院管理者面前的重要挑战。

护患纠纷是指因护士原因或属于护理工作的因素与患者及家属发生的纠纷，属于医患纠纷中的一个分支。近年来，医疗纠纷的发生率呈上升趋势，护理人员作为直接责任人或被投诉对象的情况亦有所增加。与此同时，患者对法律的认知和维权意识日益增强，导致护患纠纷的预防和处理成为当前护理管理领域亟待解决的关键问题和挑战。

二、护患纠纷产生的原因

导致产生护患纠纷的原因主要包括护士、患者、管理和社会因素四个方面。

（一）护士因素

1. 法治观念淡薄

在日常工作中，部分护理人员对医疗相关法律法规、患者权益保护以及护理操作规范的理解和执行存在一定的不足。他们可能尚未充分意识到自身行为所承担的法律责任，对患者知情同意权、隐私权等基本权利的保护有所忽视，或在处理患者信息、执行医嘱时缺乏必要的法律意识。这种法治意识的缺乏，容易导致护理过程中的不当操作、沟通不畅或信息泄露等问题，进而可能成为引发护患纠纷的潜在风险因素。

2. 服务态度不佳

服务态度不佳是导致护患纠纷的主要因素。部分护理人员在职业实践中未能确立以患者为中心的服务宗旨，未能严格自律，表现出消极懈怠的工作态度，且在沟通时未能妥善注意言辞的选择、语气的温和及语调的适宜性，导致态度显得生硬。在进行治疗和护理工作时，未能充分考虑患者及其家属的情绪体验，从而严重损害了患者及其家属的情感。

3. 护患沟通不畅

住院患者进入病房首先接触的是护士，刚到一个陌生的环境，患者迫切需要知道能确保自己"安全"的因素，例如，自己的主管医生、主管护士是谁，治疗、护理、用药安排及病房的硬件设施、医疗水平等。若忽略这些交流，容易产生交流障碍，造成患者不满和误解。同时，不切实际的保证、措辞不当、非语言沟通不妥当等，均容易引起患者的不信任和护患纠纷产生。

4. 工作责任心不强

部分护理人员责任心不强，未能遵守规章制度及医疗护理技术操作规程，缺乏严谨的工作态度，不严格执行"三查八对一注意"，在治疗和护理过程中发生差错，导致错误注射、药物发放不当；基础护理执行不到位，导致患者出现压疮、烫伤；防护措施执行不当，致使患者发生跌倒、坠床事故；抢救器械及设备检查不及时或抢救物品准备不充分，造成抢救工作忙乱等，甚至可能引发医疗事故。由医疗事故引发的医疗纠纷性质最为严重。由医疗事故所引发的医疗纠纷，其性质极为严重。

5. 专业技术水平欠佳

理论知识不扎实与操作技能生疏，可能给患者带来不必要的痛苦。无法熟练使用医疗设备，将直接影响患者的紧急救治效率。部分护理人员将护理工作视为被动执行医嘱，满足于完成基础护理任务，缺乏深入学习和研究的动力，导致其专业技能长期停滞不前。对病情变化缺乏必要的观察和处理能力，无法及时发现、记录或向医生报告对患者具有临床意义的症状和体征。导致延误早期诊断的时机，甚至错过有效的治疗机会，严重时可能危及患者生命，并因此引发医疗纠纷。在治疗过程中，由于操作技能的不精湛，例如静脉注射未能一次成功或在插胃管、导尿管时未能一次成功，增加了患者的痛苦，导致患者及其家属的不满，从而引发纠纷。此外，部分护理人员由于理论知识的不足，在患者询问有关疾病注意事项、饮食、用药等方面的知识时，无法提供正确和全面的回答，或在医护之间对同一问题的回答存在明显差异，从而造成患者对护士的不信任。

6. 护理文书书写不规范

医疗护理记录的缺陷可能成为护理争议的隐患，并在争议发生时作为法律上的证据。部分护理人员对记录的及时性、严肃性和全面性缺乏足够的重视，导致护理文件书写不规范，存在涂改、代签名、医护记录不一致、前后记录不一致等现象。患者及家属在要求复印病历时可能会质疑，从而引发争议。在发生医疗争议时，作为重要证据的护理记录可能在法律面前无法有效地证明护理工作的合理性。当护理争议或矛盾出现时，一些护士可能无法保持冷静，缺乏取证的意识和技巧，未能妥善保护自己及医院的利益。

（二）患者因素

1. 维权意识增强

随着法治建设的逐步完善，加之法律知识的普及和文化水平的不断提高，人们的自我保护意识和法律意识越来越强。患者对医疗护理工作秉持一种戒备心理，一旦出现问题或一些不理解的行为都希望有个说法，以求得心理上的平衡。

2. 期望值过高

患者及家属怀着焦急等待和期盼的心情来到医院，就是希望治好病，解除患者的病痛，希望医务人员技术高超，药到病除。但医学发展的阶段性和局限性，医务人员水平的局限和差异，一些疾病当前还无法治愈。对诊断不明的罕见病或不治之症，不理解病情变化和疾病的发生发展规律，治疗过程中一旦发生其他并发症及病情加重或死亡等不如人意的结果时，家属将不满意情绪容易发泄到护士身上，产生纠纷。

3. 患者及家属情绪易激惹

对一些重症患者，由于其病情较为复杂，随时有生命危险，患者及家属情绪紧张，易激惹，容易导致纠纷的发生。

4. 医疗费用问题

医疗费用的增长超过患者的经济承受能力，再加上一些社会媒体的负面作用，使患者及家属对医护人员失去信任，一旦患者欠费而不能保证正常的医疗护理、误收费不能得到合理满意的解释、未提供一日清单或催交住院费时的语气或方式不妥都极易导致护患纠纷。

5. 矛盾的转嫁

在医疗实践中，患者有时会将对医生或医疗管理人员的不满情绪不恰当地转嫁至护士身上。这种现象通常源自患者在治疗过程中对医生的高度依赖以及对治疗成效的殷切期待，导致他们即便心怀不满也倾向于隐忍，以免影响治疗的连续性。相对而言，患者可能认为护士的工作技术要求较低，因此将不满情绪向护士表达，被认为对治疗进程的影响较小，是一种情绪宣泄的方式。加之护士群体中女性比例较高，且常被社会刻板地认为较为柔弱，这种性别偏见可能导致患者或其家属将护士视为较为容易发泄不满的对象，从而将原本针对其他医疗人员的负面情绪转嫁至护士。此外，医患之间的紧张关系往往成为护患矛盾的催化剂，进一步加剧了护士所承受的不必要压力。因此，在医患纠纷发生后，患者对全体医护人员的满意度下降，这更易引发护患纠纷。

（三）管理因素

1. 护理人员短缺

护理人员短缺导致护士工作压力增大，造成护士高度紧张和极度疲惫。护士少，工作量大，夜班多，不受重视，不仅导致医疗护理缩水，还易造成护士注意力分散、高度紧张、头尾不顾，从而引发护患关系紧张，严重影响护理质量的提高，也是导致差错、沟通缺少等护患纠纷的一个重要客观因素。

2. 对护患纠纷缺乏重视

医院现有人员设施资源以及管理制度等尚不能满足患者的需求。医院管理部门常常对危机管理重要性的认识不足，大多是在出现了护患纠纷后才进行解决，不能及时妥善地处理患者的投诉与建议，造成患者及其家属的不满。医院将更多的精力放在处理医患纠纷上，而对护患纠纷的预防、处理不够重视。在对护士的管理方式上，目前大多数医院是以科室为单位的主任负责制，护士的待遇和地位与科室息息相关，这种管理制度显示出对护士的重视不够。另外，医院的医生与护士之间缺乏合作精神和团队意识，一方面会导致患者得到的治疗不够系统和完善，另一方面当患者出了问题后不能及时依靠合作解决，出现互相推诿的现象。

（四）社会因素

护理工作的重要性仍然没有得到社会的普遍认识，许多患者对护理工作存在偏见、不理解，对护士不尊重，不能体会护士工作的辛苦，在医疗护理过程中遇到不满时，就将护士作为发泄的对象。同时，随着市场经济的发展，一些新闻媒体在利益驱动下急于抢新闻，为了制造轰动效应，对发生的医疗护理纠纷不做仔细调查便大肆炒作，在未弄清真伪的情况下使报道失真并导致负面效应，最终误导不明真相的老百姓，舆论导向使患者及家属对医院产生成见，加剧医患、护患间的不和谐。

三、护患纠纷对护理人员的影响

在护患纠纷发生后，护理人员可能会经历精神和心理上的紧张与过度激动。此时，他们的大脑功能可能会暂时性地受到影响，表现为注意力分散和思维迟缓，导致思路混乱。面对纠纷，他们可能感到无措，情绪波动较大，这会妨碍他们正常地执行工作职责。即使勉强能够继续工作，也容易出现新的错误或偏差。此外，护理人员在纠纷发生后，往往会对自身安全感到担忧，害怕患者及其家属在冲突中采取过激行为，从而对自己或家人造成伤害，这种恐惧感可能使他们长期处于心理压力之下。长期的压力可能导致失眠、记忆力减退、社交回避以及与同事和患者沟通的厌倦感等不良心理反应。在极端情况下，护理人员可能会遭受精神疾病的困扰，甚至出现自杀或自残的极端行为。护患纠纷不仅给护理人员带来严重的精神创伤，还可能削弱他们在工作中的积极性。

1. 影响护士的人际关系

心理健康水平较差的护士，易出现疲劳、注意力涣散、精力难以集中、紧张等精神症状，还会在人际交往中表现出挑剔、多疑、敏感、易怒、冲动等沟通方面的问题，这势必影响其与家人、同事之间的关系。

2. 引起护士多种身心疾病

巨大的心理压力及工作压力使护士精神抑郁、心理紧张、焦虑失眠的发生率增高，出现习惯性便秘、经前期紧张综合征等，甚至生病。随着工作负荷加重，紧张程度增高，病假率亦随之增高。

3. 降低工作效率

过大的心理力和工作压力，导致护士对患者病情观察不细致、医嘱执行不够认真、行为效率降低、准确性与主动性下降，容易导致事故与差错。

四、护患纠纷的预防和处理

（一）医疗纠纷预防和处理条例

医疗纠纷作为社会发展进程中的产物，在欧美发达国家及地区乃至全世界范围内均长期存在，世界各国及地区也在不同程度上面临着处理周期长、难度高等相关问题。近年来，我国从国家层面到省市层面，均出台了一系列预防和处理医疗纠纷的相关文件及举措，取得了一定的成效，但全国医疗纠纷总量仍处于高位水平。鉴（之）于此，2018年6月20日国务院第13次常务会议又通过了《医疗纠纷预防和处理条例》（以下简称《条例》。）该《条例》以维护医患双方合法权益及平衡双方权利义务为宗旨，以四章、共计56条的形式，详细规定了医疗纠纷预防和处理的具体实施要求，这标志着我国医疗纠纷的预防与处理立法进程得到了纵深推进。

第一章 总则

第一条 为了预防和妥善处理医疗纠纷，保护医患双方的合法权益，维护医疗秩序，保障医疗安全，制定本条例。

第二条 本条例所称医疗纠纷，是指医患双方因诊疗活动引发的争议。

第三条 国家建立医疗质量安全管理体系，深化医药卫生体制改革，规范诊疗活动，改善医疗服务，提高医疗质量，预防、减少医疗纠纷。在诊疗活动中，医患双方应当互相尊重，维护自身权益应当遵守有关法律法规的规定。

第四条 处理医疗纠纷，应当遵循公平、公正、及时的原则，实事求是，依法处理。

第五条 县级以上人民政府应当加强对医疗纠纷预防和处理工作的领导、协调，将其纳入社会治安综合治理体系，建立部门分工协作机制，督促部门依法履行职责。

第六条 卫生主管部门负责指导、监督医疗机构做好医疗纠纷的预防和处理工作，引导医患双方依法解决医疗纠纷。司法行政部门负责指导医疗纠纷人民调解工作。公安机关依法维护医疗机构治安秩序,查处、打击侵害患者和医务人员合法权益以及扰乱医疗秩序等违法犯罪行为。财政、民政、保险监督管理等部门和机构按照各自职责做好医疗纠纷预防和处理的有关工作。

第七条 国家建立完善医疗风险分担机制，发挥保险机制在医疗纠纷处理中的第三方赔付和医疗风险社会化分担的作用，鼓励医疗机构参加医疗责任保险，鼓励患者参加医疗意外保险。

第八条 新闻媒体应当加强医疗卫生法律法规和医疗卫生常识的宣传，引导公众理性对待医疗风险；报道医疗纠纷，应当遵守有关法律法规的规定，恪守职业道德，做到真实、客观、公正。

第二章 医疗纠纷预防

第九条 医疗机构及其医务人员在诊疗活动中应当以患者为中心，加强人文关怀，严格遵守医疗卫生法律法规、规章和诊疗相关规范、常规，恪守职业道德。医疗机构应当对医务人员进行医疗卫生法律法规、规章和诊疗相关规范、常规的培训，并加强职业道德教育。

第十条 医疗机构应当制定并实施医疗质量安全管理制度，设置医疗服务质量监控部门或者配备专（兼）职人员，加强对诊断、治疗、护理、药事、检查等工作的规范化管理，优化服务流程，提高服务水平。医疗机构应当加强医疗风险管理，完善医疗风险的识别、评估和防控措施，定期检查措施落实情况，及时消除隐患。

第十一条 医疗机构应当按照国务院卫生主管部门制定的医疗技术临床应用管理规定，开展与其技术能力相适应的医疗技术服务，保障临床应用安全，降低医疗风险；采用医疗新技术的，应当开展技术评估和伦理审查，确保安全有效、符合伦理。

第十二条 医疗机构应当依照有关法律法规的规定，严格执行药品、医疗器械、消毒药剂、血液等的进货查验、保管等制度。禁止使用无合格证明文件、过期等不合格的药品、医疗器械、消毒药剂、血液等。

第十三条 医务人员在诊疗活动中应当向患者说明病情和医疗措施。需要实施手术，或者开展临床试验等存在一定危险性、可能产生不良后果的特殊检查、特殊治疗的，医务人员应当及时向患者说明医疗风险、替代医疗方案等情况，并取得其书面同意；在患者处于昏迷等无法自主作出决定的状态或者病情不宜向患者说明等情形下，应当向患者的近亲属说明，并取得其书面同意。紧急情况下不能取得患者或者其近亲属意见的，经医疗机构负责人或者授权的负责人批准，可以立即实施相应的医疗措施。

第十四条 开展手术、特殊检查、特殊治疗等具有较高医疗风险的诊疗活动，医疗机构应当提前预备应对方案，主动防范突发风险。

第十五条 医疗机构及其医务人员应当按照国务院卫生主管部门的规定，填写并妥善保管病历资料。因紧急抢救未能及时填写病历的，医务人员应当在抢救结束后6小时内据实补记，并加以注明。任何单位和个人不得篡改、伪造、隐匿、毁灭或者抢夺病历资料。

第十六条 患者有权查阅、复制其门诊病历、住院志、体温单、医嘱单、化验单（检验报告）、医学影像检查资料、特殊检查同意书、手术同意书、手术及麻醉记录、病理资料、护理记录、医疗费用以及国务院卫生主管部门规定的其他属于病历的全部资料。患者要求复制病历资料的，医疗机构应当提供复制服务，并在复制的病历资料上加盖证明印鉴。复制病历资料时，应当有患者或者其近亲属在场。医疗机构应患者的要求为其复制病历资料，可以收取工本费，收费标准应当公开。患者死亡的，其近亲属可以依照本条例的规定，查阅、复制病历资料。

第十七条 医疗机构应当建立健全医患沟通机制，对患者在诊疗过程中提出的咨询、意见和建议，应当耐心解释、说明，并按照规定进行处理；对患者就诊疗行为提出的疑问，应当及时予以核实、自查，并指定有关人员与患者或者其近亲属沟通，如实说明情况。

第十八条 医疗机构应当建立健全投诉接待制度，设置统一的投诉管理部门或者配备专（兼）职人员，在医疗机构显著位置公布医疗纠纷解决途径、程序和联系方式等，方便患者投诉或者咨询。

第十九条 卫生主管部门应当督促医疗机构落实医疗质量安全管理制度，组织开展医疗质量安全评估，分析医疗质量安全信息，针对发现的风险制定防范措施。

第二十条 患者应当遵守医疗秩序和医疗机构有关就诊、治疗、检查的规定，如实提供与病情有关的信息，配合医务人员开展诊疗活动。

第二十一条 各级人民政府应当加强健康促进与教育工作，普及健康科学知识，提高公众对疾病治疗等医学科学知识的认知水平。

第三章 医疗纠纷处理

第二十二条 发生医疗纠纷，医患双方可以通过下列途径解决：（一）双方自愿协商；（二）申请人民调解；（三）申请行政调解；（四）向人民法院提起诉讼；（五）法律法规规定的其他途径。

第二十三条 发生医疗纠纷，医疗机构应当告知患者或者其近亲属下列事项：（一）解决医疗纠纷的合法途径；（二）有关病历资料、现场实物封存和启封的规定；（三）有关病历资料查阅、复制的规定。患者死亡的，还应当告知其近亲属有关尸检的规定。

第二十四条 发生医疗纠纷需要封存、启封病历资料的，应当在医患双方在场的情况下进行。封存的病历资料可以是原件，也可以是复制件，由医疗机构保管。病历尚未完成需要封存的，对已完成病历先行封存；病历按照规定完成后，再对后续完成部分进行封存。医疗机构应当对封存的病历开列封存清单，由医患双方签字或者盖章，各执一份。病历资料封存后医疗纠纷已经解决，或者患者在病历资料封存满 3 年未再提出解决医疗纠纷要求的，医疗机构可以自行启封。

第二十五条 疑似输液、输血、注射、用药等引起不良后果的，医患双方应当共同对现场实物进行封存、启封，封存的现场实物由医疗机构保管。需要检验的，应当由双方共同委托依法具有检验资格的检验机构进行检验；双方无法共同委托的，由医疗机构所在地县级人民政府卫生主管部门指定。疑似输血引起不良后果，需要对血液进行封存保留的，医疗机构应当通知提供该血液的血站派员到场。现场实物封存后医疗纠纷已经解决，或者患者在现场实物封存满 3 年未再提出解决医疗纠纷要求的，医疗机构可以自行启封。

第二十六条 患者死亡，医患双方对死因有异议的，应当在患者死亡后 48 小时内进行尸检；具备尸体冻存条件的，可以延长至 7 日。尸检应当经死者近亲属同意并签字，拒绝签字的，视为死者近亲属不同意进行尸检。不同意或者拖延尸检，超过规定时间，影响对死因判定的，由不同意或者拖延的一方承担责任。尸检应当由按照国家有关规定取得相应资格的机构和专业技术人员进行。医患双方可以委派代表观察尸检过程。

第二十七条 患者在医疗机构内死亡的，尸体应当立即移放太平间或者指定的场所，死者尸体存放时间一般不得超过 14 日。逾期不处理的尸体，由医疗机构在向所在地县级人民政府卫生主管部门和公安机关报告后，按照规定处理。

第二十八条 发生重大医疗纠纷的，医疗机构应当按照规定向所在地县级以上地方人民政府卫生主管部门报告。卫生主管部门接到报告后，应当及时了解掌握情况，引导医患双方通过合法途径解决纠纷。

第二十九条 医患双方应当依法维护医疗秩序。任何单位和个人不得实施危害患者和医务人员人身安全、扰乱医疗秩序的行为。医疗纠纷中发生涉嫌违反治安管理行为或者犯罪行为的，医疗机构应当立即向所在地公安机关报案。公安机关应当及时采取措施，依法处置，维护医疗秩序。

第三十条 医患双方选择协商解决医疗纠纷的，应当在专门场所协商，不得影响正常医疗秩序。医患双方人数较多的，应当推举代表进行协商，每方代表人数不超过 5 人。协商解决医疗纠纷应当坚持自愿、合法、平等的原则，尊重当事人的权利，尊重客观事实。医患双方应当文明、理性表达意见和要求，不得有违法行为。协商确定赔付金额应当以事实为依据，防止畸高或者畸低。对分歧较大或者索赔数额较高的医疗纠纷，鼓励医患双方通过人民调解的途径解决。医患双方经协商达成一致的，应当签署书面和解协议书。

第三十一条 申请医疗纠纷人民调解的，由医患双方共同向医疗纠纷人民调解委员会提出申请；一方申请调解的，医疗纠纷人民调解委员会在征得另一方同意后进行调解。申请人可以书面或者口头形式申请调解。书面申请的，申请书应当载明申请人的基本情况、申请调解的争议事项和理由等；口头申请的，医疗纠纷人民调解员应当当场记录申请人的基本情况、申请调解的争议事项和理由等，并经申请人签字确认。医疗纠纷人民调解委员会获悉医疗机构内发生重大医疗纠纷，可以主动开展工作，引导医患双方申请调解。当事人已经向人民法院提起诉讼并且已被受理，或者已经申请卫生主管部门调解并且已被受理的，医疗纠纷人民调解委员会不予受理；已经受理的，终止调解。

第三十二条 设立医疗纠纷人民调解委员会，应当遵守《中华人民共和国人民调解法》的规定，并符合本地区实际需要。医疗纠纷人民调解委员会应当自设立之日起30个工作日内向所在地县级以上地方人民政府司法行政部门备案。医疗纠纷人民调解委员会应当根据具体情况，聘任一定数量的具有医学、法学等专业知识且热心调解工作的人员担任专（兼）职医疗纠纷人民调解员。医疗纠纷人民调解委员会调解医疗纠纷，不得收取费用。医疗纠纷人民调解工作所需经费按照国务院财政、司法行政部门的有关规定执行。

第三十三条 医疗纠纷人民调解委员会调解医疗纠纷时，可以根据需要咨询专家，并可以从本条例第三十五条规定的专家库中选取专家。

第三十四条 医疗纠纷人民调解委员会调解医疗纠纷，需要进行医疗损害鉴定以明确责任的，由医患双方共同委托医学会或者司法鉴定机构进行鉴定，也可以经医患双方同意，由医疗纠纷人民调解委员会委托鉴定。医学会或者司法鉴定机构接受委托从事医疗损害鉴定，应当由鉴定事项所涉专业的临床医学、法医学等专业人员进行鉴定；医学会或者司法鉴定机构没有相关专业人员的，应当从本条例第三十五条规定的专家库中抽取相关专业专家进行鉴定。医学会或者司法鉴定机构开展医疗损害鉴定，应当执行规定的标准和程序，尊重科学，恪守职业道德，对出具的医疗损害鉴定意见负责，不得出具虚假鉴定意见。医疗损害鉴定的具体管理办法由国务院卫生、司法行政部门共同制定。鉴定费预先向医患双方收取，最终按照责任比例承担。

第三十五条 医疗损害鉴定专家库由设区的市级以上人民政府卫生、司法行政部门共同设立。专家库应当包含医学、法学、法医学等领域的专家。聘请专家进入专家库，不受行政区域的限制。

第三十六条 医学会、司法鉴定机构作出的医疗损害鉴定意见应当载明并详细论述下列内容：（一）是否存在医疗损害以及损害程度；（二）是否存在医疗过错；（三）医疗过错与医疗损害是否存在因果关系；（四）医疗过错在医疗损害中的责任程度。

第三十七条 咨询专家、鉴定人员有下列情形之一的，应当回避，当事人也可以以口头或者书面形式申请其回避：（一）是医疗纠纷当事人或者当事人的近亲属；（二）与医疗纠纷有利害关系；（三）与医疗纠纷当事人有其他关系，可能影响医疗纠纷公正处理。

第三十八条 医疗纠纷人民调解委员会应当自受理之日起30个工作日内完成调解。需要鉴定的，鉴定时间不计入调解期限。因特殊情况需要延长调解期限的，医疗纠纷人民调解委员会和医患双方可以约定延长调解期限。超过调解期限未达成调解协议的，视为调解不成。

第三十九条 医患双方经人民调解达成一致的，医疗纠纷人民调解委员会应当制作调解协议书。调解协议书经医患双方签字或者盖章，人民调解员签字并加盖医疗纠纷人民调解委员会印章后生效。达成调解协议的,医疗纠纷人民调解委员会应当告知医患双方可以依法向人民法院申请司法确认。

第四十条　医患双方申请医疗纠纷行政调解的,应当参照本条例第三十一条第一款、第二款的规定向医疗纠纷发生地县级人民政府卫生主管部门提出申请。卫生主管部门应当自收到申请之日起5个工作日内作出是否受理的决定。当事人已经向人民法院提起诉讼并且已被受理,或者已经申请医疗纠纷人民调解委员会调解并且已被受理的,卫生主管部门不予受理;已经受理的,终止调解。卫生主管部门应当自受理之日起30个工作日内完成调解。需要鉴定的,鉴定时间不计入调解期限。超过调解期限未达成调解协议的,视为调解不成。

第四十一条　卫生主管部门调解医疗纠纷需要进行专家咨询的,可以从本条例第三十五条规定的专家库中抽取专家;医患双方认为需要进行医疗损害鉴定以明确责任的,参照本条例第三十四条的规定进行鉴定。医患双方经卫生主管部门调解达成一致的,应当签署调解协议书。

第四十二条　医疗纠纷人民调解委员会及其人民调解员、卫生主管部门及其工作人员应当对医患双方的个人隐私等事项予以保密。未经医患双方同意,医疗纠纷人民调解委员会、卫生主管部门不得公开进行调解,也不得公开调解协议的内容。

第四十三条　发生医疗纠纷,当事人协商、调解不成的,可以依法向人民法院提起诉讼。当事人也可以直接向人民法院提起诉讼。

第四十四条　发生医疗纠纷,需要赔偿的,赔付金额依照法律的规定确定。

第四章　法律责任

第四十五条　医疗机构篡改、伪造、隐匿、毁灭病历资料的,对直接负责的主管人员和其他直接责任人员,由县级以上人民政府卫生主管部门给予或者责令给予降低岗位等级或者撤职的处分,对有关医务人员责令暂停6个月以上1年以下执业活动;造成严重后果的,对直接负责的主管人员和其他直接责任人员给予或者责令给予开除的处分,对有关医务人员由原发证部门吊销执业证书;构成犯罪的,依法追究刑事责任。

第四十六条　医疗机构将未通过技术评估和伦理审查的医疗新技术应用于临床的,由县级以上人民政府卫生主管部门没收违法所得,并处5万元以上10万元以下罚款,对直接负责的主管人员和其他直接责任人员给予或者责令给予降低岗位等级或者撤职的处分,对有关医务人员责令暂停6个月以上1年以下执业活动;情节严重的,对直接负责的主管人员和其他直接责任人员给予或者责令给予开除的处分,对有关医务人员由原发证部门吊销执业证书;构成犯罪的,依法追究刑事责任。

第四十七条　医疗机构及其医务人员有下列情形之一的,由县级以上人民政府卫生主管部门责令改正,给予警告,并处1万元以上5万元以下罚款;情节严重的,对直接负责的主管人员和其他直接责任人员给予或者责令给予降低岗位等级或者撤职的处分,对有关医务人员可以责令暂停1个月以上6个月以下执业活动;构成犯罪的,依法追究刑事责任:(一)未按规定制定和实施医疗质量安全管理制度;(二)未按规定告知患者病情、医疗措施、医疗风险、替代医疗方案等;(三)开展具有较高医疗风险的诊疗活动,未提前预备应对方案防范突发风险;(四)未按规定填写、保管病历资料,或者未按规定补记抢救病历;(五)拒绝为患者提供查阅、复制病历资料服务;(六)未建立投诉接待制度、设置统一投诉管理部门或者配备专(兼)职人员;(七)未按规定封存、保管、启封病历资料和现场实物;(八)未按规定向卫生主管部门报告重大医疗纠纷;(九)其他未履行本条例规定义务的情形。

第四十八条　医学会、司法鉴定机构出具虚假医疗损害鉴定意见的,由县级以上人民政府卫生、司法行政部门依据职责没收违法所得，并处5万元以上10万元以下罚款，对该医学会、司法鉴定机构和有关鉴定人员责令暂停3个月以上1年以下医疗损害鉴定业务，对直接负责的主管人员和其他直接责任人员给予或者责令给予降低岗位等级或者撤职的处分；情节严重的，该医学会、司法鉴定机构和有关鉴定人员5年内不得从事医疗损害鉴定业务或者撤销登记，对直接负责的主管人员和其他直接责任人员给予或者责令给予开除的处分；构成犯罪的，依法追究刑事责任。

第四十九条 尸检机构出具虚假尸检报告的，由县级以上人民政府卫生、司法行政部门依据职责没收违法所得，并处5万元以上10万元以下罚款，对该尸检机构和有关尸检专业技术人员责令暂停3个月以上1年以下尸检业务，对直接负责的主管人员和其他直接责任人员给予或者责令给予降低岗位等级或者撤职的处分；情节严重的，撤销该尸检机构和有关尸检专业技术人员的尸检资格，对直接负责的主管人员和其他直接责任人员给予或者责令给予开除的处分；构成犯罪的，依法追究刑事责任。

第五十条 医疗纠纷人民调解员有下列行为之一的，由医疗纠纷人民调解委员会给予批评教育、责令改正；情节严重的，依法予以解聘：（一）偏袒一方当事人；（二）侮辱当事人；（三）索取、收受财物或者牟取其他不正当利益；（四）泄露医患双方个人隐私等事项。

第五十一条 新闻媒体编造、散布虚假医疗纠纷信息的，由有关主管部门依法给予处罚；给公民、法人或者其他组织的合法权益造成损害的，依法承担消除影响、恢复名誉、赔偿损失、赔礼道歉等民事责任。

第五十二条 县级以上人民政府卫生主管部门和其他有关部门及其工作人员在医疗纠纷预防和处理工作中，不履行职责或者滥用职权、玩忽职守、徇私舞弊的，由上级人民政府卫生等有关部门或者监察机关责令改正；依法对直接负责的主管人员和其他直接责任人员给予处分；构成犯罪的，依法追究刑事责任。

第五十三条 医患双方在医疗纠纷处理中，造成人身、财产或者其他损害的，依法承担民事责任；构成违反治安管理行为的，由公安机关依法给予治安管理处罚；构成犯罪的，依法追究刑事责任。

第五章 附 则

第五十四条 军队医疗机构的医疗纠纷预防和处理办法，由中央军委机关有关部门会同国务院卫生主管部门依据本条例制定。

第五十五条 对诊疗活动中医疗事故的行政调查处理，依照《医疗事故处理条例》的相关规定执行。

第五十六条 本条例自2018年10月1日起施行

（二）防范护患纠纷，护士应具备的五种意识

1. 安全意识

患者安全是全球医疗服务的热门话题及最大挑战，也是医学领域的永恒课题。护理是专业性很强的职业，防范各种差错事故，确保护理安全已成为现代化护理管理的重点。重视安全教育，树立安全意识，尤其重要。

2. 服务意识

护理服务的宗旨是以人为本，以患者为中心，规范护理行为，确保护理安全，提高护理服务质量。因此，转变观念，强化服务意识是预防和减少护患纠纷发生的前提。

3. 自我保护意识

随着社会发展的进步，医学知识和法治观念的普及，人们的法律意识逐步增强，各级医疗机构医疗纠纷、患者投诉现象呈上升趋势。因此，作为护理工作者应懂法、守法、依法、护法，严格执行各项规章制度，增强自我保护意识，避免差错事故和护患纠纷的发生。

4. 护患沟通意识

护患沟通是建立融洽、友好护患关系的重要渠道，同时又是减少医疗纠纷投诉的关键因素。因此，加强护士的自身素质培养，把语言沟通技巧及护士形象教育作为护理人员培训的重要内容之一。在护患沟通中，做到"四化"。① 亲情化。护士树立视患者为亲人的服务理念，在语言沟通上，字字体现人文关怀。一句得体的问候、一张合适的床位、一个整洁的环境、一句"大爷大妈"的称呼，拉近患者与护士的距离。② 通俗化。护士在与患者交流时使用通俗易懂的语言，多用当地的农家话，让患者一听就懂。③ 系列化。从入院到出院，从介绍医生护士到用药、检查项目的解释以及病情告知。④ 制度化。把与患者的沟通作为护士的工作职责，以制度的形式固定下来，长期坚持，不走过场。

5. 法律意识

组织学习《医疗事故处理条例》《护士条例》《护理文书书写要求》等相关法律法规和制度，增强法律意识，提高护士学法、懂法、守法的自觉性，这也是减少护患纠纷发生的关键。

（三）护患纠纷的预防措施

1. 严格管理，加强规章制度的落实

严格遵守规章制度和操作规程是医护安全的基本保证。临床护理活动中的每个环节都有不确定因素，存在风险，大部分医疗纠纷都是医务人员失职或违反操作常规和规章制度造成的。因此，加强护理人员责任心，严格制度管理是保证护理安全有效的方法。护理部护士长经常对护理工作的各个环节进行自查，对照规章制度，发现问题及时纠正，培养护士良好的职业素质和责任心，保证护理工作安全有序进行。

2. 加强技能训练，提高护理质量

丰富的护理理论知识和娴熟的护理操作技术是取得患者信任，建立和维持良好护患关系的重要环节，是出色完成护理工作和确保护理安全的保障。因此，要经常不断组织理论知识和技术操作的培训和考试。为避免单一刻板的形式，可组织形式多样的知识竞赛、技术比武、专业情景演讲等活动，定期举办护理心理学、管理学、重症监护等学习班；组织礼仪、沟通技巧等培训，使每个护士都能适应学科发展的需要，适应医学模式的转变，达到多元化角色，护士角色的多元化对护士职业素质提出了更高要求。

3. 强化法律意识，规范护士行为

因为未来的管理模式将由"人治"走向"法治"。所以要经常利用会议、讲座、培训而有计划、有目的地进行法律法规学习，增强法治观念，使之懂法、知法、守法，确实明白自己在工作中存在的法律问题，充分认识到护理行为时刻都受法律制约，严格按操作规程办事，并依靠法律来维护护患双方的合法权益和医院的正当权利，遵照法律程序来处理医患矛盾。

4. 重视护患沟通，和谐护患关系

建立良好的护患关系是减少护理纠纷的基础。大量的纠纷案例表明，护患纠纷绝大多数是由于双方缺乏沟通，产生误会造成的。因此，要经常征求患者的意见和建议，发现患者对护理工作有不满意的苗头时，及时进行沟通和协调。了解患者的内心感受，解答患者的问题，体会患者的痛苦，并尽量给患者以安慰和帮助。一旦工作中出现失误，要主动向患者认错，取得谅解，化解矛盾。

5. 公开收费标准，准确合理收费

现在临床工作中许多医疗费用均由护士记账，医疗机构要经常组织护理人员认真学习收费标准，定人、定班电脑管理收费。严格执行收费制度，做到一日清单制，增加收费透明度。患者如有疑义，应热情接待，耐心听取并认真进行检查，如有差错，立即纠正，使患者的医疗费每一笔都清清楚楚，真正实现患者的知情权、同意权。

6. 完善医院流程，消除纠纷隐患

由于护理人员缺编，大量非护理性工作占用了护士大部分时间，如记账、查账、取血、取药，以及因为医院职能科室服务不完善等一系列因素造成患者着凉、滑倒等，均可能引发护患纠纷。所以，管理者要善于总结分析，对在医疗活动中易发生问题的环节层层设防，杜绝隐患，制定可行的防范措施及应对流程，避免类似护理纠纷再次发生。

7. 规范文件书写

护理记录是患者在医院治疗和护理过程的真实反映，护理管理者应通过护士大会、晨会、业务学习等形式，反复强调护理文件在举证倒置中的重要性。护士在书写护理文书时，必须遵照科学性、原始性、正确性、及时性、完整性、真实性，并与医疗文件同步的原则。严禁涂改、漏记、错记、伪造、隐匿、销毁等，否则将承担相应的法律责任。实行护理部和科室二级管理，加强整体护理病历的督导和检查工作，发现问题及时查明原因并纠正。

8. 增加护士编制，合理配置人力

科学合理地排班，护士长根据工作量的多少，操作任务的难易程度，合理安排护士，做到新老搭配，能力强弱搭配，以便较好地完成每个班次的工作，从而为患者提供优质的服务。同时采取相应措施改善护理硬件设施，为临床护士提供方便、安全、有效的操作设备。

9. 完善管理制度

医院应当建立专门处理护患、医患纠纷的机制，设立专人负责纠纷的预防、控制与处理；强化"防患于未然"的危机意识，注重事前、事中、事后控制。同时，医院要加强医德医风建设，强化对护士风险意识及质量意识的培训，及时发现一些能够影响护患关系的因素并预先解决。

10. 明确政府与媒体责任

和谐的护患关系的建立，离不开社会各个方面的努力。政府应该提高医护人员权利和义务的对等性，提高医护人员待遇，加强对媒体的监督制约和不良报道的惩罚。同时加强护理人力资源的培养，优化护理资源的配置，从而改善护理人员的执业环境和患者的就医环境，这些也是解决护患关系紧张及其他医疗卫生事业中许多问题的根本举措。新闻媒体要加强自己的职业操守，对护患纠纷等事件做出客观公正的报道，引导正确的社会舆论，避免误导。

（四）护患纠纷的处理

护患纠纷发生后，无论与护理的责任有多大，管理者都应积极找当事人了解事情的真相，给患者以满意答复，尽量以委婉的语言化干戈为玉帛，避免事态扩大。当然，如果确为患者或家属无理取闹时，也不能一味迁就，告知相关部门处理，必要时采用法律武器。

课后思考题

1. 简述行为及语言伤害的预防。
2. 简述职业倦怠的控制和干预。
3. 简述职场冷暴力的预防。
4. 简述护患纠纷的预防措施。

第十一章 临床高危科室护理人员的职业防护

> **学习目标**
>
> 价值塑造
>
> 通过临床高危科室职业特点及防护知识的学习，师生共同建立提升自身的心理素质、身体素质的意识，创造和谐的工作氛围，提高自身对紧张刺激的承受能力，保持平和、稳定、乐观的健康心态。
>
> 能力提升
> 1. 培养学生针对高危科室职业风险特点采取恰当防护措施的能力。
> 2. 结合临床实际工作，善于进行总结和反思，积极防范职业危害。
>
> 知识学习
> 1. 准确阐述临床高危科室护理人员职业危害的防护措施。
> 2. 熟悉临床高危科室护理人员面临的职业危害因素。
> 3. 理解不同临床高危科室面临的职业风险特点和原因，以及防护关键点和难点。

第一节 门诊、急诊科护理的职业防护

医院的门诊、急诊科作为医院面向社会的窗口，是医疗、护理工作的最前线。由于工作环境的特殊性，门诊、急诊护理人员经常暴露于各种职业危害中，严重影响护理人员身心健康。在诊疗和护理操作过程中若不注意个人防护，容易造成职业性损伤。因此，提高门诊、急诊护理人员的自我防护能力，减少不良因素的损害是不容忽视的问题。

一、常见的职业危害因素

（一）生物性危害因素

门诊、急诊护理人员所接触的大多是未确诊或诊断不明的急重症患者，许多患者患有传染性疾病。在一项关于门诊、急诊护理人员职业防护的调查资料显示，生物因素危害是造成该群体护理人员产生压力的第一位因素。急诊常需要争分夺秒地施救，护理人员往往来不及进行自我防护就要投入抢救工作中，当接触的患者其血液、体液、分泌物、排泄物具有传染性时，若不注意个人防护，不仅会造成自身感染，还会成为传播媒介，甚至引起医院内感染的流行。感染途径包括呼吸道感染和血源性传播两种。

1. 呼吸道感染

门诊、急诊科患者多，病种复杂，人流量大，细菌、病毒可在空气中形成气溶胶，经由悬浮于空气中的病原微生物感染，导致护理人员呼吸道感染的机会增加。一般病毒性呼吸道传染病，通常患者就医时症状比较轻，在就诊过程中很容易将病毒传播给医护人员。2019—2022 年，新型冠状病毒肺炎流行期间，急诊科及发热门诊的护理人员因防护措施执行到位，很大程度降低了护理人员感染发生率。

2. 血源性传播疾病

锐器伤是导致急诊科护理人员发生血源性传染性疾病最危险的传播途径。紧急抢救时，护理人员工作争分夺秒，在建立静脉通道、抽取血液标本、进行各种药物配制及注射过程中容易发生锐器伤，这是急诊科护理人员最常见的职业性伤害。多种经血液传播的疾病经此途径传播，如乙型肝炎、丙型肝炎、艾滋病、梅毒等。

(二) 心理社会性危害因素

1. 心理压力

门诊、急诊护理人员产生心理压力的原因如下：

（1）工作环境：门诊、急诊是一个充满焦虑、变化和易产生沟通障碍的场所，存在许多不良的心理刺激，既影响到患者也影响到护理人员。工作空间拥挤、人流量大、嘈杂的环境以及令人不愉快的气味；经常面对急症抢救、生离死别的场景；此外，护理人员还经常应对患者及家属的一些愤怒、不理解甚至暴力行为。这些因素均可导致护理人员产生巨大的心理压力。

（2）常规性的倒班和经常性的加班：护理人员生物钟被打乱，特别是女性特有的周期性生理变化等，使其机体长期处于一种"应激"状态，很容易导致心理性的疲劳。

（3）对自身能力的担心：门诊、急诊的患者病情往往来势凶猛、复杂，要求护理人员具备敏锐的观察力、准确的判断能力、熟练的抢救技术和应变能力。各类新医疗技术、仪器设备、抢救治疗手段等的使用，都对护理人员提出了更高的要求。近年来，急诊科护理人员趋于年轻化，低年资的护理人员急救经验欠缺、操作技术不熟练、对患者病情缺乏正确的判断，容易出现工作上的失误。护理人员经常会担心发生护理不良事件，担心自身的知识能力不能胜任急救工作，不能满足患者和家属的心理、情感需求而导致纠纷的产生。这种工作性质给护理人员带来了很大的心理压力，过高的心理压力使护理人员产生工作疲劳感。研究显示，工作高度疲惫感既影响护理人员的身心健康、工作热情和工作效率，也影响护理工作的质量。

2. 工作场所遭受暴力攻击

尽管医院的任何工作人员都有可能成为暴力的受害者，但与患者接触最多的护理人员其危险性更高。尤其门诊、急诊的患者来自社会不同层面，具有不同知识结构，患者和家属的个人素质也不相同，导致他们对疾病治疗、护理的认知程度不同。急诊患者就诊时间没有规律，患者及其家属求医心切，情绪容易激动甚至充满敌意，稍有不如意就向医护人员发泄，导致急诊科极易发生暴力事件。

护理人员在工作场所遭受的暴力行为有 2 种形式：① 受到直接的肢体攻击；② 受到语言攻击，主要是患者或其家属责骂、谩骂、辱骂、贬低或是威胁。

在门诊、急诊，针对护理人员的暴力行为最常发生于：① 夜间或中午等人员不足时；② 患者长时间候诊时；③候诊或就诊流程不畅时；④护理人员单独为患者治疗护理时；⑤办公环境中走廊、房间等灯光暗淡处。

3. 护患纠纷

随着医疗知识的普及，人民群众生活水平的提高，要求得到更高水平的医疗护理服务，患者的期望值往往超出医疗护理技术所能及的范围。同时，自我保护意识及法律意识的增强使得近年来护患纠纷的发生率大大增加。

（三）物理性危害因素

1. 负重伤

根据资料统计，腰背扭伤是医护人员最常见的职业伤害之一。门诊、急诊科护理人员均会不同程度地受到搬运重物所导致的物理性职业危害。例如，门诊、急诊科护理人员需要从急救车上搬运患者；搀扶突然跌倒或晕倒的患者；搬运医疗器械等重物。由于经常重复或在搬运过程中不合理的姿势很容易造成脊柱损伤或肌肉拉伤。抢救急危患者，站立时间长，往往引发下肢静脉曲张。

2. 触电意外伤害

急诊科经常抢救患者，在进行电击除颤或使用医疗器械过程中，连接插线板、固定插座时，可能出现漏电、短路现象，有潜在的触电及电灼伤的可能。

3. 噪声污染

门诊、急诊的患者及家属较多，尤其急诊科是急危重症患者集中抢救的场所，噪声来源于救护车鸣笛声、呼吸机、洗胃机、各类监护仪器报警音，患者的呻吟以及家属吵闹等。据相关研究表明，噪声强度在 50~60 dB 时，即可干扰人体，甚至会产生吵闹感。实际上，门诊、急诊科护理人员常处于噪声强度在 90 dB 以上的环境中，容易引起耳鸣、头痛、听力下降、睡眠障碍以及情绪低落等不良症状。

4. 电离辐射

急诊护理人员经常护送危重患者进行 CT、拍片等检查，不可避免地会连带受到 X 射线的辐射。若长期处于低剂量的电离辐射环境中，会给护理人员造成机体损伤，如白细胞减少等，甚至也会因蓄积作用而致癌、致畸。

（四）化学性危害因素

门诊、急诊护理人员需要接触较多的化学消毒剂，如含氯制剂、过氧乙酸等。这些化学性消毒剂通过皮肤黏膜、呼吸道以及消化道等吸收，可对人体的皮肤、黏膜、呼吸道、神经系统产生不利的影响，引起接触性皮炎、哮喘、中毒或致畸、致癌等。

二、防护措施

（一）完善各项管理制度

医护人员是医院最宝贵的资源，管理者有责任和义务为其提供一个安全的工作环境。2006

年发布的《医院感染管理办法（试行）》，认为患者的血液，体液，分泌物，排泄物均具有传染性，接触上述物质者，均需采取预防措施，以减少护理职业暴露的危险，从而最大限度地保护患者以及医护人员的安全。在实施护理服务的过程中，护理人员应自觉采取相关防护措施，如佩戴口罩、手套，穿隔离衣等，同时，养成护理操作前后洗手的习惯。此外，必须严格遵守操作规程，并严格执行消毒隔离规范，保管好各类物品。所有医疗废物均按照相关标准分类管理并有明显的标志。医疗机构需为医护人员提供标准预防相关设施设备，建立并完善职业暴露报告制度，积极为职业损伤护理人员提供经济以及制度方面的支持，同时也便于总结常见职业损伤及高发环节，有利于及时采取有针对性的措施。对于可疑感染，应立即上报并进行早期预防，同时建立个人健康档案，以实施跟踪检查，避免感染传播。

（二）加强护理人员职业安全教育

增强护理人员的防护意识是有效预防门诊、急诊科职业危害的前提和基础。目前，临床护理人员在学校接受的教育普遍缺乏防护知识的培训，因此，将护理职业风险及防护列入护理学高等教育势在必行。另外，在护理人员上岗前，医院应对其进行职业防护知识的岗前培训，并重视职业防护的在职教育，不断增强护理人员的安全意识以及自我保护意识。指导护理人员在实施护理过程中积极调整自我心态，严格按照护理操作程序实施护理，沉着冷静地面对和处理各类问题，避免不必要的损伤，将危害降至最低。

（三）生物性危害的防护措施

1. 实施标准预防

门诊、急诊科就诊的患者往往无从确定是否有传染病，因此，护理人员应采取标准预防。护理人员在为每位患者进行治疗和护理操作过程中须佩戴口罩、手套，有可能血液、体液飞溅时，必须戴防护眼镜或面罩，必要时穿隔离衣，同时，养成护理操作前后洗手的习惯。对有呼吸道症状的患者，当其能耐受时，应指导其戴口罩；避免与有呼吸道症状的患者不必要的近距离接触（<1 m）。注重安全注射管理，采用安全注射装置，使护理人员不暴露于可避免的危险中，使用后的注射针头等锐器应及时放入符合规范的锐器盒内，避免对环境和人员造成伤害。

2. 严格执行手卫生规范

30%的医院感染由不洁的手接触传播，为加强医疗机构医务人员手卫生工作，国家卫生健康委员会颁布了2019版《医务人员手卫生规范》。目前，手卫生越来越引起医院感染管理者的重视，洗手是防止病原菌传播的最简便、最经济、最有效的防护措施。医护人员在各种操作中必须掌握两前三后洗手指征：接触患者前、无菌操作前、接触患者后、体液暴露后、接触患者周围环境后。掌握洗手口诀"内、外、夹、弓、大、立"，按6步洗手法认真洗手。

（四）物理性危害的防护措施

这里主要介绍物理性职业危害中的一种因素，即负重伤的防护。正确运用人体力学来指导工作，应注意以下几点：

1. 保持重心合理

护理人员在搬运重物时，应保持大的支撑面，两足分开以维持身体的平衡，使重心恒定并使重量均匀分布。另外应注意，工作时身体靠近工作物，肘部尽可能地贴近躯干两侧。

2. 动作合理

移动物品时，能拉则不推，能推则不提。如物品的重量超过 5 kg，可在物体的重心处安上一个提把；当物品是人体重量的35%时，不要硬提举，可沿地面推动；当推动物体时不要有向下的力，而且用力的方向尽量接近重心的水平，如此可达到省力的目的。

3. 姿势正确

当拉动和移动重物或患者时，应使身体挺直在支撑面上，而绝不能抬起或离开支撑面。两腿前后分开，膝盖微屈，拉紧臂部和腹部的肌肉，使之支撑骨盆腔，尽量避免背部过度弯曲，用力于膝部和体部，使身体重量随着两腿前后移动，而不要硬撑强拉。

4. 动作协调

尽量用全身转动，避免用躯干转动，以免不均等的肌肉张力造成正常的重力线的改变。

5. 科学收缩和放松肌肉

肌肉在能放松时就放松，只有在必要时才收缩。在任何工作中均应尽可能地用最大肌群和最大数量的肌肉。

6. 重视使用搬运患者的机械设备

在科学技术迅速发展的今天，各种护理器械的生产已为减轻护理工作量提供了很多优越的条件，应将翻身床、对接车、机械提举架、移动椅等作为首选项目应用于临床护理工作中。

7. 开展全面和互动的员工培训

培训员工理解和熟悉有关患者提举和搬运的政策和制度，对新员工或轮转实习员工均应进行培训。做好搬运重物的培训教育，教会他们应用力学原理去完成工作。

8. 提倡护理人员重视自我保健意识

功能性腰背痛是可逆转的，而单纯性颈肩部肌肉酸痛和不适大多是由工作疲劳引起的，稍加休息或作对抗性反方向肌肉运动，即可消除疲劳而使症状消失。在工作之余应进行自我腰腿部肌肉的锻炼，如转胯运腰、转腰捶背、双手攀足、腰部转动、臂部转动、腹部转动、躯干水平提起、腿和背的锻炼、伸展腿韧带等。

（五）心理社会因素所致伤害的防护措施

1. 提高自身的心理素质

与同事间建立良好的人际关系，创造和谐的工作氛围。合理安排睡眠、饮食和家庭生活，善于从生活中寻找乐趣，适当参加有益的集体活动，多参加体育锻炼，提高自身对紧张刺激的承受能力，保持一种平和、稳定、乐观的健康心态。

2. 科学排班

门诊、急诊科护理人员工作量大，管理部门应按工作量合理配置护理人力，配合采取弹性排班、轮班制，调整工作强度，减轻职业紧张和心理压力。

3. 暴力的防护和应对

1)护理人员工作场所暴力的防护

因为护理职业暴力问题越来越受到社会的重视，许多健康服务机构已把研究的焦点集中在暴力的预防和控制策略上。为了给医疗机构和医务人员提供安全保障，多数发达国家和地区建立了反医疗暴力的法律制度，我国部分省份已开始颁布实施《医疗机构安全秩序管理规定》。

（1）医疗行政管理的要求：①国家和卫生主管部门应尽快制定和颁布防范医疗工作场所暴力事件的法律法规；②就医过程中，医患双方均应履行自己的权利和义务，明确规定不允许发生暴力事件，侵犯他人人身安全；③分期分批为护理人员开设应对暴力的培训班；④人力资源部门要保证临床一线有足够的护理人力资源供给，减少患者的等待时间。尤其在暴力高峰时段，如工作人员轮流用餐时间、转送患者途中、夜班时段、急救时期等更应给予高度重视；⑤禁止工作人员单独在急诊或门诊值班；⑥建立全院暴力事件应急预案，各部门明确职责，能够快速响应与处理。

（2）医疗布局和设施的要求：医院的完全开放形式使任何人均可以进入医院，其中不乏蓄意犯罪者，因此医院的环境设计不合理可能是暴力发生的潜在因素。①加强医院内秩序的监控，维护医院进口、出口秩序，对于携带凶器者及时发现并拦截；②院内各病房、门诊、患者接待处等均设置红色报警系统，确保紧急呼叫响应，积极保护医务人员的人身安全；③在工作场所暴力的高发区域，如急诊室等部门也可设置24小时监控；④在走廊、交叉路口安装安全装置，如反光镜、摄像头等；⑤设计护士站布局时，可考虑封闭式，也可加高护士站台面，以防不测。护士站的门窗玻璃应该由防弹、防碎材料制成。同时办公家具或其他物体应尽量设计为固定式的，以减少它们被当作武器使用，伤及他人和破坏财产。同时，应设置员工专门通道或紧急出口，以备不测；⑥为情绪激动的患者及家属，或为突发事件设置一个"缓冲室""隔离室""休息室"；⑦建立卡控通道来限制外来人员在医院的活动范围。医院的保安有义务限制探访者的数量，甄别和阻止有暴力和不良动机的人员进入医院和工作场所。

（3）护理人员教育与培训的要求：①设置护理人员预防和应对职业暴力发生的理论培训课程和技能操作课程，并将该项目纳入医院每年护理人员的必修继续教育项目，同时在培训中不断纳入新的内容，以适应新的职业暴力预防的政策和策略；②通过各种形式组织有关人文知识方面的讲座，以达到掌握与患者有效交流沟通的技巧和能力；③定期对护理人员进行相关政策、制度方面的培训，包括应对暴力事件的预防、报告制度及支持系统流程的培训；④指导认识潜在的暴力，了解化解或降低潜在暴力的方法，同时教会护理人员如何评估和识别可能发生暴力的信号及自身保护方法，如适当的防卫技术、如何脱离和回避等；⑤学会建立良好的社会支持网络。与合作者、同事形成密切的关系，确保自己在受到工作场所暴力的威胁时有可及的应对资源可利用，并经常通过一些已发生的案例讨论，从中汲取一些教训或获得一些启发。

（4）护理人员自身能力要求：①树立以患者为中心的服务意识，强化护理人文关怀，进一步改善护理服务；②加强职业道德规范，提高个人修养，提升工作责任心，严格执行各项规章制度；③不断钻研技术、提高业务能力，更好地为患者服务；④增强护患沟通，对待患者一视同仁。

（5）社会系统的支持：医院是为患者提供医疗服务的特殊公共场所，其工作环境的安全性直接影响到患者的医疗护理质量和生命安全。政府部门应尽快制定相应的法律法规，追究施暴者扰乱就医环境、损害人身安全所造成的法律责任。

2）护理人员工作场所暴力发生后的应对措施

护理人员遭受职业暴力的问题越来越受到社会的关注，医疗机构应重视工作场所暴力的预防和应对。由于护理人员法律意识不强，往往没有保留被暴力侵犯的证据，使行凶者得以逃脱法律的制裁。如果发现工作场所有暴力倾向发生的可能，应该做到以下几点。

（1）确定或寻找一个可使自己随时逃离现场的线路或出口。不要让患者或家属夹在自己和门的中间，以阻挡自身离开的通道，更不要背对着患者，使可能施暴者离开自己的视线。

（2）不要侵犯患者或家属的人格尊严，也不要触碰患者某些忌讳的部位，与其保持一定的距离。

（3）保持自己的情绪稳定和平静呼吸，真诚地表达愿意倾听患者及家属的意见或建议。

（4）当患者或家属大声谩骂喊叫时，不要试着与他或者他们谈话或对话，让他们发泄或抱怨，用倾听与沉默应答。当患者或家属听你说话时，自己应保持镇静，讲话的语速不宜过快、语调不宜过高，声音不宜过响或过轻，以保持平静的声音为宜。

（5）对于患者或家属不正确的表达，不要急于争执、辩护、对质或批评。让患者或家属有足够的时间表达其抱怨与不满，不失时机地有选择性地做出一些回答。

（6）试着澄清误解，用简洁的语言与之交流，以表达自己的关心并提供确实可行的解决问题的方法。

（7）在与患者或家属的交谈或接触中，一旦发现有暴力倾向时，应尽早防范，并尽快提醒每一位有可能接触该患者的家属和护理人员言语与工作均要加倍小心。同时，应高度重视患者及其家人对治疗护理的反应和满意度。

总之，医院反暴力是一项长期性的、需要多方面介入与配合的工作。需要社会的支持、政府的重视、人民的理解与支持，更需要广大医护人员自身的提高与适应。

第二节　ICU 护理的职业防护

ICU 是医院抢救危重患者的重要场所，由于工作环境和服务对象的特殊性，在 ICU 工作的护理人员常暴露于多种职业性危害因素中，若不注意防护很容易造成职业性损伤。

一、常见的职业危害因素

（一）物理性危害因素

1. 噪声污染

1）噪声的主要来源

大量研究表明，报警声是 ICU 最严重的一种噪声。例如一位患者同时使用心电监护仪、呼吸机、微量泵、输液泵等多种仪器，就会有 40～50 种可能的报警参数。大多数机械报警声为 60～70 dB，有的甚至超过 80 dB。其中影响较大的是呼吸机、持续心电监护仪、气垫床充气泵等。在医疗操作中，吸痰声是刺激性较强的一种噪声。另外，工作人员的说话声也是一种不可忽视的噪声，尤其在交接班期间，噪声强度达到了峰值。由于长期工作在高噪声环境中，工作人员养成了提高声音进行交流的习惯，同时由于 ICU 抢救患者的概率较高，在紧急情况下声音在无形中比平时高。

2）噪声对护理人员的影响

（1）对身心健康产生不利影响：护理人员在高噪声的环境下，容易导致心理压力增加，亦容易出现烦躁、失眠、工作效率低等现象。

（2）容易发生意外、差错、事故：高噪声的环境不仅使护理人员工作效率低下，还可引发差错事故的发生。护理人员在报警声中，很难准确、快速地区分报警的来源。有研究表明，即使有经验的 ICU 护理人员也只能快速有效辨别 39% 的紧急报警声，这样就影响护理人员对患者的观察而丧失有效的救治时机，导致一些严重的后果发生。

2. 电离辐射

ICU 中辐射危害主要来源于床旁 X 线机等设备，因防护设施不到位，ICU 护理人员常受到 X 射线的照射。如长期处于低剂量的电离辐射环境中，会给护理人员造成机体损伤，如白细胞减少等，甚至也会因蓄积作用而致癌、致畸。

3. 负　重

ICU 患者病情危重，有的患者由于疾病限制，不能正常翻身、更换床单等，必须由护理人员搬动。搬动患者时往往需要用较大力气，日积月累可引起护理人员腰椎损伤。

4. 其　他

ICU 护理人员在工作中经常用到乳胶手套，乳胶会引起机体出现各种不适反应，如瘙痒、皮疹、荨麻疹、哮喘等。ICU 用电设备多，由于设备线路老化，接线板损坏，监护仪、微量泵等仪器损坏漏电，护理人员操作失误，安全用电意识不强等因素，容易造成电击伤。由于各种原因，许多 ICU 都存在自然光线不足的现象，护理人员只能在人造光源下工作。人造光源会扰乱人体生物钟规律，长期生活或工作在不协调的光辐射下会出现头晕目眩、失眠、心悸和情绪低落等神经衰弱症状。环境封闭使医护人员长期吸入废气，严重危害身体健康。

（二）生物性危害因素

ICU 护理人员在日常工作中需要对患者进行气道护理、有创监测、体液引流、血液标本采集、输血、呼吸机管理、分泌物处理、排泄物处理等护理操作，所接触的体液、血液等可能具有传染性，导致护理人员受到感染的概率明显增加，若不注意个人防护，不仅造成自身感染，还会成为疾病传播的媒介。

1. 血源性传播疾病

研究发现，血液传播疾病至少有 20 余种，80%～90% 的健康医务人员患传染病由针刺伤所致。锐器伤是导致 ICU 护理人员发生病毒性感染最常见的传播途径。最大危害是乙型肝炎、丙型肝炎、艾滋病，通过血液传播的效率最高，一次即可能感染。

2. 呼吸道感染

ICU 相对封闭，空气流通欠佳，患者病情危重，抵抗力差，常合并多重感染。研究发现，在 ICU 护理人员口罩表面可检测出与经口气管插管患者相同的菌群。病房环境空气的主要污染源是患者的排泄物，污染微生物形成气溶胶散布到室内空气中，人员流动加重气悬微生物的传播，对患者和医护人员呼吸道感染形成威胁。传染性微生物形成气溶胶是最主要的传播方式。ICU 患者病情危重，抵抗力低下，发生多重耐药菌的概率很大，加之又具有传染性，无疑对护理人员造成巨大的危害。

（三）化学性危害因素

ICU 日常工作中护理人员需要接触较多的化学消毒剂，如含氯制剂、过氧乙酸等，这些化学性消毒剂通过皮肤黏膜、呼吸道以及消化道等吸收，可对人体的皮肤、黏膜、呼吸道、神经系统产生不利影响，引起接触性皮炎、哮喘、中毒或致畸、致癌等。护理人员接触或吸入抗生素、抗癌药、麻醉剂等可造成耐药风险及生殖毒性、致癌和脏器损害等危险。另外，ICU 床单位的消毒需要应用臭氧，臭氧是眼和肺最危险的刺激剂之一，长期接触会导致肺气肿和肺组织纤维化。

（四）心身耗竭综合征

心身耗竭综合征是一种因心理能量在长期奉献给他人的过程中被索取过多，而产生的以极度心身疲惫和感情枯竭为主的综合征。在 ICU，因危重患者多，病情变化快，实施抢救多，护理人员大脑长期处于紧张状态，紧张压抑的心情长期得不到宣泄，极易导致心身耗竭综合征。

1. 工作压力

心身耗竭综合征的发生与工作压力因素密切相关，压力产生的原因有：

（1）高强度的工作、高水准的要求造成的心理压力：ICU 护理人员经常处于一种连续的抢救过程中，而且重症患者多，观察项目多，很容易导致心身疲劳。

（2）垂死和死亡现象的刺激：ICU 汇集了全院的危重患者，其死亡率较高。垂死和死亡现象作为一种刺激因素除造成护理人员的直接心理压力外，还可导致继发影响，使护理人员产生一种紧张感，认为自身工作中的很小失误或差错即会导致患者死亡。

2. 人员配备不足

国内 ICU 护理人员存在缺编现象，长期超负荷工作，超出个体承受限度；遇有急症抢救常须加班，使其常常处于高度紧张的状态中，以致护理人员感到精力不足，出现头晕、视物模糊、腰酸背痛、神经衰弱等症状。

3. ICU 设备复杂且更新快

ICU 的专业特点：一是集中了各种危重患者，二是集中了现代高科技的仪器与技术。各种现代化高科技治疗仪器的引进和各种先进治疗措施的应用，迫使护理人员在紧张的工作之余，还要不断地学习新理论、新知识和新技术。

二、防护措施

（一）生物性危害的防护措施

1. 标准预防

正确洗手是预防疾病传播和进行安全防护最简单有效的方法，应严格执行手卫生规范。戴手套是 ICU 护理人员在护理操作中减少血液接触的最主要的防护措施，可有效控制血源性疾病的传播。倾倒痰液、尿液及清理大便时，使用一次性手套，摘手套后要对手进行彻底清洗。实施屏障保护可减少血液、体液飞溅和黏膜暴露等风险。进行有创操作时，衣服或脸部可能被污染，应穿隔离衣、戴眼罩、面罩。

2. 隔离防护

将患有传染病的重症患者安置在单间负压病房，严格执行消毒隔离制度。对一些特殊传染病患者应有明显的标识，以提高医务人员的警惕性，并在床单位上做醒目标识，病历上做特殊标注。对所有需要消毒或灭菌后重复使用的诊疗器械和物品，由供应室统一集中清洗、消毒灭菌，封闭式收送，减少二次污染和锐器伤。

（二）物理性危害的防护措施

（1）强化仪器设备保养，定期检查和维修发出噪声的设备，必要时使用隔音罩。调节仪器设备报警音量至适宜分贝，加强巡视，及时处理报警。合理安排参观探视，规范医护行为，说话操作时降低音量。

（2）科室配备铅板、铅衣等防护用具，使护理人员在患者进行 X 线检查时，可利用现有防护用品进行防护。充分利用活动屏蔽装置，如可移动式铅板、铅衣等。怀孕护理人员不参加有辐射的护理工作。

（3）学习正确搬抬患者的方法，应用力学原理根据护理人员身高将床面摇高或降低，减少护理人员腰部肌肉做功。此外，护理人员应加强体育锻炼并坚持做腰部保健操，每天进行腰背及腿部肌肉的放松训练，以促进局部组织血液循环，减轻水肿，加强肌肉韧带的抗疲劳能力，还可进行腰背部热敷热疗，促进机体新陈代谢，减轻组织酸痛。为促进下肢静脉回流，工作时可穿弹力袜。

（4）对漏电、人造光源、环境封闭等情况除需要护理人员加强工作责任心外，还需要医院加大硬件设施改善力度。

（三）化学性危害的防护措施

加强 ICU 病房通风是减少化学因素侵害的有效手段。加强通风，安装空气净化装置，促进空气流通。合理使用化学消毒剂，挥发性制剂加盖、配置及使用消毒剂时戴防护手套和口罩。另外，为患者输注细胞毒性药物时，使用层流生物安全柜可有效减少药物向空气中弥散。对于机械通气患者，可在其呼吸机的进气和出气端分别装上空气过滤器，以减少废气排放及交叉感染的机会。

（四）心理社会因素的防护措施

（1）宽松的环境是减轻工作压力的有效途径。医院应提供良好的 ICU 工作环境，合理配置护患比例，适当调整工作强度，采取弹性排班、轮班方法，减轻护理人员职业紧张和心理压力，创造和谐的工作氛围，以利消除疲劳；加强护理人员岗前培训和安全、防护教育，制定相应的防护措施，使全体护理人员对职业风险有充分认识，增强防护意识，严格遵守操作规程，降低职业性损伤的发生率。条件允许的情况下可定期做短期疗养，使 ICU 护理人员感到被关心和尊重，从而利于其平衡心态、恢复体力，减少生理性疲劳，促进身心健康。

（2）ICU 护理人员要正确认识工作的特殊性，注意心理调节，增强心理承受能力。在与患者及家属的交流中，注意沟通技巧，树立主动服务理念，使患者及家属感到安全和放心，避免发生不必要的冲突与纠纷。工作之余，应妥善处理家庭关系，不断加强业务学习，提高自身专业理论和技术水平。加强对心理学和医学伦理学的学习，提高护理人员的良好心理素质。

（3）创造良好的抢救环境，提高抢救成功率，有利于保持护理人员的自尊和自信。合理布局抢救室，周密制订救护程序、保持抢救设备的良好性能，注意加强护理人员业务的培训等，是减少垂死和死亡现象对护理人员刺激的保障，有利于缓解护理人员的心理压力。

第三节　手术室护理的职业防护

手术室是手术治疗各种疾病的重要场所，由于工作性质及环境特殊，手术室护理人员长时间工作在一个比较封闭的环境中，其周围存在着大量危害其身心健康的有害因素，例如：频繁接触患者的血液、体液等，可能造成病原微生物的感染；各种化学消毒剂和挥发性麻醉剂形成的空气污染；器械护理人员手术过程中一直保持精神高度集中，长时间的颈椎前屈站立；巡回护理人员经常需要快步行走，处理各种重物以及进食时间不规律造成的身心方面的损害；另外，还存在电灼、噪声等危害因素，使得手术室护理人员成为职业暴露的高危群体。因此，加强对手术室护理人员的职业危害防护十分必要，以保护手术室护理人员的身心健康。

一、常见的职业危害因素

（一）生物性危害因素

手术室护理人员每天接触患者的血液、体液、分泌物及排泄物，且手术配合中应用的锐利器械较多，如刀、剪、钩、针等，传递频繁，稍有不慎，极易损伤自己或误伤他人。研究表明大约 12.4%的手术室护理人员发生血源性职业暴露，例如手术中血液喷溅入眼中或皮肤、意外刀伤、意外针刺伤等。

1. 乙型、丙型肝炎病毒及暴露途径

乙型肝炎的传染源是患者和病毒携带者，病毒存在于血液及各种体液中，传染性血液可通过皮肤、黏膜的微小破损而感染；也可通过母婴垂直传播，或输注血液制品传播；密切接触传染。手术室护理人员感染乙型、丙型肝炎病毒的常见暴露途径包括：① 意外伤害，手术配合中使用的锐利器械造成的针刺伤、刀割伤等。② 密切接触感染，护理人员在移动患者、安置其手术体位、各种注射、麻醉与手术的配合、包扎、术后处理等操作过程中与患者的血液、体液、分泌物、排泄物及被污染的器械、敷料和医疗用品接触密切，导致皮肤黏膜污染。

2. 艾滋病病毒（HIV）常见的暴露途径

艾滋病是获得性免疫缺陷综合征，传染途径主要是经血液传播、性接触和母婴传播。艾滋病常见的暴露源包括感染者或患者的血液、含血的体液、精液、阴道分泌物，含HIV的实验室标本、生物制品、器官等。暴露途径主要是通过破损的皮肤而引起的血液感染，少数可通过黏膜或其他非完整性皮肤接触感染。手术室的护理人员经常与患者血液、体液及血液制品接触，感染的可能性与针头刺入的部位、皮肤损伤的程度、器械针头污染的程度以及患者疾病的严重程度等有关。

（二）化学性危害因素

现代化手术室多为层流净化手术室，室内环境较为封闭。在手术室中存在的化学性危险因素主要包括：麻醉废气、化学性消毒剂、抗肿瘤药物、电外科烟雾、乳胶和橡胶制品及其滑石粉等各类粉剂。

1. 麻醉废气污染

由于手术中使用的麻醉药大部分以原形由患者肺中排出，形成的麻醉废气可通过许多环节弥散到空气中，造成手术室的环境空气污染。虽然目前国内大型医院的手术室普遍使用闭式麻醉装置，麻醉机装备的废气吸附清除系统可有效地降低空气中麻醉药的含量，但如果出现麻醉机呼吸回路漏气或手术结束后患者体内吸入麻醉药的排出，就极易造成手术间的空气污染。长期暴露在这种微量麻醉废气的污染环境中会对人体的听力、理解力、记忆力及操作能力等造成不良影响。麻醉废气在机体内不断蓄积达到危害机体健康的浓度，可能产生氟化物中毒和遗传学影响，包括致突变和致癌作用；还可影响女性的生育能力，引起流产、畸胎等。

2. 化学性消毒剂

为保持手术室的无菌状态，必须遵循手术室的消毒隔离制度，由于手术室的环境相对比较封闭，而且化学消毒灭菌剂具有易挥发性，因此，手术室内长时间存在着浓度较高的化学消毒灭菌剂。手术室护理人员在工作过程中，常会接触到甲醛、戊二醛、环氧乙烷、含氯消毒剂、碘伏、酒精等各种消毒、灭菌剂。①甲醛作为醛类高效灭菌剂，杀菌作用强，但其蒸气对眼、呼吸道有强烈的刺激性，可引起流泪、咳嗽、结膜炎、鼻炎、支气管炎等，急性大量接触甲醛还可导致肺水肿；②戊二醛可引起皮炎、变态反应、结膜炎等；③含氯消毒剂对皮肤有轻微的损害，对金属、布类腐蚀性强；④过氧乙酸是一种强氧化剂和高效广谱杀菌剂，对黏膜有刺激性。此外，环氧乙烷、乙醇及甲苯还能诱发细胞突变，并有累积效应。由于手术室内存在多种化学性消毒剂造成的有害气体，可对人体造成严重危害，长期接触有致癌和致畸作用。

3. 抗肿瘤药物

手术中化疗药物已被广泛应用于癌症和其他恶性疾病的治疗中，并且取得了良好的治疗效果，但是抗肿瘤药物的致癌性和致畸性也不容忽视。化疗药物对护理人员的污染途径主要有直接接触、呼吸道吸入、消化道摄入等，化疗药物有很强的骨髓造血功能抑制作用，这些药物虽然剂量小，但是对长期接触者有潜在危险，如白细胞减少、自然流产、致畸、致癌和致突变等。调查显示，护理人员职业接触抗肿瘤药物可导致妊娠并发症及不良妊娠结局的危险性增加，其不良妊娠结局随着抗肿瘤药物接触水平的增加而增加。

4. 电外科烟雾

电外科烟雾主要由电切刀、电钻电锯、电凝止血等在治疗时产生较强的烟雾及刺激性气味。电刀烟雾中含量最高的化学成分有酚类、脂肪酸、碳氢化合物等，其他含量较少，比较受关注的化学成分有氰化氢、甲醛和苯等，除此之外，还有活性细胞、活性病毒、非活性颗粒和可诱导突变的物质等。手术室医务人员接触电刀烟雾的不良反应突出表现为呼吸急促、呛咳、头晕头痛、皮肤过敏、结膜充血等症状，长期接触会诱发细胞突变、致畸、致癌，同时具有累积效应，造成体内的蓄积，产生慢性影响，尤其对于有生育要求的女性，其危害可导致胎儿畸形。

5. 乳胶、橡胶制品及其滑石粉

（1）乳胶类制品：手术室常用的手套、止血带、胶布等物品含有乳胶成分，会引起多种反应，如皮疹、荨麻疹、瘙痒、哮喘，极少情况下还可造成休克而危及生命。医护人员乳胶过敏反应最常见的是接触性皮炎，特别是手患有湿疹时戴手套更容易诱发。手术室护理人员，因长时间、高频率地接触乳胶，更容易产生渐进性乳胶过敏。

（2）橡胶制品：橡胶手套也是导致发生过敏的原因之一。首发症状表现为手部的接触性荨麻疹和瘙痒，严重者会进一步发展。国外的一项研究表明，外科医生和手术室护理人员比其他的医务人员更容易发生该类制品的过敏反应。

（3）各类粉剂：医用手套内常使用多种粉剂，如石松子粉、滑石粉和最近新出现的玉米粉。这类材料在增加手套使用便利的同时，也给护理人员带来危害，其中最常见、危害最大的是过敏反应。导致过敏反应的途径有3种：一是天然橡胶蛋白与手套上的淀粉颗粒融合凝固后在空气中飘浮，通过呼吸道被吸入；二是通过皮肤吸收粉末，据统计，一副有粉的乳胶手套上沾有120～400 g可吸收粉末；三是洗手不规范、不彻底，污染食物进入消化道。

6. 其他化学性职业危害

腹腔镜手术时如果发生CO_2泄漏等，可使手术室内CO_2浓度升高，轻则使人感觉空气混浊、昏昏欲睡；重则感觉头痛、呆滞、嗜睡、注意力无法集中、心跳加速、轻度恶心。长时间在这样的环境下工作，不仅会对护理人员本身产生不利影响，也会影响到工作质量。

（三）物理性危害因素

1. 噪声污染

凡是人所不喜欢、不需要或使人产生不愉快的声音统称为噪声。手术室的噪声平均为60～65 dB，但往往接近80 dB。其中，在手术准备阶段最为喧闹。

（1）手术室噪声的来源：①麻醉呼吸机产生的噪声约为65 dB；②电动吸引器发出的声音约为73 dB；③电灼约为65 dB；④电话铃声为60～70 dB；⑤工作人员谈话约为60 dB；⑥其他包括空调声、麻醉报警声、手术器械的应用、患者的呻吟、电锯、物品及仪器移动声等。

（2）噪声对手术室护理人员的影响：噪声可引起紧张的应激反应，包括心理和生理反应。①生理反应：噪声可影响手术室护理人员的内分泌、心血管以及听力系统的正常生理功能，出现头痛、头晕、听力下降等，导致判断力和持续记忆力减退，使护理人员的注意力不集中、影响手术关键时刻的注意力；②心理反应：长期接触噪声，可使手术室护理人员出现情绪上的不良反应，包括焦虑、恐惧、愤怒或者抑郁等，降低工作效率。

2. 电离辐射

手术室的辐射多来源于骨科手术使用的C形臂机，小剂量长时间的接触放射线可因为蓄积作用致癌或致畸，还可抑制骨髓造血，使白细胞减少，造成自主神经紊乱。另外，目前泌尿外科、神经外科、整形外科手术中常用的激光对皮肤、眼球有化学效应损害。

3. 紫外线

紫外线灯是手术室常用的有效空气消毒法，而且在一些手术中也常常会使用到。紫外线灯对人体的危害是不容忽视的，可造成眼、皮肤的损害；在消毒过程中产生的臭氧有强氧化作用，能破坏肺表面的活性物质，引起肺水肿和哮喘。

4. 触电及电灼伤

手术室中电器设备较多，如电刀、显微镜、电插板、电动吸引器等。如果存在漏电或操作不规范，容易发生触电及电灼伤。

（四）运动功能性危害因素

专家已证实，护理人员的工作姿势与能量消耗有一定关系，工作姿势与疲劳也有一定关系。手术室工作紧张，节奏快，器械护士在工作中较长时间处于相对固定的姿势，因此，手术室的护理人员很容易出现颈椎和脊柱的损伤。

1. 颈椎损伤

手术室器械护士在整个手术中精神高度集中，身体保持前倾位，拿取器械身体转动幅度很小或只转动颈部及倾斜上身。配合手术时颈椎保持前屈 20°～85°，连续站立时间平均为 6.5 小时/天或更长。手术视野离器械护士越远，颈部偏转的角度越大。长时间使肌肉肌腱处于疲劳状态，极易发生颈椎病。

2. 脊柱损伤

移动和搬运患者及无菌包裹是手术室的一项经常性工作，不正确的搬运姿势常造成脊柱损伤。角度不正确的下弯腰超时静立可对肌肉关节造成损伤。配合手术时，器械护士有时会过度倾斜身体或在手术台前采取重心偏向一侧下肢等不正确姿势，使脊柱韧带肌肉承受重压或持续性疲劳而受损。

3. 长期站立损伤

长期站立对人体健康会产生不利影响。人在站立时，整个身体的重量会落到双下肢上，重力由脊柱传递到腰椎关节、双膝、双侧小腿，直至足底，骶髂、膝、踝各关节均要承受重力。为了保持稳定性，这些关节周围和肌肉群必须保持相应的紧张状态，若持续过久就会造成肌肉疲劳。长期站立伤害可表现在以下几个方面。

（1）腰背痛：长期站立可造成累积性伤害，以腰背痛最为常见。初期症状觉得腰背酸痛、颈部酸痛、肌肉扭伤拉伤，再加上缺乏适当休息，又需负重搬运，或是突然承受推拉扭转，紧急采取不当姿势，日积月累会造成腰椎、颈椎的椎间盘突出，更严重甚至产生下肢麻木、坐股神经痛以及肌力衰退。

（2）膝关节滑囊炎：因长期站立造成膝关节压迫引起发炎，初期觉得关节肿胀、疼痛，如果缺乏适当休息，又需要屈膝搬运，常造成关节退化变形，甚至行走困难。

（3）足趾变形：久站加上鞋设计不良，造成足趾外翻、关节变形，足趾长期受压会造成表皮角质增生，产生俗称的"鸡眼"。

（4）下肢水肿：久站造成下肢血流回流障碍，初期觉得小腿抽筋，足踝肿胀，随后下肢水肿，越站越严重。

（5）静脉曲张：长期站立导致长时间维持相同姿势，在日积月累的情况下，破坏静脉瓣膜而产生静脉压过高造成静脉曲张。静脉曲张多发生于下肢，腿部皮肤出现红色或蓝色像蜘蛛网、蚯蚓样的扭曲血管，或像树瘤般的硬块结节，静脉发生异常肿胀和曲张。久站或走远路时，常感到下肢沉重、发胀、酸痛、易疲劳；或可发生下肢和足部肌肉痉挛，病情加重时，表现为腿上一团团"青筋"，甚至皮肤溃疡经久不愈，既影响美观又影响健康，且下肢静脉曲张者易并发下肢深静脉血栓，有发生肺栓塞的危险。

（6）女性痛经发生率增高：痛经的发生受内在或外在等多种因素的影响。长期站立工作者，因重力引起的流体静力学作用影响静脉血回流，子宫等盆腔脏器血流不足，子宫肌组织缺血刺激自主神经疼痛纤维而发生痛经。此外，长期站立工作带来的疲劳、精神紧张等因素使痛阈降低，可能也是痛经发生率高的原因之一。

（7）眩晕：因为久站造成头颈不适，或因为久站发生体位性低血压易引起眩晕感。

（8）肛肠疾病：长期站立会引起腹压增高，内脏下垂，而直肠静脉丛压力持续增高的结果还会引起痔疮的发生。

（五）社会心理性危害因素

1. 心理疲劳

手术室是一个高危险、高工作强度的科室，工作具有随机性、时限性强的特点，工作性质多是被动和从属的，护理人员每天必须配合性格、爱好和手术习惯不同的外科医生的工作。当遇到急症、疑难复杂手术及抢救患者时，大脑长时间处于紧张状态。同时，患者家属法律意识的不断增强，对护理工作提出了新的挑战，手术室护理人员经常担心工作中出现差错事故，担心工作不慎导致医疗纠纷。上述种种因素的存在，极易导致其身心疲惫。

2. 饮食不规律

配合大手术时，手术医师和器械护士需要长时间地工作，不能按时进食。长时间的空腹工作易诱发胃肠道疾病或发生低血糖，甚至虚脱。

二、防护措施

（一）一般性防护措施

1. 建立职业防护教育和培训制度

由手术室护士长、感控护理人员、教学秘书等共同组成培训小组，负责对手术室护理人员进行有关职业危害和防护知识宣传教育，使手术室护理人员对职业危害有较全面的认识。

2. 严格按照卫健委（原卫生部）医院管理规范进行标准预防

认定患者的血液、体液、分泌物、排泄物均具有传染性的，需进行隔离，无论是否有明显的血迹污染或是否接触非完整性的皮肤与黏膜，接触上述物质者必须采取防护措施。

3. 严格手术室废弃物的管理

手术室每天会产生大量的废弃物，要求护理人员正确处理废弃物。医疗废弃物的分类按照卫健委（原卫生部）关于《医疗卫生机构医疗废物管理办法》的规定执行，分别放入不同颜色和标记的污物袋，封口后放入污物储存间，送往专门的垃圾站进行无害化处理。当日手术结束后，应撤除手术间内所有的污物袋。

4. 提供足够的防护用具

由于缺乏必要的防护用具,导致护理人员在明知存在一些职业危害因素的情况下,却不能将防护措施付诸实施。因此,管理者不应被科室成本核算的理念所束缚,为护理人员的健康着想,提供足够的防护用具。

5. 制定医护人员职业伤害管理办法

该办法应包括:职业伤害防范措施、职业损伤现场紧急处理、职业伤害报告制度以及必要的登记及备案。

6. 建立护理人员健康体检登记制度

手术室护理人员上岗前均需预防注射乙肝疫苗,相关部门对其进行跟踪观察,对每位护理人员预防注射后进行化验,了解是否产生抗体。对于身体条件不能胜任手术室工作的,及早更换岗位。

(二)生物性职业危害的防护措施

1. 加强教育培训

加强职业防护相关知识的教育和培训,增强护理人员的防护意识,重视人类免疫缺陷病毒(HIV)、乙型肝炎病毒(HBV)、丙型肝炎病毒(HCV)防护知识的宣传和教育,使其了解此类传染病的基础知识和接触机会,重视防护措施的重要性,自觉做好防护工作。

2. 规范术前各项检查

规范手术患者术前生化检查项目,建立术前患者的访视制度,要求参与手术的护理人员在术前1天,准确了解患者肝炎和艾滋病病毒携带情况,并重点做好此类手术围术期的安全防护。对于急症或未确诊的患者,一律按照有传染病的患者进行防护。

3. 安全处理锐器

用过的针头禁止双手回套针帽,及时放入固定容器内。对刀、剪、钩等锐器消毒处理时需戴手套,轻拿、轻放,以防刺伤皮肤。清洗、消毒器械时,锐利器械单独放置,打包时器械尖锐端使用保护套,避免刺伤。

4. 严格锐利器械使用的操作规程

手术过程中传递刀、缝针等锐器时放慢速度,或将其放在弯盘中传递,避免手与手直接接触;不可直接用手装卸刀片、弯曲或折断针头,以避免刀割、针刺伤的发生。

5. 针刺伤的应急处理

立即将伤口用清水冲洗,挤出残液,用碘伏消毒,及时检测乙肝五项定量,明确是否有保护性抗体。如果没有保护性抗体,要及时接种乙肝免疫球蛋白和乙肝疫苗,乙肝疫苗需要接种三针,并且在结束接种结束后一个月,复查乙肝五项定量,明确是否产生乙肝保护性抗体。如果本身已经有保护性抗体,并且抗体的滴度在 100 mIU/mL 以上,无需接种乙肝疫苗和乙肝免疫球蛋白。若患者HIV阳性应设法在暴露后24小时内尽快服药预防,做好详细记录并上报。

(三) 化学性职业危害的防护措施

1. 采取多种手段降低室内麻醉废气

在确保室内空气微生物达标前提下,手术间应定期开门窗通风,提高室内空气质量;有条件者应建立洁净手术室,采用净化空调系统。

2. 定期检查麻醉机性能

术前提醒麻醉师检查麻醉机的密闭性,减少药液的挥发。术中如遇麻醉机漏气或回路不畅,应在手术结束后停用该机器,进行检修。医学工程处应定期对麻醉剂进行预防性维护,保证麻醉剂性能完好。

3. 合理使用防护用具

接触甲醛、戊二醛等化学制剂及应用抗肿瘤物时,应使用手套、口罩、防护衣,加强自身防护。如不慎将化学制剂滴到眼内或皮肤上,应在流水下反复冲洗,以将影响程度减少到最低。巡回护理人员在配制抗肿瘤药物时,应现配现用,操作完毕后立即清洁操作台面,减少化疗药物在空气中的挥发。

4. 合理排班和休息

妊娠期或哺乳期的护理人员尽量避免接触挥发性麻醉药及抗肿瘤药物。

5. 采用烟雾排除系统

过滤和清除外科电器形成的烟雾,配合激光手术时应佩戴防护镜。

6. 推广使用抗过敏手套和无粉手套

在手术室,推广使用抗过敏手套和无粉手套。

(四) 物理性职业危害的防护措施

1. 一般防护

(1) 对手术室的仪器、设备及时检修,定期做好预防性维护,减少异常的噪声,保证仪器的正常使用。噪声大的仪器应尽量淘汰。调节仪器设备报警音量至适宜分贝,及时处理报警。

(2) 护理人员工作时应做到四轻,即说话轻、走路轻、操作轻、开关门轻。

(3) 术前需要使用X射线拍片定位时,应注意穿防护服或暂时回避,对于人员的安排应合理适当。

(4) 激光手术固定在一个房间,手术时应戴护目镜,并关闭门窗,在房门上注明激光字样,警示标识要明显。

(5) 进行紫外线照射时,应戴护目镜、帽子、口罩,避免皮肤直接暴露在紫外线光下。严禁紫外线消毒时进入消毒区域。

(6) 做好电器的使用管理。定期请专业人员检查维修手术室专用线路和电器。电器安装在防漏电的安全插座上。每个仪器配有操作程序卡,操作前严格遵守规程无误后方可使用。保持手术间的湿式清扫,防止静电效应。

2. 长期站立所致危害防护

（1）科学管理合理排班：护士长排班既要保证工作的连续性，又要注意缓解护理人员因工作姿势带来的疲劳，合理安排和适当调整器械护士和巡回护士工作的班次。护理人员应避免长期固定在一个动作上和强制的弯腰动作，有目的地做一些工间操以加强腰背肌肉的锻炼，如腰部的屈后伸、左右腰部侧弯、回旋以及仰卧起坐的动作，使腰部肌肉发达有力，韧带坚强，关节灵活，减少职业性腰背痛的发生。

（2）注意自我调节劳逸结合：平常需要长时间站立时，记得做足背伸直屈曲动作，让小腿肌肉收缩帮助血液回流，减少静脉血液积聚；或每间隔一段时间就起身踏足或活动足趾；或下蹲，下蹲不仅使腰腿肌肉得到放松休息，还减少了体能的消耗。

（3）加强体育锻炼：进行腰腿部肌肉锻炼，走路、游泳、骑脚踏车等较缓和的运动，除能刺激小腿肌肉群，促进静脉血液回流外，还能降低静脉曲张发生率。吸烟者应禁烟；肥胖者应减肥，以减轻腰部的负担；睡眠时应保持脊柱的弯曲，避免潮湿和受寒。

（4）工作中减压的方法：因工作性质需要长时间站立时，自我"稍息"姿势，让两条腿交替承受重力，轮换休息或采用双足尖站立，可将足尖作为支点，足后跟为作用力，体重落在二者之间距骨上，形成省力杠杆以减轻体重对双足的压力，不仅减轻了疲劳，还增加了足部踝部关节韧带和皮肤柔韧度。

（5）抬腿、抬高下肢：每天睡前在床上将双腿抬高超过心脏，持续 10~15 分钟，或是睡眠时用枕头垫高下肢。平时经常用温水泡脚或用手按摩小腿，以促进下肢血液循环，可有效地消除下肢疲劳。

（6）下肢静脉血栓预防：长期从事站立工作或强体力劳动者，宜穿弹力袜套保护，并注意裤子、鞋、袜的选择，不宜穿紧身裤和紧腿裤、狭小的鞋和高跟鞋以及过紧的袜子，防止下肢和双足受挤压，加重血液循环障碍。应穿宽松的裤子、轻便舒适的鞋袜，以利于下肢和足部的保健。为维持下肢供血，坚持适当运动，坐在凳子上抖动、摇晃双腿或者单腿，这些动作不仅促进了肌肉伸缩，还促进了下肢血液回流，防止肢体血栓和静脉曲张的形成。

（五）社会心理性危害的防护措施

1. 加强培训学习，提高业务水平

手术室护理人员平时要加强各方面的学习，不断钻研新技术新业务，提高业务技能和理论知识水平，提高配合手术的能力。

2. 合理安排工作和休息时间

手术室要体现人性化管理，营造轻松、和谐的工作氛围。建立休假制度，护理人员学会恰当地掌握工作节奏，缓解紧张程度；工作之余参加一些有益于身心健康的娱乐活动，劳逸结合使工作与生活有张有弛。

3. 提升自身素养

手术室护理人员要从职业道德和患者利益出发，加强自身素质修养，培养良好的心理适应能力和承受能力；与同事建立良好的团结协作关系，互相学习，互相支持；心胸宽广，遇事善于化解，及时调整心理状态。

4. 养成良好的生活习惯

手术前一天了解手术的持续时间，保证充分的睡眠。护理人员应养成良好的饮食习惯，注重营养及膳食搭配，巡回护理人员在不影响手术的前提下轮流进餐，对时间特别长的手术，中间可加餐喝牛奶。手术结束后，应及时补充营养，注意休息，补充体力。

第四节 静脉药物配置中心的职业防护

静脉药物配置中心（Pharmacy Intravenous Admixture Services，PIVAS），是集中统一配置静脉用药，为临床科室提供安全用药的服务机构。其基本要求和工作内容是专业药师在严格审核临床医师开具的处方之后，在满足相关标准的特定操作环境中，安排专门的配置人员根据相关的操作程序集中统一配置营养药物、细胞毒性药物、抗生素、普通药物等静脉输注药物。

静脉药物配置中心可保证静脉输注药物的无菌性，防止微粒的污染；降低院内获得性感染发生率和热源反应发生率；有利于解决不合理用药现象，减少药物的浪费，降低用药成本，将给药错误减少到最低。我国越来越多的医疗机构设置了静脉药物配置中心。由于其特殊的工作环境，如机器的噪声、药物颗粒、锐器损伤等给护理人员造成了职业危害，因此，加强护理人员的职业防护和自我保护，以保证护理人员的健康，确保医疗用药安全，具有非常重要的现实意义。

一、常见的职业危害因素

（一）物理性危害因素

物理性危害因素包括噪声、锐器损伤、紫外线危害等。

1. 噪声危害

静脉药物配置中心排风系统、风机、振荡仪等各种设备发出的声音均为噪声的来源。护理人员在长期超标的噪声刺激下，可引起心理及生理的各项应激反应，从而使工作效率降低，同时产生厌倦及焦虑的感觉，严重者可表现为各种躯体症状。除此以外，噪声本身还可引起听觉器官的"特异性"病变，引起听觉器官的损害。

2. 锐器损伤

静脉药物配置中心护理人员与注射器、安瓿等锐器频繁接触，容易在化药时被针头刺伤，或是在开启安瓿时被玻璃碎片划伤。护理人员一旦发生锐器伤，化学治疗药物通过血液循环进入机体后，可产生不同程度的危害。

（二）化学性危害因素

1. 细胞毒类药物

静脉药物配置中心往往需要配制各种抗肿瘤化疗药物，这些药物均具有细胞毒性，可同时杀伤肿瘤细胞与正常细胞。护理人员在打开安瓿和溶解各种粉针剂时，均有肉眼看不见的含有毒性微粒的气溶胶或气雾逸出，这些药物微粒易散布在工作环境中，而静脉药物配置中心密闭的环境不利于含有药物的气体排出,随着时间的积累,散在空气中的这些药物粉尘会通过皮肤、呼吸道和经口食入,对护理人员造成危害。若对空安瓿及垃圾袋等处理不当,也会引起污染。有研究表明,从事肿瘤护理的护理人员,随着接触抗肿瘤药物时间的延长,可发生白细胞减少、月经异常及脱发等症状。

2. 化学消毒剂

静脉药物配置中心常需要用化学消毒剂消毒台面、地板等,而这些消毒剂大部分具有挥发性、腐蚀性,护理人员长期吸收这些挥发到空气中的化学消毒剂,易引起头痛、鼻炎及注意力不集中等。

(三)社会心理因素

国内住院患者静脉滴注给药方式使用比例较高,静脉药物配置中心护理人员工作量大,药物种类繁多,工作时间紧迫,节奏快,为保证配置输液的质量和药物安全,防止差错发生,配置人员思想高度集中,精神处于高度紧张状态,容易导致身心疲惫引起生物钟紊乱、失眠、焦虑、忧郁等疾病。

二、防护措施

(一)建立健全防护制度

1. 环境要求

配制室空气的洁净要达到万级标准(环境监测微生物数<100 cfu/m³),维持 5~10 Pa 的正压。抽、排风设备能安全排净有害气体,经活性炭吸附过滤后排至室外。使用垂直层流生物安全柜,柜内空气洁净达百级标准(环境监测微生物数<5 cfu/m³),柜内压力 70~160 Pa,设专柜配制有害性药物。生物安全柜的玻璃防护窗高度应在规定的 18 cm 安全警戒线内,避免破坏柜内强排气形成的负压环境,防止有毒微粒散出安全柜,以保护操作者。所用设备需定期检测,确保正常使用。

2. 噪声防护

震荡仪是必备的工作设备,为降低噪声可将其集中同一时段使用,尽量减少开机时间。送风系统管道不畅也可引起较大噪声,为防止灰尘和细菌沉积可能阻塞管道,应定期对送风系统质检,对工作台作风速测定,高效过滤网每年更换 1 次。护理人员在嘈杂环境下可佩戴耳塞,力争将噪声危害降到最低程度。

3. 锐器伤防护

护理人员工作中应严守操作规程,佩戴双层手套,确保药物配置操作稳准、轻快、熟练。强调在掰安瓿时动作轻盈稳健,避免玻璃屑进入眼内,如若不慎进入要立即就诊眼科妥善清理异物,切不可随意按揉,以免伤及眼部黏膜。

4. 个人防护设备

(1)戴口罩、帽子:戴一次性口罩,帽子遮盖头发、口鼻,尽量减少皮肤裸露,使用护目镜。

（2）穿防护衣：护理人员操作前应穿连体防护衣，并确保防护衣具有屏障保护作用，可隔离有害药物。

（3）戴双层手套：使用聚氯乙烯和乳胶双层手套，手套需覆盖住袖口。手套每30分钟更换1次，出现破损及时更换，更换前后应用消毒液彻底洗净双手，丢弃的手套需同其他废弃物一起封闭处理。

5. 废弃物处理

废弃的安瓿、药瓶等存放在专用袋内密封处理。毒性强的药物安瓿，剩余药液要规范处理，注明标记并分别包装废弃，注意保护环境。

6. 护理人员的防护保健

加强护理人员自我防护知识的教育，进行专职培训并定期考核，学习药理知识，掌握伤害性药物的作用机制、不良反应。每年定期对接触伤害性药物的护理人员进行体格检查，合理安排休假，定期更换岗位。不安排妊娠和哺乳期的护理人员从事伤害性药物的配制。

（二）规范操作规程

有伤害性药物在排药和摆药过程中，须小心轻放，以免打破造成污染。配制全过程均在生物安全柜内进行，包括打开安瓿、摇匀、混合等，不得越过玻璃屏障在安全柜外抽药或加药。任何物品与配置人员手臂应处于生物安全柜气流的下游，切不可将回风槽挡住，这样才能保证空气流通，维持相对负压。此外，对药品配置区域内的人员出入进行限制，尽量避免移动该区域内的物品，以保证层流空气的洁净。

（三）掌握意外事故紧急处理程序

所有配制工作应尽量减少意外事故的发生，一旦发生意外，首先考虑工作人员受伤及被污染的危险，并及时上报，采取相应紧急措施。

第五节　血液透析室护理的职业防护

血液透析室是医院高风险部门，其技术难度较高，操作风险较大。随着透析模式的发展，透析治疗的范围逐渐加大，透析患者数量不断增加，故全国各地的透析风险事件报道也逐渐增多。血液透析室护理人员频繁直接接触患者的血液、体液等，另外，血液透析室作为医院感染监控的重点科室，需要使用各种消毒液进行环境消毒，以上因素均对护理人员身心健康造成很大的威胁。因此，正确分析血液透析室护理人员面对的职业危害因素，并提出相应的防护措施显得尤为重要。

一、常见的职业危害因素

（一）生物性危害因素

血液透析室作为血液透析治疗的场所，护理人员在对患者实施相关的操作中，会频繁接触到患者的血液以及体液，因而在职业危害中，最主要的危害便是生物性感染。血源性感染中最常见且危害性最大的便是人类免疫缺陷病毒（HIV）、乙型肝炎病毒（HBV）、丙型肝炎病毒（HCV）以及梅毒等。血液透析室护理人员发生职业暴露的途径主要包括：①锐器伤：操作时不慎被锐器刺伤，包括玻璃、剪刀、采血针以及注射器针头等；②血液体液污染：为透析患者进行动静脉穿刺引血、透析导管的消毒封管、抽取血标本、处理穿刺处渗血、输血、回血时都会直接接触到患者的血液，尤其是透析过程中并发低血压的患者，经常会呕吐，护理人员在处理诸如此类的并发症时，都不可避免地接触到患者的体液、分泌物及排泄物。

（二）心理性危害因素

心理因素是影响血液透析室护理人员身心健康重要的因素之一。造成血液透析室护理人员心理压力大的因素包括以下两种。

1. 对护理人员的业务技术要求高

血液透析实施体外循环，为保证体外循环顺利进行和患者安全，护理人员必须长时间、连续性地工作，不仅要密切观察患者可能出现的各种并发症，如低血压、低血糖、透析综合征等，还要观察透析器是否凝血、漏气、折管以及透析液浓度异常与否等。这就要求护理人员精神高度集中，勤巡视、勤观察、勤记录。这些都增加了护理人员的精神压力，可能导致护理人员焦虑、抑郁、易激怒、情绪不稳定、失眠等，严重影响了工作质量和工作效率。

2. 患者对护理的服务要求高

行透析治疗的患者不仅要面对自身疾病的痛苦，还要承受很大的精神压力和经济负担，因此，患者易发生抑郁、焦虑、恐惧等心理问题。他们的心理状态取决于透析后的舒适与否和外界对他们的认可，这就要求护理人员需用足够的耐心应对患者的不良情绪变化，理解、体谅患者的言行，并对其进行心理疏导。在这种环境中工作，护理人员的心理压力必然加大。

（三）化学性危害因素

化学消毒剂在血液透析室频繁使用，如过氧乙酸、次氯酸钠、含氯消毒剂等，用于透析机内部和表面消毒，含氯消毒剂还用于每天的地面消毒。此外，还要用紫外线灯照射空气消毒等。使用的化学消毒剂种类多、数量大，长期接触这些挥发性的化学消毒剂，可引发皮炎、哮喘、中枢神经系统损伤和肝脏损伤。

（四）噪声污染

血液透析室的噪声主要来源于透析机工作时发出的报警声，以及水处理机发出的声音等。长期工作在这种环境中，对人的心理造成比较强烈的反应，产生潜在性的危害。

二、防护措施

（一）生物性危害的防护

1. 标准预防

血液透析室应加强执行标准预防措施，既能防止血源性疾病的传播，又能防止非血源性疾病的扩散。护理人员进入透析室要穿工作服，戴工作帽、口罩和手套，避免皮肤或黏膜直接接触患者血液、体液，冲洗消毒透析机、管路，处理患者的呕吐物、分泌物等，均戴手套操作，污染的手套应及时更换。护理人员严格执行手卫生，接触患者前后、无菌操作前、接触血液体液后及接触患者周围环境后必须彻底洗手，以减少血源性病原体的传播。

2. 针刺伤防护

在给患者进行穿刺注射过程中，应严格执行无菌操作技术，动作娴熟、轻巧，禁止双手回套针头帽，用过的一次性针头、输液器、内漏穿刺针等，及时毁形后丢弃到利器盒，禁止翻找医疗垃圾。一旦被针头刺伤，尽可能挤出伤口处污血，用流动水冲洗5分钟，用碘伏消毒包扎伤口，检测患者HBV、HCV、HIV，如为阳性，给予相应疫苗或口服药物治疗，并及时上报，分别于暴露后第6周、8周、3个月、6个月定期抽血化验，定期监测。在工作过程中做好自检，皮肤破损者尽量不安排上机或在阳性的工作区工作。

3. 传染性患者的隔离

如果患者是乙肝、丙肝或HBV、HCV、HIV病毒携带者，应严格执行消毒隔离制度，防止病毒传播。在工作中可以做到四固定：① 机器固定；② 所有物品固定；③ 工作人员固定，切忌交叉感染；④ 有条件的，房间也可固定。对患者用过的物品，如床单、枕套等双袋包扎，标签注明，按传染病隔离、消毒。

4. 定期体格检查

血液透析室医护人员每年进行1次健康体检，定时进行免疫接种，如乙肝疫苗等。

（二）化学性危害的防护

定时开窗通风，加强室内空气流通，降低室内化学消毒剂的浓度。血液透析室护理人员在配制透析液及消毒液时要戴口罩、手套，现用现配，配制浓度准确，配制完毕盖上盖子，防止挥发。如果消毒液不慎溅到皮肤上，应立即用清水反复清洗。易挥发的消毒剂要密闭保存，并放在阴凉通风处，以免挥发造成环境污染，及时开窗换气，以降低空气中化学消毒剂的浓度。

（三）控制噪声

透析前认真检查管路有无破裂，空气探测功能是否良好，参数设置是否合理，检查针头有无脱落，尽量减少因操作不当引起的机器噪声。加强巡视，及时处理机器报警声。水处理装置安装在独立房间，尽量远离透析间，并定期检查和保养机器设备，防止和减少噪声。

（四）身心疲劳的防护

根据透析室的工作特点，合理配备护理人员，护士长弹性排班，新老搭配，减少生理、心理疲劳，保证护士休息，减少加班。尊重患者，理解患者家属，提高护士操作技能，增强患者信任感，保证透析安全。保持良好的人际关系，提高心理适应和心理承受能力，加强护理人员的自身素质修养，用职业角色约束自己的情绪，转移不良心理因素。平时加强体育锻炼，保持健康的体魄，免遭各种不良因素的伤害。

第六节　内镜室护理的职业防护

内镜在疾病诊断和治疗方面,发挥着无可替代的作用。目前,大型综合医院或专科医院大多成立了独立的内镜室。随着内镜使用的范围越来越广泛,有关内镜导致的医源性感染和伤害也越发受到人们的重视。内镜中心护理人员日常需接触患者的各种体液和分泌物,容易被病原微生物感染。因此,内镜室的护理人员除了做好预防患者间的交叉感染和伤害外,还应做好自身的防护,防止来自患者和医疗器械方面的感染和伤害。

一、常见的职业危害因素

(一) 生物性危害因素

在内镜室进行各种内镜检查时,护理人员会频繁地接触患者的体液,包括乙型肝炎、丙型肝炎、梅毒、肺结核等患者的体液。这些感染性因子通过直接接触皮肤或空气飞沫传播,对内镜室护理人员的健康造成威胁。护理人员常见的暴露途径有以下几点:

1. 给患者诊疗时

为了方便操作,护士与患者需相对近距离地接触。普通胃镜检查,当镜身插至患者咽喉部,多数患者将出现恶心、呕吐反应,导致患者的唾液、胃内容物及血性分泌物等从口鼻中喷溅而出。肠镜检查时若腹压过高,排泄物、血液等会随着镜身喷出。行纤维支气管检查时,患者咳出的痰液,可能溅到操作者及助手的头面部。含有一定致病性的病原菌、微生物、细菌等的气体、液体微粒从呼吸道、消化道排出,极易使护理人员感染呼吸、消化系统的疾病,如上呼吸道感染、幽门螺杆菌感染等。

2. 清洗内镜过程中

在超声机清洗与高压水枪、气枪冲洗管道时容易形成微生物气溶胶,若不慎吸入体内,就可能会威胁人体生命健康。清洗浸泡槽中使用的清洗剂属于多酶清洗剂,其中的酶可以迅速分解镜子中的残留消化液和血液,也增加了工作人员的暴露风险。

3. 锐利的器械刺伤

无痛胃肠镜术前输液准备、内镜下注射止血、注射硬化剂等镜下治疗及取活检是消化内镜室护理人员常做的工作,工作中不慎被患者血液污染的活检钳或穿刺针等刺破皮肤,将会导致感染机会增多。我国是人类免疫缺陷病毒(HIV)、乙型肝炎病毒(HBV)、丙型肝炎病毒(HCV)感染高发区,锐器伤后发生血液、体液传播疾病的危险性增加。

(二) 化学性危害因素

1. 消毒液和标本固定液的危害

2%戊二醛、75%乙醇、含氯消毒剂、甲醛是消化内镜室常用的化学消毒剂、防腐剂,具有一定的挥发性,可刺激使用者的皮肤、黏膜、眼结膜,长期接触易引起接触性皮炎、鼻炎、结膜炎、过敏、咽喉炎、头痛等。动物试验表明戊二醛会致癌、致畸、致突变。甲醛是一种致癌物质，长期吸入，可诱发鼻咽癌、白血病等。清洗浸泡槽中使用的多酶清洗剂，对皮肤也有强烈的刺激作用。

2. 乳胶手套的危害

乳胶手套的危害参见本章第三节手术室护理的职业防护。

（三）物理性危害因素

内镜室的物理性危害主要是放射线电离辐射。在逆行胰管造影（ERCP）以及胆胰管介入治疗时需在 X 线下进行，护理人员经常接触放射线，容易发生白细胞减少，甚至导致癌症的发生。另外，内镜消毒用到的超声波清洗机、洗消机、气枪等机器所发出的噪声，会使每天工作量繁重的医务人员出现心情烦躁、疲劳、头痛、头晕、听力减退等症状。紫外线灯的消毒应用非常便利，但在长期照射下会对医务人员的眼睛和皮肤造成损伤，照射过程中产生的臭氧也会对人体造成伤害。

二、防护措施

（一）加强管理制度

建立健全护理制度和操作流程，加强对控制医院内感染制度的学习和医源性传播疾病知识的教育，严格执行国家卫生健康委员会 2016 年颁发的《软式内镜清洗消毒技术规范》，规范中对内镜室的各项工作都进行了明确的规定，各医院都应加强内镜室的管理工作，防止交叉感染，降低职业危害。重点开展《软式内镜清洗消毒技术规范》以及医务人员发生职业暴露防护知识等培训，使全科医护人员尽快了解和掌握医院感染知识。

（二）加强职业安全防护意识

加强护理人员职业安全防护教育，增强防护意识。以往缺乏对护理人员的自我防护教育，导致护理人员自我防护意识淡薄。因此，面对内镜室里患者多、流动性大、病情复杂的现象，护理人员应做好标准预防，将防护知识纳入继续教育，通过学习来提高自身安全防护知识和防护能力，掌握职业危害的因素和预防措施。

（三）生物性危害因素防护

1. 控制传染源

近年来，内镜相关病原体传播的报道相继出现，包括丙肝病毒（HCV）、铜绿假单胞菌、结核分枝杆菌和胞内分枝杆菌等。进行内镜诊治前，需对患者做乙肝表面抗原（HBsAg）等项目的筛查，有条件的医院应进行抗 HCV 的筛查。对于 HBsAg 阳性者、已知的特殊感染患者或非特异性结肠炎患者等，按传染性疾病消毒用过的内镜、附件及其他物品，阻断患者之间的交叉感染，并预防从业人员被感染。

2. 阻断传播途径

（1）正确使用防护用具：医护人员操作前穿防渗透隔离衣，戴口罩、帽子、手套，必要时戴防护镜。操作中若患者的分泌物、呕吐物、体液等溅到医护人员的头面部或工作服上，应立即清洗、消毒并更换隔离衣。

（2）做好环境消毒：每天开窗通风，每例患者诊治结束应及时清理分泌物及排泄物，被患者分泌物或血液污染的检查床、地面等处，先用一次性吸湿材料去除可见污染，再用含有效氯1 000 mg/L 的消毒液擦拭物表等高水平消毒方法。

（3）严格按规定清洗消毒内镜及附件：内镜洗消尤为重要，应规范消毒流程，严格按照测漏—清洗—漂洗—消毒灭菌—终末漂洗—干燥—储存的流程，采用信息化控制每一个流程，记录时间、操作者，以确保消毒质量达标，保证患者在诊疗过程中的医疗安全性。保证内镜的消毒与清洗，是断绝感染途径的关键步骤，详见《软式内镜清洗消毒技术规范》（WS507-2016）。

（4）避免锐器刺伤：抽吸药液或注射药物时，应严格按操作规程进行，用后的针头直接放入锐器盒内，避免被针头扎伤。若不慎被锐器刺伤，伤口的处理程序参见本章第三节手术室护理的职业防护。

（四）化学危害因素防护

内镜室的诊治间与消毒间应分开设置，清洗消毒间内应通风良好，最好安装气体交换设备，尽可能减少空气中有害气体的浓度。盛放消毒液的容器槽应加盖防止挥发，不使用时封闭保存，以减少蒸发。护理人员清洗消毒内镜时要戴防护镜、口罩、橡皮手套等，必要时要戴护目镜或面罩，防止消毒液溅入眼内、接触皮肤或被吸入呼吸道。一旦发生意外接触应立即在流水下反复冲洗，把损害减至最低程度。

（五）物理性危害防护

1. 紫外线防护

在进行紫外线照射消毒时，应避免紫外线对人体的照射。紫外线照射过程中会产生对人体有害的臭氧，消毒完毕后应开窗通风片刻，待产生的臭氧散尽后再进入操作间。

2. 电离辐射防护

行 X 线下的内镜诊治时，应穿铅衣、戴铅帽、铅围脖等防护用具，减少电离辐射的危害。不安排妊娠期或哺乳期的护理人员参加此类操作。

（六）生理和心理防护

内镜室护理人员应每年体检，发现问题及时治疗。安排充足的人力资源，合理的弹性排班，保证护理人员有充沛的精力，避免因加班过劳而引发身体疾病。加强内镜中心护理人员心理学知识的学习，提高自身心理素质，培养良好的心理承受能力和适应能力，树立正确的人生观和价值观。管理者应创造一个轻松、愉快的工作环境和温暖、和谐的护理团队，使每一个护理人员保持良好的心态。

第七节 消毒供应中心护理的职业防护

消毒供应中心（central sterile supply department，CSSD）是医院专门提供消毒灭菌的部门，也是医院不可或缺的重要供应部门，其主要职责是对诊疗手术器械、器具等进行消毒灭菌以及对消毒物品进行整理与分配，并及时向医院各科室供应一次性无菌物品。CSSD 的工作性质决定了工作人员需接触大量污染器械等,且存在多种职业危害,因此,积极加强 CSSD 护理人员的职业危害防护工作显得尤为重要。

一、常见的职业危害因素

(一)生物性危害因素

供应室回收全院病房、手术室和门诊的污染物品,不仅数量多且种类复杂,如各类手术包以及换药包、静脉切开包、腰穿包、肾穿包等,这些器械上存在着大量患者的血液、体液、分泌物。供应室护理人员在物品回收、清点,以及对这些医疗器械做清洗、分类、消毒的过程中,如果有操作不当的现象存在,难免会使这些有害物质喷溅到眼部、皮肤,或直接被锐器刺伤、割伤等,造成护理人员的血液暴露,存在发生 HBV、HCV 以及 HIV 感染的危险。

(二)物理性危害因素

1. 噪声

供应室内的噪声主要来源于预真空压力蒸汽灭菌器、超声清洗机、毁形机等。据有关劳动保护部门检测:预真空压力蒸汽灭菌器在其抽空真空时噪声强度为 90~98 dB,如长期反复暴露在此声音环境中,易引起疲劳、烦躁、头痛、头晕、听力下降等。

2. 臭氧

紫外线及空气消毒机是供应室用于空气消毒的主要方法。人的眼、皮肤暴露在紫外线灯下可引起灼伤、红斑、紫外线眼炎及皮肤过敏。同时,紫外线灯和空气消毒机产生的臭氧可使人产生头痛、头晕、胸闷等不适感觉。

3. 高温

供应室内压力蒸汽灭菌器、蒸馏器等设备,产热多,散热慢。护理人员在高温下作业,易消耗体力发生中暑。在灭菌操作过程中和灭菌后取放物品时,稍有疏忽常会被蒸汽管和蒸汽烫伤皮肤,甚至会因违反操作规程有可能引发爆炸的危险。

4. 粉尘

粉尘来源于制作棉球、棉垫、敷料及油纱条时,其棉絮纤维、粉尘极易被吸入呼吸道,由于累积作用反复刺激,会引发咳嗽、哮喘甚至形成肺尘埃沉着病(尘肺)。

(三)化学性损伤因素

1. 含氯消毒剂

目前,医院供应室使用的消毒剂大多是含氯消毒剂,人体皮肤直接接触含氯消毒剂溶液、粉剂、片剂等,会有灼痛感,甚至引起皮肤感觉迟钝或过敏,当皮肤有外伤时,对暴露的组织有损伤。用热水配置含氯消毒剂时,会引起有效氯快速挥发,挥发氯可通过呼吸道进入人体,研究已表明,大量氯可使人出现窒息、昏迷等。

2. 环氧乙烷

环氧乙烷具有穿透性强,杀菌谱广,可杀灭各种微生物,对物品损伤少等优点,但它对温度、湿度、浓度及灭菌时间要求甚高,且易燃易爆。当空气中的浓度超过3%时有发生爆炸的危险,且环氧乙烷气体对眼、呼吸道有较强的刺激,在空气中超过一定的浓度被人体吸入时可发生急性中毒,出现恶心、呕吐、头痛、眩晕及精神定向障碍等症状,严重者甚至可发生肺水肿而危及生命。如溅到皮肤上会出现红疹、水疱,长期接触可致皮肤水肿。

（四）心理疲劳

供应室工作量大可造成慢性疲劳,灭菌器工作时产生的噪声,消毒剂的刺激性气味均可使护理人员产生不良心境。此外,护理专业职称晋升、工作中的人际关系等也会给护理人员造成一定的心理压力。

二、防护措施

（一）建立严格管理制度

1. 加强护理人员职业培训

根据CSSD的危害因素,规范CSSD操作规范,完善相应的管理制度。加强职业性防护的管理,既能提高护理人员的认知水平,认识到职业危害的严重性,避免职业暴露,又能做好护士的心理疏导,关心工作人员的身体健康。一旦造成了职业暴露,有对应的应急机制进行尽可能的补救,将危害降到最低。

2. 升级更新相关工作环境

及时升级CSSD的有关设备,对于老旧设备,有安全风险的设备予以淘汰。应选取噪声小、毒害作用小、工作效率高的设备。对不必要的有毒有害化学消毒物质进行替换或者升级防护工具。

3. 建立健康体检卡

供应室人员每年应进行身体检查,定期检查乙肝五项、肝功能,及时接受乙肝疫苗的预防接种,增强机体的免疫力。

（二）生物性危害的防护措施

1. 严格遵守操作程序,合理设计工作流程

（1）穿好防护用具：回收室是处理患者使用过又必须重复使用的各种穿刺治疗包、布类、橡胶类等物品的地方。因此,进入回收室的工作人员必须戴口罩、帽子,穿隔离衣,更换鞋子,着装后隔离在回收室内,不得随意出入。

（2）遵守操作规程：处理患者用过的物品必须做到先消毒,再清洁,再消毒的原则。刷洗过程中如发现工作衣、工作帽、口罩被污染,应立即更换,并用自来水冲洗污染部位。

（3）严格洗手：供应室工作人员必须掌握正确的洗手技术,即按照洗手指征、正确洗手方法、正确的洗手持续时间,保持洗手频度。另外,工作人员严禁戴首饰、留长指甲。在清洗医疗器械后和接触严重污染物品后加用消毒剂洗手、泡手,有效消除皮肤的暂居菌。改善洗手设备,备专用洗手池,水龙头采用脚踏式或红外线感应开关,备擦手纸。

2. 加强锐器伤的防护和处理

（1）严格操作流程：采用管腔器械清洗架机械清洗,不需要手工频繁接触管腔器械,缩减

了手工处置流程，可明显降低工作人员职业暴露的风险。回收锐利器械时，操作者应戴手套，用持物钳夹取污染的针头、刀、剪，工作时注意力要集中，以免刺伤自己或别人。有资料显示，发生针刺伤，感染的发生率戴手套较未戴手套操作者下降50%。

（2）发生锐器伤后的处理程序：皮肤黏膜一旦被利器刺伤，应立即停止工作。从近端向远端挤压受伤部位，排出部分血液，相对减少受污染的程度，在反复挤压的同时，用流动水冲洗伤口，对创面进行严格的清创处理。如被HIV、HBV等传染利器刺伤，应与医院联系进行相应的接种及采取其他治疗措施。

（三）物理性危害的防护措施

1. 噪声的防护

加强对噪声危害的认识，对新建的工作间应从声学设计角度考虑采用相应的隔音设备。要经常维修、保养设备，淘汰落后陈旧的设备，使消毒供应室设备始终保持最佳运行状态。另外，应重视个人防护，保护听力，消毒员可戴专用耳塞，合理休息。

2. 紫外线、臭氧的防护

紫外线照射消毒时不得使紫外线光源直接照射到人，室内不宜留人，开紫外线灯时避免双眼直视灯管，应戴防护眼镜和穿防护服，以防结膜炎和皮肤红斑的发生。空气消毒机照射期间应尽量避免进入消毒区域，照射消毒后注意通风换气。

3. 高温及烫伤的防护

灭菌间的建筑布局合理，有条件者应安装空调，各种供气管道不要裸露在明处，以利于空气的疏通、散热。不要站在正在运转的消毒压力锅旁，应站在既便于观察，又通风良好的地方，防止夏季中暑。增强工作人员自我保护意识，穿戴防热皮手套或加厚、加长棉手套进行各种操作，可有效降低腕部烫伤发生率。

4. 减少粉尘吸入性损害

操作时应戴好口罩、帽子，减少动作幅度，防止呼吸道损伤。尽量使用成品敷料、棉球、手套。

（四）化学性消毒剂损害的防护

1. 含氯制剂的防护

储存时应注意存放在阴凉处，防止有效氯的挥发。在配制过程中严格按照配制原则，水温不宜过高，最好不要超过30 ℃，先兑水，再向水内兑药液。工作人员必须戴防护橡胶手套、口罩，避免直接接触，配制结束后立即清洗手套、双手皮肤，并密闭容器。

2. 环氧乙烷的防护

环氧乙烷应存放在阴凉通风处，温度宜在16 ℃~21 ℃，使用时在环氧乙烷中加惰性气体，同时调整量在10%以下，以防爆炸。严格执行操作流程，操作人员须经培训后方可上岗。

3. 空气流通

在配制和使用化学性消毒剂的过程中，应保持工作区域空气流通，定时开窗换气或安装空气净化装置，以避免挥发性化学性消毒剂在空气中含量过大，导致急、慢性损害。

（五）减轻心理疲劳

CSSD 护理人员除要合理饮食，注意营养均衡，保证充分的休息和睡眠，适当进行体育活动外，还应在工作之余积极参加健康向上的学习、娱乐和文化活动，以减轻生理、心理上的疲劳。同时在工作中应处理好与上级、同事之间的关系，创造良好的人际环境，学会宣泄和疏导，保持平和、稳定、乐观的心境。

第八节　采血中心护理的职业防护

许多大型医院都设有专门的采血中心，配有护理人员进行血液标本的采集工作。我国是病毒性肝炎的高发国家，约10%的人群为 HBsAg 携带者，同时艾滋病在我国的流行也已进入快速扩展期。采血中心护理人员每天与血液打交道，在工作中因各种原因不慎被血液溅污或被带血针头刺伤的情况时有发生，生物性损伤威胁着采血护理人员。现就采血中心护理人员的生物性危险因素加以分析并提出防护措施。

一、常见的职业危害因素

（一）针刺伤

采血护理人员受感染的主要途径是针刺伤，如采血过程中针头未按规定及时丢入锐器盒内，徒手整理医疗废物时，均容易导致针刺伤。据调查采血相关针刺伤占比超过 20%，是最容易发生针刺伤的医疗行为之一。

（二）血液溅洒

（1）采血者静脉穿刺操作不当，血液顺针头斜面溅出到采血者身上。
（2）采血结束后，拔针时带有血丝，针孔按压不当或者棉球过小，导致血液外渗。
（3）采血设备的质量不好，如采血试管的密封性差，导致血液污染的发生。

（三）接触被血液污染的物品

采血物品、台面被血液污染，一旦清洗不彻底，当采血护理人员再次接触被血液污染的物品时，皮肤极有可能被残留的细菌、病毒污染。

二、防护措施

（一）加强职业安全教育，增强采血护理人员的防护意识

为了提高静脉血液标本的质量并确保护理人员及患者安全，医疗机构需开展培训国家卫健委发布的成年人静脉血液标本采集最新行业标准（WS/T661—2020 静脉血液标本采集指南），增强采血护理人员自我防护意识。同时，加强科室管理，健全有关规章制度，提供安全的采血环境。

（二）着装防护

采血前，护理人员应洗手，穿工作服，戴口罩、帽子。口罩应遮住口鼻，帽子把头发全部盖住。夏季穿裤子和不露足趾、足背的工作鞋，以防针头掉落时刺伤腿部和足部。衣服、帽子、口罩如被血液污染应立即更换。采血时应戴手套，一旦手套出现破损，应立即更换。手套被血液污染时，及时更换并用流动水洗手。

（三）严格规范操作规程

（1）锐利物品应有序摆放，相对固定。采血后针头及时放入锐器盒内，按规定统一处理。
（2）抽取血标本后用针头或注射器将血液沿试管内壁缓慢注入，建议采用真空采血系统。
（3）血标本试管放在稳妥不易被碰到的地方。
（4）按压针孔用合适的棉球，直至针孔不再出血。
（5）有效洗手可降低手表面的微生物数量，防止交叉感染。在采血前后用流水和洗手液认真清洗双手。

（四）采血环境的消毒

采血前后用含氯消毒液擦拭台面、桌面、门窗、地面。室内空气用紫外线或臭氧消毒。

（五）血液溅洒的处理

清除溅洒血液的步骤：戴手套→用吸水性强的毛巾或纸巾吸干血液→用高浓度含氯消毒液（1 000 mg/L）擦拭，并达到一定的作用时间→废弃物连同手套按医疗垃圾处理。

（六）暴露后的处理原则

锐器损伤职业暴露后除了常规伤口清洗消毒包扎外，更重要的是事件报告与感染性指标的监测，评估污染源标本是否携带常见血行传播病原体和职业暴露者的免疫状态，必要时进行暴露后预防性治疗。

第九节 口腔科护理的职业防护

口腔科属于医院感染发生的高危科室。口腔疾病的各种治疗绝大部分都在口腔内进行，操作范围小，口腔科诊疗时需应用洁牙机、水气枪、高压涡轮手机，这些器械在运行过程中会有飞沫和气雾散播，患者口腔中的细菌也会随之进入空气中。诊疗器械和患者唾液、血液直接接触，飞溅的血液、唾液中的微生物，均会增加口腔科护理人员感染风险。而且来口腔科就诊的患者未常规进行 HBV、HCV、HIV 等血液性传染病的检查，可能有大量患者处于传染病的隐蔽状态，并且治疗时需要使用许多锐利及高速转动的器械，因而护理人员发生锐器损伤的概率很高，故口腔科被认为是血源性传染病传播的主要环境。因此，最大限度地保护护理人员免受危害，提高护理人员的自我防护能力是十分必要的。

一、常见的职业危害因素

(一) 生物性危害因素

口腔科患者多,周转快,许多经血液、唾液传播的疾病,如乙肝、开放性肺结核、梅毒、艾滋病病毒等,均可造成护理人员发生职业暴露。重点介绍以下 4 种常见疾病及其暴露途径。

1. 艾滋病 (AIDS)

(1) AIDS 患者口腔的临床表现:由于 AIDS 患者缺乏免疫力,易患全身系统疾病,也可波及口腔。AIDS 的口腔病变往往是 AIDS 的先兆表现或首发症状,表现多样,常见有:① 病毒感染症状:常见为毛状黏膜白斑(HL)、单纯疱疹、三叉神经带状疱疹、疣、乳头状瘤等。HL 主要见于舌背和舌腹,以舌缘为最典型,呈白色肋骨状弧形排列,与舌体长轴相垂直,可以认为是 AIDS 发病的早期和特殊表现;② 细菌性感染症状:以反复发作的牙周炎最为多见,与普通牙周炎不同的是前者迅速破坏牙龈及牙槽骨而导致牙根暴露、牙齿脱落、死骨形成等,故可认为快速发展的进行性牙周炎是 HIV 的重要临床标志。另外,11%的患者可发生坏死性牙龈炎;③ 念珠菌感染症状:HIV 感染者口腔发生念珠菌病的占 61%。临床可分为假膜性(雪口)、红斑性(发生于腭部及舌,乳头萎缩)和口角炎 3 类;④ HIV 涎腺症状:无论成人还是儿童,均为一侧或双侧腮腺囊性病变性肿大及口干;⑤ 持久性弥漫性淋巴腺病是 HIV 感染慢性病的重要体征。

(2) 暴露途径:AIDS 的一般传播途径包括性接触、血液或血液制品及母婴传播。在口腔科主要有两种途径:一是直接传播,通过接触患者的血液、涎液;另一种是间接传播,主要通过污染的器械、飞溅到皮肤或黏膜上的血液或涎液以及气雾中的微生物。

2. 乙型肝炎 (HBV)

乙肝病毒主要通过血液和体液传播。研究表明,口腔科医护人员 HBV 感染率明显高于一般的医护人员。乙型肝炎在口腔科可能的暴露途径有两个:① 乙型肝炎患者的牙龈往往有炎症,在治疗过程中其涎液、血液、龈沟液等含病毒的传染物质可直接污染口腔诊疗环境。据报道,乙肝表面抗原HbsAg 携带者的涎液 HbsAg 和 HbeAg 的阳性率分别为 50%~98%和 18%~32%,有些 HbsAg 阳性患者的龈沟液中 HBsAg 检查率可达 25%~95%;② 锐器伤:口腔科的锐利器械很多,包括被血液和涎液污染的凿子、钻针等,且口腔科局部麻醉的情况也很多,因此增加了意外伤害的概率。暴露于含有 HBV 的血液或体液,感染率为 6%~30%。有学者对 HIV、HBV 在口腔临床的传染性进行了比较研究,HBV 在口腔医疗中感染的可能性是 HIV 的 57 倍,说明 HBV 在口腔临床的传播危险大大高于 HIV。

3. 丙型肝炎 (HCV)

HCV 是一种 RNA 病毒,可以经过受损皮肤、黏膜等途径传播。目前研究提示,医护人员被带有 HCV 血液的针头刺伤引起感染的发生率可能为 10%。另外,50%的急性或慢性丙型肝炎患者的涎液中含有 HCV-RNA。虽然没有流行病学数据显示涎液传播是丙型肝炎的常见途径,但动物实验证明,可通过涎液引起胃肠以外的 HCV 感染。

4. 肺结核

结核分枝杆菌属于分枝杆菌。有研究报道,使用气动牙科器械喷雾冲洗 5 名开放性肺结核患者的患牙1分钟后，在距离患者口腔1.2 m处检测到结核分枝杆菌。在口腔科，结核菌的主要暴露途径是高速涡轮机旋转时产生的气溶胶中含病原微生物经呼吸道吸入，因此，结核病传染给口腔科医护人员的危险性很大，尤其是活动期的肺结核及未被发现者。

（二）化学性危害因素

在消毒灭菌和患者的诊治中，护理人员经常接触消毒剂、麻醉剂、汞等有毒物质。

1. 戊二醛

戊二醛是口腔科常用的化学消毒剂，属于高效灭菌剂，能有效杀灭艾滋病、乙型肝炎等病毒。但戊二醛本身也会对皮肤、黏膜有轻微的刺激性，可引起接触性皮炎、哮喘和鼻炎等疾病。

2. 麻醉剂

麻醉剂会造成不良妊娠、肝肾疾病（参见本章第三节手术室护理的职业防护）。

3. 汞

汞是口腔科常用的材料，是一种银白色，不稳定，极易挥发的金属。汞在17 ℃可蒸发，蒸发速度与温度成正比，且能随气流移动，吸附力强。空气中汞允许含量为20～100 μg/m³。对口腔科医护人员来讲，主要是在银汞合金调和及填充过程中产生的汞蒸气，通过呼吸道吸入或皮肤直接接触汞引起的汞吸收，可导致慢性汞中毒、过敏性皮炎、牙龈炎、口炎、脱发、涎液分泌增加、食欲不振、恶心、呕吐、腹痛、腹泻和精神神经症状。

（三）物理性危害因素

口腔科的物理性伤害有辐射、噪声、紫外线等。辐射包括电离辐射和非电离辐射，电离辐射可导致恶性肿瘤、白血病、不良妊娠及放射病。非电离辐射源主要是激光束，其最大的危害是对视网膜的损伤。

（四）心理因素及自身因素

心理因素主要是精神紧张、疲劳。护理人员每天面对大量的就诊患者，从患者的接诊、咨询、安排到准备器械、材料和配合医生诊治，来回穿梭于医生、患者之间，每时每刻工作都处于紧张状态。工作压力大，再加上急诊、重症、复杂患者，极易造成口腔科护理人员的心理疲劳。

护理人员未执行操作规范、专业素质不过硬也是引发职业暴露的重要原因。实际工作中部分护理人员缺乏自我防护技能和意识，未严格贯彻护理操作规程，在可能发生血液或体液喷溅时未佩戴护目镜或未穿防护服，最终引发暴露感染。

二、防护措施

（一）护理人员自身防护

1. 增强护理人员的自我防护意识

建立护理人员自我防护教育制度。口腔科每位护理人员在上岗前，应接受医院感染控制、消毒隔离、无菌操作和医源性经血液传播疾病知识的培训，培训合格后方能上岗。在职护理人员每年由医院组织培训1次，增强自我防护意识。器械的消毒按照国家卫生健康委员会（原卫生部）颁布的《口腔器械消毒灭菌技术操作规范》（WS506—2016）进行。

2. 严格洗手与手消毒

洗手及手消毒是防止医院感染传播的最重要措施之一，洗手是防止外来菌定植及传播的非常必要和可行的手段。护理人员在接触患者前后、无菌操作前、体液暴露后、接触患者周围物品后均要洗手。需要注意的是戴手套不能替代洗手，脱手套后要洗手。

3. 使用防护用品

如外科口罩、手套、帽子、隔离衣等用于防止血液，体液或飞沫接触护理人员的衣物和身体。护理操作过程中患者的血液、体液、飞沫可能发生喷溅时要戴防护面罩和外科口罩；如要接触患者血液、体液等污染物时，要戴手套进行操作，护士手上有伤口时也应戴手套。手套必须一人一换，不可重复使用，如有破损应立即更换。

4. 锐器伤的预防

护理人员应按照规定处置锐器，减少损伤的机会。避免直接用手接触用后的刀片、针头等锐器。熟练掌握各类器械的安装使用及拆卸，如用后及时卸掉车针，运用合理、科学的操作方法，正确分拣根管扩、锉、车针等。

（二）严格执行消毒隔离制度

1. 诊疗室的消毒处理

口腔科诊室的空气中含有多种病原微生物，空气中病毒浓度取决于空气流动情况，而最好的空气消毒方法就是通风换气。因此，开诊前应打开门窗通风换气。每天诊治结束后，应进行终末消毒处理，保持室内清洁，戴手套的手勿接触医疗操作器械以外的物品，包括病历、电话、开关、电脑等。治疗室每天用紫外线灯消毒 30 分钟，地面用消毒液（如含有效氯 500～1 000 mg/L 的消毒液）湿式拖擦。护理人员在使用化学物品或消毒剂前应佩戴手套，并按照相关规程进行操作，明确掌握化学消毒剂的使用范围、浓度、性能、时间、不良反应，及时开窗通风，降低环境污染。

2. 操作台面的防护消毒

操作台面经常与气雾、飞沫、手套、器械等接触，成为传染源和交叉感染的重要媒介。因此，应当在灯架、手柄、开关、头托、手机等处用防护罩，防护罩应定期拆下消毒。

（三）汞污染的防护

银汞调制工作室应有良好的通风设备，加强诊室通风，减少空气中的汞含量。调制和挤压银汞合金应戴手套，避免皮肤直接接触。银汞瓶应严密封闭，防止汞蒸发，填充时，多余的银汞合金要收集在盛有饱和盐水或甘油的器皿内，深度为 17 cm 以上。

（四）加强健康体检

口腔科护理人员应坚持每年 1 次的健康体检，对易发生的传染性疾病，如乙型肝炎、丙型肝炎、结核等做必要的血清抗体水平检测，对免疫力低下的应注射疫苗。

（五）减少和避免生理、心理疲劳

根据口腔科工作特点，护理人员合理安排工作、学习和活动时间，可提高工作效率；保持良好的人际关系，不断提高心理适应和心理承受能力；加强护理人员自身素质修养，克服个性弱点，转移来自各方面的不良心理因素，减少心理疲劳的发生。

第十节　肿瘤科护理的职业防护

肿瘤是威胁人类生命健康的严重疾病，治疗肿瘤的重要手段是化疗。随着抗肿瘤药物的研发和应用，肿瘤患者延长生命、提高生活质量的机会大大增加。但一些抗肿瘤药物会对正常组织器官造成损害，尤其是长期接触的医护人员。肿瘤科护理人员因长期近距离接触多种肿瘤患者及化疗药物，常暴露于多种疾病及化疗药物危害因素之中。在护理操作过程中，若不注意个人防护，容易造成职业性损害。因此，本节重点讨论肿瘤科化疗药物的职业危害因素，及应该采取的防护措施。

一、常见的职业危害因素

（一）护理人员职业接触化疗药物的主要环节

1. 在化疗药物的配制过程中

在药液稀释振荡过程中由于稀释瓶内压力太大和排气时出现的药液喷洒，或针剂药瓶出现破碎而药物外洒。

2. 在化疗药物的使用过程中

静脉推注药物前排气或推注时针头衔接不紧，导致药液外溢。

3. 在化疗药物使用后的处理过程中

用过的化疗药物空瓶或剩余药物处理不当，可污染工作环境或仪器设备。

4. 直接接触患者的排泄物、分泌物或其污染物

患者的粪便、尿液、呕吐物、涎液及汗液中含有低浓度的化疗药物，其排泄物、分泌物污染被服后，如处理不当，也可使护理人员接触到化疗药物。

（二）化疗药物暴露途径

1. 呼吸道吸入

护理人员在配置和使用药液的操作过程中，空气中弥漫着药物微粒，可以产生一些气溶胶和气雾微粒通过呼吸道进入人体。

2. 皮肤吸入

皮肤吸收的速度和量取决于接触化疗药物的皮肤位置、接触时间，局部皮肤的血液循环和皮下脂肪的厚度以及是否戴手套和穿隔离衣等。

3. 经口摄入

配置或使用化疗药物时，护理人员双手上沾有的残余药物很容易随消化道进入人体。

（三）化疗药物职业危害的具体表现

1. 骨髓抑制

化疗药物对人体最严重的毒性反应是骨髓抑制，特别是氮芥、阿霉素、丝裂霉素、环磷酰胺等均有中、重度骨髓抑制的不良反应，主要表现为白细胞减少，随着剂量的增加，血小板和红细胞也可受到不同程度的影响。调查显示长期接触化疗药物的护理人员明显出现白细胞减少的现象。

2. 脱发

脱发是化疗药物对皮肤的毒性反应，常见于阿霉素、环磷酰胺、甲氨蝶呤等。毛囊上皮生长迅速，对化疗药物敏感，当药物侵入人体后，直接影响 DNA 分子，干扰 DNA 或 RNA 的合成，阻碍毛发根部细胞的有丝分裂，细胞不能更新，从而发生毛发萎缩脱落。随着接触药物种类和剂量的增加，脱发会更加明显。

3. 月经异常

环磷酰胺、长春新碱等药物均可引起原发性卵巢功能衰竭和闭经。研究显示，接触化疗药物的护理人员中，月经周期和经期异常者达 80%。Shortridge 等研究结果还表明，接触大剂量化疗药物的护理人员其月经周期较小剂量接触者改变更为明显。

4. 外周血淋巴细胞染色体和 DNA 损伤

有研究发现，接触化疗药物护理人员的外周血淋巴细胞微核细胞率及染色体畸变率增加，提示护理人员淋巴细胞染色体受到损伤。

5. 妊娠期接触化疗药物对生殖功能有不良影响

化疗药物在妊娠前可影响卵子和精子的成长。另外，化疗药物还可通过胎盘转运，造成胚胎和胎儿宫内接触。护理人员妊娠期职业接触化疗药物对胚胎和胎儿生长发育有影响，早产率、自然流产率及子代出生缺陷率均明显增高。

6. 胃肠道反应

化疗药物引起口腔黏膜的改变首先是其直接作用于口腔黏膜上皮的分裂繁殖期，黏膜不断代谢、脱落而产生黏膜炎症；其次是化疗药物引起白细胞数减少而诱发的局部感染。化疗药物引起的腹泻常由于胆碱能作用或肠黏膜障碍所致，此外，还可引起恶心、呕吐、便秘等。

7. 肾毒性

肾毒性多数为可逆性，损伤程度与剂量相关。顺铂和环磷酰胺是引起肾毒性的代表性化疗药物。研究报道，负责配置顺铂的护理人员尿中铂含量明显增高。

二、防护措施

（一）基础防护措施

1. 增强机体免疫

加强体育锻炼，合理搭配膳食，保持良好的心情，充分调动人体抵御有害刺激的能力。定期做好健康体检，每半年检查血常规、肝肾免疫功能，发现问题，及时治疗或调离岗位。妊娠期、哺乳期的护理人员应暂时脱离此类环境。

2. 职业安全教育及培训

在临床工作中，应做到每个护理人员上岗前有针对性地进行防护知识专题培训，熟悉化疗操作规程；了解化疗药物对机体产生的不良毒性反应，制定安全防护措施。根据科室的具体情况组织讲座，做到人人知晓。

（二）接触化疗药物的防护措施

化疗防护有两个基本原则：一是护理人员尽量减少不必要的与化疗药物的接触；二是尽量减少化疗药物污染环境。

1. 操作环境安全管理

化疗药物配置应集中管理，最好设置静脉药物配制中心，有条件的医院应根据我国卫生行业标准（WS233—2017）《病原微生物实验室生物安全通用准则》，配置符合要求的Ⅱ级或Ⅲ级垂直层流生物安全柜。配置间为限制区，配有单独的洗手设施。配置间入口应有醒目的标记，说明只有授权人员才能进入。操作过程中不可在工作区内外走动，尽量避免频繁的物流及人员进出；在储存药物的区域设置适当的警告标签，提醒操作者应注意的防护措施；操作人员不得将个人防护器材穿戴出配置间。不具备专门配药设施的医院，一定要选择无流动气流的地方，并安装通风橱。排气筒必须高过医院的建筑，以免有害气体进入其他楼层。

2. 化疗药物配置时的防护措施

（1）个人防护：配药时穿长袖低渗透的隔离衣，戴无纺布帽子、口罩、护目镜或面屏，戴聚氯乙烯手套并外套一副乳胶手套。在戴上手套之前或脱去手套之后应立即洗手，手套破损或隔离衣被污染应立即更换。护理人员所有的配药操作严格掌握无菌，需要在药物配制柜操作台中央部分完成，防止化学性污染。

（2）配置前：应轻弹安瓿颈部，使附着的药粉降至瓶底，玻璃安瓿的瓶颈用无菌纱布包裹；溶解药物时，溶酶应沿瓶壁缓慢注入瓶底，待药粉浸透后再晃动，以防粉末逸出。

（3）配置中：瓶装药物稀释及抽取药液时，要注意避免注射器活塞脱出造成污染；抽取药液后，在瓶内进行排气和排液后再拔针，不使药液排于空气中；用一次性注射器和针腔较大的针头抽取药液，所抽药液以不超过注射器容量 3/4 为宜；操作时将等量空气推入，吸出药液；抽出药液后放入垫有一次性治疗巾的无菌盘内备用。

（4）配置后：在配药后，要合理处理废弃物。化药后的废物和污染物品，包括一次性手套、注射器、废弃药物等，属于化疗药物性损伤性废物，需要用防漏、坚固、密封的容器收集处理。整理完成后，对操作台内外进行消毒，使用消毒湿巾擦拭。操作完成，护理人员脱去手套后洗手。配置台继续运转风机，一定时间后关闭。

（5）其他：禁止在操作区进食、饮水等。

3. 给药时的防护措施

静脉给药时护理人员应戴手套，操作时应确保注射器与输液管接头衔接紧密，速度不宜过快，以防药液从管口溢出；若从莫非滴管加入药物，必须先用无菌棉球围在滴管开口处再行加药,加药速度不宜过快,以防药液从管口漏出。

4. 化疗药物污染的处理

化疗药物外溅后,应立即标明污染范围,避免他人接触。如果药液溢到桌面或地面,应立即用吸水毛巾或纱布吸附,若为药粉则用湿纱布轻轻擦抹,用洗手液擦洗污染表面后,再用75%的酒精擦拭。

(三)集中统一处理化疗废弃物

(1)接触化疗药物的用具、污物及一次性注射器、输液器、针头、废弃安瓿与药瓶等,用后必须放置在防渗漏专用袋中封闭处理。所有污物包括用过的防护衣、帽,使用双层医疗垃圾袋统一处理。非一次性物品(如隔离衣、裤等)应与其他物品分开放置,需经高温处理。

(2)处理48小时内接受化疗患者的分泌物、呕吐物、排泄物、血液时,必须穿隔离衣、戴手套以防液体溅出;被化疗药物或患者的体液污染过的床单等应单独洗涤;患者使用的洗手池、马桶要用清洁剂和热水彻底清洗。

(3)化疗药物的污水应先在医院内的污水处理系统中对细胞毒剂进行灭活或化学破坏后,再排入城市下水系统。

(四)暴露后的处理方法

在配制、使用和处理污染物的过程中如不慎导致防护用物的污染、皮肤或眼直接接触到化疗药物时,可以采取以下措施:①迅速脱去手套或隔离衣;②迅速用洗手液和流动水清洁接触部位的皮肤;③眼接触后迅速用洗眼器或等清洁眼液冲洗;④记录接触情况,必要时就医治疗。

第十一节 产科护理的职业防护

产科医护人员的服务对象是孕产妇。产科护理人员大多数操作都是在会阴部进行,日常的很多操作中不可避免地接触血液、阴道分泌物、羊水等,常发生针刺伤、黏膜接触或皮肤接触引起感染,是血源性职业暴露的高危人群。另外,产科护理人员经常会遇到需紧急处理的事件,往往在患者未得到明确诊断的情况下就投入抢救,不允许进行自我防护,增加职业暴露的风险。因此,需加强产科护理人员的职业防护教育,提高其对职业暴露的预见性,针对性采取防护措施,达到减少危害、保护自身健康的目的。

一、常见的职业危害因素

(一)生物性危害因素

目前,我国各种传播性疾病发病率呈上升趋势,常见妊娠合并传染性疾病(如乙型肝炎、丙型肝炎、艾滋病、结核等)对护理人员具有较强的危害性,产科护理人员在进行阴道检查、肛门指检等检查时不可避免地要接触到产妇的阴道分泌物、粪便等,若防护不严,很容易被污染。感染的途径包括:①在协助生产过程中常常使用刀、剪、针等,容易发生意外伤害。据报道,缝合会阴时缝针刺伤手术者的发生率高达24.75%;②剖宫产术及清理宫腔时大量出血及羊水流出,接触血液、羊水的概率大;③破膜、胎头娩出、断脐时,羊水、血液很容易溅到操作者眼、面部；④新生儿体表带有母亲的血液、羊水，出生后要擦干体表、称体重、打足印、佩戴身份识别腕带、注射疫苗等，接触血液、羊水的概率大；⑤护理产后患者时接触血液的概率也很高，尤其是为产妇更换护垫、会阴护理等。

（二）物理性危害因素

护理人员在听胎心时常需做弯腰动作；在协助接生过程中，长时间保持腰椎前屈60°左右，专家已证实，护理人员的工作姿势与能量消耗有一定关系。研究显示，每个产妇从开始生产到分娩结束，医护人员一般需做弯腰动作10～20次，增加了腰椎及腰肌损伤的机会。

（三）化学性危害因素

产房护理人员在工作中常使用到各种化学消毒剂，如甲醛、过氧乙酸、含氯消毒剂等，这些消毒剂均可对皮肤及黏膜造成损害。

（四）心理性危害因素

心理因素主要是精神紧张、疲劳、压力感。由于产科工作往往关系到母子二人的安危，责任重大，且产妇的病情变化较快，很容易造成精神紧张和心理疲劳，如遇到夜间急症生产、产后大出血等危重患者的抢救时就更易紧张。此外，产妇生产时痛苦地喊叫，家属的要求高，也会在无形中给护理人员带来极大的精神压力。

二、防护措施

（一）加强职业安全培训

定期对产科护理人员进行在职培训，学习有关医院感染和自身防护知识，牢固树立"任何患者的血液及污染物都存在严重潜在感染危险"的观念。了解产科护理工作的特殊性，掌握经接触传播疾病和经血传播疾病的流行特点，认识职业感染的途径及职业感染的危险性，增强职业防护意识，熟练掌握消毒、隔离和防护技术。

（二）个人防护措施

1. 严格洗手

护理人员在操作前后、接触产妇前后及处理产妇用物后均应用洗手液、流动水冲洗，可以防止患者把传染性疾病传播给护理人员。

2. 戴手套

为防止交叉感染及保护护理人员的手，在接触产妇的分泌物、血液、体液或处理产妇用过的敷料、器械时，必须戴手套，可以起到屏障作用。一次性手套可用于一些检查或某些临床治疗，如肛诊。消毒手套可用于无菌技术或比较精细的触诊，如阴道检查。脱手套后，应严格洗手。

3. 穿隔离衣、戴口罩

护理人员进入待产室、产房应穿防护隔离衣、戴帽子、戴口罩、换鞋，对护理人员自身和产妇起到双重保护的作用。

（三）严格遵守操作规程

各项操作必须严格按照操作规程进行；完善产妇术前常见传染病的常规检查，如乙型病毒性肝炎、梅毒、艾滋病等检查；接生过程中，当传递剪刀、缝合针以及在用手引导做会阴缝合时，要避免针刺伤；加强业务学习，对护理人员进行专业技术培训，提高业务水平。

（四）消毒剂的使用管理

每位护理人员应正确掌握各种消毒剂的性能、配置、使用方法。如使用易挥发的化学消毒剂时注意加盖密封、防止挥发；长期使用消毒剂的房间要有空气净化装置，并定时通风，降低空气中化学消毒剂的浓度，减少呼吸道刺激。工作中，尽量选用高效、毒性小、使用方便的消毒剂。

（五）合理安排工作时间

合理排班，适当调整轮班制，优化人力资源配置。进行个体化、有针对性的压力调整和疏导，可有效减轻护理人员的工作压力；工作中，注意调整工作姿势，保护会阴，使用巧力，缓解因工作姿势带来的躯体疲劳；合理设计工作流程，不断改善工作条件，如使用胎心监护仪等，简化人工运作程序；与产妇及家属交流时，应认真倾听其阐述内容，耐心回答产妇及家属提出的各种问题，赢得他们的信任与支持，避免意外事件的发生。

（六）发生暴露后的正确处理措施

护理人员的皮肤黏膜在不小心接触到患者羊水、分泌物、血液等后应立即清洗局部，如果是黏膜必须用 0.9%氯化钠反复清洗。如果出现针刺伤或刀片划伤后要立即从近心端向远心端挤血，尽最大可能挤出破损处血液，严禁在伤口局部按压，同时用流动水清洗污染部位，然后用碘伏消毒，创口较大时请外科医生处理伤口。检查患者感染因子报告单，并立即报告医院感染科，患者感染因子阳性时请专家评估，并针对性采取预防措施、接受医学观察和感染因子追踪监测，如暴露者发生感染应及时治疗。

第十二节 介入放射科护理的职业防护

介入放射治疗属于微创手术，具有疗效好、创伤小、痛苦少、操作安全等特点，近年来得到飞速发展，已在临床广泛应用。随着介入诊疗技术的普及运用，与之相适应的专职导管室护士数量不断增加，介入治疗中的各种危害因素，如放射线、化学物质和传染病危害等严重影响着护理人员的身心健康。因此，加强介入放射科护理人员职业危害防范，增强自我防护意识，做好职业辐射防护，减少辐射损伤，是介入诊疗工作可持续发展的基本保证。

一、常见的职业危害因素

介入手术既不能进行隔离操作，又无法采取远距离操作。因此，参与介入手术的医护人员须在 X 射线透视下近台操作，往往其全身暴露于大量 X 射线的辐射场内。一般介入手术透视累计曝光时间为 10 余分钟，有的长达 30 分钟，甚至超过 1 小时。而人的感官无法直接感知射线的存在和受照剂量的大小,加之介入手术时医护人员全神贯注于手术中,因此极易忽视自身的防护问题。

(一)物理性危害因素

1. 电离辐射危害

X射线是医院内最常见的一种有害射线,对人体各部位均有损害,机体造血系统、腺体、眼睛晶状体对X射线尤其敏感。介入放射科护理人员在大量的介入手术工作中,经常需要直接暴露在射线照射下传递器材,抢救危重患者,完成各种护理治疗活动。因此,介入放射科的护理人员易发生小剂量长期照射危害,主要表现有自觉乏力、头晕头痛、记忆力减退、睡眠障碍、食欲减退等。实验室检查有不同程度的白细胞减少,外周血淋巴细胞染色体畸变和微核率增高。

2. 其他物理性危害

其他物理性危害参照本章第四节静脉药物配置中心的职业防护。

(二)生物性危害因素

介入放射科的护理人员在配合手术过程中争分夺秒、全神贯注,常常忽视了自身的防护。工作中锐利器械接触频繁,病患血液、体液接触多,这些因素对护理人员易造成不同程度的伤害,有可能引起血液、体液传播性疾病的感染,而乙型肝炎、丙型肝炎、梅毒及艾滋病等血源性疾病是其中最常见、最大的威胁,病原体经针刺伤进入人体内可引起局部或全身性感染。

(三)化学性危害因素

介入放射科的护理人员经常接触各种化学物质,各种消毒剂如含氯消毒剂、过氧乙酸等,这些消毒剂具有挥发性,对人体神经系统、呼吸道、消化道及皮肤存在一定危害。

二、防护措施

本章节主要讲述电离辐射危害的防护措施,生物性及化学性危害防护见本章第五节血液透析室护理的职业防护。

(一)合理划分工作场所

合理划分工作场所,分为高活度区、低活度区和办公休息区。严禁无关人员进入高活度区。

(二)建立介入放射科护理人员上岗前培训制度

介入放射科护理人员大多未经过系统的放射卫生防护培训,对放射性损害认识不足,对导管室内防护装备及个人防护装备使用不足。因此,在上岗前接受放射性工作培训,并考核合格后上岗,以减少职业暴露尤为重要。

(三)配备介入放射学专用设备

DSA设备所配置的吊屏、床下屏,以及个人防护用品的使用,能够形成有效的立体防护,减少辐射剂量对工作人员的损害。如资金允许可申请院方配备多功能血管造影机,尤其是具有C型臂架、双相摄影、数字减影等装置的专用机。如资金有限可选用球管在床下的X射线机配影像增强器和电视系统,尽可能不选用球管在床上的机器。

(四)采取综合防护措施

介入 X 线属于可控制的外照射源,可从时间、距离和屏蔽三方面进行综合性的防护。

1. 时间防护

受照剂量与曝光时间成正比关系。导管室护理中应优化护理操作流程,备齐术中所需各种器材放置操作台旁,集中安排护理活动,熟练掌握各项护理操作,尽可能缩短在手术室内滞留的时间,以减少辐射量。

2. 距离防护

根据 X 射线距离防护原则,照射剂量随着照射距离的增加而减少,距离每增加 1 倍,射线量可减少到 1/4。在介入手术过程中,护理人员由于需要记录患者病情、仪器数据和传递器材等,多数时间会全程暴露在 X 射线下。在不影响介入工作的同时,护理操作平台尽量远离设备,以减少散射线的剂量。导管室内各种仪器设备及物品的摆放应整洁。物品排放过多会引起 X 线散射线的折射,产生二次射线。

3. 屏蔽防护

在放射源和介入医护人员之间放置一种能有效吸收射线的屏蔽材料,以减弱或基本消除射线对人体的危害。常用的防护材料有铅玻璃、有机铅玻璃、铅板等。DSA 设备的床上铅吊屏、床下铅挂屏可吸收大量的散射线,在不影响护理配合的情况下,充分利用移动式铅屏风可使散射线的衰减非常显著甚至衰减为零。因此,介入放射科护理人员在非必要的情况下尽量远离球管位置,若 X 射线机处于水平位置或者接近于水平时,护理人员应该站在影像增强器一侧,以减少吸收剂量,并充分利用移动式屏风屏蔽辐射,无护理操作时可处于屏风后面。

(五)使用个人防护用品

进入手术间的护理人员,有必要穿戴个人防护用品作为辅助防护措施。主要有防护帽、防护颈套、防护眼镜、防护面罩、整体或分体全防式防护服及防护手套等。相关研究表明,有无穿着铅围裙接受的放射剂量相差 3 倍以上,而联合使用铅衣、铅围脖、铅屏风、铅帘等进行综合防护时,散射线就会显著衰减。

(六)建立个人健康管理档案

遵循国家放射卫生防护基本标准和放射性工作人员健康管理规定的要求,介入放射科护理人员应佩戴射线剂量计,每季度进行 1 次个人接触辐射剂量的监测,控制每年接触辐射剂量,并认真做好放射剂量的记录,定期体检,建立健康档案,合理安排休假。

第十三节 精神科护理的职业防护

精神科护理人员服务的对象为精神病患者,这一人群常会出现思维混乱、行为异常等情况,有时甚至会出现妄想、幻觉,进而对其他人造成人身攻击。再加上患者家属、环境因素等影响,导致精神科护士的工作存在较大的风险，除了一些常见的职业危害，如针刺伤、化学消毒剂等因素的威胁外，更为严重的是常常会遭受意想不到的暴力攻击，引起精神与躯体创伤。精神科暴力行为是指患者在精神症状影响下突然发生的直接伤害他人或物体的攻击行为。精神科护理人员由于与患者密切接触，受到暴力伤害的概率远远大于其他人群，因此，应加强对精神科护理人员的职业防护，避免其受到职业危险。

一、精神疾病暴力攻击行为的特征

（一）暴力行为的定义

世界卫生组织将医院工作场所暴力定义为：卫生人员在其工作场所受到辱骂、威胁和攻击，从而造成对其安全、幸福和健康明确的或含蓄的挑战。根据对人身和财产的毁坏程度，将暴力行为分为攻击行为、辱骂行为、破坏性行为、自伤、易激惹和敌意6种方式。精神病患者暴力行为表现形式有攻击、怀疑、操纵、过度活动、反社会行为。

精神科护理人员在工作场所受到的暴力攻击分为心理暴力和身体暴力两类。心理暴力包括口头辱骂、威胁和言语的性骚扰；身体暴力包括打、拍、扎、推、咬等暴力行为，还包括躯体的性骚扰和强奸（含未遂）。暴力攻击造成的结果包括未导致伤害、轻度损伤、明显损伤功能障碍或永久性残疾。

（二）暴力行为的发生率

精神疾病患者容易实施暴力和做出反社会行为，造成精神卫生医疗机构暴力事件频发。研究发现，住院精神患者的暴力行为攻击对象主要是医护人员，据调查有85%~88%的护理人员在护理生涯中至少受过1次攻击。但对于暴力攻击行为的发生率，学者们的观点并不一致。大多数的研究显示，精神患者的危险行为高于普通正常人群；也有研究显示住院精神分裂症患者的攻击暴力行为发生率为25.49%。

（三）暴力行为的特征

1. 行为动机

研究显示大多数的动机为病理性或不明原因，但较多的暴力行为具有诱因，可能与精神疾病患者多有人格改变、辨认和控制能力削弱有关。

2. 暴力行为实施

大多数以公开的方式实施暴力攻击行为，与精神患者实施危害时缺乏自我保护的特点一致。

3. 暴力行为的方式特点

多无预谋，常有先兆，多白天作案，手段残酷，残酷性体现在凶器的偶然选择和行为方式的残暴。一项研究表明，有59.5%的精神分裂症患者在暴力行为发生前对受害者抱敌对态度。

4. 暴力行为攻击对象

国外研究报道，住在家庭、社区的精神疾病患者攻击的对象多是其近亲和朋友。国内资料表明，受害者以家人和熟人多见。在住院环境中，医护人员受攻击的比例最高，但一般是言语攻击，躯体攻击较少。

5. 暴力行为后的即刻表现

多数患者缺乏自我保护，事后很少潜逃，多在现场被抓获。

6. 事后自伤、自杀率

对门诊精神患者的研究表明，92%企图杀人的患者同时具有自杀倾向，86%具有他杀观念的住院患者同时具有自杀念头。有研究显示，55%具有攻击性的精神分裂症患者具有自杀未遂史。更有研究显示绝大多数的自伤都是由精神分裂症患者所为。

（四）暴力行为与疾病类型、症状的关系

一般暴力行为与精神疾病类型和精神疾病性症状密切相关。患精神分裂症、情感性精神障碍、狂躁症、癫痫性精神障碍的患者易发生暴力行为。与暴力攻击相关的精神病理症状为：概念紊乱、兴奋、怀疑、敌对、不合作、注意障碍、社会退缩。其中命令性幻听、被害妄想、烦躁和易激惹等4个症状与危险行为显著相关。

（五）暴力行为与既往史

精神疾病患者有既往暴力史者再次发生的概率很高。既往暴力史的高比例提示对该类患者应及时彻底地进行系统的综合治疗，以免造成严重危害。

（六）暴力行为与物质、酒精滥用

国外的一项研究表明，物质滥用的精神分裂患者与发生暴力行为有关。同时有学者认为药物和酒精的应用与精神疾病患者当前和未来的暴力行为有关联，并认为多种物质滥用的患者暴力行为显著增加。

二、护理人员受暴力伤害的情况

（一）临床护理人员是暴力伤害的主要对象

住院精神患者暴力行为攻击的主要对象是护理人员、其他患者，但与患者有着最直接接触的护理人员风险更高。在遭受暴力攻击的护理人员中，职称低的护理人员较职称高的护理人员受伤发生率高，工作经验的丰富与否、综合素质的高低与暴力行为的发生亦密切相关。

（二）受暴力伤害的工作时段、状态

精神科暴力行为的发生班次白班居多，因此，护理人员遭受伤害以白天发生较多。特别是早晨受攻击事件发生较多，可能与这个时间段检查、治疗、护理等工作比较集中有关。在制止患者暴力行为、实施保护性约束时发生暴力事件风险较高。

（三）暴力方式和暴力伤害的发生地点

在暴力攻击方式中，以牙咬、徒手攻击为主，如手脚并用、拳打脚踢、咬伤、抓伤等，其次为生活用品攻击，如脸盆、矿泉水等，以及用危险品攻击，如筷子、砖头、木棍等。男性患者多为伤人、毁物、威胁；女性患者则以抓人、抓头发的暴力行为较多。

三、住院精神疾病患者发生暴力行为的原因

(一)患者方面的原因

1. 对医院环境生疏,产生恐惧心理

这类患者由于缺乏自知力,否认有病,出现病理性拒绝行为,拒绝住院、服药及一切治疗。加之对医院环境陌生,对医护人员的强制约束、作息制度等不适应。另外一些病情较轻,有部分自知力的患者,看到兴奋躁动、冲动伤人、毁物的患者而担心自身安全,感到紧张不安。上述因素造成恐惧心理,使得患者有时会在护理人员执行治疗和护理中,突然对其进行暴力攻击。

2. 需求未得到满足

精神疾病患者在住院期间常因某种病态的要求遭到护理人员的强制压服或拒绝,从而被纳入"共谋迫害者"而受到攻击。

3. 受精神症状支配

受精神症状支配包括以下3点:① 行为紊乱或冲动:精神疾病患者在精神症状未被控制时,有时会莫名其妙地打人;② 幻听或被害妄想:这类患者会误认为某个医护人员是来监视或陷害自己,将其友善的行为看作仇视的前奏或错认为对方是坏人,伺机置自己于死地而实施暴力攻击;③ 人格改变:脑外伤所致精神障碍患者,会出现性格改变,记仇、报复心强。恢复期的患者可能因考虑出院后的生活、工作、学习、恋爱等问题而产生悲观消极心理、自杀念头等。

(二)护理人员自身的原因

1. 服务意识淡薄

(1) 言语上不尊重患者:精神疾病患者主要表现在知、情、意等方面的障碍,但患者同样需要受人尊重。护理人员在履行自己的职责时,有时忽略了这一点,以生硬的态度,命令式的语言,强制其服从等,导致出现攻击诱因。

(2) 管理接触患者过程中存在以下原因:① 患者不肯吃药或发现患者藏药,护理人员让其服药时或强制喝药过程中,发生伤害攻击行为;② 对拒食的患者进行饮食护理时,很有可能发生攻击行为;③ 护理人员在对待兴奋躁动患者若态度不冷静,不注意与其接触的方式、方法,一味地训斥或强制其服从管理,而激起患者更大的冲动;④ 其他情况:在约束患者或安全检查时,患者出于反抗往往发生攻击行为。

(3) 对患者缺乏同情心:有的护理人员不理解患者的病态表现,不善于控制自己的情绪,容易与患者发生冲突而诱发暴力行为。有的在心理上轻视患者,把日常生活中的不愉快或矛盾带到工作中,借小事有意无意地发泄到患者身上,诱发暴力攻击。

2. 缺乏防范意识

通过对目前我国的护理教育课程进行了解可知,主要以临床护理及医学基础理论为主体,大多数的精神病医院护理人员在岗前培训时,均没有进行暴力防范及自护保护方面的训练。且由于工作量较大,每日接触的患者数量较多,当患者出现暴力行为时,护理人员防不胜防。通过对护理人员遭受暴力的原因进行调查分析,结果显示,缺乏防护意识的护理人员数量高达24%。因此,精神科中主要是采用约束保护护理手段,与精神患者的意愿相悖,患者在接受护理时经

常会出现较强的反抗行为及敌对情绪，若不能采取合理有效的护理干预措施，将会产生严重的反约束及约束行为，增加暴力发生概率。

（三）医院特殊的管理环境

精神科病房一般采取封闭式管理，并限制患者在一定范围内活动。多数精神患者无躯体疾患可以自由活动，难以适应终日吃饭、睡觉的环境以及不能到户外活动的自由，引起患者的不满而发生暴力行为。此外，研究发现过度拥挤、缺少独处、闲散无事可以导致暴力行为，如在饭厅发生攻击行为的主要原因是拥挤、排队、争饭造成的摩擦。

四、暴力行为的预测

在从事精神疾病护理过程中总会遇到具有暴力攻击行为倾向的患者，而对这种患者，首要的是预测其发生暴力行为的可能性，以采取相应的防范措施。暴力行为预测的要点：

（一）详细了解患者的既往史及观察要点

（1）患者是否曾有过暴力攻击行为，有这类行为史的患者可能是住院后再次发生暴力行为的独立预测因素。

（2）了解诱发患者发生暴力攻击行为的因素，如易受某一特定情境或物品的刺激。

（3）了解患者是否有滥用或依赖某种物品或酒精的情况。

（4）住院精神疾病患者的暴力攻击行为一般发生在住院的最初三周。其中，66%的暴力行为发生在第一周，所以对新入院的患者要多加注意。

（5）了解患者是否私藏可以作为凶器的用具，如刀、剪、绳索、可燃物等，拥有这类危险物品在暴力攻击时可造成更为严重的后果，应及早干预。

（二）暴力攻击行为的先兆表现

（1）言语和动作：出现攻击性、辱骂性语言，且语调高、语量多或有语言暗示；患者来回走动、坐立不安、动作多且快，行为粗鲁。

（2）情绪：表现出激动、气愤、焦虑、紧张、忧伤、脾气急躁，不能自控。部分患者故意离群，喜欢观察偏僻处。

（3）面部表情：表情上充满敌意，用敌意的眼光盯视对方。

五、防范暴力行为的措施

（一）加强职业道德教育，改善服务态度

护理人员应充分了解患者病情，正确分析患者的种种需求，属于正常的生理、心理需求应予以满足，特别是自知力已部分恢复者，不可随意用约束或不许出院等非保护性语言相威胁，对患者的包容式接纳是最基本的不可缺少的做法。对于出现明显妄想、幻觉、易激怒、自伤及被害的患者，需要将其锁定在护理人员的视野内。护理人员在实际的工作过程中也是不断培养敏锐洞察力的过程，以便护理人员能够在工作中积累大量的经验，适应复杂多变的工作环境。

（二）强化护士防范意识

精神病患者在住院期间发生的攻击行为往往呈爆发性，即在瞬间发生和结束，常常是在攻击对象毫无防备的情况下突然发生。护理人员应严密观察患者病情动态变化，高度关注新入院患者，全面掌握患者思想活动和行为改变，评估攻击行为发生的危险程度，分析影响精神患者暴力行为的危险因素，如医院设施、设备环境布局合理性、精神病性症状、暴力攻击史等，留意暴力行为发生的征兆，提高预见性，有针对性地制定防范措施，增强自我防护的意识和能力，是预防暴力行为发生的重要环节。

（三）做好岗前培训，掌握接触精神患者的技巧

1. 选择正确的站立位置

护理人员应站在患者的侧面，距离以 1 米为宜，通常人的单臂长小于 1 米，可避免患者的正面直接攻击。

2. 正确走位

护理人员在走廊等处行走时，应尽可能靠近一边的墙壁，避免夹行在两个患者之间以防双向攻击。若在病区巡视总有某一固定的患者尾随其后，应让其先行，以防背后攻击。

3. 掌握与患者交流的正确方式

（1）与患者交流时，不要轻易打断患者，若必须打断，应尽量引导患者的思路转换话题，不要与其发生争执，避免使用刺激性言语，保持冷静与镇定。

（2）谈话过程中，尽量不要目光直视患者，因为直接的目光接触可被患者认为是具有对抗性的。

（3）若患者坐着交谈，护理人员应保持与患者平等相处的姿态。

（4）谈话地点应开着门并有安全通道，工作人员距离通道要近，一旦发生意外情况，可迅速撤离。

（5）在整个谈话过程中，始终要真诚对待患者，表示出合作的友好姿态。

4. 对有藏药、拒服药行为的患者

护理人员不要训斥患者，发药时要认真负责，做到服药到口，看药服下，做好服药后的检查工作。在病情允许的情况下，告诉患者服药的重要性。

5. 对冲动逃跑、自伤、自残的患者

及时发现后，应采取相应巧妙的应对措施，不可硬碰硬直接迎上去，应多个工作人员协同配合，乘其不备采取行动。在日常工作中，可建立专门的应急预案并定期演练。

6. 建立值班双人制

夜间或中午值班巡视应实行双人制，最好男女护理人员搭班，发挥男护理人员的体力优势。

（四）工作环境增设安全设施

护士站内不能摆放危险物品，如剪刀、玻璃、烟灰缸等。安装隐蔽的对讲机或报警蜂鸣器，以便在紧急情况下迅速通知其他工作人员。

（五）针对攻击行为的对策

一旦发生暴力攻击行为，应采取紧急处理措施。

1. 言语安抚

护理人员通过对话劝诱患者停止暴力攻击行为，用安慰性的语言抚慰患者，满足患者的要求，尽量用平和的方式说服患者放弃暴力活动。

2. 身体约束

假如语言安抚无效，应与同事合作迅速采取适当的手段制服患者，将其约束起来，以保护患者自身和他人的安全。约束后，立即清除患者携带的危险品，并加强监护，防止发生意外。同时注意在约束过程中，用力要适当，不要使患者受到伤害。如果实在难以制服患者，应请警察协助处理。

3. 药物治疗

对于少数症状严重的患者，可采取必要的药物治疗。

4. 心理护理

患者病情稳定后，对其进行心理辅导，有助于防止暴力行为的再次发生。

5. 做好相关记录

在护理记录单上应详细记录暴力攻击行为，为日后工作提供参考。记录内容包括：暴力攻击行为发生的时间、暴力攻击行为发生的地点、暴力攻击行为发生的全过程、暴力攻击行为造成的严重程度、诱发暴力攻击的因素。

（六）注重护理人员受伤害后的处理

精神患者的暴力行为严重损害了护理人员的身心健康。护理人员遭受暴力行为后出现委屈、紧张、恐惧、焦虑、失眠或抑郁等不良情绪，相关的管理部门应给予人性化的关怀和安慰，必要时采用个体或团体心理干预降低护理人员的焦虑和抑郁情绪，缓解不良情绪，提高护理人员的心理健康水平，降低暴力事件对护理人员的身心伤害。

课后思考题

1. 简述急诊科护理的常见职业危害因素。
2. 简述各高危科室对生物性危害的防范措施。
3. 简述肿瘤科护理人员化疗药物暴露途径及防范措施。
4. 假如你是一名介入放射科护理人员，如何采取恰当的防护措施避免辐射伤害？
5. 假如你是一名精神科护理人员，如何防范暴力伤害的发生？

附　录

附录一　护士条例

（2008年1月31日中华人民共和国国务院令第517号公布，根据2020年3月27日《国务院关于修改和废止部分行政法规的决定》修订）

第一章　总则

第一条　为了维护护士的合法权益，规范护理行为，促进护理事业发展，保障医疗安全和人体健康，制定本条例。

第二条　本条例所称护士，是指经执业注册取得护士执业证书，依照本条例规定从事护理活动，履行保护生命、减轻痛苦、增进健康职责的卫生技术人员。

第三条　护士人格尊严、人身安全不受侵犯。护士依法履行职责，受法律保护。

全社会应当尊重护士。

第四条　国务院有关部门、县级以上地方人民政府及其有关部门以及乡（镇）人民政府应当采取措施，改善护士的工作条件，保障护士待遇，加强护士队伍建设，促进护理事业健康发展。

国务院有关部门和县级以上地方人民政府应当采取措施，鼓励护士到农村、基层医疗卫生机构工作。

第五条　国务院卫生主管部门负责全国的护士监督管理工作。

县级以上地方人民政府卫生主管部门负责本行政区域的护士监督管理工作。

第六条　国务院有关部门对在护理工作中做出杰出贡献的护士，应当授予全国卫生系统先进工作者荣誉称号或者颁发白求恩奖章，受到表彰、奖励的护士享受省部级劳动模范、先进工作者待遇；对长期从事护理工作的护士应当颁发荣誉证书。具体办法由国务院有关部门制定。

县级以上地方人民政府及其有关部门对本行政区域内做出突出贡献的护士，按照省、自治区、直辖市人民政府的有关规定给予表彰、奖励。

第二章　执业注册

第七条　护士执业，应当经执业注册取得护士执业证书。

申请护士执业注册，应当具备下列条件：

（一）具有完全民事行为能力；

（二）在中等职业学校、高等学校完成国务院教育主管部门和国务院卫生主管部门规定的普通全日制3年以上的护理、助产专业课程学习，包括在教学、综合医院完成8个月以上护理临床实习，并取得相应学历证书；

（三）通过国务院卫生主管部门组织的护士执业资格考试；

（四）符合国务院卫生主管部门规定的健康标准。

护士执业注册申请，应当自通过护士执业资格考试之日起3年内提出；逾期提出申请的，除应当具备前款第（一）项、第（二）项和第（四）项规定条件外，还应当在符合国务院卫生主管部门规定条件的医疗卫生机构接受3个月临床护理培训并考核合格。

护士执业资格考试办法由国务院卫生主管部门会同国务院人事部门制定。

第八条　申请护士执业注册的，应当向批准设立拟执业医疗机构或者为该医疗机构备案的卫生主管部门提出申请。收到申请的卫生主管部门应当自收到申请之日起 20 个工作日内做出决定，对具备本条例规定条件的，准予注册，并发给护士执业证书；对不具备本条例规定条件的，不予注册，并书面说明理由。

护士执业注册有效期为 5 年。

第九条　护士在其执业注册有效期内变更执业地点的，应当向批准设立拟执业医疗机构或者为该医疗机构备案的卫生主管部门报告。收到报告的卫生主管部门应当自收到报告之日起 7 个工作日内为其办理变更手续。护士跨省、自治区、直辖市变更执业地点的，收到报告的卫生主管部门还应当向其原注册部门通报。

第十条　护士执业注册有效期届满需要继续执业的，应当在护士执业注册有效期届满前 30 日向批准设立执业医疗机构或者为该医疗机构备案的卫生主管部门申请延续注册。收到申请的卫生主管部门对具备本条例规定条件的，准予延续，延续执业注册有效期为 5 年；对不具备本条例规定条件的，不予延续，并书面说明理由。

护士有行政许可法规定的应当予以注销执业注册情形的，原注册部门应当依照行政许可法的规定注销其执业注册。

第十一条　县级以上地方人民政府卫生主管部门应当建立本行政区域的护士执业良好记录和不良记录，并将该记录记入护士执业信息系统。

护士执业良好记录包括护士受到的表彰、奖励以及完成政府指令性任务的情况等内容。护士执业不良记录包括护士因违反本条例以及其他卫生管理法律、法规、规章或者诊疗技术规范的规定受到行政处罚、处分的情况等内容。

第三章　权利和义务

第十二条　护士执业，有按照国家有关规定获取工资报酬、享受福利待遇、参加社会保险的权利。任何单位或者个人不得克扣护士工资，降低或者取消护士福利等待遇。

第十三条　护士执业，有获得与其所从事的护理工作相适应的卫生防护、医疗保健服务的权利。从事直接接触有毒有害物质、有感染传染病危险工作的护士，有依照有关法律、行政法规的规定接受职业健康监护的权利；患职业病的，有依照有关法律、行政法规的规定获得赔偿的权利。

第十四条　护士有按照国家有关规定获得与本人业务能力和学术水平相应的专业技术职务、职称的权利；有参加专业培训、从事学术研究和交流、参加行业协会和专业学术团体的权利。

第十五条　护士有获得疾病诊疗、护理相关信息的权利和其他与履行护理职责相关的权利，可以对医疗卫生机构和卫生主管部门的工作提出意见和建议。

第十六条　护士执业，应当遵守法律、法规、规章和诊疗技术规范的规定。

第十七条　护士在执业活动中，发现患者病情危急，应当立即通知医师；在紧急情况下为抢救垂危患者生命，应当先行实施必要的紧急救护。

护士发现医嘱违反法律、法规、规章或者诊疗技术规范规定的，应当及时向开具医嘱的医师提出；必要时，应当向该医师所在科室的负责人或者医疗卫生机构负责医疗服务管理的人员报告。

第十八条　护士应当尊重、关心、爱护患者，保护患者的隐私。

第十九条　护士有义务参与公共卫生和疾病预防控制工作。发生自然灾害、公共卫生事件等严重威胁公众生命健康的突发事件，护士应当服从县级以上人民政府卫生主管部门或者所在医疗卫生机构的安排，参加医疗救护。

第四章　医疗卫生机构的职责

第二十条　医疗卫生机构配备护士的数量不得低于国务院卫生主管部门规定的护士配备标准。

第二十一条　医疗卫生机构不得允许下列人员在本机构从事诊疗技术规范规定的护理活动：

（一）未取得护士执业证书的人员；

（二）未依照本条例第九条的规定办理执业地点变更手续的护士；

（三）护士执业注册有效期届满未延续执业注册的护士。

在教学、综合医院进行护理临床实习的人员应当在护士指导下开展有关工作。

第二十二条　医疗卫生机构应当为护士提供卫生防护用品，并采取有效的卫生防护措施和医疗保健措施。

第二十三条　医疗卫生机构应当执行国家有关工资、福利待遇等规定，按照国家有关规定为在本机构从事护理工作的护士足额缴纳社会保险费用，保障护士的合法权益。

对在艰苦边远地区工作，或者从事直接接触有毒有害物质、有感染传染病危险工作的护士，所在医疗卫生机构应当按照国家有关规定给予津贴。

第二十四条　医疗卫生机构应当制定、实施本机构护士在职培训计划，并保证护士接受培训。

护士培训应当注重新知识、新技术的应用；根据临床专科护理发展和专科护理岗位的需要，开展对护士的专科护理培训。

第二十五条　医疗卫生机构应当按照国务院卫生主管部门的规定，设置专门机构或者配备专（兼）职人员负责护理管理工作。

第二十六条　医疗卫生机构应当建立护士岗位责任制并进行监督检查。

护士因不履行职责或者违反职业道德受到投诉的，其所在医疗卫生机构应当进行调查。经查证属实的，医疗卫生机构应当对护士做出处理，并将调查处理情况告知投诉人。

第五章　法律责任

第二十七条　卫生主管部门的工作人员未依照本条例规定履行职责，在护士监督管理工作中滥用职权、徇私舞弊，或者有其他失职、渎职行为的，依法给予处分；构成犯罪的，依法追究刑事责任。

第二十八条　医疗卫生机构有下列情形之一的，由县级以上地方人民政府卫生主管部门依据职责分工责令限期改正，给予警告；逾期不改正的，根据国务院卫生主管部门规定的护士配备标准和在医疗卫生机构合法执业的护士数量核减其诊疗科目，或者暂停其6个月以上1年以下执业活动；国家举办的医疗卫生机构有下列情形之一、情节严重的，还应当对负有责任的主管人员和其他直接责任人员依法给予处分：

（一）违反本条例规定，护士的配备数量低于国务院卫生主管部门规定的护士配备标准的；

（二）允许未取得护士执业证书的人员或者允许未依照本条例规定办理执业地点变更手续、延续执业注册有效期的护士在本机构从事诊疗技术规范规定的护理活动的。

第二十九条　医疗卫生机构有下列情形之一的，依照有关法律、行政法规的规定给予处罚；国家举办的医疗卫生机构有下列情形之一、情节严重的，还应当对负有责任的主管人员和其他直接责任人员依法给予处分：

（一）未执行国家有关工资、福利待遇等规定的；
（二）对在本机构从事护理工作的护士，未按照国家有关规定足额缴纳社会保险费用的；
（三）未为护士提供卫生防护用品，或者未采取有效的卫生防护措施、医疗保健措施的；
（四）对在艰苦边远地区工作，或者从事直接接触有毒有害物质、有感染传染病危险工作的护士，未按照国家有关规定给予津贴的。

第三十条 医疗卫生机构有下列情形之一的，由县级以上地方人民政府卫生主管部门依据职责分工责令限期改正，给予警告：
（一）未制定、实施本机构护士在职培训计划或者未保证护士接受培训的；
（二）未依照本条例规定履行护士管理职责的。

第三十一条 护士在执业活动中有下列情形之一的，由县级以上地方人民政府卫生主管部门依据职责分工责令改正，给予警告；情节严重的，暂停其6个月以上1年以下执业活动，直至由原发证部门吊销其护士执业证书：
（一）发现患者病情危急未立即通知医师的；
（二）发现医嘱违反法律、法规、规章或者诊疗技术规范的规定，未依照本条例第十七条的规定提出或者报告的；
（三）泄露患者隐私的；
（四）发生自然灾害、公共卫生事件等严重威胁公众生命健康的突发事件，不服从安排参加医疗救护的。

护士在执业活动中造成医疗事故的，依照医疗事故处理的有关规定承担法律责任。

第三十二条 护士被吊销执业证书的，自执业证书被吊销之日起2年内不得申请执业注册。

第三十三条 扰乱医疗秩序，阻碍护士依法开展执业活动，侮辱、威胁、殴打护士，或者有其他侵犯护士合法权益行为的，由公安机关依照治安管理处罚法的规定给予处罚；构成犯罪的，依法追究刑事责任。

第六章 附 则

第三十四条 本条例施行前按照国家有关规定已经取得护士执业证书或者护理专业技术职称、从事护理活动的人员，经执业地省、自治区、直辖市人民政府卫生主管部门审核合格，换领护士执业证书。

本条例施行前，尚未达到护士配备标准的医疗卫生机构，应当按照国务院卫生主管部门规定的实施步骤，自本条例施行之日起3年内达到护士配备标准。

第三十五条 本条例自2008年5月12日起施行。

附录二 医疗纠纷预防和处理条例

（2018年6月20日国务院第13次常务会议通过，2018年7月31日中华人民共和国国务院令第701号公布，自2018年10月1日起施行）

第一章 总 则

第一条 为了预防和妥善处理医疗纠纷，保护医患双方的合法权益，维护医疗秩序，保障医疗安全，制定本条例。

第二条 本条例所称医疗纠纷，是指医患双方因诊疗活动引发的争议。

第三条 国家建立医疗质量安全管理体系，深化医药卫生体制改革，规范诊疗活动，改善医疗服务，提高医疗质量，预防、减少医疗纠纷。

在诊疗活动中，医患双方应当互相尊重，维护自身权益应当遵守有关法律、法规的规定。

第四条 处理医疗纠纷，应当遵循公平、公正、及时的原则，实事求是，依法处理。

第五条 县级以上人民政府应当加强对医疗纠纷预防和处理工作的领导、协调，将其纳入社会治安综合治理体系，建立部门分工协作机制，督促部门依法履行职责。

第六条 卫生主管部门负责指导、监督医疗机构做好医疗纠纷的预防和处理工作，引导医患双方依法解决医疗纠纷。

司法行政部门负责指导医疗纠纷人民调解工作。

公安机关依法维护医疗机构治安秩序，查处、打击侵害患者和医务人员合法权益以及扰乱医疗秩序等违法犯罪行为。

财政、民政、保险监督管理等部门和机构按照各自职责做好医疗纠纷预防和处理的有关工作。

第七条 国家建立完善医疗风险分担机制，发挥保险机制在医疗纠纷处理中的第三方赔付和医疗风险社会化分担的作用，鼓励医疗机构参加医疗责任保险，鼓励患者参加医疗意外保险。

第八条 新闻媒体应当加强医疗卫生法律、法规和医疗卫生常识的宣传，引导公众理性对待医疗风险；报道医疗纠纷，应当遵守有关法律、法规的规定，恪守职业道德，做到真实、客观、公正。

第二章 医疗纠纷预防

第九条 医疗机构及其医务人员在诊疗活动中应当以患者为中心，加强人文关怀，严格遵守医疗卫生法律、法规、规章和诊疗相关规范、常规，恪守职业道德。

医疗机构应当对其医务人员进行医疗卫生法律、法规、规章和诊疗相关规范、常规的培训，并加强职业道德教育。

第十条 医疗机构应当制定并实施医疗质量安全管理制度，设置医疗服务质量监控部门或者配备专（兼）职人员，加强对诊断、治疗、护理、药事、检查等工作的规范化管理，优化服务流程，提高服务水平。

医疗机构应当加强医疗风险管理，完善医疗风险的识别、评估和防控措施，定期检查措施落实情况，及时消除隐患。

第十一条 医疗机构应当按照国务院卫生主管部门制定的医疗技术临床应用管理规定，开展与其技术能力相适应的医疗技术服务，保障临床应用安全，降低医疗风险；采用医疗新技术的，应当开展技术评估和伦理审查，确保安全有效、符合伦理。

第十二条　医疗机构应当依照有关法律、法规的规定，严格执行药品、医疗器械、消毒药剂、血液等的进货查验、保管等制度。禁止使用无合格证明文件、过期等不合格的药品、医疗器械、消毒药剂、血液等。

第十三条　医务人员在诊疗活动中应当向患者说明病情和医疗措施。需要实施手术，或者开展临床试验等存在一定危险性、可能产生不良后果的特殊检查、特殊治疗的，医务人员应当及时向患者说明医疗风险、替代医疗方案等情况，并取得其书面同意；在患者处于昏迷等无法自主作出决定的状态或者病情不宜向患者说明等情形下，应当向患者的近亲属说明，并取得其书面同意。

紧急情况下不能取得患者或者其近亲属意见的，经医疗机构负责人或者授权的负责人批准，可以立即实施相应的医疗措施。

第十四条　开展手术、特殊检查、特殊治疗等具有较高医疗风险的诊疗活动，医疗机构应当提前预备应对方案，主动防范突发风险。

第十五条　医疗机构及其医务人员应当按照国务院卫生主管部门的规定，填写并妥善保管病历资料。

因紧急抢救未能及时填写病历的，医务人员应当在抢救结束后 6 小时内据实补记，并加以注明。

任何单位和个人不得篡改、伪造、隐匿、毁灭或者抢夺病历资料。

第十六条　患者有权查阅、复制其门诊病历、住院志、体温单、医嘱单、化验单（检验报告）、医学影像检查资料、特殊检查同意书、手术同意书、手术及麻醉记录、病理资料、护理记录、医疗费用以及国务院卫生主管部门规定的其他属于病历的全部资料。

患者要求复制病历资料的，医疗机构应当提供复制服务，并在复制的病历资料上加盖证明印记。复制病历资料时，应当有患者或者其近亲属在场。医疗机构应患者的要求为其复制病历资料，可以收取工本费，收费标准应当公开。

患者死亡的，其近亲属可以依照本条例的规定，查阅、复制病历资料。

第十七条　医疗机构应当建立健全医患沟通机制，对患者在诊疗过程中提出的咨询、意见和建议，应当耐心解释、说明，并按照规定进行处理；对患者就诊疗行为提出的疑问，应当及时予以核实、自查，并指定有关人员与患者或者其近亲属沟通，如实说明情况。

第十八条　医疗机构应当建立健全投诉接待制度，设置统一的投诉管理部门或者配备专（兼）职人员，在医疗机构显著位置公布医疗纠纷解决途径、程序和联系方式等，方便患者投诉或者咨询。

第十九条　卫生主管部门应当督促医疗机构落实医疗质量安全管理制度，组织开展医疗质量安全评估，分析医疗质量安全信息，针对发现的风险制定防范措施。

第二十条　患者应当遵守医疗秩序和医疗机构有关就诊、治疗、检查的规定，如实提供与病情有关的信息，配合医务人员开展诊疗活动。

第二十一条　各级人民政府应当加强健康促进与教育工作，普及健康科学知识，提高公众对疾病治疗等医学科学知识的认知水平。

第三章 医疗纠纷处理

第二十二条 发生医疗纠纷,医患双方可以通过下列途径解决:
(一)双方自愿协商;
(二)申请人民调解;
(三)申请行政调解;
(四)向人民法院提起诉讼;
(五)法律、法规规定的其他途径。

第二十三条 发生医疗纠纷,医疗机构应当告知患者或者其近亲属下列事项:
(一)解决医疗纠纷的合法途径;
(二)有关病历资料、现场实物封存和启封的规定;
(三)有关病历资料查阅、复制的规定。

患者死亡的,还应当告知其近亲属有关尸检的规定。

第二十四条 发生医疗纠纷需要封存、启封病历资料的,应当在医患双方在场的情况下进行。封存的病历资料可以是原件,也可以是复制件,由医疗机构保管。病历尚未完成需要封存的,对已完成病历先行封存;病历按照规定完成后,再对后续完成部分进行封存。医疗机构应当对封存的病历开列封存清单,由医患双方签字或者盖章,各执一份。

病历资料封存后医疗纠纷已经解决,或者患者在病历资料封存满3年未再提出解决医疗纠纷要求的,医疗机构可以自行启封。

第二十五条 疑似输液、输血、注射、用药等引起不良后果的,医患双方应当共同对现场实物进行封存、启封,封存的现场实物由医疗机构保管。需要检验的,应当由双方共同委托依法具有检验资格的检验机构进行检验;双方无法共同委托的,由医疗机构所在地县级人民政府卫生主管部门指定。

疑似输血引起不良后果,需要对血液进行封存保留的,医疗机构应当通知提供该血液的血站派员到场。

现场实物封存后医疗纠纷已经解决,或者患者在现场实物封存满3年未再提出解决医疗纠纷要求的,医疗机构可以自行启封。

第二十六条 患者死亡,医患双方对死因有异议的,应当在患者死亡后48小时内进行尸检;具备尸体冻存条件的,可以延长至7日。尸检应当经死者近亲属同意并签字,拒绝签字的,视为死者近亲属不同意进行尸检。不同意或者拖延尸检,超过规定时间,影响对死因判定的,由不同意或者拖延的一方承担责任。

尸检应当由按照国家有关规定取得相应资格的机构和专业技术人员进行。

医患双方可以委派代表观察尸检过程。

第二十七条 患者在医疗机构内死亡的,尸体应当立即移放太平间或者指定的场所,死者尸体存放时间一般不得超过14日。逾期不处理的尸体,由医疗机构在向所在地县级人民政府卫生主管部门和公安机关报告后,按照规定处理。

第二十八条 发生重大医疗纠纷的,医疗机构应当按照规定向所在地县级以上地方人民政府卫生主管部门报告。卫生主管部门接到报告后,应当及时了解掌握情况,引导医患双方通过合法途径解决纠纷。

第二十九条 医患双方应当依法维护医疗秩序。任何单位和个人不得实施危害患者和医务人员人身安全、扰乱医疗秩序的行为。

医疗纠纷中发生涉嫌违反治安管理行为或者犯罪行为的，医疗机构应当立即向所在地公安机关报案。公安机关应当及时采取措施，依法处置，维护医疗秩序。

第三十条　医患双方选择协商解决医疗纠纷的，应当在专门场所协商，不得影响正常医疗秩序。医患双方人数较多的，应当推举代表进行协商，每方代表人数不超过5人。

协商解决医疗纠纷应当坚持自愿、合法、平等的原则，尊重当事人的权利，尊重客观事实。医患双方应当文明、理性表达意见和要求，不得有违法行为。

协商确定赔付金额应当以事实为依据，防止畸高或者畸低。对分歧较大或者索赔数额较高的医疗纠纷，鼓励医患双方通过人民调解的途径解决。

医患双方经协商达成一致的，应当签署书面和解协议书。

第三十一条　申请医疗纠纷人民调解的，由医患双方共同向医疗纠纷人民调解委员会提出申请；一方申请调解的，医疗纠纷人民调解委员会在征得另一方同意后进行调解。

申请人可以以书面或者口头形式申请调解。书面申请的，申请书应当载明申请人的基本情况、申请调解的争议事项和理由等；口头申请的，医疗纠纷人民调解员应当当场记录申请人的基本情况、申请调解的争议事项和理由等，并经申请人签字确认。

医疗纠纷人民调解委员会获悉医疗机构内发生重大医疗纠纷，可以主动开展工作，引导医患双方申请调解。

当事人已经向人民法院提起诉讼并已被受理，或者已经申请卫生主管部门调解并且已被受理的，医疗纠纷人民调解委员会不予受理；已经受理的，终止调解。

第三十二条　设立医疗纠纷人民调解委员会，应当遵守《中华人民共和国人民调解法》的规定，并符合本地区实际需要。医疗纠纷人民调解委员会应当自设立之日起30个工作日内向所在地县级以上地方人民政府司法行政部门备案。

医疗纠纷人民调解委员会应当根据具体情况，聘任一定数量的具有医学、法学等专业知识且热心调解工作的人员担任专（兼）职医疗纠纷人民调解员。

医疗纠纷人民调解委员会调解医疗纠纷，不得收取费用。医疗纠纷人民调解工作所需经费按照国务院财政、司法行政部门的有关规定执行。

第三十三条　医疗纠纷人民调解委员会调解医疗纠纷时，可以根据需要咨询专家，并可以从本条例第三十五条规定的专家库中选取专家。

第三十四条　医疗纠纷人民调解委员会调解医疗纠纷，需要进行医疗损害鉴定以明确责任的，由医患双方共同委托医学会或者司法鉴定机构进行鉴定，也可以经医患双方同意，由医疗纠纷人民调解委员会委托鉴定。

医学会或者司法鉴定机构接受委托从事医疗损害鉴定，应当由鉴定事项所涉专业的临床医学、法医学等专业人员进行鉴定；医学会或者司法鉴定机构没有相关专业人员的，应当从本条例第三十五条规定的专家库中抽取相关专业专家进行鉴定。

医学会或者司法鉴定机构开展医疗损害鉴定，应当执行规定的标准和程序，尊重科学，恪守职业道德，对出具的医疗损害鉴定意见负责，不得出具虚假鉴定意见。医疗损害鉴定的具体管理办法由国务院卫生、司法行政部门共同制定。

鉴定费预先向医患双方收取，最终按照责任比例承担。

第三十五条　医疗损害鉴定专家库由设区的市级以上人民政府卫生、司法行政部门共同设立。专家库应当包含医学、法学、法医学等领域的专家。聘请专家进入专家库，不受行政区域的限制。

第三十六条 医学会、司法鉴定机构作出的医疗损害鉴定意见应当载明并详细论述下列内容：
（一）是否存在医疗损害以及损害程度；
（二）是否存在医疗过错；
（三）医疗过错与医疗损害是否存在因果关系；
（四）医疗过错在医疗损害中的责任程度。

第三十七条 咨询专家、鉴定人员有下列情形之一的，应当回避，当事人也可以以口头或者书面形式申请其回避：
（一）是医疗纠纷当事人或者当事人的近亲属；
（二）与医疗纠纷有利害关系；
（三）与医疗纠纷当事人有其他关系，可能影响医疗纠纷公正处理。

第三十八条 医疗纠纷人民调解委员会应当自受理之日起30个工作日内完成调解。需要鉴定的，鉴定时间不计入调解期限。因特殊情况需要延长调解期限的，医疗纠纷人民调解委员会和医患双方可以约定延长调解期限。超过调解期限未达成调解协议的，视为调解不成。

第三十九条 医患双方经人民调解达成一致的，医疗纠纷人民调解委员会应当制作调解协议书。调解协议书经医患双方签字或者盖章，人民调解员签字并加盖医疗纠纷人民调解委员会印章后生效。

达成调解协议的，医疗纠纷人民调解委员会应当告知医患双方可以依法向人民法院申请司法确认。

第四十条 医患双方申请医疗纠纷行政调解的，应当参照本条例第三十一条第一款、第二款的规定向医疗纠纷发生地县级人民政府卫生主管部门提出申请。

卫生主管部门应当自收到申请之日起5个工作日内作出是否受理的决定。当事人已经向人民法院提起诉讼并且已被受理，或者已经申请医疗纠纷人民调解委员会调解并且已被受理的，卫生主管部门不予受理；已经受理的，终止调解。

卫生主管部门应当自受理之日起30个工作日内完成调解。需要鉴定的，鉴定时间不计入调解期限。超过调解期限未达成调解协议的，视为调解不成。

第四十一条 卫生主管部门调解医疗纠纷需要进行专家咨询的，可以从本条例第三十五条规定的专家库中抽取专家；医患双方认为需要进行医疗损害鉴定以明确责任的，参照本条例第三十四条的规定进行鉴定。

医患双方经卫生主管部门调解达成一致的，应当签署调解协议书。

第四十二条 医疗纠纷人民调解委员会及其人民调解员、卫生主管部门及其工作人员应当对医患双方的个人隐私等事项予以保密。

未经医患双方同意，医疗纠纷人民调解委员会、卫生主管部门不得公开进行调解，也不得公开调解协议的内容。

第四十三条 发生医疗纠纷，当事人协商、调解不成的，可以依法向人民法院提起诉讼。当事人也可以直接向人民法院提起诉讼。

第四十四条 发生医疗纠纷，需要赔偿的，赔付金额依照法律的规定确定。

第四章 法律责任

第四十五条 医疗机构篡改、伪造、隐匿、毁灭病历资料的，对直接负责的主管人员和其他直接责任人员，由县级以上人民政府卫生主管部门给予或者责令给予降低岗位等级或者撤职的处分，对有关医务人员责令暂停6个月以上1年以下执业活动；造成严重后果的，对直接负责的主管人员和其他直接责任人员给予或者责令给予开除的处分，对有关医务人员由原发证部门吊销执业证书；构成犯罪的，依法追究刑事责任。

第四十六条 医疗机构将未通过技术评估和伦理审查的医疗新技术应用于临床的，由县级以上人民政府卫生主管部门没收违法所得，并处5万元以上10万元以下罚款，对直接负责的主管人员和其他直接责任人员给予或者责令给予降低岗位等级或者撤职的处分，对有关医务人员责令暂停6个月以上1年以下执业活动；情节严重的，对直接负责的主管人员和其他直接责任人员给予或者责令给予开除的处分，对有关医务人员由原发证部门吊销执业证书；构成犯罪的，依法追究刑事责任。

第四十七条 医疗机构及其医务人员有下列情形之一的，由县级以上人民政府卫生主管部门责令改正，给予警告，并处1万元以上5万元以下罚款；情节严重的，对直接负责的主管人员和其他直接责任人员给予或者责令给予降低岗位等级或者撤职的处分，对有关医务人员可以责令暂停1个月以上6个月以下执业活动；构成犯罪的，依法追究刑事责任：

（一）未按规定制定和实施医疗质量安全管理制度；
（二）未按规定告知患者病情、医疗措施、医疗风险、替代医疗方案等；
（三）开展具有较高医疗风险的诊疗活动，未提前预备应对方案防范突发风险；
（四）未按规定填写、保管病历资料，或者未按规定补记抢救病历；
（五）拒绝为患者提供查阅、复制病历资料服务；
（六）未建立投诉接待制度、设置统一投诉管理部门或者配备专（兼）职人员；
（七）未按规定封存、保管、启封病历资料和现场实物；
（八）未按规定向卫生主管部门报告重大医疗纠纷；
（九）其他未履行本条例规定义务的情形。

第四十八条 医学会、司法鉴定机构出具虚假医疗损害鉴定意见的，由县级以上人民政府卫生、司法行政部门依据职责没收违法所得，并处5万元以上10万元以下罚款，对该医学会、司法鉴定机构和有关鉴定人员责令暂停3个月以上1年以下医疗损害鉴定业务，对直接负责的主管人员和其他直接责任人员给予或者责令给予降低岗位等级或者撤职的处分；情节严重的，该医学会、司法鉴定机构和有关鉴定人员5年内不得从事医疗损害鉴定业务或者撤销登记，对直接负责的主管人员和其他直接责任人员给予或者责令给予开除的处分；构成犯罪的，依法追究刑事责任。

第四十九条 尸检机构出具虚假尸检报告的，由县级以上人民政府卫生、司法行政部门依据职责没收违法所得，并处5万元以上10万元以下罚款，对该尸检机构和有关尸检专业技术人员责令暂停3个月以上1年以下尸检业务，对直接负责的主管人员和其他直接责任人员给予或者责令给予降低岗位等级或者撤职的处分；情节严重的，撤销该尸检机构和有关尸检专业技术人员的尸检资格，对直接负责的主管人员和其他直接责任人员给予或者责令给予开除的处分；构成犯罪的，依法追究刑事责任。

第五十条 医疗纠纷人民调解员有下列行为之一的，由医疗纠纷人民调解委员会给予批评教育、责令改正；情节严重的，依法予以解聘：

（一）偏袒一方当事人；
（二）侮辱当事人；

（三）索取、收受财物或者牟取其他不正当利益；

（四）泄露医患双方个人隐私等事项。

第五十一条　新闻媒体编造、散布虚假医疗纠纷信息的，由有关主管部门依法给予处罚；给公民、法人或者其他组织的合法权益造成损害的，依法承担消除影响、恢复名誉、赔偿损失、赔礼道歉等民事责任。

第五十二条　县级以上人民政府卫生主管部门和其他有关部门及其工作人员在医疗纠纷预防和处理工作中，不履行职责或者滥用职权、玩忽职守、徇私舞弊的，由上级人民政府卫生等有关部门或者监察机关责令改正；依法对直接负责的主管人员和其他直接责任人员给予处分；构成犯罪的，依法追究刑事责任。

第五十三条　医患双方在医疗纠纷处理中，造成人身、财产或者其他损害的，依法承担民事责任；构成违反治安管理行为的，由公安机关依法给予治安管理处罚；构成犯罪的，依法追究刑事责任。

第五章　附　则

第五十四条　军队医疗机构的医疗纠纷预防和处理办法，由中央军委机关有关部门会同国务院卫生主管部门依据本条例制定。

第五十五条　对诊疗活动中医疗事故的行政调查处理，依照《医疗事故处理条例》的相关规定执行。

第五十六条　本条例自2018年10月1日起施行。

附录三　医疗事故处理条例

（2002年2月20日国务院第55次常务会议通过，2002年4月4日中华人民共和国国务院令第351号公布，自2002年9月1日起施行）

第一章　总　则

第一条　为了正确处理医疗事故，保护患者和医疗机构及其医务人员的合法权益，维护医疗秩序，保障医疗安全，促进医学科学的发展，制定本条例。

第二条　本条例所称医疗事故，是指医疗机构及其医务人员在医疗活动中，违反医疗卫生管理法律、行政法规、部门规章和诊疗护理规范、常规，过失造成患者人身损害的事故。

第三条　处理医疗事故，应当遵循公开、公平、公正、及时、便民的原则，坚持实事求是的科学态度，做到事实清楚、定性准确、责任明确、处理恰当。

第四条　根据对患者人身造成的损害程度，医疗事故分为四级：

一级医疗事故：造成患者死亡、重度残疾的；

二级医疗事故：造成患者中度残疾、器官组织损伤导致严重功能障碍的；

三级医疗事故：造成患者轻度残疾、器官组织损伤导致一般功能障碍的；

四级医疗事故：造成患者明显人身损害的其他后果的。

具体分级标准由国务院卫生行政部门制定。

第二章　医疗事故的预防与处置

第五条　医疗机构及其医务人员在医疗活动中，必须严格遵守医疗卫生管理法律、行政法规、部门规章和诊疗护理规范、常规，恪守医疗服务职业道德。

第六条　医疗机构应当对其医务人员进行医疗卫生管理法律、行政法规、部门规章和诊疗护理规范、常规的培训和医疗服务职业道德教育。

第七条　医疗机构应当设置医疗服务质量监控部门或者配备专（兼）职人员，具体负责监督本医疗机构的医务人员的医疗服务工作，检查医务人员执业情况，接受患者对医疗服务的投诉，向其提供咨询服务。

第八条　医疗机构应当按照国务院卫生行政部门规定的要求，书写并妥善保管病历资料。

因抢救急危患者，未能及时书写病历的，有关医务人员应当在抢救结束后6小时内据实补记，并加以注明。

第九条　严禁涂改、伪造、隐匿、销毁或者抢夺病历资料。

第十条　患者有权复印或者复制其门诊病历、住院志、体温单、医嘱单、化验单（检验报告）、医学影像检查资料、特殊检查同意书、手术同意书、手术及麻醉记录单、病理资料、护理记录以及国务院卫生行政部门规定的其他病历资料。

患者依照前款规定要求复印或者复制病历资料的，医疗机构应当提供复印或者复制服务并在复印或者复制的病历资料上加盖证明印记。复印或者复制病历资料时，应当有患者在场。

医疗机构应患者的要求，为其复印或者复制病历资料，可以按照规定收取工本费。具体收费标准由省、自治区、直辖市人民政府价格主管部门会同同级卫生行政部门规定。

第十一条　在医疗活动中，医疗机构及其医务人员应当将患者的病情、医疗措施、医疗风险等如实告知患者，及时解答其咨询；但是，应当避免对患者产生不利后果。

第十二条　医疗机构应当制定防范、处理医疗事故的预案，预防医疗事故的发生，减轻医疗事故的损害。

第十三条　医务人员在医疗活动中发生或者发现医疗事故、可能引起医疗事故的医疗过失行为或者发生医疗事故争议的，应当立即向所在科室负责人报告，科室负责人应当及时向本医疗机构负责医疗服务质量监控的部门或者专（兼）职人员报告；负责医疗服务质量监控的部门或者专（兼）职人员接到报告后，应当立即进行调查、核实，将有关情况如实向本医疗机构的负责人报告，并向患者通报、解释。

第十四条　发生医疗事故的，医疗机构应当按照规定向所在地卫生行政部门报告。

发生下列重大医疗过失行为的，医疗机构应当在12小时内向所在地卫生行政部门报告：

（一）导致患者死亡或者可能为二级以上的医疗事故；

（二）导致3人以上人身损害后果的；

（三）国务院卫生行政部门和省、自治区、直辖市人民政府卫生行政部门规定的其他情形。

第十五条　发生或者发现医疗过失行为，医疗机构及其医务人员应当立即采取有效措施，避免或者减轻对患者身体健康的损害，防止损害扩大。

第十六条　发生医疗事故争议时，死亡病例讨论记录、疑难病例讨论记录、上级医师查房记录、会诊意见、病程记录应当在医患双方在场的情况下封存和启封。封存的病历资料可以是复印件，由医疗机构保管。

第十七条　疑似输液、输血、注射、药物等引起不良后果的，医患双方应当共同对现场实物进行封存和启封，封存的现场实物由医疗机构保管；需要检验的，应当由双方共同指定的、依法具有检验资格的检验机构进行检验；双方无法共同指定时，由卫生行政部门指定。

疑似输血引起不良后果，需要对血液进行封存保留的，医疗机构应当通知提供该血液的采供血机构派员到场。

第十八条　患者死亡，医患双方当事人不能确定死因或者对死因有异议的，应当在患者死亡后48小时内进行尸检；具备尸体冻存条件的，可以延长至7日。尸检应当经死者近亲属同意并签字。

尸检应当由按照国家有关规定取得相应资格的机构和病理解剖专业技术人员进行。承担尸检任务的机构和病理解剖专业技术人员有进行尸检的义务。

医疗事故争议双方当事人可以请法医病理学人员参加尸检，也可以委派代表观察尸检过程。拒绝或者拖延尸检，超过规定时间，影响对死因判定的，由拒绝或者拖延的一方承担责任。

第十九条　患者在医疗机构内死亡的，尸体应当立即移放太平间。死者尸体存放时间一般不得超过2周。逾期不处理的尸体，经医疗机构所在地卫生行政部门批准，并报经同级公安部门备案后，由医疗机构按照规定进行处理。

第三章　医疗事故的技术鉴定

第二十条　卫生行政部门接到医疗机构关于重大医疗过失行为的报告或者医疗事故争议当事人要求处理医疗事故争议的申请后，对需要进行医疗事故技术鉴定的，应当交由负责医疗事故技术鉴定工作的医学会组织鉴定；医患双方协商解决医疗事故争议，需要进行医疗事故技术鉴定的，由双方当事人共同委托负责医疗事故技术鉴定工作的医学会组织鉴定。

第二十一条　设区的市级地方医学会和省、自治区、直辖市直接管辖的县（市）地方医学会负责组织首次医疗事故技术鉴定工作。省、自治区、直辖市地方医学会负责组织再次鉴定工作。

必要时，中华医学会可以组织疑难、复杂并在全国有重大影响的医疗事故争议的技术鉴定工作。

第二十二条　当事人对首次医疗事故技术鉴定结论不服的，可以自收到首次鉴定结论之日起 15 日内向医疗机构所在地卫生行政部门提出再次鉴定的申请。

第二十三条　负责组织医疗事故技术鉴定工作的医学会应当建立专家库。

专家库由具备下列条件的医疗卫生专业技术人员组成：

（一）有良好的业务素质和执业品德；

（二）受聘于医疗卫生机构或者医学教学、科研机构并担任相应专业高级技术职务 3 年以上。

符合前款第（一）项规定条件并具备高级技术任职资格的法医可以受聘进入专家库。

负责组织医疗事故技术鉴定工作的医学会依照本条例规定聘请医疗卫生专业技术人员和法医进入专家库，可以不受行政区域的限制。

第二十四条　医疗事故技术鉴定，由负责组织医疗事故技术鉴定工作的医学会组织专家鉴定组进行。

参加医疗事故技术鉴定的相关专业的专家，由医患双方在医学会主持下从专家库中随机抽取。在特殊情况下，医学会根据医疗事故技术鉴定工作的需要，可以组织医患双方在其他医学会建立的专家库中随机抽取相关专业的专家参加鉴定或者函件咨询。

符合本条例第二十三条规定条件的医疗卫生专业技术人员和法医有义务受聘进入专家库，并承担医疗事故技术鉴定工作。

第二十五条　专家鉴定组进行医疗事故技术鉴定，实行合议制。专家鉴定组人数为单数，涉及的主要学科的专家一般不得少于鉴定组成员的二分之一；涉及死因、伤残等级鉴定的，并应当从专家库中随机抽取法医参加专家鉴定组。

第二十六条　专家鉴定组成员有下列情形之一的，应当回避，当事人也可以以口头或者书面的方式申请其回避：

（一）是医疗事故争议当事人或者当事人的近亲属的；

（二）与医疗事故争议有利害关系的；

（三）与医疗事故争议当事人有其他关系，可能影响公正鉴定的。

第二十七条　专家鉴定组依照医疗卫生管理法律、行政法规、部门规章和诊疗护理规范、常规，运用医学科学原理和专业知识，独立进行医疗事故技术鉴定，对医疗事故进行鉴别和判定，为处理医疗事故争议提供医学依据。

任何单位或者个人不得干扰医疗事故技术鉴定工作，不得威胁、利诱、辱骂、殴打专家鉴定组成员。

专家鉴定组成员不得接受双方当事人的财物或者其他利益。

第二十八条　负责组织医疗事故技术鉴定工作的医学会应当自受理医疗事故技术鉴定之日起 5 日内通知医疗事故争议双方当事人提交进行医疗事故技术鉴定所需的材料。

当事人应当自收到医学会的通知之日起 10 日内提交有关医疗事故技术鉴定的材料、书面陈述及答辩。医疗机构提交的有关医疗事故技术鉴定的材料应当包括下列内容：

（一）住院患者的病程记录、死亡病例讨论记录、疑难病例讨论记录、会诊意见、上级医师查房记录等病历资料原件；

（二）住院患者的住院志、体温单、医嘱单、化验单（检验报告）、医学影像检查资料、特

殊检查同意书、手术同意书、手术及麻醉记录单、病理资料、护理记录等病历资料原件;

（三）抢救急危患者，在规定时间内补记的病历资料原件;

（四）封存保留的输液、注射用物品和血液、药物等实物，或者依法具有检验资格的检验机构对这些物品、实物作出的检验报告;

（五）与医疗事故技术鉴定有关的其他材料。

在医疗机构建有病历档案的门诊、急诊患者，其病历资料由医疗机构提供；没有在医疗机构建立病历档案的，由患者提供。

医患双方应当依照本条例的规定提交相关材料。医疗机构无正当理由未依照本条例的规定如实提供相关材料，导致医疗事故技术鉴定不能进行的，应当承担责任。

第二十九条　负责组织医疗事故技术鉴定工作的医学会应当自接到当事人提交的有关医疗事故技术鉴定的材料、书面陈述及答辩之日起45日内组织鉴定并出具医疗事故技术鉴定书。

负责组织医疗事故技术鉴定工作的医学会可以向双方当事人调查取证。

第三十条　专家鉴定组应当认真审查双方当事人提交的材料，听取双方当事人的陈述及答辩并进行核实。

双方当事人应当按照本条例的规定如实提交进行医疗事故技术鉴定所需要的材料，并积极配合调查。当事人任何一方不予配合，影响医疗事故技术鉴定的，由不予配合的一方承担责任。

第三十一条　专家鉴定组应当在事实清楚、证据确凿的基础上，综合分析患者的病情和个体差异，作出鉴定结论，并制作医疗事故技术鉴定书。鉴定结论以专家鉴定组成员的过半数通过。鉴定过程应当如实记载。

医疗事故技术鉴定书应当包括下列主要内容：

（一）双方当事人的基本情况及要求;

（二）当事人提交的材料和负责组织医疗事故技术鉴定工作的医学会的调查材料;

（三）对鉴定过程的说明;

（四）医疗行为是否违反医疗卫生管理法律、行政法规、部门规章和诊疗护理规范、常规;

（五）医疗过失行为与人身损害后果之间是否存在因果关系;

（六）医疗过失行为在医疗事故损害后果中的责任程度;

（七）医疗事故等级;

（八）对医疗事故患者的医疗护理医学建议。

第三十二条　医疗事故技术鉴定办法由国务院卫生行政部门制定。

第三十三条　有下列情形之一的，不属于医疗事故：

（一）在紧急情况下为抢救垂危患者生命而采取紧急医学措施造成不良后果的;

（二）在医疗活动中由于患者病情异常或者患者体质特殊而发生医疗意外的;

（三）在现有医学科学技术条件下，发生无法预料或者不能防范的不良后果的;

（四）无过错输血感染造成不良后果的;

（五）因患方原因延误诊疗导致不良后果的;

（六）因不可抗力造成不良后果的。

第三十四条　医疗事故技术鉴定，可以收取鉴定费用。经鉴定，属于医疗事故的，鉴定费用由医疗机构支付;不属于医疗事故的，鉴定费用由提出医疗事故处理申请的一方支付。鉴定费用标准由省、自治区、直辖市人民政府价格主管部门会同同级财政部门、卫生行政部门规定。

第四章 医疗事故的行政处理与监督

第三十五条 卫生行政部门应当依照本条例和有关法律、行政法规、部门规章的规定，对发生医疗事故的医疗机构和医务人员作出行政处理。

第三十六条 卫生行政部门接到医疗机构关于重大医疗过失行为的报告后，除责令医疗机构及时采取必要的医疗救治措施，防止损害后果扩大外，应当组织调查，判定是否属于医疗事故；对不能判定是否属于医疗事故的，应当依照本条例的有关规定交由负责医疗事故技术鉴定工作的医学会组织鉴定。

第三十七条 发生医疗事故争议，当事人申请卫生行政部门处理的，应当提出书面申请。申请书应当载明申请人的基本情况、有关事实、具体请求及理由等。

当事人自知道或者应当知道其身体健康受到损害之日起1年内，可以向卫生行政部门提出医疗事故争议处理申请。

第三十八条 发生医疗事故争议，当事人申请卫生行政部门处理的，由医疗机构所在地的县级人民政府卫生行政部门受理。医疗机构所在地是直辖市的，由医疗机构所在地的区、县人民政府卫生行政部门受理。

有下列情形之一的，县级人民政府卫生行政部门应当自接到医疗机构的报告或者当事人提出医疗事故争议处理申请之日起7日内移送上一级人民政府卫生行政部门处理：

（一）患者死亡；

（二）可能为二级以上的医疗事故；

（三）国务院卫生行政部门和省、自治区、直辖市人民政府卫生行政部门规定的其他情形。

第三十九条 卫生行政部门应当自收到医疗事故争议处理申请之日起10日内进行审查，作出是否受理的决定。对符合本条例规定，予以受理，需要进行医疗事故技术鉴定的，应当自作出受理决定之日起5日内将有关材料交由负责医疗事故技术鉴定工作的医学会组织鉴定并书面通知申请人；对不符合本条例规定，不予受理的，应当书面通知申请人并说明理由。

当事人对首次医疗事故技术鉴定结论有异议，申请再次鉴定的，卫生行政部门应当自收到申请之日起7日内交由省、自治区、直辖市地方医学会组织再次鉴定。

第四十条 当事人既向卫生行政部门提出医疗事故争议处理申请，又向人民法院提起诉讼的，卫生行政部门不予受理；卫生行政部门已经受理的，应当终止处理。

第四十一条 卫生行政部门收到负责组织医疗事故技术鉴定工作的医学会出具的医疗事故技术鉴定书后，应当对参加鉴定的人员资格和专业类别、鉴定程序进行审核；必要时，可以组织调查，听取医疗事故争议双方当事人的意见。

第四十二条 卫生行政部门经审核，对符合本条例规定作出的医疗事故技术鉴定结论，应当作为对发生医疗事故的医疗机构和医务人员作出行政处理以及进行医疗事故赔偿调解的依据；经审核，发现医疗事故技术鉴定不符合本条例规定的，应当要求重新鉴定。

第四十三条 医疗事故争议由双方当事人自行协商解决的，医疗机构应当自协商解决之日起7日内向所在地卫生行政部门作出书面报告，并附具协议书。

第四十四条 医疗事故争议经人民法院调解或者判决解决的，医疗机构应当自收到生效的人民法院的调解书或者判决书之日起7日内向所在地卫生行政部门作出书面报告，并附具调解书或者判决书。

第四十五条 县级以上地方人民政府卫生行政部门应当按照规定逐级将当地发生的医疗事

故以及依法对发生医疗事故的医疗机构和医务人员作出行政处理的情况,上报国务院卫生行政部门。

第五章　医疗事故的赔偿

第四十六条　发生医疗事故的赔偿等民事责任争议,医患双方可以协商解决;不愿意协商或者协商不成的,当事人可以向卫生行政部门提出调解申请,也可以直接向人民法院提起民事诉讼。

第四十七条　双方当事人协商解决医疗事故的赔偿等民事责任争议的,应当制作协议书。协议书应当载明双方当事人的基本情况和医疗事故的原因、双方当事人共同认定的医疗事故等级以及协商确定的赔偿数额等,并由双方当事人在协议书上签名。

第四十八条　已确定为医疗事故的,卫生行政部门应医疗事故争议双方当事人请求,可以进行医疗事故赔偿调解。调解时,应当遵循当事人双方自愿原则,并应当依据本条例的规定计算赔偿数额。

经调解,双方当事人就赔偿数额达成协议的,制作调解书,双方当事人应当履行;调解不成或者经调解达成协议后一方反悔的,卫生行政部门不再调解。

第四十九条　医疗事故赔偿,应当考虑下列因素,确定具体赔偿数额:

(一)医疗事故等级;

(二)医疗过失行为在医疗事故损害后果中的责任程度;

(三)医疗事故损害后果与患者原有疾病状况之间的关系。

不属于医疗事故的,医疗机构不承担赔偿责任。

第五十条　医疗事故赔偿,按照下列项目和标准计算:

(一)医疗费:按照医疗事故对患者造成的人身损害进行治疗所发生的医疗费用计算,凭据支付,但不包括原发病医疗费用。结案后确实需要继续治疗的,按照基本医疗费用支付。

(二)误工费:患者有固定收入的,按照本人因误工减少的固定收入计算,对收入高于医疗事故发生地上一年度职工年平均工资3倍以上的,按照3倍计算;无固定收入的,按照医疗事故发生地上一年度职工年平均工资计算。

(三)住院伙食补助费:按照医疗事故发生地国家机关一般工作人员的出差伙食补助标准计算。

(四)陪护费:患者住院期间需要专人陪护的,按照医疗事故发生地上一年度职工年平均工资计算。

(五)残疾生活补助费:根据伤残等级,按照医疗事故发生地居民年平均生活费计算,自定残之月起最长赔偿30年;但是,60周岁以上的,不超过15年;70周岁以上的,不超过5年。

(六)残疾用具费:因残疾需要配置补偿功能器具的,凭医疗机构证明,按照普及型器具的费用计算。

(七)丧葬费:按照医疗事故发生地规定的丧葬费补助标准计算。

(八)被扶养人生活费:以死者生前或者残疾者丧失劳动能力前实际扶养且没有劳动能力的人为限,按照其户籍所在地或者居所地居民最低生活保障标准计算。对不满16周岁的,扶养到16周岁。对年满16周岁但无劳动能力的,扶养20年;但是,60周岁以上的,不超过15年;70周岁以上的,不超过5年。

(九)交通费:按照患者实际必需的交通费用计算,凭据支付。

（十）住宿费：按照医疗事故发生地国家机关一般工作人员的出差住宿补助标准计算，凭据支付。

（十一）精神损害抚慰金：按照医疗事故发生地居民年平均生活费计算。造成患者死亡的，赔偿年限最长不超过6年；造成患者残疾的，赔偿年限最长不超过3年。

第五十一条　参加医疗事故处理的患者近亲属所需交通费、误工费、住宿费，参照本条例第五十条的有关规定计算，计算费用的人数不超过2人。

医疗事故造成患者死亡的，参加丧葬活动的患者的配偶和直系亲属所需交通费、误工费、住宿费，参照本条例第五十条的有关规定计算，计算费用的人数不超过2人。

第五十二条　医疗事故赔偿费用，实行一次性结算，由承担医疗事故责任的医疗机构支付。

第六章　罚　则

第五十三条　卫生行政部门的工作人员在处理医疗事故过程中违反本条例的规定，利用职务上的便利收受他人财物或者其他利益，滥用职权，玩忽职守，或者发现违法行为不予查处，造成严重后果的，依照刑法关于受贿罪、滥用职权罪、玩忽职守罪或者其他有关罪的规定，依法追究刑事责任；尚不够刑事处罚的，依法给予降级或者撤职的行政处分。

第五十四条　卫生行政部门违反本条例的规定，有下列情形之一的，由上级卫生行政部门给予警告并责令限期改正；情节严重的，对负有责任的主管人员和其他直接责任人员依法给予行政处分：

（一）接到医疗机构关于重大医疗过失行为的报告后，未及时组织调查的；

（二）接到医疗事故争议处理申请后，未在规定时间内审查或者移送上一级人民政府卫生行政部门处理的；

（三）未将应当进行医疗事故技术鉴定的重大医疗过失行为或者医疗事故争议移交医学会组织鉴定的；

（四）未按照规定逐级将当地发生的医疗事故以及依法对发生医疗事故的医疗机构和医务人员的行政处理情况上报的；

（五）未依照本条例规定审核医疗事故技术鉴定书的。

第五十五条　医疗机构发生医疗事故的，由卫生行政部门根据医疗事故等级和情节，给予警告；情节严重的，责令限期停业整顿直至由原发证部门吊销执业许可证，对负有责任的医务人员依照刑法关于医疗事故罪的规定，依法追究刑事责任；尚不够刑事处罚的，依法给予行政处分或者纪律处分。

对发生医疗事故的有关医务人员，除依照前款处罚外，卫生行政部门并可以责令暂停6个月以上1年以下执业活动；情节严重的，吊销其执业证书。

第五十六条　医疗机构违反本条例的规定，有下列情形之一的，由卫生行政部门责令改正；情节严重的，对负有责任的主管人员和其他直接责任人员依法给予行政处分或者纪律处分：

（一）未如实告知患者病情、医疗措施和医疗风险的；

（二）没有正当理由，拒绝为患者提供复印或者复制病历资料服务的；

（三）未按照国务院卫生行政部门规定的要求书写和妥善保管病历资料的；

（四）未在规定时间内补记抢救工作病历内容的；

（五）未按照本条例的规定封存、保管和启封病历资料和实物的；

（六）未设置医疗服务质量监控部门或者配备专（兼）职人员的；

（七）未制定有关医疗事故防范和处理预案的；
（八）未在规定时间内向卫生行政部门报告重大医疗过失行为的；
（九）未按照本条例的规定向卫生行政部门报告医疗事故的；
（十）未按照规定进行尸检和保存、处理尸体的。

第五十七条 参加医疗事故技术鉴定工作的人员违反本条例的规定，接受申请鉴定双方或者一方当事人的财物或者其他利益，出具虚假医疗事故技术鉴定书，造成严重后果的，依照刑法关于受贿罪的规定，依法追究刑事责任；尚不够刑事处罚的，由原发证部门吊销其执业证书或者资格证书。

第五十八条 医疗机构或者其他有关机构违反本条例的规定，有下列情形之一的，由卫生行政部门责令改正，给予警告；对负有责任的主管人员和其他直接责任人员依法给予行政处分或者纪律处分；情节严重的，由原发证部门吊销其执业证书或者资格证书：
（一）承担尸检任务的机构没有正当理由，拒绝进行尸检的；
（二）涂改、伪造、隐匿、销毁病历资料的。

第五十九条 以医疗事故为由，寻衅滋事、抢夺病历资料，扰乱医疗机构正常医疗秩序和医疗事故技术鉴定工作，依照刑法关于扰乱社会秩序罪的规定，依法追究刑事责任；尚不够刑事处罚的，依法给予治安管理处罚。

第七章 附 则

第六十条 本条例所称医疗机构，是指依照《医疗机构管理条例》的规定取得《医疗机构执业许可证》的机构。

县级以上城市从事计划生育技术服务的机构依照《计划生育技术服务管理条例》的规定开展与计划生育有关的临床医疗服务，发生的计划生育技术服务事故，依照本条例的有关规定处理；但是，其中不属于医疗机构的县级以上城市从事计划生育技术服务的机构发生的计划生育技术服务事故，由计划生育行政部门行使依照本条例有关规定由卫生行政部门承担的受理、交由负责医疗事故技术鉴定工作的医学会组织鉴定和赔偿调解的职能；对发生计划生育技术服务事故的该机构及其有关责任人员，依法进行处理。

第六十一条 非法行医，造成患者人身损害，不属于医疗事故，触犯刑律的，依法追究刑事责任；有关赔偿，由受害人直接向人民法院提起诉讼。

第六十二条 军队医疗机构的医疗事故处理办法，由中国人民解放军卫生主管部门会同国务院卫生行政部门依据本条例制定。

第六十三条 本条例自2002年9月1日起施行。1987年6月29日国务院发布的《医疗事故处理办法》同时废止。本条例施行前已经处理结案的医疗事故争议，不再重新处理。

附录四　中华人民共和国职业病防治法

（2001年10月27日第九届全国人民代表大会常务委员会第二十四次会议通过，根据2011年12月31日第十一届全国人民代表大会常务委员会第二十四次会议《关于修改〈中华人民共和国职业病防治法〉的决定》第一次修正，根据2016年7月2日第十二届全国人民代表大会常务委员会第二十一次会议《关于修改〈中华人民共和国节约能源法〉等六部法律的决定》第二次修正，根据2017年11月4日第十二届全国人民代表大会常务委员会第三十次会议《关于修改〈中华人民共和国会计法〉等十一部法律的决定》第三次修正，根据2018年12月29日第十三届全国人民代表大会常务委员会第七次会议《关于修改〈中华人民共和国劳动法〉等七部法律的决定》第四次修正）

目　录

第一章　总则
第二章　前期预防
第三章　劳动过程中的防护与管理
第四章　职业病诊断与职业病病人保障
第五章　监督检查
第六章　法律责任
第七章　附则

第一章　总　则

第一条　为了预防、控制和消除职业病危害，防治职业病，保护劳动者健康及其相关权益，促进经济社会发展，根据宪法，制定本法。

第二条　本法适用于中华人民共和国领域内的职业病防治活动。

本法所称职业病，是指企业、事业单位和个体经济组织等用人单位的劳动者在职业活动中，因接触粉尘、放射性物质和其他有毒、有害因素而引起的疾病。

职业病的分类和目录由国务院卫生行政部门会同国务院劳动保障行政部门制定、调整并公布。

第三条　职业病防治工作坚持预防为主、防治结合的方针，建立用人单位负责、行政机关监管、行业自律、职工参与和社会监督的机制，实行分类管理、综合治理。

第四条　劳动者依法享有职业卫生保护的权利。

用人单位应当为劳动者创造符合国家职业卫生标准和卫生要求的工作环境和条件，并采取措施保障劳动者获得职业卫生保护。

工会组织依法对职业病防治工作进行监督，维护劳动者的合法权益。用人单位制定或者修改有关职业病防治的规章制度，应当听取工会组织的意见。

第五条　用人单位应当建立、健全职业病防治责任制，加强对职业病防治的管理，提高职业病防治水平，对本单位产生的职业病危害承担责任。

第六条　用人单位的主要负责人对本单位的职业病防治工作全面负责。

第七条　用人单位必须依法参加工伤保险。

国务院和县级以上地方人民政府劳动保障行政部门应当加强对工伤保险的监督管理，确保劳动者依法享受工伤保险待遇。

第八条　国家鼓励和支持研制、开发、推广、应用有利于职业病防治和保护劳动者健康的新技术、新工艺、新设备、新材料，加强对职业病的机理和发生规律的基础研究，提高职业病防治科学技术水平；积极采用有效的职业病防治技术、工艺、设备、材料；限制使用或者淘汰职业病危害严重的技术、工艺、设备、材料。

国家鼓励和支持职业病医疗康复机构的建设。

第九条　国家实行职业卫生监督制度。

国务院卫生行政部门、劳动保障行政部门依照本法和国务院确定的职责，负责全国职业病防治的监督管理工作。国务院有关部门在各自的职责范围内负责职业病防治的有关监督管理工作。

县级以上地方人民政府卫生行政部门、劳动保障行政部门依据各自职责，负责本行政区域内职业病防治的监督管理工作。县级以上地方人民政府有关部门在各自的职责范围内负责职业病防治的有关监督管理工作。

县级以上人民政府卫生行政部门、劳动保障行政部门（以下统称职业卫生监督管理部门）应当加强沟通，密切配合，按照各自职责分工，依法行使职权，承担责任。

第十条　国务院和县级以上地方人民政府应当制定职业病防治规划，将其纳入国民经济和社会发展计划，并组织实施。

县级以上地方人民政府统一负责、领导、组织、协调本行政区域的职业病防治工作，建立健全职业病防治工作体制、机制，统一领导、指挥职业卫生突发事件应对工作；加强职业病防治能力建设和服务体系建设，完善、落实职业病防治工作责任制。

乡、民族乡、镇的人民政府应当认真执行本法，支持职业卫生监督管理部门依法履行职责。

第十一条　县级以上人民政府职业卫生监督管理部门应当加强对职业病防治的宣传教育，普及职业病防治的知识，增强用人单位的职业病防治观念，提高劳动者的职业健康意识、自我保护意识和行使职业卫生保护权利的能力。

第十二条　有关防治职业病的国家职业卫生标准，由国务院卫生行政部门组织制定并公布。

国务院卫生行政部门应当组织开展重点职业病监测和专项调查，对职业健康风险进行评估，为制定职业卫生标准和职业病防治政策提供科学依据。

县级以上地方人民政府卫生行政部门应当定期对本行政区域的职业病防治情况进行统计和调查分析。

第十三条　任何单位和个人有权对违反本法的行为进行检举和控告。有关部门收到相关的检举和控告后，应当及时处理。

对防治职业病成绩显著的单位和个人，给予奖励。

第二章　前期预防

第十四条　用人单位应当依照法律、法规要求，严格遵守国家职业卫生标准，落实职业病预防措施，从源头上控制和消除职业病危害。

第十五条　产生职业病危害的用人单位的设立除应当符合法律、行政法规规定的设立条件外，其工作场所还应当符合下列职业卫生要求：

（一）职业病危害因素的强度或者浓度符合国家职业卫生标准；

（二）有与职业病危害防护相适应的设施；

（三）生产布局合理，符合有害与无害作业分开的原则；

（四）有配套的更衣间、洗浴间、孕妇休息间等卫生设施；
（五）设备、工具、用具等设施符合保护劳动者生理、心理健康的要求；
（六）法律、行政法规和国务院卫生行政部门关于保护劳动者健康的其他要求。

第十六条 国家建立职业病危害项目申报制度。

用人单位工作场所存在职业病目录所列职业病的危害因素的，应当及时、如实向所在地卫生行政部门申报危害项目，接受监督。

职业病危害因素分类目录由国务院卫生行政部门制定、调整并公布。职业病危害项目申报的具体办法由国务院卫生行政部门制定。

第十七条 新建、扩建、改建建设项目和技术改造、技术引进项目（以下统称建设项目）可能产生职业病危害的，建设单位在可行性论证阶段应当进行职业病危害预评价。

医疗机构建设项目可能产生放射性职业病危害的，建设单位应当向卫生行政部门提交放射性职业病危害预评价报告。卫生行政部门应当自收到预评价报告之日起三十日内，作出审核决定并书面通知建设单位。未提交预评价报告或者预评价报告未经卫生行政部门审核同意的，不得开工建设。

职业病危害预评价报告应当对建设项目可能产生的职业病危害因素及其对工作场所和劳动者健康的影响作出评价，确定危害类别和职业病防护措施。

建设项目职业病危害分类管理办法由国务院卫生行政部门制定。

第十八条 建设项目的职业病防护设施所需费用应当纳入建设项目工程预算，并与主体工程同时设计，同时施工，同时投入生产和使用。

建设项目的职业病防护设施设计应当符合国家职业卫生标准和卫生要求；其中，医疗机构放射性职业病危害严重的建设项目的防护设施设计，应当经卫生行政部门审查同意后，方可施工。

建设项目在竣工验收前，建设单位应当进行职业病危害控制效果评价。

医疗机构可能产生放射性职业病危害的建设项目竣工验收时，其放射性职业病防护设施经卫生行政部门验收合格后，方可投入使用；其他建设项目的职业病防护设施应当由建设单位负责依法组织验收，验收合格后，方可投入生产和使用。卫生行政部门应当加强对建设单位组织的验收活动和验收结果的监督核查。

第十九条 国家对从事放射性、高毒、高危粉尘等作业实行特殊管理。具体管理办法由国务院制定。

第三章 劳动过程中的防护与管理

第二十条 用人单位应当采取下列职业病防治管理措施：

（一）设置或者指定职业卫生管理机构或者组织，配备专职或者兼职的职业卫生管理人员，负责本单位的职业病防治工作；
（二）制定职业病防治计划和实施方案；
（三）建立、健全职业卫生管理制度和操作规程；
（四）建立、健全职业卫生档案和劳动者健康监护档案；
（五）建立、健全工作场所职业病危害因素监测及评价制度；
（六）建立、健全职业病危害事故应急救援预案。

第二十一条 用人单位应当保障职业病防治所需的资金投入，不得挤占、挪用，并对因资金投入不足导致的后果承担责任。

第二十二条　用人单位必须采用有效的职业病防护设施，并为劳动者提供个人使用的职业病防护用品。

用人单位为劳动者个人提供的职业病防护用品必须符合防治职业病的要求；不符合要求的，不得使用。

第二十三条　用人单位应当优先采用有利于防治职业病和保护劳动者健康的新技术、新工艺、新设备、新材料，逐步替代职业病危害严重的技术、工艺、设备、材料。

第二十四条　产生职业病危害的用人单位，应当在醒目位置设置公告栏，公布有关职业病防治的规章制度、操作规程、职业病危害事故应急救援措施和工作场所职业病危害因素检测结果。

对产生严重职业病危害的作业岗位，应当在其醒目位置，设置警示标识和中文警示说明。警示说明应当载明产生职业病危害的种类、后果、预防以及应急救治措施等内容。

第二十五条　对可能发生急性职业损伤的有毒、有害工作场所，用人单位应当设置报警装置，配置现场急救用品、冲洗设备、应急撤离通道和必要的泄险区。

对放射工作场所和放射性同位素的运输、贮存，用人单位必须配置防护设备和报警装置，保证接触放射线的工作人员佩戴个人剂量计。

对职业病防护设备、应急救援设施和个人使用的职业病防护用品，用人单位应当进行经常性的维护、检修，定期检测其性能和效果，确保其处于正常状态，不得擅自拆除或者停止使用。

第二十六条　用人单位应当实施由专人负责的职业病危害因素日常监测，并确保监测系统处于正常运行状态。

用人单位应当按照国务院卫生行政部门的规定，定期对工作场所进行职业病危害因素检测、评价。检测、评价结果存入用人单位职业卫生档案，定期向所在地卫生行政部门报告并向劳动者公布。

职业病危害因素检测、评价由依法设立的取得国务院卫生行政部门或者设区的市级以上地方人民政府卫生行政部门按照职责分工给予资质认可的职业卫生技术服务机构进行。职业卫生技术服务机构所作检测、评价应当客观、真实。

发现工作场所职业病危害因素不符合国家职业卫生标准和卫生要求时，用人单位应当立即采取相应治理措施，仍然达不到国家职业卫生标准和卫生要求的，必须停止存在职业病危害因素的作业；职业病危害因素经治理后，符合国家职业卫生标准和卫生要求的，方可重新作业。

第二十七条　职业卫生技术服务机构依法从事职业病危害因素检测、评价工作，接受卫生行政部门的监督检查。卫生行政部门应当依法履行监督职责。

第二十八条　向用人单位提供可能产生职业病危害的设备的，应当提供中文说明书，并在设备的醒目位置设置警示标识和中文警示说明。警示说明应当载明设备性能、可能产生的职业病危害、安全操作和维护注意事项、职业病防护以及应急救治措施等内容。

第二十九条　向用人单位提供可能产生职业病危害的化学品、放射性同位素和含有放射性物质的材料的，应当提供中文说明书。说明书应当载明产品特性、主要成份、存在的有害因素、可能产生的危害后果、安全使用注意事项、职业病防护以及应急救治措施等内容。产品包装应当有醒目的警示标识和中文警示说明。贮存上述材料的场所应当在规定的部位设置危险物品标识或者放射性警示标识。

国内首次使用或者首次进口与职业病危害有关的化学材料，使用单位或者进口单位按照国家规定经国务院有关部门批准后，应当向国务院卫生行政部门报送该化学材料的毒性鉴定以及经有关部门登记注册或者批准进口的文件等资料。

进口放射性同位素、射线装置和含有放射性物质的物品的,按照国家有关规定办理。

第三十条　任何单位和个人不得生产、经营、进口和使用国家明令禁止使用的可能产生职业病危害的设备或者材料。

第三十一条　任何单位和个人不得将产生职业病危害的作业转移给不具备职业病防护条件的单位和个人。不具备职业病防护条件的单位和个人不得接受产生职业病危害的作业。

第三十二条　用人单位对采用的技术、工艺、设备、材料,应当知悉其产生的职业病危害,对有职业病危害的技术、工艺、设备、材料隐瞒其危害而采用的,对所造成的职业病危害后果承担责任。

第三十三条　用人单位与劳动者订立劳动合同(含聘用合同,下同)时,应当将工作过程中可能产生的职业病危害及其后果、职业病防护措施和待遇等如实告知劳动者,并在劳动合同中写明,不得隐瞒或者欺骗。

劳动者在已订立劳动合同期间因工作岗位或者工作内容变更,从事与所订立劳动合同中未告知的存在职业病危害的作业时,用人单位应当依照前款规定,向劳动者履行如实告知的义务,并协商变更原劳动合同相关条款。

用人单位违反前两款规定的,劳动者有权拒绝从事存在职业病危害的作业,用人单位不得因此解除与劳动者所订立的劳动合同。

第三十四条　用人单位的主要负责人和职业卫生管理人员应当接受职业卫生培训,遵守职业病防治法律、法规,依法组织本单位的职业病防治工作。

用人单位应当对劳动者进行上岗前的职业卫生培训和在岗期间的定期职业卫生培训,普及职业卫生知识,督促劳动者遵守职业病防治法律、法规、规章和操作规程,指导劳动者正确使用职业病防护设备和个人使用的职业病防护用品。

劳动者应当学习和掌握相关的职业卫生知识,增强职业病防范意识,遵守职业病防治法律、法规、规章和操作规程,正确使用、维护职业病防护设备和个人使用的职业病防护用品,发现职业病危害事故隐患应当及时报告。

劳动者不履行前款规定义务的,用人单位应当对其进行教育。

第三十五条　对从事接触职业病危害的作业的劳动者,用人单位应当按照国务院卫生行政部门的规定组织上岗前、在岗期间和离岗时的职业健康检查,并将检查结果书面告知劳动者。职业健康检查费用由用人单位承担。

用人单位不得安排未经上岗前职业健康检查的劳动者从事接触职业病危害的作业;不得安排有职业禁忌的劳动者从事其所禁忌的作业;对在职业健康检查中发现有与所从事的职业相关的健康损害的劳动者,应当调离原工作岗位,并妥善安置;对未进行离岗前职业健康检查的劳动者不得解除或者终止与其订立的劳动合同。

职业健康检查应当由取得《医疗机构执业许可证》的医疗卫生机构承担。卫生行政部门应当加强对职业健康检查工作的规范管理,具体管理办法由国务院卫生行政部门制定。

第三十六条　用人单位应当为劳动者建立职业健康监护档案,并按照规定的期限妥善保存。

职业健康监护档案应当包括劳动者的职业史、职业病危害接触史、职业健康检查结果和职业病诊疗等有关个人健康资料。

劳动者离开用人单位时,有权索取本人职业健康监护档案复印件,用人单位应当如实、无偿提供,并在所提供的复印件上签章。

第三十七条　发生或者可能发生急性职业病危害事故时,用人单位应当立即采取应急救援和控制措施，并及时报告所在地卫生行政部门和有关部门。卫生行政部门接到报告后，应当及时会同有关部门组织调查处理；必要时，可以采取临时控制措施。卫生行政部门应当组织做好医疗救治工作。

对遭受或者可能遭受急性职业病危害的劳动者，用人单位应当及时组织救治、进行健康检查和医学观察，所需费用由用人单位承担。

第三十八条　用人单位不得安排未成年工从事接触职业病危害的作业；不得安排孕期、哺乳期的女职工从事对本人和胎儿、婴儿有危害的作业。

第三十九条　劳动者享有下列职业卫生保护权利：

（一）获得职业卫生教育、培训；

（二）获得职业健康检查、职业病诊疗、康复等职业病防治服务；

（三）了解工作场所产生或者可能产生的职业病危害因素、危害后果和应当采取的职业病防护措施；

（四）要求用人单位提供符合防治职业病要求的职业病防护设施和个人使用的职业病防护用品，改善工作条件；

（五）对违反职业病防治法律、法规以及危及生命健康的行为提出批评、检举和控告；

（六）拒绝违章指挥和强令进行没有职业病防护措施的作业；

（七）参与用人单位职业卫生工作的民主管理，对职业病防治工作提出意见和建议。

用人单位应当保障劳动者行使前款所列权利。因劳动者依法行使正当权利而降低其工资、福利等待遇或者解除、终止与其订立的劳动合同的，其行为无效。

第四十条　工会组织应当督促并协助用人单位开展职业卫生宣传教育和培训，有权对用人单位的职业病防治工作提出意见和建议，依法代表劳动者与用人单位签订劳动安全卫生专项集体合同，与用人单位就劳动者反映的有关职业病防治的问题进行协调并督促解决。

工会组织对用人单位违反职业病防治法律、法规，侵犯劳动者合法权益的行为，有权要求纠正；产生严重职业病危害时，有权要求采取防护措施，或者向政府有关部门建议采取强制性措施；发生职业病危害事故时，有权参与事故调查处理；发现危及劳动者生命健康的情形时，有权向用人单位建议组织劳动者撤离危险现场，用人单位应当立即作出处理。

第四十一条　用人单位按照职业病防治要求，用于预防和治理职业病危害、工作场所卫生检测、健康监护和职业卫生培训等费用，按照国家有关规定，在生产成本中据实列支。

第四十二条　职业卫生监督管理部门应当按照职责分工，加强对用人单位落实职业病防护管理措施情况的监督检查，依法行使职权，承担责任。

第四章　职业病诊断与职业病病人保障

第四十三条　职业病诊断应当由取得《医疗机构执业许可证》的医疗卫生机构承担。卫生行政部门应当加强对职业病诊断工作的规范管理，具体管理办法由国务院卫生行政部门制定。

承担职业病诊断的医疗卫生机构还应当具备下列条件：

（一）具有与开展职业病诊断相适应的医疗卫生技术人员；

（二）具有与开展职业病诊断相适应的仪器、设备；

（三）具有健全的职业病诊断质量管理制度。

承担职业病诊断的医疗卫生机构不得拒绝劳动者进行职业病诊断的要求。

第四十四条　劳动者可以在用人单位所在地、本人户籍所在地或者经常居住地依法承担职业病诊断的医疗卫生机构进行职业病诊断。

第四十五条 职业病诊断标准和职业病诊断、鉴定办法由国务院卫生行政部门制定。职业病伤残等级的鉴定办法由国务院劳动保障行政部门会同国务院卫生行政部门制定。

第四十六条 职业病诊断，应当综合分析下列因素：

（一）病人的职业史；

（二）职业病危害接触史和工作场所职业病危害因素情况；

（三）临床表现以及辅助检查结果等。

没有证据否定职业病危害因素与病人临床表现之间的必然联系的，应当诊断为职业病。

职业病诊断证明书应当由参与诊断的取得职业病诊断资格的执业医师签署，并经承担职业病诊断的医疗卫生机构审核盖章。

第四十七条 用人单位应当如实提供职业病诊断、鉴定所需的劳动者职业史和职业病危害接触史、工作场所职业病危害因素检测结果等资料；卫生行政部门应当监督检查和督促用人单位提供上述资料；劳动者和有关机构也应当提供与职业病诊断、鉴定有关的资料。

职业病诊断、鉴定机构需要了解工作场所职业病危害因素情况时，可以对工作场所进行现场调查，也可以向卫生行政部门提出，卫生行政部门应当在十日内组织现场调查。用人单位不得拒绝、阻挠。

第四十八条 职业病诊断、鉴定过程中，用人单位不提供工作场所职业病危害因素检测结果等资料的，诊断、鉴定机构应当结合劳动者的临床表现、辅助检查结果和劳动者的职业史、职业病危害接触史，并参考劳动者的自述、卫生行政部门提供的日常监督检查信息等，作出职业病诊断、鉴定结论。

劳动者对用人单位提供的工作场所职业病危害因素检测结果等资料有异议，或者因劳动者的用人单位解散、破产，无用人单位提供上述资料的，诊断、鉴定机构应当提请卫生行政部门进行调查，卫生行政部门应当自接到申请之日起三十日内对存在异议的资料或者工作场所职业病危害因素情况作出判定；有关部门应当配合。

第四十九条 职业病诊断、鉴定过程中，在确认劳动者职业史、职业病危害接触史时，当事人对劳动关系、工种、工作岗位或者在岗时间有争议的，可以向当地的劳动人事争议仲裁委员会申请仲裁；接到申请的劳动人事争议仲裁委员会应当受理，并在三十日内作出裁决。

当事人在仲裁过程中对自己提出的主张，有责任提供证据。劳动者无法提供由用人单位掌握管理的与仲裁主张有关的证据的，仲裁庭应当要求用人单位在指定期限内提供；用人单位在指定期限内不提供的，应当承担不利后果。

劳动者对仲裁裁决不服的，可以依法向人民法院提起诉讼。

用人单位对仲裁裁决不服的，可以在职业病诊断、鉴定程序结束之日起十五日内依法向人民法院提起诉讼；诉讼期间，劳动者的治疗费用按照职业病待遇规定的途径支付。

第五十条 用人单位和医疗卫生机构发现职业病病人或者疑似职业病病人时，应当及时向所在地卫生行政部门报告。确诊为职业病的，用人单位还应当向所在地劳动保障行政部门报告。接到报告的部门应当依法作出处理。

第五十一条 县级以上地方人民政府卫生行政部门负责本行政区域内的职业病统计报告的管理工作，并按照规定上报。

第五十二条 当事人对职业病诊断有异议的，可以向作出诊断的医疗卫生机构所在地地方人民政府卫生行政部门申请鉴定。

职业病诊断争议由设区的市级以上地方人民政府卫生行政部门根据当事人的申请,组织职业病诊断鉴定委员会进行鉴定。

当事人对设区的市级职业病诊断鉴定委员会的鉴定结论不服的,可以向省、自治区、直辖市人民政府卫生行政部门申请再鉴定。

第五十三条 职业病诊断鉴定委员会由相关专业的专家组成。

省、自治区、直辖市人民政府卫生行政部门应当设立相关的专家库,需要对职业病争议作出诊断鉴定时,由当事人或者当事人委托有关卫生行政部门从专家库中以随机抽取的方式确定参加诊断鉴定委员会的专家。

职业病诊断鉴定委员会应当按照国务院卫生行政部门颁布的职业病诊断标准和职业病诊断、鉴定办法进行职业病诊断鉴定,向当事人出具职业病诊断鉴定书。职业病诊断、鉴定费用由用人单位承担。

第五十四条 职业病诊断鉴定委员会组成人员应当遵守职业道德,客观、公正地进行诊断鉴定,并承担相应的责任。职业病诊断鉴定委员会组成人员不得私下接触当事人,不得收受当事人的财物或者其他好处,与当事人有利害关系的,应当回避。

人民法院受理有关案件需要进行职业病鉴定时,应当从省、自治区、直辖市人民政府卫生行政部门依法设立的相关的专家库中选取参加鉴定的专家。

第五十五条 医疗卫生机构发现疑似职业病病人时,应当告知劳动者本人并及时通知用人单位。

用人单位应当及时安排对疑似职业病病人进行诊断;在疑似职业病病人诊断或者医学观察期间,不得解除或者终止与其订立的劳动合同。

疑似职业病病人在诊断、医学观察期间的费用,由用人单位承担。

第五十六条 用人单位应当保障职业病病人依法享受国家规定的职业病待遇。

用人单位应当按照国家有关规定,安排职业病病人进行治疗、康复和定期检查。

用人单位对不适宜继续从事原工作的职业病病人,应当调离原岗位,并妥善安置。

用人单位对从事接触职业病危害的作业的劳动者,应当给予适当岗位津贴。

第五十七条 职业病病人的诊疗、康复费用,伤残以及丧失劳动能力的职业病病人的社会保障,按照国家有关工伤保险的规定执行。

第五十八条 职业病病人除依法享有工伤保险外,依照有关民事法律,尚有获得赔偿的权利的,有权向用人单位提出赔偿要求。

第五十九条 劳动者被诊断患有职业病,但用人单位没有依法参加工伤保险的,其医疗和生活保障由该用人单位承担。

第六十条 职业病病人变动工作单位,其依法享有的待遇不变。

用人单位在发生分立、合并、解散、破产等情形时,应当对从事接触职业病危害的作业的劳动者进行健康检查,并按照国家有关规定妥善安置职业病病人。

第六十一条 用人单位已经不存在或者无法确认劳动关系的职业病病人,可以向地方人民政府医疗保障、民政部门申请医疗救助和生活等方面的救助。

地方各级人民政府应当根据本地区的实际情况,采取其他措施,使前款规定的职业病病人获得医疗救治。

第五章 监督检查

第六十二条 县级以上人民政府职业卫生监督管理部门依照职业病防治法律、法规、国家职业卫生标准和卫生要求，依据职责划分，对职业病防治工作进行监督检查。

第六十三条 卫生行政部门履行监督检查职责时，有权采取下列措施：

（一）进入被检查单位和职业病危害现场，了解情况，调查取证；

（二）查阅或者复制与违反职业病防治法律、法规的行为有关的资料和采集样品；

（三）责令违反职业病防治法律、法规的单位和个人停止违法行为。

第六十四条 发生职业病危害事故或者有证据证明危害状态可能导致职业病危害事故发生时，卫生行政部门可以采取下列临时控制措施：

（一）责令暂停导致职业病危害事故的作业；

（二）封存造成职业病危害事故或者可能导致职业病危害事故发生的材料和设备；

（三）组织控制职业病危害事故现场。

在职业病危害事故或者危害状态得到有效控制后，卫生行政部门应当及时解除控制措施。

第六十五条 职业卫生监督执法人员依法执行职务时，应当出示监督执法证件。

职业卫生监督执法人员应当忠于职守，秉公执法，严格遵守执法规范；涉及用人单位的秘密的，应当为其保密。

第六十六条 职业卫生监督执法人员依法执行职务时，被检查单位应当接受检查并予以支持配合，不得拒绝和阻碍。

第六十七条 卫生行政部门及其职业卫生监督执法人员履行职责时，不得有下列行为：

（一）对不符合法定条件的，发给建设项目有关证明文件、资质证明文件或者予以批准；

（二）对已经取得有关证明文件的，不履行监督检查职责；

（三）发现用人单位存在职业病危害的，可能造成职业病危害事故，不及时依法采取控制措施；

（四）其他违反本法的行为。

第六十八条 职业卫生监督执法人员应当依法经过资格认定。

职业卫生监督管理部门应当加强队伍建设，提高职业卫生监督执法人员的政治、业务素质，依照本法和其他有关法律、法规的规定，建立、健全内部监督制度，对其工作人员执行法律、法规和遵守纪律的情况，进行监督检查。

第六章 法律责任

第六十九条 建设单位违反本法规定，有下列行为之一的，由卫生行政部门给予警告，责令限期改正；逾期不改正的，处十万元以上五十万元以下的罚款；情节严重的，责令停止产生职业病危害的作业，或者提请有关人民政府按照国务院规定的权限责令停建、关闭：

（一）未按照规定进行职业病危害预评价的；

（二）医疗机构可能产生放射性职业病危害的建设项目未按照规定提交放射性职业病危害预评价报告，或者放射性职业病危害预评价报告未经卫生行政部门审核同意，开工建设的；

（三）建设项目的职业病防护设施未按照规定与主体工程同时设计、同时施工、同时投入生产和使用的；

（四）建设项目的职业病防护设施设计不符合国家职业卫生标准和卫生要求，或者医疗机构放射性职业病危害严重的建设项目的防护设施设计未经卫生行政部门审查同意擅自施工的；

（五）未按照规定对职业病防护设施进行职业病危害控制效果评价的；

（六）建设项目竣工投入生产和使用前，职业病防护设施未按照规定验收合格的。

第七十条　违反本法规定，有下列行为之一的，由卫生行政部门给予警告，责令限期改正；逾期不改正的，处十万元以下的罚款：

（一）工作场所职业病危害因素检测、评价结果没有存档、上报、公布的；

（二）未采取本法第二十条规定的职业病防治管理措施的；

（三）未按照规定公布有关职业病防治的规章制度、操作规程、职业病危害事故应急救援措施的；

（四）未按照规定组织劳动者进行职业卫生培训，或者未对劳动者个人职业病防护采取指导、督促措施的；

（五）国内首次使用或者首次进口与职业病危害有关的化学材料，未按照规定报送毒性鉴定资料以及经有关部门登记注册或者批准进口的文件的。

第七十一条　用人单位违反本法规定，有下列行为之一的，由卫生行政部门责令限期改正，给予警告，可以并处五万元以上十万元以下的罚款：

（一）未按照规定及时、如实向卫生行政部门申报产生职业病危害的项目的；

（二）未实施由专人负责的职业病危害因素日常监测，或者监测系统不能正常监测的；

（三）订立或者变更劳动合同时，未告知劳动者职业病危害真实情况的；

（四）未按照规定组织职业健康检查、建立职业健康监护档案或者未将检查结果书面告知劳动者的；

（五）未依照本法规定在劳动者离开用人单位时提供职业健康监护档案复印件的。

第七十二条　用人单位违反本法规定，有下列行为之一的，由卫生行政部门给予警告，责令限期改正，逾期不改正的，处五万元以上二十万元以下的罚款；情节严重的，责令停止产生职业病危害的作业，或者提请有关人民政府按照国务院规定的权限责令关闭：

（一）工作场所职业病危害因素的强度或者浓度超过国家职业卫生标准的；

（二）未提供职业病防护设施和个人使用的职业病防护用品，或者提供的职业病防护设施和个人使用的职业病防护用品不符合国家职业卫生标准和卫生要求的；

（三）对职业病防护设备、应急救援设施和个人使用的职业病防护用品未按照规定进行维护、检修、检测，或者不能保持正常运行、使用状态的；

（四）未按照规定对工作场所职业病危害因素进行检测、评价的；

（五）工作场所职业病危害因素经治理仍然达不到国家职业卫生标准和卫生要求时，未停止存在职业病危害因素的作业的；

（六）未按照规定安排职业病病人、疑似职业病病人进行诊治的；

（七）发生或者可能发生急性职业病危害事故时，未立即采取应急救援和控制措施或者未按照规定及时报告的；

（八）未按照规定在产生严重职业病危害的作业岗位醒目位置设置警示标识和中文警示说明的；

（九）拒绝职业卫生监督管理部门监督检查的；

（十）隐瞒、伪造、篡改、毁损职业健康监护档案、工作场所职业病危害因素检测评价结果等相关资料，或者拒不提供职业病诊断、鉴定所需资料的；

（十一）未按照规定承担职业病诊断、鉴定费用和职业病病人的医疗、生活保障费用的。

第七十三条　向用人单位提供可能产生职业病危害的设备、材料，未按照规定提供中文说明书或者设置警示标识和中文警示说明的，由卫生行政部门责令限期改正，给予警告，并处五万元以上二十万元以下的罚款。

第七十四条　用人单位和医疗卫生机构未按照规定报告职业病、疑似职业病的，由有关主管部门依据职责分工责令限期改正，给予警告，可以并处一万元以下的罚款；弄虚作假的，并处二万元以上五万元以下的罚款；对直接负责的主管人员和其他直接责任人员，可以依法给予降级或者撤职的处分。

第七十五条　违反本法规定，有下列情形之一的，由卫生行政部门责令限期治理，并处五万元以上三十万元以下的罚款；情节严重的，责令停止产生职业病危害的作业，或者提请有关人民政府按照国务院规定的权限责令关闭：

（一）隐瞒技术、工艺、设备、材料所产生的职业病危害而采用的；

（二）隐瞒本单位职业卫生真实情况的；

（三）可能发生急性职业损伤的有毒、有害工作场所、放射工作场所或者放射性同位素的运输、贮存不符合本法第二十五条规定的；

（四）使用国家明令禁止使用的可能产生职业病危害的设备或者材料的；

（五）将产生职业病危害的作业转移给没有职业病防护条件的单位和个人，或者没有职业病防护条件的单位和个人接受产生职业病危害的作业的；

（六）擅自拆除、停止使用职业病防护设备或者应急救援设施的；

（七）安排未经职业健康检查的劳动者、有职业禁忌的劳动者、未成年工或者孕期、哺乳期女职工从事接触职业病危害的作业或者禁忌作业的；

（八）违章指挥和强令劳动者进行没有职业病防护措施的作业的。

第七十六条　生产、经营或者进口国家明令禁止使用的可能产生职业病危害的设备或者材料的，依照有关法律、行政法规的规定给予处罚。

第七十七条　用人单位违反本法规定，已经对劳动者生命健康造成严重损害的，由卫生行政部门责令停止产生职业病危害的作业，或者提请有关人民政府按照国务院规定的权限责令关闭，并处十万元以上五十万元以下的罚款。

第七十八条　用人单位违反本法规定，造成重大职业病危害事故或者其他严重后果，构成犯罪的，对直接负责的主管人员和其他直接责任人员，依法追究刑事责任。

第七十九条　未取得职业卫生技术服务资质认可擅自从事职业卫生技术服务的，由卫生行政部门责令立即停止违法行为，没收违法所得；违法所得五千元以上的，并处违法所得二倍以上十倍以下的罚款；没有违法所得或者违法所得不足五千元的，并处五千元以上五万元以下的罚款；情节严重的，对直接负责的主管人员和其他直接责任人员，依法给予降级、撤职或者开除的处分。

第八十条　从事职业卫生技术服务的机构和承担职业病诊断的医疗卫生机构违反本法规定，有下列行为之一的，由卫生行政部门责令立即停止违法行为，给予警告，没收违法所得；违法所得五千元以上的，并处违法所得二倍以上五倍以下的罚款；没有违法所得或者违法所得不足五千元的，并处五千元以上二万元以下的罚款；情节严重的，由原认可或者登记机关取消其相应的资格；对直接负责的主管人员和其他直接责任人员，依法给予降级、撤职或者开除的处分；构成犯罪的，依法追究刑事责任：

（一）超出资质认可或者诊疗项目登记范围从事职业卫生技术服务或者职业病诊断的；

（二）不按照本法规定履行法定职责的；
（三）出具虚假证明文件的。

第八十一条　职业病诊断鉴定委员会组成人员收受职业病诊断争议当事人的财物或者其他好处的，给予警告，没收收受的财物，可以并处三千元以上五万元以下的罚款，取消其担任职业病诊断鉴定委员会组成人员的资格，并从省、自治区、直辖市人民政府卫生行政部门设立的专家库中予以除名。

第八十二条　卫生行政部门不按照规定报告职业病和职业病危害事故的，由上一级行政部门责令改正，通报批评，给予警告；虚报、瞒报的，对单位负责人、直接负责的主管人员和其他直接责任人员依法给予降级、撤职或者开除的处分。

第八十三条　县级以上地方人民政府在职业病防治工作中未依照本法履行职责，本行政区域出现重大职业病危害事故、造成严重社会影响的，依法对直接负责的主管人员和其他直接责任人员给予记大过直至开除的处分。

县级以上人民政府职业卫生监督管理部门不履行本法规定的职责，滥用职权、玩忽职守、徇私舞弊，依法对直接负责的主管人员和其他直接责任人员给予记大过或者降级的处分；造成职业病危害事故或者其他严重后果的，依法给予撤职或者开除的处分。

第八十四条　违反本法规定，构成犯罪的，依法追究刑事责任。

第七章　附　则

第八十五条　本法下列用语的含义：

职业病危害，是指对从事职业活动的劳动者可能导致职业病的各种危害。职业病危害因素包括：职业活动中存在的各种有害的化学、物理、生物因素以及在作业过程中产生的其他职业有害因素。

职业禁忌，是指劳动者从事特定职业或者接触特定职业病危害因素时，比一般职业人群更易于遭受职业病危害和罹患职业病或者可能导致原有自身疾病病情加重，或者在从事作业过程中诱发可能导致对他人生命健康构成危险的疾病的个人特殊生理或者病理状态。

第八十六条　本法第二条规定的用人单位以外的单位，产生职业病危害的，其职业病防治活动可以参照本法执行。

劳务派遣用工单位应当履行本法规定的用人单位的义务。

中国人民解放军参照执行本法的办法，由国务院、中央军事委员会制定。

第八十七条　对医疗机构放射性职业病危害控制的监督管理，由卫生行政部门依照本法的规定实施。

第八十八条　本法自2002年5月1日起施行。

附录五　医院感染管理办法

《医院感染管理办法》已于2006年6月15日经卫生部部务会议讨论通过，现予以发布，自2006年9月1日起施行。

第一章　总　则

第一条　为加强医院感染管理，有效预防和控制医院感染，提高医疗质量，保证医疗安全，根据《传染病防治法》《医疗机构管理条例》和《突发公共卫生事件应急条例》等法律、行政法规的规定，制定本办法。

第二条　医院感染管理是各级卫生行政部门、医疗机构及医务人员针对诊疗活动中存在的医院感染、医源性感染及相关的危险因素进行的预防、诊断和控制活动。

第三条　各级各类医疗机构应当严格按照本办法的规定实施医院感染管理工作。

医务人员的职业卫生防护，按照《职业病防治法》及其配套规章和标准的有关规定执行。

第四条　卫生部负责全国医院感染管理的监督管理工作。

县级以上地方人民政府卫生行政部门负责本行政区域内医院感染管理的监督管理工作。

第二章　组织管理

第五条　各级各类医疗机构应当建立医院感染管理责任制，制定并落实医院感染管理的规章制度和工作规范，严格执行有关技术操作规范和工作标准，有效预防和控制医院感染，防止传染病病原体、耐药菌、条件致病菌及其他病原微生物的传播。

第六条　住院床位总数在100张以上的医院应当设立医院感染管理委员会和独立的医院感染管理部门。

住院床位总数在100张以下的医院应当指定分管医院感染管理工作的部门。

其他医疗机构应当有医院感染管理专（兼）职人员。

第七条　医院感染管理委员会由医院感染管理部门、医务部门、护理部门、临床科室、消毒供应室、手术室、临床检验部门、药事管理部门、设备管理部门、后勤管理部门及其他有关部门的主要负责人组成，主任委员由医院院长或者主管医疗工作的副院长担任。

医院感染管理委员会的职责是：

（一）认真贯彻医院感染管理方面的法律法规及技术规范、标准，制定本医院预防和控制医院感染的规章制度、医院感染诊断标准并监督实施；

（二）根据预防医院感染和卫生学要求，对本医院的建筑设计、重点科室建设的基本标准、基本设施和工作流程进行审查并提出意见；

（三）研究并确定本医院的医院感染管理工作计划，并对计划的实施进行考核和评价；

（四）研究并确定本医院的医院感染重点部门、重点环节、重点流程、危险因素以及采取的干预措施，明确各有关部门、人员在预防和控制医院感染工作中的责任；

（五）研究并制定本医院发生医院感染暴发及出现不明原因传染性疾病或者特殊病原体感染病例等事件时的控制预案；

（六）建立会议制度，定期研究、协调和解决有关医院感染管理方面的问题；

（七）根据本医院病原体特点和耐药现状，配合药事管理委员会提出合理使用抗菌药物的指导意见；

（八）其他有关医院感染管理的重要事宜。

第八条　医院感染管理部门、分管部门及医院感染管理专（兼）职人员具体负责医院感染预防与控制方面的管理和业务工作。主要职责是：

（一）对有关预防和控制医院感染管理规章制度的落实情况进行检查和指导；

（二）对医院感染及其相关危险因素进行监测、分析和反馈，针对问题提出控制措施并指导实施；

（三）对医院感染发生状况进行调查、统计分析，并向医院感染管理委员会或者医疗机构负责人报告；

（四）对医院的清洁、消毒灭菌与隔离、无菌操作技术、医疗废物管理等工作提供指导；

（五）对传染病的医院感染控制工作提供指导；

（六）对医务人员有关预防医院感染的职业卫生安全防护工作提供指导；

（七）对医院感染暴发事件进行报告和调查分析，提出控制措施并协调、组织有关部门进行处理；

（八）对医务人员进行预防和控制医院感染的培训工作；

（九）参与抗菌药物临床应用的管理工作；

（十）对消毒药械和一次性使用医疗器械、器具的相关证明进行审核；

（十一）组织开展医院感染预防与控制方面的科研工作；

（十二）完成医院感染管理委员会或者医疗机构负责人交办的其他工作。

第九条　卫生部成立医院感染预防与控制专家组，成员由医院感染管理、疾病控制、传染病学、临床检验、流行病学、消毒学、临床药学、护理学等专业的专家组成。主要职责是：

（一）研究起草有关医院感染预防与控制、医院感染诊断的技术性标准和规范；

（二）对全国医院感染预防与控制工作进行业务指导；

（三）对全国医院感染发生状况及危险因素进行调查、分析；

（四）对全国重大医院感染事件进行调查和业务指导；

（五）完成卫生部交办的其他工作。

第十条　省级人民政府卫生行政部门成立医院感染预防与控制专家组，负责指导本地区医院感染预防与控制的技术性工作。

第三章　预防与控制

第十一条　医疗机构应当按照有关医院感染管理的规章制度和技术规范，加强医院感染的预防与控制工作。

第十二条　医疗机构应当按照《消毒管理办法》，严格执行医疗器械、器具的消毒工作技术规范，并达到以下要求：

（一）进入人体组织、无菌器官的医疗器械、器具和物品必须达到灭菌水平；

（二）接触皮肤、粘膜的医疗器械、器具和物品必须达到消毒水平；

（三）各种用于注射、穿刺、采血等有创操作的医疗器具必须一用一灭菌。

医疗机构使用的消毒药械、一次性医疗器械和器具应当符合国家有关规定。一次性使用的医疗器械、器具不得重复使用。

第十三条　医疗机构应当制定具体措施，保证医务人员的手卫生、诊疗环境条件、无菌操作技术和职业卫生防护工作符合规定要求,对医院感染的危险因素进行控制。

第十四条 医疗机构应当严格执行隔离技术规范,根据病原体传播途径,采取相应的隔离措施。

第十五条 医疗机构应当制定医务人员职业卫生防护工作的具体措施,提供必要的防护物品,保障医务人员的职业健康。

第十六条 医疗机构应当严格按照《抗菌药物临床应用指导原则》,加强抗菌药物临床使用和耐药菌监测管理。

第十七条 医疗机构应当按照医院感染诊断标准及时诊断医院感染病例,建立有效的医院感染监测制度,分析医院感染的危险因素,并针对导致医院感染的危险因素,实施预防与控制措施。

医疗机构应当及时发现医院感染病例和医院感染的暴发,分析感染源、感染途径,采取有效的处理和控制措施,积极救治患者。

第十八条 医疗机构经调查证实发生以下情形时,应当于12小时内向所在地的县级地方人民政府卫生行政部门报告,并同时向所在地疾病预防控制机构报告。所在地的县级地方人民政府卫生行政部门确认后,应当于24小时内逐级上报至省级人民政府卫生行政部门。省级人民政府卫生行政部门审核后,应当在24小时内上报至卫生部:

(一)5例以上医院感染暴发;

(二)由于医院感染暴发直接导致患者死亡;

(三)由于医院感染暴发导致3人以上人身损害后果。

第十九条 医疗机构发生以下情形时,应当按照《国家突发公共卫生事件相关信息报告管理工作规范(试行)》的要求进行报告:

(一)10例以上的医院感染暴发事件;

(二)发生特殊病原体或者新发病原体的医院感染;

(三)可能造成重大公共影响或者严重后果的医院感染。

第二十条 医疗机构发生的医院感染属于法定传染病的,应当按照《中华人民共和国传染病防治法》和《国家突发公共卫生事件应急预案》的规定进行报告和处理。

第二十一条 医疗机构发生医院感染暴发时,所在地的疾病预防控制机构应当及时进行流行病学调查,查找感染源、感染途径、感染因素,采取控制措施,防止感染源的传播和感染范围的扩大。

第二十二条 卫生行政部门接到报告,应当根据情况指导医疗机构进行医院感染的调查和控制工作,并可以组织提供相应的技术支持。

第四章 人员培训

第二十三条 各级卫生行政部门和医疗机构应当重视医院感染管理的学科建设,建立专业人才培养制度,充分发挥医院感染专业技术人员在预防和控制医院感染工作中的作用。

第二十四条 省级人民政府卫生行政部门应当建立医院感染专业人员岗位规范化培训和考核制度,加强继续教育,提高医院感染专业人员的业务技术水平。

第二十五条 医疗机构应当制定对本机构工作人员的培训计划,对全体工作人员进行医院感染相关法律法规、医院感染管理相关工作规范和标准、专业技术知识的培训。

第二十六条 医院感染专业人员应当具备医院感染预防与控制工作的专业知识,并能够承担医院感染管理和业务技术工作。

第二十七条 医务人员应当掌握与本职工作相关的医院感染预防与控制方面的知识，落实医院感染管理规章制度、工作规范和要求。工勤人员应当掌握有关预防和控制医院感染的基础卫生学和消毒隔离知识，并在工作中正确运用。

第五章 监督管理

第二十八条 县级以上地方人民政府卫生行政部门应当按照有关法律法规和本办法的规定，对所辖区域的医疗机构进行监督检查。

第二十九条 对医疗机构监督检查的主要内容是：

（一）医院感染管理的规章制度及落实情况；

（二）针对医院感染危险因素的各项工作和控制措施；

（三）消毒灭菌与隔离、医疗废物管理及医务人员职业卫生防护工作状况；

（四）医院感染病例和医院感染暴发的监测工作情况；

（五）现场检查。

第三十条 卫生行政部门在检查中发现医疗机构存在医院感染隐患时，应当责令限期整改或者暂时关闭相关科室或者暂停相关诊疗科目。

第三十一条 医疗机构对卫生行政部门的检查、调查取证等工作，应当予以配合，不得拒绝和阻碍，不得提供虚假材料。

第六章 罚 则

第三十二条 县级以上地方人民政府卫生行政部门未按照本办法的规定履行监督管理和对医院感染暴发事件的报告、调查处理职责，造成严重后果的，对卫生行政主管部门主要负责人、直接责任人和相关责任人予以降级或者撤职的行政处分。

第三十三条 医疗机构违反本办法，有下列行为之一的，由县级以上地方人民政府卫生行政部门责令改正，逾期不改的，给予警告并通报批评；情节严重的，对主要负责人和直接责任人给予降级或者撤职的行政处分：

（一）未建立或者未落实医院感染管理的规章制度、工作规范；

（二）未设立医院感染管理部门、分管部门以及指定专（兼）职人员负责医院感染预防与控制工作；

（三）违反对医疗器械、器具的消毒工作技术规范；

（四）违反无菌操作技术规范和隔离技术规范；

（五）未对消毒药械和一次性医疗器械、器具的相关证明进行审核；

（六）未对医务人员职业暴露提供职业卫生防护。

第三十四条 医疗机构违反本办法规定，未采取预防和控制措施或者发生医院感染未及时采取控制措施，造成医院感染暴发、传染病传播或者其他严重后果的，对负有责任的主管人员和直接责任人员给予降级、撤职、开除的行政处分；情节严重的，依照《传染病防治法》第六十九条规定，可以依法吊销有关责任人员的执业证书；构成犯罪的，依法追究刑事责任。

第三十五条 医疗机构发生医院感染暴发事件未按本办法规定报告的，由县级以上地方人民政府卫生行政部门通报批评；造成严重后果的，对负有责任的主管人员和其他直接责任人员给予降级、撤职、开除的处分。

第七章 附　则

第三十六条　本办法中下列用语的含义：

（一）医院感染：指住院病人在医院内获得的感染，包括在住院期间发生的感染和在医院内获得出院后发生的感染，但不包括入院前已开始或者入院时已处于潜伏期的感染。医院工作人员在医院内获得的感染也属医院感染。

（二）医源性感染：指在医学服务中，因病原体传播引起的感染。

（三）医院感染暴发：是指在医疗机构或其科室的患者中，短时间内发生3例以上同种同源感染病例的现象。

（四）消毒：指用化学、物理、生物的方法杀灭或者消除环境中的病原微生物。

（五）灭菌：杀灭或者消除传播媒介上的一切微生物，包括致病微生物和非致病微生物，也包括细菌芽胞和真菌孢子。

第三十七条　中国人民解放军医疗机构的医院感染管理工作，由中国人民解放军卫生部门归口管理。

第三十八条　采供血机构与疾病预防控制机构的医源性感染预防与控制管理参照本办法。

第三十九条　本办法自2006年9月1日起施行，原2000年11月30日颁布的《医院感染管理规范（试行）》同时废止。

附录六　中华人民共和国传染病防治法

（1989年2月21日第七届全国人民代表大会常务委员会第六次会议通过，2004年8月28日第十届全国人民代表大会常务委员会第十一次会议修订，根据2013年6月29日第十二届全国人民代表大会常务委员会第三次会议《关于修改<中华人民共和国文物保护法>等十二部法律的决定》修正）

目　录

第一章　总则
第二章　传染病预防
第三章　疫情报告、通报和公布
第四章　疫情控制
第五章　医疗救治
第六章　监督管理
第七章　保障措施
第八章　法律责任
第九章　附则

第一章　总　则

第一条　为了预防、控制和消除传染病的发生与流行，保障人体健康和公共卫生，制定本法。

第二条　国家对传染病防治实行预防为主的方针，防治结合、分类管理、依靠科学、依靠群众。

第三条　本法规定的传染病分为甲类、乙类和丙类。

甲类传染病是指：鼠疫、霍乱。

乙类传染病是指：传染性非典型肺炎、艾滋病、病毒性肝炎、脊髓灰质炎、人感染高致病性禽流感、麻疹、流行性出血热、狂犬病、流行性乙型脑炎、登革热、炭疽、细菌性和阿米巴性痢疾、肺结核、伤寒和副伤寒、流行性脑脊髓膜炎、百日咳、白喉、新生儿破伤风、猩红热、布鲁氏菌病、淋病、梅毒、钩端螺旋体病、血吸虫病、疟疾。

丙类传染病是指：流行性感冒、流行性腮腺炎、风疹、急性出血性结膜炎、麻风病、流行性和地方性斑疹伤寒、黑热病、包虫病、丝虫病，除霍乱、细菌性和阿米巴性痢疾、伤寒和副伤寒以外的感染性腹泻病。

国务院卫生行政部门根据传染病暴发、流行情况和危害程度，可以决定增加、减少或者调整乙类、丙类传染病病种并予以公布。

第四条　对乙类传染病中传染性非典型肺炎、炭疽中的肺炭疽和人感染高致病性禽流感，采取本法所称甲类传染病的预防、控制措施。其他乙类传染病和突发原因不明的传染病需要采取本法所称甲类传染病的预防、控制措施的，由国务院卫生行政部门及时报经国务院批准后予以公布、实施。

需要解除依照前款规定采取的甲类传染病预防、控制措施的，由国务院卫生行政部门报经国务院批准后予以公布。

省、自治区、直辖市人民政府对本行政区域内常见、多发的其他地方性传染病,可以根据情况决定按照乙类或者丙类传染病管理并予以公布,报国务院卫生行政部门备案。

第五条　各级人民政府领导传染病防治工作。

县级以上人民政府制定传染病防治规划并组织实施,建立健全传染病防治的疾病预防控制、医疗救治和监督管理体系。

第六条　国务院卫生行政部门主管全国传染病防治及其监督管理工作。县级以上地方人民政府卫生行政部门负责本行政区域内的传染病防治及其监督管理工作。

县级以上人民政府其他部门在各自的职责范围内负责传染病防治工作。

军队的传染病防治工作,依照本法和国家有关规定办理,由中国人民解放军卫生主管部门实施监督管理。

第七条　各级疾病预防控制机构承担传染病监测、预测、流行病学调查、疫情报告以及其他预防、控制工作。

医疗机构承担与医疗救治有关的传染病防治工作和责任区域内的传染病预防工作。城市社区和农村基层医疗机构在疾病预防控制机构的指导下,承担城市社区、农村基层相应的传染病防治工作。

第八条　国家发展现代医学和中医药等传统医学,支持和鼓励开展传染病防治的科学研究,提高传染病防治的科学技术水平。

国家支持和鼓励开展传染病防治的国际合作。

第九条　国家支持和鼓励单位和个人参与传染病防治工作。各级人民政府应当完善有关制度,方便单位和个人参与防治传染病的宣传教育、疫情报告、志愿服务和捐赠活动。

居民委员会、村民委员会应当组织居民、村民参与社区、农村的传染病预防与控制活动。

第十条　国家开展预防传染病的健康教育。新闻媒体应当无偿开展传染病防治和公共卫生教育的公益宣传。

各级各类学校应当对学生进行健康知识和传染病预防知识的教育。

医学院校应当加强预防医学教育和科学研究,对在校学生以及其他与传染病防治相关人员进行预防医学教育和培训,为传染病防治工作提供技术支持。

疾病预防控制机构、医疗机构应当定期对其工作人员进行传染病防治知识、技能的培训。

第十一条　对在传染病防治工作中做出显著成绩和贡献的单位和个人,给予表彰和奖励。

对因参与传染病防治工作致病、致残、死亡的人员,按照有关规定给予补助、抚恤。

第十二条　在中华人民共和国领域内的一切单位和个人,必须接受疾病预防控制机构、医疗机构有关传染病的调查、检验、采集样本、隔离治疗等预防、控制措施,如实提供有关情况。疾病预防控制机构、医疗机构不得泄露涉及个人隐私的有关信息、资料。

卫生行政部门以及其他有关部门、疾病预防控制机构和医疗机构因违法实施行政管理或者预防、控制措施,侵犯单位和个人合法权益的,有关单位和个人可以依法申请行政复议或者提起诉讼。

第二章　传染病预防

第十三条　各级人民政府组织开展群众性卫生活动,进行预防传染病的健康教育,倡导文明健康的生活方式,提高公众对传染病的防治意识和应对能力,加强环境卫生建设,消除鼠害和蚊、蝇等病媒生物的危害。

各级人民政府农业、水利、林业行政部门按照职责分工负责指导和组织消除农田、湖区、河流、牧场、林区的鼠害与血吸虫危害，以及其他传播传染病的动物和病媒生物的危害。

铁路、交通、民用航空行政部门负责组织消除交通工具以及相关场所的鼠害和蚊、蝇等病媒生物的危害。

第十四条　地方各级人民政府应当有计划地建设和改造公共卫生设施，改善饮用水卫生条件，对污水、污物、粪便进行无害化处置。

第十五条　国家实行有计划的预防接种制度。国务院卫生行政部门和省、自治区、直辖市人民政府卫生行政部门，根据传染病预防、控制的需要，制定传染病预防接种规划并组织实施。用于预防接种的疫苗必须符合国家质量标准。

国家对儿童实行预防接种证制度。国家免疫规划项目的预防接种实行免费。医疗机构、疾病预防控制机构与儿童的监护人应当相互配合，保证儿童及时接受预防接种。具体办法由国务院制定。

第十六条　国家和社会应当关心、帮助传染病病人、病原携带者和疑似传染病病人，使其得到及时救治。任何单位和个人不得歧视传染病病人、病原携带者和疑似传染病病人。

传染病病人、病原携带者和疑似传染病病人，在治愈前或者在排除传染病嫌疑前，不得从事法律、行政法规和国务院卫生行政部门规定禁止从事的易使该传染病扩散的工作。

第十七条　国家建立传染病监测制度。

国务院卫生行政部门制定国家传染病监测规划和方案。省、自治区、直辖市人民政府卫生行政部门根据国家传染病监测规划和方案，制定本行政区域的传染病监测计划和工作方案。

各级疾病预防控制机构对传染病的发生、流行以及影响其发生、流行的因素，进行监测；对国外发生、国内尚未发生的传染病或者国内新发生的传染病，进行监测。

第十八条　各级疾病预防控制机构在传染病预防控制中履行下列职责：

（一）实施传染病预防控制规划、计划和方案；

（二）收集、分析和报告传染病监测信息，预测传染病的发生、流行趋势；

（三）开展对传染病疫情和突发公共卫生事件的流行病学调查、现场处理及其效果评价；

（四）开展传染病实验室检测、诊断、病原学鉴定；

（五）实施免疫规划，负责预防性生物制品的使用管理；

（六）开展健康教育、咨询，普及传染病防治知识；

（七）指导、培训下级疾病预防控制机构及其工作人员开展传染病监测工作；

（八）开展传染病防治应用性研究和卫生评价，提供技术咨询。

国家、省级疾病预防控制机构负责对传染病发生、流行以及分布进行监测，对重大传染病流行趋势进行预测，提出预防控制对策，参与并指导对暴发的疫情进行调查处理，开展传染病病原学鉴定，建立检测质量控制体系，开展应用性研究和卫生评价。

设区的市和县级疾病预防控制机构负责传染病预防控制规划、方案的落实，组织实施免疫、消毒、控制病媒生物的危害，普及传染病防治知识，负责本地区疫情和突发公共卫生事件监测、报告，开展流行病学调查和常见病原微生物检测。

第十九条　国家建立传染病预警制度。

国务院卫生行政部门和省、自治区、直辖市人民政府根据传染病发生、流行趋势的预测，及时发出传染病预警，根据情况予以公布。

第二十条　县级以上地方人民政府应当制定传染病预防、控制预案，报上一级人民政府备案。

传染病预防、控制预案应当包括以下主要内容：
（一）传染病预防控制指挥部的组成和相关部门的职责；
（二）传染病的监测、信息收集、分析、报告、通报制度；
（三）疾病预防控制机构、医疗机构在发生传染病疫情时的任务与职责；
（四）传染病暴发、流行情况的分级以及相应的应急工作方案；
（五）传染病预防、疫点疫区现场控制，应急设施、设备、救治药品和医疗器械以及其他物资和技术的储备与调用。

地方人民政府和疾病预防控制机构接到国务院卫生行政部门或者省、自治区、直辖市人民政府发出的传染病预警后，应当按照传染病预防、控制预案，采取相应的预防、控制措施。

第二十一条　医疗机构必须严格执行国务院卫生行政部门规定的管理制度、操作规范，防止传染病的医源性感染和医院感染。

医疗机构应当确定专门的部门或者人员，承担传染病疫情报告、本单位的传染病预防、控制以及责任区域内的传染病预防工作；承担医疗活动中与医院感染有关的危险因素监测、安全防护、消毒、隔离和医疗废物处置工作。

疾病预防控制机构应当指定专门人员负责对医疗机构内传染病预防工作进行指导、考核，开展流行病学调查。

第二十二条　疾病预防控制机构、医疗机构的实验室和从事病原微生物实验的单位，应当符合国家规定的条件和技术标准，建立严格的监督管理制度，对传染病病原体样本按照规定的措施实行严格监督管理，严防传染病病原体的实验室感染和病原微生物的扩散。

第二十三条　采供血机构、生物制品生产单位必须严格执行国家有关规定，保证血液、血液制品的质量。禁止非法采集血液或者组织他人出卖血液。

疾病预防控制机构、医疗机构使用血液和血液制品，必须遵守国家有关规定，防止因输入血液、使用血液制品引起经血液传播疾病的发生。

第二十四条　各级人民政府应当加强艾滋病的防治工作，采取预防、控制措施，防止艾滋病的传播。具体办法由国务院制定。

第二十五条　县级以上人民政府农业、林业行政部门以及其他有关部门，依据各自的职责负责与人畜共患传染病有关的动物传染病的防治管理工作。

与人畜共患传染病有关的野生动物、家畜家禽，经检疫合格后，方可出售、运输。

第二十六条　国家建立传染病菌种、毒种库。

对传染病菌种、毒种和传染病检测样本的采集、保藏、携带、运输和使用实行分类管理，建立健全严格的管理制度。

对可能导致甲类传染病传播的以及国务院卫生行政部门规定的菌种、毒种和传染病检测样本，确需采集、保藏、携带、运输和使用的，须经省级以上人民政府卫生行政部门批准。具体办法由国务院制定。

第二十七条　对被传染病病原体污染的污水、污物、场所和物品，有关单位和个人必须在疾病预防控制机构的指导下或者按照其提出的卫生要求，进行严格消毒处理；拒绝消毒处理的，由当地卫生行政部门或者疾病预防控制机构进行强制消毒处理。

第二十八条　在国家确认的自然疫源地计划兴建水利、交通、旅游、能源等大型建设项目的，应当事先由省级以上疾病预防控制机构对施工环境进行卫生调查。建设单位应当根据疾病预防控制机构的意见，采取必要的传染病预防、控制措施。施工期间，建设单位应当设专人负责工地上的卫生防疫工作。工程竣工后，疾病预防控制机构应当对可能发生的传染病进行监测。

第二十九条 用于传染病防治的消毒产品、饮用水供水单位供应的饮用水和涉及饮用水卫生安全的产品，应当符合国家卫生标准和卫生规范。

饮用水供水单位从事生产或者供应活动，应当依法取得卫生许可证。

生产用于传染病防治的消毒产品的单位和生产用于传染病防治的消毒产品，应当经省级以上人民政府卫生行政部门审批。具体办法由国务院制定。

第三章 疫情报告、通报和公布

第三十条 疾病预防控制机构、医疗机构和采供血机构及其执行职务的人员发现本法规定的传染病疫情或者发现其他传染病暴发、流行以及突发原因不明的传染病时，应当遵循疫情报告属地管理原则，按照国务院规定的或者国务院卫生行政部门规定的内容、程序、方式和时限报告。

军队医疗机构向社会公众提供医疗服务，发现前款规定的传染病疫情时，应当按照国务院卫生行政部门的规定报告。

第三十一条 任何单位和个人发现传染病病人或者疑似传染病病人时，应当及时向附近的疾病预防控制机构或者医疗机构报告。

第三十二条 港口、机场、铁路疾病预防控制机构以及国境卫生检疫机关发现甲类传染病病人、病原携带者、疑似传染病病人时，应当按照国家有关规定立即向国境口岸所在地的疾病预防控制机构或者所在地县级以上地方人民政府卫生行政部门报告并互相通报。

第三十三条 疾病预防控制机构应当主动收集、分析、调查、核实传染病疫情信息。接到甲类、乙类传染病疫情报告或者发现传染病暴发、流行时，应当立即报告当地卫生行政部门，由当地卫生行政部门立即报告当地人民政府，同时报告上级卫生行政部门和国务院卫生行政部门。

疾病预防控制机构应当设立或者指定专门的部门、人员负责传染病疫情信息管理工作，及时对疫情报告进行核实、分析。

第三十四条 县级以上地方人民政府卫生行政部门应当及时向本行政区域内的疾病预防控制机构和医疗机构通报传染病疫情以及监测、预警的相关信息。接到通报的疾病预防控制机构和医疗机构应当及时告知本单位的有关人员。

第三十五条 国务院卫生行政部门应当及时向国务院其他有关部门和各省、自治区、直辖市人民政府卫生行政部门通报全国传染病疫情以及监测、预警的相关信息。

毗邻的以及相关的地方人民政府卫生行政部门，应当及时互相通报本行政区域的传染病疫情以及监测、预警的相关信息。

县级以上人民政府有关部门发现传染病疫情时，应当及时向同级人民政府卫生行政部门通报。

中国人民解放军卫生主管部门发现传染病疫情时，应当向国务院卫生行政部门通报。

第三十六条 动物防疫机构和疾病预防控制机构，应当及时互相通报动物间和人间发生的人畜共患传染病疫情以及相关信息。

第三十七条 依照本法的规定负有传染病疫情报告职责的人民政府有关部门、疾病预防控制机构、医疗机构、采供血机构及其工作人员，不得隐瞒、谎报、缓报传染病疫情。

第三十八条 国家建立传染病疫情信息公布制度。

国务院卫生行政部门定期公布全国传染病疫情信息。省、自治区、直辖市人民政府卫生行政部门定期公布本行政区域的传染病疫情信息。

传染病暴发、流行时，国务院卫生行政部门负责向社会公布传染病疫情信息，并可以授权省、自治区、直辖市人民政府卫生行政部门向社会公布本行政区域的传染病疫情信息。

公布传染病疫情信息应当及时、准确。

第四章　疫情控制

第三十九条　医疗机构发现甲类传染病时，应当及时采取下列措施：

（一）对病人、病原携带者，予以隔离治疗，隔离期限根据医学检查结果确定；

（二）对疑似病人，确诊前在指定场所单独隔离治疗；

（三）对医疗机构内的病人、病原携带者、疑似病人的密切接触者，在指定场所进行医学观察和采取其他必要的预防措施。

拒绝隔离治疗或者隔离期未满擅自脱离隔离治疗的，可以由公安机关协助医疗机构采取强制隔离治疗措施。

医疗机构发现乙类或者丙类传染病病人，应当根据病情采取必要的治疗和控制传播措施。

医疗机构对本单位内被传染病病原体污染的场所、物品以及医疗废物，必须依照法律、法规的规定实施消毒和无害化处置。

第四十条　疾病预防控制机构发现传染病疫情或者接到传染病疫情报告时，应当及时采取下列措施：

（一）对传染病疫情进行流行病学调查，根据调查情况提出划定疫点、疫区的建议，对被污染的场所进行卫生处理，对密切接触者，在指定场所进行医学观察和采取其他必要的预防措施，并向卫生行政部门提出疫情控制方案；

（二）传染病暴发、流行时，对疫点、疫区进行卫生处理，向卫生行政部门提出疫情控制方案，并按照卫生行政部门的要求采取措施；

（三）指导下级疾病预防控制机构实施传染病预防、控制措施，组织、指导有关单位对传染病疫情的处理。

第四十一条　对已经发生甲类传染病病例的场所或者该场所内的特定区域的人员，所在地的县级以上地方人民政府可以实施隔离措施，并同时向上一级人民政府报告；接到报告的上级人民政府应当即时作出是否批准的决定。上级人民政府作出不予批准决定的，实施隔离措施的人民政府应当立即解除隔离措施。

在隔离期间，实施隔离措施的人民政府应当对被隔离人员提供生活保障；被隔离人员有工作单位的，所在单位不得停止支付其隔离期间的工作报酬。

隔离措施的解除，由原决定机关决定并宣布。

第四十二条　传染病暴发、流行时，县级以上地方人民政府应当立即组织力量，按照预防、控制预案进行防治，切断传染病的传播途径，必要时，报经上一级人民政府决定，可以采取下列紧急措施并予以公告：

（一）限制或者停止集市、影剧院演出或者其他人群聚集的活动；

（二）停工、停业、停课；

（三）封闭或者封存被传染病病原体污染的公共饮用水源、食品以及相关物品；

（四）控制或者扑杀染疫野生动物、家畜家禽；

（五）封闭可能造成传染病扩散的场所。

上级人民政府接到下级人民政府关于采取前款所列紧急措施的报告时，应当即时作出决定。

紧急措施的解除，由原决定机关决定并宣布。

第四十三条　甲类、乙类传染病暴发、流行时，县级以上地方人民政府报经上一级人民政府决定，可以宣布本行政区域部分或者全部为疫区；国务院可以决定并宣布跨省、自治区、直辖市的疫区。县级以上地方人民政府可以在疫区内采取本法第四十二条规定的紧急措施，并可以对出入疫区的人员、物资和交通工具实施卫生检疫。

省、自治区、直辖市人民政府可以决定对本行政区域内的甲类传染病疫区实施封锁；但是，封锁大、中城市的疫区或者封锁跨省、自治区、直辖市的疫区，以及封锁疫区导致中断干线交通或者封锁国境的，由国务院决定。

疫区封锁的解除，由原决定机关决定并宣布。

第四十四条　发生甲类传染病时，为了防止该传染病通过交通工具及其乘运的人员、物资传播，可以实施交通卫生检疫。具体办法由国务院制定。

第四十五条　传染病暴发、流行时，根据传染病疫情控制的需要，国务院有权在全国范围或者跨省、自治区、直辖市范围内，县级以上地方人民政府有权在本行政区域内紧急调集人员或者调用储备物资，临时征用房屋、交通工具以及相关设施、设备。

紧急调集人员的，应当按照规定给予合理报酬。临时征用房屋、交通工具以及相关设施、设备的，应当依法给予补偿；能返还的，应当及时返还。

第四十六条　患甲类传染病、炭疽死亡的，应当将尸体立即进行卫生处理，就近火化。患其他传染病死亡的，必要时，应当将尸体进行卫生处理后火化或者按照规定深埋。

为了查找传染病病因，医疗机构在必要时可以按照国务院卫生行政部门的规定，对传染病病人尸体或者疑似传染病病人尸体进行解剖查验，并应当告知死者家属。

第四十七条　疫区中被传染病病原体污染或者可能被传染病病原体污染的物品，经消毒可以使用的，应当在当地疾病预防控制机构的指导下，进行消毒处理后，方可使用、出售和运输。

第四十八条　发生传染病疫情时，疾病预防控制机构和省级以上人民政府卫生行政部门指派的其他与传染病有关的专业技术机构，可以进入传染病疫点、疫区进行调查、采集样本、技术分析和检验。

第四十九条　传染病暴发、流行时，药品和医疗器械生产、供应单位应当及时生产、供应防治传染病的药品和医疗器械。铁路、交通、民用航空经营单位必须优先运送处理传染病疫情的人员以及防治传染病的药品和医疗器械。县级以上人民政府有关部门应当做好组织协调工作。

第五章　医疗救治

第五十条　县级以上人民政府应当加强和完善传染病医疗救治服务网络的建设，指定具备传染病救治条件和能力的医疗机构承担传染病救治任务，或者根据传染病救治需要设置传染病医院。

第五十一条　医疗机构的基本标准、建筑设计和服务流程，应当符合预防传染病医院感染的要求。

医疗机构应当按照规定对使用的医疗器械进行消毒；对按照规定一次使用的医疗器具，应当在使用后予以销毁。

医疗机构应当按照国务院卫生行政部门规定的传染病诊断标准和治疗要求，采取相应措施，提高传染病医疗救治能力。

第五十二条　医疗机构应当对传染病病人或者疑似传染病病人提供医疗救护、现场救援和接诊治疗，书写病历记录以及其他有关资料，并妥善保管。

医疗机构应当实行传染病预检、分诊制度；对传染病病人、疑似传染病病人，应当引导至相对隔离的分诊点进行初诊。医疗机构不具备相应救治能力的，应当将患者及其病历记录复印件一并转至具备相应救治能力的医疗机构。具体办法由国务院卫生行政部门规定。

第六章　监督管理

第五十三条　县级以上人民政府卫生行政部门对传染病防治工作履行下列监督检查职责：

（一）对下级人民政府卫生行政部门履行本法规定的传染病防治职责进行监督检查；

（二）对疾病预防控制机构、医疗机构的传染病防治工作进行监督检查；

（三）对采供血机构的采供血活动进行监督检查；

（四）对用于传染病防治的消毒产品及其生产单位进行监督检查，并对饮用水供水单位从事生产或者供应活动以及涉及饮用水卫生安全的产品进行监督检查；

（五）对传染病菌种、毒种和传染病检测样本的采集、保藏、携带、运输、使用进行监督检查；

（六）对公共场所和有关单位的卫生条件和传染病预防、控制措施进行监督检查。

省级以上人民政府卫生行政部门负责组织对传染病防治重大事项的处理。

第五十四条　县级以上人民政府卫生行政部门在履行监督检查职责时，有权进入被检查单位和传染病疫情发生现场调查取证，查阅或者复制有关的资料和采集样本。被检查单位应当予以配合，不得拒绝、阻挠。

第五十五条　县级以上地方人民政府卫生行政部门在履行监督检查职责时，发现被传染病病原体污染的公共饮用水源、食品以及相关物品，如不及时采取控制措施可能导致传染病传播、流行的，可以采取封闭公共饮用水源、封存食品以及相关物品或者暂停销售的临时控制措施，并予以检验或者进行消毒。经检验，属于被污染的食品，应当予以销毁；对未被污染的食品或者经消毒后可以使用的物品，应当解除控制措施。

第五十六条　卫生行政部门工作人员依法执行职务时，应当不少于两人，并出示执法证件，填写卫生执法文书。

卫生执法文书经核对无误后，应当由卫生执法人员和当事人签名。当事人拒绝签名的，卫生执法人员应当注明情况。

第五十七条　卫生行政部门应当依法建立健全内部监督制度，对其工作人员依据法定职权和程序履行职责的情况进行监督。

上级卫生行政部门发现下级卫生行政部门不及时处理职责范围内的事项或者不履行职责的，应当责令纠正或者直接予以处理。

第五十八条　卫生行政部门及其工作人员履行职责，应当自觉接受社会和公民的监督。单位和个人有权向上级人民政府及其卫生行政部门举报违反本法的行为。接到举报的有关人民政府或者其卫生行政部门，应当及时调查处理。

第七章　保障措施

第五十九条　国家将传染病防治工作纳入国民经济和社会发展计划，县级以上地方人民政府将传染病防治工作纳入本行政区域的国民经济和社会发展计划。

第六十条　县级以上地方人民政府按照本级政府职责负责本行政区域内传染病预防、控制、监督工作的日常经费。

国务院卫生行政部门会同国务院有关部门，根据传染病流行趋势，确定全国传染病预防、控制、救治、监测、预测、预警、监督检查等项目。中央财政对困难地区实施重大传染病防治项目给予补助。

省、自治区、直辖市人民政府根据本行政区域内传染病流行趋势，在国务院卫生行政部门确定的项目范围内，确定传染病预防、控制、监督等项目，并保障项目的实施经费。

第六十一条 国家加强基层传染病防治体系建设，扶持贫困地区和少数民族地区的传染病防治工作。

地方各级人民政府应当保障城市社区、农村基层传染病预防工作的经费。

第六十二条 国家对患有特定传染病的困难人群实行医疗救助，减免医疗费用。具体办法由国务院卫生行政部门会同国务院财政部门等部门制定。

第六十三条 县级以上人民政府负责储备防治传染病的药品、医疗器械和其他物资，以备调用。

第六十四条 对从事传染病预防、医疗、科研、教学、现场处理疫情的人员，以及在生产、工作中接触传染病病原体的其他人员，有关单位应当按照国家规定，采取有效的卫生防护措施和医疗保健措施，并给予适当的津贴。

第八章 法律责任

第六十五条 地方各级人民政府未依照本法的规定履行报告职责，或者隐瞒、谎报、缓报传染病疫情，或者在传染病暴发、流行时，未及时组织救治、采取控制措施的，由上级人民政府责令改正，通报批评；造成传染病传播、流行或者其他严重后果的，对负有责任的主管人员，依法给予行政处分；构成犯罪的，依法追究刑事责任。

第六十六条 县级以上人民政府卫生行政部门违反本法规定，有下列情形之一的，由本级人民政府、上级人民政府卫生行政部门责令改正，通报批评；造成传染病传播、流行或者其他严重后果的，对负有责任的主管人员和其他直接责任人员，依法给予行政处分；构成犯罪的，依法追究刑事责任：

（一）未依法履行传染病疫情通报、报告或者公布职责，或者隐瞒、谎报、缓报传染病疫情的；

（二）发生或者可能发生传染病传播时未及时采取预防、控制措施的；

（三）未依法履行监督检查职责，或者发现违法行为不及时查处的；

（四）未及时调查、处理单位和个人对下级卫生行政部门不履行传染病防治职责的举报的；

（五）违反本法的其他失职、渎职行为。

第六十七条 县级以上人民政府有关部门未依照本法的规定履行传染病防治和保障职责的，由本级人民政府或者上级人民政府有关部门责令改正，通报批评；造成传染病传播、流行或者其他严重后果的，对负有责任的主管人员和其他直接责任人员，依法给予行政处分；构成犯罪的，依法追究刑事责任。

第六十八条 疾病预防控制机构违反本法规定，有下列情形之一的，由县级以上人民政府卫生行政部门责令限期改正，通报批评，给予警告；对负有责任的主管人员和其他直接责任人员，依法给予降级、撤职、开除的处分，并可以依法吊销有关责任人员的执业证书；构成犯罪的，依法追究刑事责任：

（一）未依法履行传染病监测职责的；

（二）未依法履行传染病疫情报告、通报职责，或者隐瞒、谎报、缓报传染病疫情的；

（三）未主动收集传染病疫情信息，或者对传染病疫情信息和疫情报告未及时进行分析、调查、核实的；

（四）发现传染病疫情时，未依据职责及时采取本法规定的措施的；

（五）故意泄露传染病病人、病原携带者、疑似传染病病人、密切接触者涉及个人隐私的有关信息、资料的。

第六十九条 医疗机构违反本法规定，有下列情形之一的，由县级以上人民政府卫生行政部门责令改正，通报批评，给予警告；造成传染病传播、流行或者其他严重后果的，对负有责任的主管人员和其他直接责任人员，依法给予降级、撤职、开除的处分，并可以依法吊销有关责任人员的执业证书；构成犯罪的，依法追究刑事责任：

（一）未按照规定承担本单位的传染病预防、控制工作、医院感染控制任务和责任区域内的传染病预防工作的；

（二）未按照规定报告传染病疫情，或者隐瞒、谎报、缓报传染病疫情的；

（三）发现传染病疫情时，未按照规定对传染病病人、疑似传染病病人提供医疗救护、现场救援、接诊、转诊的，或者拒绝接受转诊的；

（四）未按照规定对本单位内被传染病病原体污染的场所、物品以及医疗废物实施消毒或者无害化处置的；

（五）未按照规定对医疗器械进行消毒，或者对按照规定一次使用的医疗器具未予销毁，再次使用的；

（六）在医疗救治过程中未按照规定保管医学记录资料的；

（七）故意泄露传染病病人、病原携带者、疑似传染病病人、密切接触者涉及个人隐私的有关信息、资料的。

第七十条 采供血机构未按照规定报告传染病疫情，或者隐瞒、谎报、缓报传染病疫情，或者未执行国家有关规定，导致因输入血液引起经血液传播疾病发生的，由县级以上人民政府卫生行政部门责令改正，通报批评，给予警告；造成传染病传播、流行或者其他严重后果的，对负有责任的主管人员和其他直接责任人员，依法给予降级、撤职、开除的处分，并可以依法吊销采供血机构的执业许可证；构成犯罪的，依法追究刑事责任。

非法采集血液或者组织他人出卖血液的，由县级以上人民政府卫生行政部门予以取缔，没收违法所得，可以并处十万元以下的罚款；构成犯罪的，依法追究刑事责任。

第七十一条 国境卫生检疫机关、动物防疫机构未依法履行传染病疫情通报职责的，由有关部门在各自职责范围内责令改正，通报批评；造成传染病传播、流行或者其他严重后果的，对负有责任的主管人员和其他直接责任人员，依法给予降级、撤职、开除的处分；构成犯罪的，依法追究刑事责任。

第七十二条 铁路、交通、民用航空经营单位未依照本法的规定优先运送处理传染病疫情的人员以及防治传染病的药品和医疗器械的，由有关部门责令限期改正，给予警告；造成严重后果的，对负有责任的主管人员和其他直接责任人员，依法给予降级、撤职、开除的处分。

第七十三条 违反本法规定，有下列情形之一，导致或者可能导致传染病传播、流行的，由县级以上人民政府卫生行政部门责令限期改正，没收违法所得，可以并处五万元以下的罚款；已取得许可证的，原发证部门可以依法暂扣或者吊销许可证；构成犯罪的，依法追究刑事责任：

（一）饮用水供水单位供应的饮用水不符合国家卫生标准和卫生规范的；

（二）涉及饮用水卫生安全的产品不符合国家卫生标准和卫生规范的；

（三）用于传染病防治的消毒产品不符合国家卫生标准和卫生规范的；

（四）出售、运输疫区中被传染病病原体污染或者可能被传染病病原体污染的物品，未进行消毒处理的；

（五）生物制品生产单位生产的血液制品不符合国家质量标准的。

第七十四条　违反本法规定，有下列情形之一的，由县级以上地方人民政府卫生行政部门责令改正，通报批评，给予警告，已取得许可证的，可以依法暂扣或者吊销许可证；造成传染病传播、流行以及其他严重后果的，对负有责任的主管人员和其他直接责任人员，依法给予降级、撤职、开除的处分，并可以依法吊销有关责任人员的执业证书；构成犯罪的，依法追究刑事责任：

（一）疾病预防控制机构、医疗机构和从事病原微生物实验的单位，不符合国家规定的条件和技术标准，对传染病病原体样本未按照规定进行严格管理，造成实验室感染和病原微生物扩散的；

（二）违反国家有关规定，采集、保藏、携带、运输和使用传染病菌种、毒种和传染病检测样本的；

（三）疾病预防控制机构、医疗机构未执行国家有关规定，导致因输入血液、使用血液制品引起经血液传播疾病发生的。

第七十五条　未经检疫出售、运输与人畜共患传染病有关的野生动物、家畜家禽的，由县级以上地方人民政府畜牧兽医行政部门责令停止违法行为，并依法给予行政处罚。

第七十六条　在国家确认的自然疫源地兴建水利、交通、旅游、能源等大型建设项目，未经卫生调查进行施工的，或者未按照疾病预防控制机构的意见采取必要的传染病预防、控制措施的，由县级以上人民政府卫生行政部门责令限期改正，给予警告，处五千元以上三万元以下的罚款；逾期不改正的，处三万元以上十万元以下的罚款，并可以提请有关人民政府依据职责权限，责令停建、关闭。

第七十七条　单位和个人违反本法规定，导致传染病传播、流行，给他人人身、财产造成损害的，应当依法承担民事责任。

第九章　附　则

第七十八条　本法中下列用语的含义：

（一）传染病病人、疑似传染病病人：指根据国务院卫生行政部门发布的《中华人民共和国传染病防治法规定管理的传染病诊断标准》，符合传染病病人和疑似传染病病人诊断标准的人。

（二）病原携带者：指感染病原体无临床症状但能排出病原体的人。

（三）流行病学调查：指对人群中疾病或者健康状况的分布及其决定因素进行调查研究，提出疾病预防控制措施及保健对策。

（四）疫点：指病原体从传染源向周围播散的范围较小或者单个疫源地。

（五）疫区：指传染病在人群中暴发、流行，其病原体向周围播散时所能波及的地区。

（六）人畜共患传染病：指人与脊椎动物共同罹患的传染病，如鼠疫、狂犬病、血吸虫病等。

（七）自然疫源地：指某些可引起人类传染病的病原体在自然界的野生动物中长期存在和循环的地区。

（八）病媒生物：指能够将病原体从人或者其他动物传播给人的生物，如蚊、蝇、蚤类等。

（九）医源性感染：指在医学服务中，因病原体传播引起的感染。

（十）医院感染：指住院病人在医院内获得的感染，包括在住院期间发生的感染和在医院内获得出院后发生的感染,但不包括入院前已开始或者入院时已处于潜伏期的感染。医院工作人员在医院内获得的感染也属医院感染。

(十一)实验室感染:指从事实验室工作时,因接触病原体所致的感染。

(十二)菌种、毒种:指可能引起本法规定的传染病发生的细菌菌种、病毒毒种。

(十三)消毒:指用化学、物理、生物的方法杀灭或者消除环境中的病原微生物。

(十四)疾病预防控制机构:指从事疾病预防控制活动的疾病预防控制中心以及与上述机构业务活动相同的单位。

(十五)医疗机构:指按照《医疗机构管理条例》取得医疗机构执业许可证,从事疾病诊断、治疗活动的机构。

第七十九条 传染病防治中有关食品、药品、血液、水、医疗废物和病原微生物的管理以及动物防疫和国境卫生检疫,本法未规定的,分别适用其他有关法律、行政法规的规定。

第八十条 本法自 2004 年 12 月 1 日起施行。

附录七　医疗废物管理条例

2003 年 6 月 16 日中华人民共和国国务院令第 380 号公布　根据 2011 年 1 月 8 日《国务院关于废止和修改部分行政法规的决定》修订）

第一章　总　则

第一条　为了加强医疗废物的安全管理，防止疾病传播，保护环境，保障人体健康，根据《中华人民共和国传染病防治法》和《中华人民共和国固体废物污染环境防治法》，制定本条例。

第二条　本条例所称医疗废物，是指医疗卫生机构在医疗、预防、保健以及其他相关活动中产生的具有直接或者间接感染性、毒性以及其他危害性的废物。

医疗废物分类目录，由国务院卫生行政主管部门和环境保护行政主管部门共同制定、公布。

第三条　本条例适用于医疗废物的收集、运送、贮存、处置以及监督管理等活动。

医疗卫生机构收治的传染病病人或者疑似传染病病人产生的生活垃圾，按照医疗废物进行管理和处置。

医疗卫生机构废弃的麻醉、精神、放射性、毒性等药品及其相关的废物的管理，依照有关法律、行政法规和国家有关规定、标准执行。

第四条　国家推行医疗废物集中无害化处置，鼓励有关医疗废物安全处置技术的研究与开发。

县级以上地方人民政府负责组织建设医疗废物集中处置设施。

国家对边远贫困地区建设医疗废物集中处置设施给予适当的支持。

第五条　县级以上各级人民政府卫生行政主管部门，对医疗废物收集、运送、贮存、处置活动中的疾病防治工作实施统一监督管理；环境保护行政主管部门，对医疗废物收集、运送、贮存、处置活动中的环境污染防治工作实施统一监督管理。

县级以上各级人民政府其他有关部门在各自的职责范围内负责与医疗废物处置有关的监督管理工作。

第六条　任何单位和个人有权对医疗卫生机构、医疗废物集中处置单位和监督管理部门及其工作人员的违法行为进行举报、投诉、检举和控告。

第二章　医疗废物管理的一般规定

第七条　医疗卫生机构和医疗废物集中处置单位，应当建立、健全医疗废物管理责任制，其法定代表人为第一责任人，切实履行职责，防止因医疗废物导致传染病传播和环境污染事故。

第八条　医疗卫生机构和医疗废物集中处置单位，应当制定与医疗废物安全处置有关的规章制度和在发生意外事故时的应急方案；设置监控部门或者专（兼）职人员，负责检查、督促、落实本单位医疗废物的管理工作，防止违反本条例的行为发生。

第九条　医疗卫生机构和医疗废物集中处置单位，应当对本单位从事医疗废物收集、运送、贮存、处置等工作的人员和管理人员，进行相关法律和专业技术、安全防护以及紧急处理等知识的培训。

第十条　医疗卫生机构和医疗废物集中处置单位，应当采取有效的职业卫生防护措施，为从事医疗废物收集、运送、贮存、处置等工作的人员和管理人员，配备必要的防护用品，定期进行健康检查；必要时，对有关人员进行免疫接种，防止其受到健康损害。

第十一条　医疗卫生机构和医疗废物集中处置单位，应当依照《中华人民共和国固体废物污染环境防治法》的规定，执行危险废物转移联单管理制度。

第十二条　医疗卫生机构和医疗废物集中处置单位，应当对医疗废物进行登记，登记内容应当包括医疗废物的来源、种类、重量或者数量、交接时间、处置方法、最终去向以及经办人签名等项目。登记资料至少保存3年。

第十三条　医疗卫生机构和医疗废物集中处置单位，应当采取有效措施，防止医疗废物流失、泄漏、扩散。

发生医疗废物流失、泄漏、扩散时，医疗卫生机构和医疗废物集中处置单位应当采取减少危害的紧急处理措施，对致病人员提供医疗救护和现场救援；同时向所在地的县级人民政府卫生行政主管部门、环境保护行政主管部门报告，并向可能受到危害的单位和居民通报。

第十四条　禁止任何单位和个人转让、买卖医疗废物。

禁止在运送过程中丢弃医疗废物；禁止在非贮存地点倾倒、堆放医疗废物或者将医疗废物混入其他废物和生活垃圾。

第十五条　禁止邮寄医疗废物。

禁止通过铁路、航空运输医疗废物。

有陆路通道的，禁止通过水路运输医疗废物；没有陆路通道必须经水路运输医疗废物的，应当经设区的市级以上人民政府环境保护行政主管部门批准，并采取严格的环境保护措施后，方可通过水路运输。

禁止将医疗废物与旅客在同一运输工具上载运。

禁止在饮用水源保护区的水体上运输医疗废物。

第三章　医疗卫生机构对医疗废物的管理

第十六条　医疗卫生机构应当及时收集本单位产生的医疗废物，并按照类别分置于防渗漏、防锐器穿透的专用包装物或者密闭的容器内。

医疗废物专用包装物、容器，应当有明显的警示标识和警示说明。

医疗废物专用包装物、容器的标准和警示标识的规定，由国务院卫生行政主管部门和环境保护行政主管部门共同制定。

第十七条　医疗卫生机构应当建立医疗废物的暂时贮存设施、设备，不得露天存放医疗废物；医疗废物暂时贮存的时间不得超过2天。

医疗废物的暂时贮存设施、设备，应当远离医疗区、食品加工区和人员活动区以及生活垃圾存放场所，并设置明显的警示标识和防渗漏、防鼠、防蚊蝇、防蟑螂、防盗以及预防儿童接触等安全措施。

医疗废物的暂时贮存设施、设备应当定期消毒和清洁。

第十八条　医疗卫生机构应当使用防渗漏、防遗撒的专用运送工具，按照本单位确定的内部医疗废物运送时间、路线，将医疗废物收集、运送至暂时贮存地点。

运送工具使用后应当在医疗卫生机构内指定的地点及时消毒和清洁。

第十九条　医疗卫生机构应当根据就近集中处置的原则，及时将医疗废物交由医疗废物集中处置单位处置。

医疗废物中病原体的培养基、标本和菌种、毒种保存液等高危险废物，在交医疗废物集中处置单位处置前应当就地消毒。

第二十条　医疗卫生机构产生的污水、传染病病人或者疑似传染病病人的排泄物，应当按照国家规定严格消毒；达到国家规定的排放标准后，方可排入污水处理系统。

第二十一条　不具备集中处置医疗废物条件的农村，医疗卫生机构应当按照县级人民政府卫生行政主管部门、环境保护行政主管部门的要求，自行就地处置其产生的医疗废物。自行处置医疗废物的，应当符合下列基本要求：

（一）使用后的一次性医疗器具和容易致人损伤的医疗废物，应当消毒并作毁形处理；

（二）能够焚烧的，应当及时焚烧；

（三）不能焚烧的，消毒后集中填埋。

第四章　医疗废物的集中处置

第二十二条　从事医疗废物集中处置活动的单位，应当向县级以上人民政府环境保护行政主管部门申请领取经营许可证；未取得经营许可证的单位，不得从事有关医疗废物集中处置的活动。

第二十三条　医疗废物集中处置单位，应当符合下列条件：

（一）具有符合环境保护和卫生要求的医疗废物贮存、处置设施或者设备；

（二）具有经过培训的技术人员以及相应的技术工人；

（三）具有负责医疗废物处置效果检测、评价工作的机构和人员；

（四）具有保证医疗废物安全处置的规章制度。

第二十四条　医疗废物集中处置单位的贮存、处置设施，应当远离居（村）民居住区、水源保护区和交通干道，与工厂、企业等工作场所有适当的安全防护距离，并符合国务院环境保护行政主管部门的规定。

第二十五条　医疗废物集中处置单位应当至少每2天到医疗卫生机构收集、运送一次医疗废物，并负责医疗废物的贮存、处置。

第二十六条　医疗废物集中处置单位运送医疗废物，应当遵守国家有关危险货物运输管理的规定，使用有明显医疗废物标识的专用车辆。医疗废物专用车辆应当达到防渗漏、防遗撒以及其他环境保护和卫生要求。

运送医疗废物的专用车辆使用后，应当在医疗废物集中处置场所内及时进行消毒和清洁。

运送医疗废物的专用车辆不得运送其他物品。

第二十七条　医疗废物集中处置单位在运送医疗废物过程中应当确保安全，不得丢弃、遗撒医疗废物。

第二十八条　医疗废物集中处置单位应当安装污染物排放在线监控装置，并确保监控装置经常处于正常运行状态。

第二十九条　医疗废物集中处置单位处置医疗废物，应当符合国家规定的环境保护、卫生标准、规范。

第三十条　医疗废物集中处置单位应当按照环境保护行政主管部门和卫生行政主管部门的规定，定期对医疗废物处置设施的环境污染防治和卫生学效果进行检测、评价。检测、评价结果存入医疗废物集中处置单位档案，每半年向所在地环境保护行政主管部门和卫生行政主管部门报告一次。

第三十一条　医疗废物集中处置单位处置医疗废物，按照国家有关规定向医疗卫生机构收取医疗废物处置费用。

医疗卫生机构按照规定支付的医疗废物处置费用，可以纳入医疗成本。

第三十二条 各地区应当利用和改造现有固体废物处置设施和其他设施，对医疗废物集中处置，并达到基本的环境保护和卫生要求。

第三十三条 尚无集中处置设施或者处置能力不足的城市，自本条例施行之日起，设区的市级以上城市应当在1年内建成医疗废物集中处置设施；县级市应当在2年内建成医疗废物集中处置设施。县（旗）医疗废物集中处置设施的建设，由省、自治区、直辖市人民政府规定。

在尚未建成医疗废物集中处置设施期间，有关地方人民政府应当组织制定符合环境保护和卫生要求的医疗废物过渡性处置方案，确定医疗废物收集、运送、处置方式和处置单位。

第五章 监督管理

第三十四条 县级以上地方人民政府卫生行政主管部门、环境保护行政主管部门，应当依照本条例的规定，按照职责分工，对医疗卫生机构和医疗废物集中处置单位进行监督检查。

第三十五条 县级以上地方人民政府卫生行政主管部门，应当对医疗卫生机构和医疗废物集中处置单位从事医疗废物的收集、运送、贮存、处置中的疾病防治工作，以及工作人员的卫生防护等情况进行定期监督检查或者不定期的抽查。

第三十六条 县级以上地方人民政府环境保护行政主管部门，应当对医疗卫生机构和医疗废物集中处置单位从事医疗废物收集、运送、贮存、处置中的环境污染防治工作进行定期监督检查或者不定期的抽查。

第三十七条 卫生行政主管部门、环境保护行政主管部门应当定期交换监督检查和抽查结果。在监督检查或者抽查中发现医疗卫生机构和医疗废物集中处置单位存在隐患时，应当责令立即消除隐患。

第三十八条 卫生行政主管部门、环境保护行政主管部门接到对医疗卫生机构、医疗废物集中处置单位和监督管理部门及其工作人员违反本条例行为的举报、投诉、检举和控告后，应当及时核实，依法作出处理，并将处理结果予以公布。

第三十九条 卫生行政主管部门、环境保护行政主管部门履行监督检查职责时，有权采取下列措施：

（一）对有关单位进行实地检查，了解情况，现场监测，调查取证；
（二）查阅或者复制医疗废物管理的有关资料，采集样品；
（三）责令违反本条例规定的单位和个人停止违法行为；
（四）查封或者暂扣涉嫌违反本条例规定的场所、设备、运输工具和物品；
（五）对违反本条例规定的行为进行查处。

第四十条 发生因医疗废物管理不当导致传染病传播或者环境污染事故，或者有证据证明传染病传播或者环境污染的事故有可能发生时，卫生行政主管部门、环境保护行政主管部门应当采取临时控制措施，疏散人员，控制现场，并根据需要责令暂停导致或者可能导致传染病传播或者环境污染事故的作业。

第四十一条 医疗卫生机构和医疗废物集中处置单位，对有关部门的检查、监测、调查取证，应当予以配合，不得拒绝和阻碍，不得提供虚假材料。

第六章 法律责任

第四十二条 县级以上地方人民政府未依照本条例的规定，组织建设医疗废物集中处置设施或者组织制定医疗废物过渡性处置方案的，由上级人民政府通报批评，责令限期建成医疗废物集中处置设施或者组织制定医疗废物过渡性处置方案;并可以对政府主要领导人、负有责任的主管人员,依法给予行政处分。

第四十三条 县级以上各级人民政府卫生行政主管部门、环境保护行政主管部门或者其他有关部门,未按照本条例的规定履行监督检查职责,发现医疗卫生机构和医疗废物集中处置单位的违法行为不及时处理,发生或者可能发生传染病传播或者环境污染事故时未及时采取减少危害措施,以及有其他玩忽职守、失职、渎职行为的,由本级人民政府或者上级人民政府有关部门责令改正,通报批评;造成传染病传播或者环境污染事故的,对主要负责人、负有责任的主管人员和其他直接责任人员依法给予降级、撤职、开除的行政处分;构成犯罪的,依法追究刑事责任。

第四十四条 县级以上人民政府环境保护行政主管部门,违反本条例的规定发给医疗废物集中处置单位经营许可证的,由本级人民政府或者上级人民政府环境保护行政主管部门通报批评,责令收回违法发给的证书;并可以对主要负责人、负有责任的主管人员和其他直接责任人员依法给予行政处分。

第四十五条 医疗卫生机构、医疗废物集中处置单位违反本条例规定,有下列情形之一的,由县级以上地方人民政府卫生行政主管部门或者环境保护行政主管部门按照各自的职责责令限期改正,给予警告;逾期不改正的,处2000元以上5000元以下的罚款:

(一)未建立、健全医疗废物管理制度,或者未设置监控部门或者专(兼)职人员的;

(二)未对有关人员进行相关法律和专业技术、安全防护以及紧急处理等知识的培训的;

(三)未对从事医疗废物收集、运送、贮存、处置等工作的人员和管理人员采取职业卫生防护措施的;

(四)未对医疗废物进行登记或者未保存登记资料的;

(五)对使用后的医疗废物运送工具或者运送车辆未在指定地点及时进行消毒和清洁的;

(六)未及时收集、运送医疗废物的;

(七)未定期对医疗废物处置设施的环境污染防治和卫生学效果进行检测、评价,或者未将检测、评价效果存档、报告的。

第四十六条 医疗卫生机构、医疗废物集中处置单位违反本条例规定,有下列情形之一的,由县级以上地方人民政府卫生行政主管部门或者环境保护行政主管部门按照各自的职责责令限期改正,给予警告,可以并处5000元以下的罚款;逾期不改正的,处5000元以上3万元以下的罚款:

(一)贮存设施或者设备不符合环境保护、卫生要求的;

(二)未将医疗废物按照类别分置于专用包装物或者容器的;

(三)未使用符合标准的专用车辆运送医疗废物或者使用运送医疗废物的车辆运送其他物品的;

(四)未安装污染物排放在线监控装置或者监控装置未经常处于正常运行状态的。

第四十七条 医疗卫生机构、医疗废物集中处置单位有下列情形之一的,由县级以上地方人民政府卫生行政主管部门或者环境保护行政主管部门按照各自的职责责令限期改正,给予警告,并处5000元以上1万元以下的罚款;逾期不改正的,处1万元以上3万元以下的罚款;造成传染病传播或者环境污染事故的,由原发证部门暂扣或者吊销执业许可证件或者经营许可证件;构成犯罪的,依法追究刑事责任:

(一)在运送过程中丢弃医疗废物,在非贮存地点倾倒、堆放医疗废物或者将医疗废物混入其他废物和生活垃圾的；

（二）未执行危险废物转移联单管理制度的；

（三）将医疗废物交给未取得经营许可证的单位或者个人收集、运送、贮存、处置的；

（四）对医疗废物的处置不符合国家规定的环境保护、卫生标准、规范的；

（五）未按照本条例的规定对污水、传染病病人或者疑似传染病病人的排泄物，进行严格消毒，或者未达到国家规定的排放标准，排入污水处理系统的；

（六）对收治的传染病病人或者疑似传染病病人产生的生活垃圾，未按照医疗废物进行管理和处置的。

第四十八条　医疗卫生机构违反本条例规定，将未达到国家规定标准的污水、传染病病人或者疑似传染病病人的排泄物排入城市排水管网的，由县级以上地方人民政府建设行政主管部门责令限期改正，给予警告，并处 5000 元以上 1 万元以下的罚款；逾期不改正的，处 1 万元以上 3 万元以下的罚款；造成传染病传播或者环境污染事故的，由原发证部门暂扣或者吊销执业许可证件；构成犯罪的，依法追究刑事责任。

第四十九条　医疗卫生机构、医疗废物集中处置单位发生医疗废物流失、泄漏、扩散时，未采取紧急处理措施，或者未及时向卫生行政主管部门和环境保护行政主管部门报告的，由县级以上地方人民政府卫生行政主管部门或者环境保护行政主管部门按照各自的职责责令改正，给予警告，并处 1 万元以上 3 万元以下的罚款；造成传染病传播或者环境污染事故的，由原发证部门暂扣或者吊销执业许可证件或者经营许可证件；构成犯罪的，依法追究刑事责任。

第五十条　医疗卫生机构、医疗废物集中处置单位，无正当理由，阻碍卫生行政主管部门或者环境保护行政主管部门执法人员执行职务，拒绝执法人员进入现场，或者不配合执法部门的检查、监测、调查取证的，由县级以上地方人民政府卫生行政主管部门或者环境保护行政主管部门按照各自的职责责令改正，给予警告；拒不改正的，由原发证部门暂扣或者吊销执业许可证件或者经营许可证件；触犯《中华人民共和国治安管理处罚法》，构成违反治安管理行为的，由公安机关依法予以处罚；构成犯罪的，依法追究刑事责任。

第五十一条　不具备集中处置医疗废物条件的农村，医疗卫生机构未按照本条例的要求处置医疗废物的，由县级人民政府卫生行政主管部门或者环境保护行政主管部门按照各自的职责责令限期改正，给予警告；逾期不改正的，处 1000 元以上 5000 元以下的罚款；造成传染病传播或者环境污染事故的，由原发证部门暂扣或者吊销执业许可证件；构成犯罪的，依法追究刑事责任。

第五十二条　未取得经营许可证从事医疗废物的收集、运送、贮存、处置等活动的，由县级以上地方人民政府环境保护行政主管部门责令立即停止违法行为，没收违法所得，可以并处违法所得 1 倍以下的罚款。

第五十三条　转让、买卖医疗废物，邮寄或者通过铁路、航空运输医疗废物，或者违反本条例规定通过水路运输医疗废物的，由县级以上地方人民政府环境保护行政主管部门责令转让、买卖双方、邮寄人、托运人立即停止违法行为，给予警告，没收违法所得；违法所得 5000 元以上的，并处违法所得 2 倍以上 5 倍以下的罚款；没有违法所得或者违法所得不足 5000 元的，并处 5000 元以上 2 万元以下的罚款。

承运人明知托运人违反本条例的规定运输医疗废物，仍予以运输的，或者承运人将医疗废物与旅客在同一工具上载运的，按照前款的规定予以处罚。

第五十四条　医疗卫生机构、医疗废物集中处置单位违反本条例规定，导致传染病传播或者发生环境污染事故,给他人造成损害的,依法承担民事赔偿责任。

第七章 附 则

第五十五条 计划生育技术服务、医学科研、教学、尸体检查和其他相关活动中产生的具有直接或者间接感染性、毒性以及其他危害性废物的管理,依照本条例执行。

第五十六条 军队医疗卫生机构医疗废物的管理由中国人民解放军卫生主管部门参照本条例制定管理办法。

第五十七条 本条例自公布之日起施行。

附录八 放射性同位素与射线装置安全和防护条例

（2005年9月14日中华人民共和国国务院令第449号公布，根据2014年7月29日《国务院关于修改部分行政法规的决定》第一次修订，根据2019年3月2日《国务院关于修改部分行政法规的决定》第二次修订）

第一章 总 则

第一条 为了加强对放射性同位素、射线装置安全和防护的监督管理，促进放射性同位素、射线装置的安全应用，保障人体健康，保护环境，制定本条例。

第二条 在中华人民共和国境内生产、销售、使用放射性同位素和射线装置，以及转让、进出口放射性同位素的，应当遵守本条例。

本条例所称放射性同位素包括放射源和非密封放射性物质。

第三条 国务院生态环境主管部门对全国放射性同位素、射线装置的安全和防护工作实施统一监督管理。

国务院公安、卫生等部门按照职责分工和本条例的规定，对有关放射性同位素、射线装置的安全和防护工作实施监督管理。

县级以上地方人民政府生态环境主管部门和其他有关部门，按照职责分工和本条例的规定，对本行政区域内放射性同位素、射线装置的安全和防护工作实施监督管理。

第四条 国家对放射源和射线装置实行分类管理。根据放射源、射线装置对人体健康和环境的潜在危害程度，从高到低将放射源分为Ⅰ类、Ⅱ类、Ⅲ类、Ⅳ类、Ⅴ类，具体分类办法由国务院生态环境主管部门制定；将射线装置分为Ⅰ类、Ⅱ类、Ⅲ类，具体分类办法由国务院生态环境主管部门商国务院卫生主管部门制定。

第二章 许可和备案

第五条 生产、销售、使用放射性同位素和射线装置的单位，应当依照本章规定取得许可证。

第六条 除医疗使用Ⅰ类放射源、制备正电子发射计算机断层扫描用放射性药物自用的单位外，生产放射性同位素、销售和使用Ⅰ类放射源、销售和使用Ⅰ类射线装置的单位的许可证，由国务院生态环境主管部门审批颁发。

除国务院生态环境主管部门审批颁发的许可证外，其他单位的许可证，由省、自治区、直辖市人民政府生态环境主管部门审批颁发。

国务院生态环境主管部门向生产放射性同位素的单位颁发许可证前，应当将申请材料印送其行业主管部门征求意见。

生态环境主管部门应当将审批颁发许可证的情况通报同级公安部门、卫生主管部门。

第七条 生产、销售、使用放射性同位素和射线装置的单位申请领取许可证，应当具备下列条件：

（一）有与所从事的生产、销售、使用活动规模相适应的，具备相应专业知识和防护知识及健康条件的专业技术人员；

（二）有符合国家环境保护标准、职业卫生标准和安全防护要求的场所、设施和设备；

（三）有专门的安全和防护管理机构或者专职、兼职安全和防护管理人员，并配备必要的防护用品和监测仪器；

（四）有健全的安全和防护管理规章制度、辐射事故应急措施；

（五）产生放射性废气、废液、固体废物的，具有确保放射性废气、废液、固体废物达标排放的处理能力或者可行的处理方案。

第八条　生产、销售、使用放射性同位素和射线装置的单位，应当事先向有审批权的生态环境主管部门提出许可申请，并提交符合本条例第七条规定条件的证明材料。

使用放射性同位素和射线装置进行放射诊疗的医疗卫生机构，还应当获得放射源诊疗技术和医用辐射机构许可。

第九条　生态环境主管部门应当自受理申请之日起20个工作日内完成审查，符合条件的，颁发许可证，并予以公告；不符合条件的，书面通知申请单位并说明理由。

第十条　许可证包括下列主要内容：

（一）单位的名称、地址、法定代表人；

（二）所从事活动的种类和范围；

（三）有效期限；

（四）发证日期和证书编号。

第十一条　持证单位变更单位名称、地址、法定代表人的，应当自变更登记之日起20日内，向原发证机关申请办理许可证变更手续。

第十二条　有下列情形之一的，持证单位应当按照原申请程序，重新申请领取许可证：

（一）改变所从事活动的种类或者范围的；

（二）新建或者改建、扩建生产、销售、使用设施或者场所的。

第十三条　许可证有效期为5年。有效期届满，需要延续的，持证单位应当于许可证有效期届满30日前，向原发证机关提出延续申请。原发证机关应当自受理延续申请之日起，在许可证有效期届满前完成审查，符合条件的，予以延续；不符合条件的，书面通知申请单位并说明理由。

第十四条　持证单位部分终止或者全部终止生产、销售、使用放射性同位素和射线装置活动的，应当向原发证机关提出部分变更或者注销许可证申请，由原发证机关核查合格后，予以变更或者注销许可证。

第十五条　禁止无许可证或者不按照许可证规定的种类和范围从事放射性同位素和射线装置的生产、销售、使用活动。

禁止伪造、变造、转让许可证。

第十六条　国务院对外贸易主管部门会同国务院生态环境主管部门、海关总署和生产放射性同位素的单位的行业主管部门制定并公布限制进出口放射性同位素目录和禁止进出口放射性同位素目录。

进口列入限制进出口目录的放射性同位素，应当在国务院生态环境主管部门审查批准后，由国务院对外贸易主管部门依据国家对外贸易的有关规定签发进口许可证。进口限制进出口目录和禁止进出口目录之外的放射性同位素，依据国家对外贸易的有关规定办理进口手续。

第十七条　申请进口列入限制进出口目录的放射性同位素，应当符合下列要求：

（一）进口单位已经取得与所从事活动相符的许可证；

（二）进口单位具有进口放射性同位素使用期满后的处理方案，其中，进口Ⅰ类、Ⅱ类、Ⅲ类放射源的，应当具有原出口方负责回收的承诺文件；

（三）进口的放射源应当有明确标号和必要说明文件，其中，Ⅰ类、Ⅱ类、Ⅲ类放射源的标号应当刻制在放射源本体或者密封包壳体上，Ⅳ类、Ⅴ类放射源的标号应当记录在相应说明文件中；

（四）将进口的放射性同位素销售给其他单位使用的，还应当具有与使用单位签订的书面协议以及使用单位取得的许可证复印件。

第十八条　进口列入限制进出口目录的放射性同位素的单位，应当向国务院生态环境主管部门提出进口申请，并提交符合本条例第十七条规定要求的证明材料。

国务院生态环境主管部门应当自受理申请之日起10个工作日内完成审查，符合条件的，予以批准；不符合条件的，书面通知申请单位并说明理由。

海关验凭放射性同位素进口许可证办理有关进口手续。进口放射性同位素的包装材料依法需要实施检疫的，依照国家有关检疫法律、法规的规定执行。

对进口的放射源，国务院生态环境主管部门还应当同时确定与其标号相对应的放射源编码。

第十九条　申请转让放射性同位素，应当符合下列要求：

（一）转出、转入单位持有与所从事活动相符的许可证；

（二）转入单位具有放射性同位素使用期满后的处理方案；

（三）转让双方已经签订书面转让协议。

第二十条　转让放射性同位素，由转入单位向其所在地省、自治区、直辖市人民政府生态环境主管部门提出申请，并提交符合本条例第十九条规定要求的证明材料。

省、自治区、直辖市人民政府生态环境主管部门应当自受理申请之日起15个工作日内完成审查，符合条件的，予以批准；不符合条件的，书面通知申请单位并说明理由。

第二十一条　放射性同位素的转出、转入单位应当在转让活动完成之日起20日内，分别向其所在地省、自治区、直辖市人民政府生态环境主管部门备案。

第二十二条　生产放射性同位素的单位，应当建立放射性同位素产品台账，并按照国务院生态环境主管部门制定的编码规则，对生产的放射源统一编码。放射性同位素产品台账和放射源编码清单应当报国务院生态环境主管部门备案。

生产的放射源应当有明确标号和必要说明文件。其中，Ⅰ类、Ⅱ类、Ⅲ类放射源的标号应当刻制在放射源本体或者密封包壳体上，Ⅳ类、Ⅴ类放射源的标号应当记录在相应说明文件中。

国务院生态环境主管部门负责建立放射性同位素备案信息管理系统，与有关部门实行信息共享。

未列入产品台账的放射性同位素和未编码的放射源，不得出厂和销售。

第二十三条　持有放射源的单位将废旧放射源交回生产单位、返回原出口方或者送交放射性废物集中贮存单位贮存的，应当在该活动完成之日起20日内向其所在地省、自治区、直辖市人民政府生态环境主管部门备案。

第二十四条　本条例施行前生产和进口的放射性同位素，由放射性同位素持有单位在本条例施行之日起6个月内，到其所在地省、自治区、直辖市人民政府生态环境主管部门办理备案手续，省、自治区、直辖市人民政府生态环境主管部门应当对放射源进行统一编码。

第二十五条　使用放射性同位素的单位需要将放射性同位素转移到外省、自治区、直辖市使用的，应当持许可证复印件向使用地省、自治区、直辖市人民政府生态环境主管部门备案，并接受当地生态环境主管部门的监督管理。

第二十六条　出口列入限制进出口目录的放射性同位素，应当提供进口方可以合法持有放射性同位素的证明材料，并由国务院生态环境主管部门依照有关法律和我国缔结或者参加的国际条约、协定的规定，办理有关手续。

出口放射性同位素应当遵守国家对外贸易的有关规定。

第三章 安全和防护

第二十七条 生产、销售、使用放射性同位素和射线装置的单位，应当对本单位的放射性同位素、射线装置的安全和防护工作负责，并依法对其造成的放射性危害承担责任。

生产放射性同位素的单位的行业主管部门，应当加强对生产单位安全和防护工作的管理，并定期对其执行法律、法规和国家标准的情况进行监督检查。

第二十八条 生产、销售、使用放射性同位素和射线装置的单位，应当对直接从事生产、销售、使用活动的工作人员进行安全和防护知识教育培训，并进行考核；考核不合格的，不得上岗。

辐射安全关键岗位应当由注册核安全工程师担任。辐射安全关键岗位名录由国务院生态环境主管部门商国务院有关部门制定并公布。

第二十九条 生产、销售、使用放射性同位素和射线装置的单位，应当严格按照国家关于个人剂量监测和健康管理的规定，对直接从事生产、销售、使用活动的工作人员进行个人剂量监测和职业健康检查，建立个人剂量档案和职业健康监护档案。

第三十条 生产、销售、使用放射性同位素和射线装置的单位，应当对本单位的放射性同位素、射线装置的安全和防护状况进行年度评估。发现安全隐患的，应当立即进行整改。

第三十一条 生产、销售、使用放射性同位素和射线装置的单位需要终止的，应当事先对本单位的放射性同位素和放射性废物进行清理登记，作出妥善处理，不得留有安全隐患。生产、销售、使用放射性同位素和射线装置的单位发生变更的，由变更后的单位承担处理责任。变更前当事人对此另有约定的，从其约定；但是，约定中不得免除当事人的处理义务。

在本条例施行前已经终止的生产、销售、使用放射性同位素和射线装置的单位，其未安全处理的废旧放射源和放射性废物，由所在地省、自治区、直辖市人民政府生态环境主管部门提出处理方案，及时进行处理。所需经费由省级以上人民政府承担。

第三十二条 生产、进口放射源的单位销售Ⅰ类、Ⅱ类、Ⅲ类放射源给其他单位使用的，应当与使用放射源的单位签订废旧放射源返回协议；使用放射源的单位应当按照废旧放射源返回协议规定将废旧放射源交回生产单位或者返回原出口方。确实无法交回生产单位或者返回原出口方的，送交有相应资质的放射性废物集中贮存单位贮存。

使用放射源的单位应当按照国务院生态环境主管部门的规定，将Ⅳ类、Ⅴ类废旧放射源进行包装整备后送交有相应资质的放射性废物集中贮存单位贮存。

第三十三条 使用Ⅰ类、Ⅱ类、Ⅲ类放射源的场所和生产放射性同位素的场所，以及终结运行后产生放射性污染的射线装置，应当依法实施退役。

第三十四条 生产、销售、使用、贮存放射性同位素和射线装置的场所，应当按照国家有关规定设置明显的放射性标志，其入口处应当按照国家有关安全和防护标准的要求，设置安全和防护设施以及必要的防护安全联锁、报警装置或者工作信号。射线装置的生产调试和使用场所，应当具有防止误操作、防止工作人员和公众受到意外照射的安全措施。

放射性同位素的包装容器、含放射性同位素的设备和射线装置，应当设置明显的放射性标识和中文警示说明；放射源上能够设置放射性标识的，应当一并设置。运输放射性同位素和含放射源的射线装置的工具,应当按照国家有关规定设置明显的放射性标志或者显示危险信号。

第三十五条 放射性同位素应当单独存放,不得与易燃、易爆、腐蚀性物品等一起存放,并指定专人负责保管。贮存、领取、使用、归还放射性同位素时,应当进行登记、检查,做到账物相符。对放射性同位素贮存场所应当采取防火、防水、防盗、防丢失、防破坏、防射线泄漏的安全措施。

对放射源还应当根据其潜在危害的大小,建立相应的多层防护和安全措施,并对可移动的放射源定期进行盘存,确保其处于指定位置,具有可靠的安全保障。

第三十六条 在室外、野外使用放射性同位素和射线装置的,应当按照国家安全和防护标准的要求划出安全防护区域,设置明显的放射性标志,必要时设专人警戒。

在野外进行放射性同位素示踪试验的,应当经省级以上人民政府生态环境主管部门商同级有关部门批准方可进行。

第三十七条 辐射防护器材、含放射性同位素的设备和射线装置,以及含有放射性物质的产品和伴有产生 X 射线的电器产品,应当符合辐射防护要求。不合格的产品不得出厂和销售。

第三十八条 使用放射性同位素和射线装置进行放射诊疗的医疗卫生机构,应当依据国务院卫生主管部门有关规定和国家标准,制定与本单位从事的诊疗项目相适应的质量保证方案,遵守质量保证监测规范,按照医疗照射正当化和辐射防护最优化的原则,避免一切不必要的照射,并事先告知患者和受检者辐射对健康的潜在影响。

第三十九条 金属冶炼厂回收冶炼废旧金属时,应当采取必要的监测措施,防止放射性物质溶入产品中。监测中发现问题的,应当及时通知所在地设区的市级以上人民政府生态环境主管部门。

第四章 辐射事故应急处理

第四十条 根据辐射事故的性质、严重程度、可控性和影响范围等因素,从重到轻将辐射事故分为特别重大辐射事故、重大辐射事故、较大辐射事故和一般辐射事故四个等级。

特别重大辐射事故,是指Ⅰ类、Ⅱ类放射源丢失、被盗、失控造成大范围严重辐射污染后果,或者放射性同位素和射线装置失控导致 3 人以上(含 3 人)急性死亡。

重大辐射事故,是指Ⅰ类、Ⅱ类放射源丢失、被盗、失控,或者放射性同位素和射线装置失控导致 2 人以下(含 2 人)急性死亡或者 10 人以上(含 10 人)急性重度放射病、局部器官残疾。

较大辐射事故,是指Ⅲ类放射源丢失、被盗、失控,或者放射性同位素和射线装置失控导致 9 人以下(含 9 人)急性重度放射病、局部器官残疾。

一般辐射事故,是指Ⅳ类、Ⅴ类放射源丢失、被盗、失控,或者放射性同位素和射线装置失控导致人员受到超过年剂量限值的照射。

第四十一条 县级以上人民政府生态环境主管部门应当会同同级公安、卫生、财政等部门编制辐射事故应急预案,报本级人民政府批准。辐射事故应急预案应当包括下列内容:

(一)应急机构和职责分工;
(二)应急人员的组织、培训以及应急和救助的装备、资金、物资准备;
(三)辐射事故分级与应急响应措施;
(四)辐射事故调查、报告和处理程序。

生产、销售、使用放射性同位素和射线装置的单位,应当根据可能发生的辐射事故的风险,制定本单位的应急方案，做好应急准备。

第四十二条 发生辐射事故时，生产、销售、使用放射性同位素和射线装置的单位应当立即启动本单位的应急方案，采取应急措施，并立即向当地生态环境主管部门、公安部门、卫生主管部门报告。

生态环境主管部门、公安部门、卫生主管部门接到辐射事故报告后，应当立即派人赶赴现场，进行现场调查，采取有效措施，控制并消除事故影响，同时将辐射事故信息报告本级人民政府和上级人民政府生态环境主管部门、公安部门、卫生主管部门。

县级以上地方人民政府及其有关部门接到辐射事故报告后，应当按照事故分级报告的规定及时将辐射事故信息报告上级人民政府及其有关部门。发生特别重大辐射事故和重大辐射事故后，事故发生地省、自治区、直辖市人民政府和国务院有关部门应当在4小时内报告国务院；特殊情况下，事故发生地人民政府及其有关部门可以直接向国务院报告，并同时报告上级人民政府及其有关部门。

禁止缓报、瞒报、谎报或者漏报辐射事故。

第四十三条 在发生辐射事故或者有证据证明辐射事故可能发生时，县级以上人民政府生态环境主管部门有权采取下列临时控制措施：

（一）责令停止导致或者可能导致辐射事故的作业；

（二）组织控制事故现场。

第四十四条 辐射事故发生后，有关县级以上人民政府应当按照辐射事故的等级，启动并组织实施相应的应急预案。

县级以上人民政府生态环境主管部门、公安部门、卫生主管部门，按照职责分工做好相应的辐射事故应急工作：

（一）生态环境主管部门负责辐射事故的应急响应、调查处理和定性定级工作，协助公安部门监控追缴丢失、被盗的放射源；

（二）公安部门负责丢失、被盗放射源的立案侦查和追缴；

（三）卫生主管部门负责辐射事故的医疗应急。

生态环境主管部门、公安部门、卫生主管部门应当及时相互通报辐射事故应急响应、调查处理、定性定级、立案侦查和医疗应急情况。国务院指定的部门根据生态环境主管部门确定的辐射事故的性质和级别，负责有关国际信息通报工作。

第四十五条 发生辐射事故的单位应当立即将可能受到辐射伤害的人员送至当地卫生主管部门指定的医院或者有条件救治辐射损伤病人的医院，进行检查和治疗，或者请求医院立即派人赶赴事故现场，采取救治措施。

第五章 监督检查

第四十六条 县级以上人民政府生态环境主管部门和其他有关部门应当按照各自职责对生产、销售、使用放射性同位素和射线装置的单位进行监督检查。

被检查单位应当予以配合，如实反映情况，提供必要的资料，不得拒绝和阻碍。

第四十七条 县级以上人民政府生态环境主管部门应当配备辐射防护安全监督员。辐射防护安全监督员由从事辐射防护工作，具有辐射防护安全知识并经省级以上人民政府生态环境主管部门认可的专业人员担任。辐射防护安全监督员应当定期接受专业知识培训和考核。

第四十八条 县级以上人民政府生态环境主管部门在监督检查中发现生产、销售、使用放射性同位素和射线装置的单位有不符合原发证条件的情形的,应当责令其限期整改。

监督检查人员依法进行监督检查时,应当出示证件,并为被检查单位保守技术秘密和业务秘密。

第四十九条 任何单位和个人对违反本条例的行为,有权向生态环境主管部门和其他有关部门检举;对生态环境主管部门和其他有关部门未依法履行监督管理职责的行为,有权向本级人民政府、上级人民政府有关部门检举。接到举报的有关人民政府、生态环境主管部门和其他有关部门对有关举报应当及时核实、处理。

第六章 法律责任

第五十条 违反本条例规定,县级以上人民政府生态环境主管部门有下列行为之一的,对直接负责的主管人员和其他直接责任人员,依法给予行政处分;构成犯罪的,依法追究刑事责任:

(一)向不符合本条例规定条件的单位颁发许可证或者批准不符合本条例规定条件的单位进口、转让放射性同位素的;

(二)发现未依法取得许可证的单位擅自生产、销售、使用放射性同位素和射线装置,不予查处或者接到举报后不依法处理的;

(三)发现未经依法批准擅自进口、转让放射性同位素,不予查处或者接到举报后不依法处理的;

(四)对依法取得许可证的单位不履行监督管理职责或者发现违反本条例规定的行为不予查处的;

(五)在放射性同位素、射线装置安全和防护监督管理工作中有其他渎职行为的。

第五十一条 违反本条例规定,县级以上人民政府生态环境主管部门和其他有关部门有下列行为之一的,对直接负责的主管人员和其他直接责任人员,依法给予行政处分;构成犯罪的,依法追究刑事责任:

(一)缓报、瞒报、谎报或者漏报辐射事故的;

(二)未按照规定编制辐射事故应急预案或者不依法履行辐射事故应急职责的。

第五十二条 违反本条例规定,生产、销售、使用放射性同位素和射线装置的单位有下列行为之一的,由县级以上人民政府生态环境主管部门责令停止违法行为,限期改正;逾期不改正的,责令停产停业或者由原发证机关吊销许可证;有违法所得的,没收违法所得;违法所得10万元以上的,并处违法所得1倍以上5倍以下的罚款;没有违法所得或者违法所得不足10万元的,并处1万元以上10万元以下的罚款:

(一)无许可证从事放射性同位素和射线装置生产、销售、使用活动的;

(二)未按照许可证的规定从事放射性同位素和射线装置生产、销售、使用活动的;

(三)改变所从事活动的种类或者范围以及新建、改建或者扩建生产、销售、使用设施或者场所,未按照规定重新申请领取许可证的;

(四)许可证有效期届满,需要延续而未按照规定办理延续手续的;

(五)未经批准,擅自进口或者转让放射性同位素的。

第五十三条 违反本条例规定,生产、销售、使用放射性同位素和射线装置的单位变更单位名称、地址、法定代表人,未依法办理许可证变更手续的,由县级以上人民政府生态环境主管部门责令限期改正,给予警告;逾期不改正的,由原发证机关暂扣或者吊销许可证。

第五十四条 违反本条例规定,生产、销售、使用放射性同位素和射线装置的单位部分终止或者全部终止生产、销售、使用活动，未按照规定办理许可证变更或者注销手续的，由县级以上人民政府生态环境主管部门责令停止违法行为，限期改正；逾期不改正的，处1万元以上10万元以下的罚款；造成辐射事故，构成犯罪的，依法追究刑事责任。

第五十五条　违反本条例规定，伪造、变造、转让许可证的，由县级以上人民政府生态环境主管部门收缴伪造、变造的许可证或者由原发证机关吊销许可证，并处5万元以上10万元以下的罚款；构成犯罪的，依法追究刑事责任。

违反本条例规定，伪造、变造、转让放射性同位素进口和转让批准文件的，由县级以上人民政府生态环境主管部门收缴伪造、变造的批准文件或者由原批准机关撤销批准文件，并处5万元以上10万元以下的罚款；情节严重的，可以由原发证机关吊销许可证；构成犯罪的，依法追究刑事责任。

第五十六条　违反本条例规定，生产、销售、使用放射性同位素的单位有下列行为之一的，由县级以上人民政府生态环境主管部门责令限期改正，给予警告；逾期不改正的，由原发证机关暂扣或者吊销许可证：

（一）转入、转出放射性同位素未按照规定备案的；

（二）将放射性同位素转移到外省、自治区、直辖市使用，未按照规定备案的；

（三）将废旧放射源交回生产单位、返回原出口方或者送交放射性废物集中贮存单位贮存，未按照规定备案的。

第五十七条　违反本条例规定，生产、销售、使用放射性同位素和射线装置的单位有下列行为之一的，由县级以上人民政府生态环境主管部门责令停止违法行为，限期改正；逾期不改正的，处1万元以上10万元以下的罚款：

（一）在室外、野外使用放射性同位素和射线装置，未按照国家有关安全和防护标准的要求划出安全防护区域和设置明显的放射性标志的；

（二）未经批准擅自在野外进行放射性同位素示踪试验的。

第五十八条　违反本条例规定，生产放射性同位素的单位有下列行为之一的，由县级以上人民政府生态环境主管部门责令限期改正，给予警告；逾期不改正的，依法收缴其未备案的放射性同位素和未编码的放射源，处5万元以上10万元以下的罚款，并可以由原发证机关暂扣或者吊销许可证：

（一）未建立放射性同位素产品台账的；

（二）未按照国务院生态环境主管部门制定的编码规则，对生产的放射源进行统一编码的；

（三）未将放射性同位素产品台账和放射源编码清单报国务院生态环境主管部门备案的；

（四）出厂或者销售未列入产品台账的放射性同位素和未编码的放射源的。

第五十九条　违反本条例规定，生产、销售、使用放射性同位素和射线装置的单位有下列行为之一的，由县级以上人民政府生态环境主管部门责令停止违法行为，限期改正；逾期不改正的，由原发证机关指定有处理能力的单位代为处理或者实施退役，费用由生产、销售、使用放射性同位素和射线装置的单位承担，并处1万元以上10万元以下的罚款：

（一）未按照规定对废旧放射源进行处理的；

（二）未按照规定对使用Ⅰ类、Ⅱ类、Ⅲ类放射源的场所和生产放射性同位素的场所，以及终结运行后产生放射性污染的射线装置实施退役的。

第六十条　违反本条例规定，生产、销售、使用放射性同位素和射线装置的单位有下列行为之一的，由县级以上人民政府生态环境主管部门责令停止违法行为，限期改正；逾期不改正的，责令停产停业，并处 2 万元以上 20 万元以下的罚款；构成犯罪的，依法追究刑事责任：

（一）未按照规定对本单位的放射性同位素、射线装置安全和防护状况进行评估或者发现安全隐患不及时整改的；

（二）生产、销售、使用、贮存放射性同位素和射线装置的场所未按照规定设置安全和防护设施以及放射性标志的。

第六十一条 违反本条例规定，造成辐射事故的，由原发证机关责令限期改正，并处 5 万元以上 20 万元以下的罚款；情节严重的，由原发证机关吊销许可证；构成违反治安管理行为的，由公安机关依法予以治安处罚；构成犯罪的，依法追究刑事责任。

因辐射事故造成他人损害的，依法承担民事责任。

第六十二条 生产、销售、使用放射性同位素和射线装置的单位被责令限期整改，逾期不整改或者经整改仍不符合原发证条件的，由原发证机关暂扣或者吊销许可证。

第六十三条 违反本条例规定，被依法吊销许可证的单位或者伪造、变造许可证的单位，5 年内不得申请领取许可证。

第六十四条 县级以上地方人民政府生态环境主管部门的行政处罚权限的划分，由省、自治区、直辖市人民政府确定。

第七章 附 则

第六十五条 军用放射性同位素、射线装置安全和防护的监督管理，依照《中华人民共和国放射性污染防治法》第六十条的规定执行。

第六十六条 劳动者在职业活动中接触放射性同位素和射线装置造成的职业病的防治，依照《中华人民共和国职业病防治法》和国务院有关规定执行。

第六十七条 放射性同位素的运输，放射性同位素和射线装置生产、销售、使用过程中产生的放射性废物的处置，依照国务院有关规定执行。

第六十八条 本条例中下列用语的含义：

放射性同位素，是指某种发生放射性衰变的元素中具有相同原子序数但质量不同的核素。

放射源，是指除研究堆和动力堆核燃料循环范畴的材料以外，永久密封在容器中或者有严密包层并呈固态的放射性材料。

射线装置，是指 X 线机、加速器、中子发生器以及含放射源的装置。

非密封放射性物质，是指非永久密封在包壳里或者紧密地固结在覆盖层里的放射性物质。

转让，是指除进出口、回收活动之外，放射性同位素所有权或者使用权在不同持有者之间的转移。

伴有产生 X 射线的电器产品，是指不以产生 X 射线为目的，但在生产或者使用过程中产生 X 射线的电器产品。

辐射事故，是指放射源丢失、被盗、失控，或者放射性同位素和射线装置失控导致人员受到意外的异常照射。

第六十九条 本条例自 2005 年 12 月 1 日起施行。1989 年 10 月 24 日国务院发布的《放射性同位素与射线装置放射防护条例》同时废止。

参考文献

[1] 胡艳宁，熊振芳主编. 护理管理学，第3版[M]. 北京：人民卫生出版社，2021年.

[2] 张为华，袁喆，袁巧红. 血源性职业暴露的风险因素分析与干预对查[J]. 重庆医学，2020，49（7）：1164-1160.

[3] 陈玲玲. 血液净化中心护士血源性职业暴露因素与防护措施探讨[J]. 中国实用医药，2017，12（26）：191-192.

[4] 田玉凤. 临床护理风险防范[M]. 北京：人民军医出版社，2013.

[5] 席明霞. 护理风险防范应急预案与处理流程[M]. 北京：科学技术文献出版社. 2016.

[6] 李小寒，尚少梅主编. 基础护理学，第6版[M]. 北京：人民卫生出版社，2017年.

[7] 王新玲，王慧. 医务人员职业暴露及其影响因素分析[J]. 社区医学杂志，2021，19（9）：578-581.

[8] 陈霄，黄燕林，耿彩艳，等. 不同气质类型护理人员发生规章制度落实类护理不良事件的调查与分析[J]. 全科护理，2019，17（15）：1902-1904.

[9] 周丽君. 护理安全隐患的因素分析及管理对策研究[J]. 中国医药指南，2018，16（26）：282-283.

[10] 顾美华. 严格实施手术室安全规章制度减少护理差错[J]. 中医药管理杂志，2017，25（05）：108-110.

[11] 卓燕. 实施手术室安全管理规章制度在减少护理不良事件中的应用[J]. 中国继续医学教育，2016，8（29）：256-257.

[12] 张蕴. 手术室安全管理规章制度的实施效果[J]. 中医药管理杂志，2015，23（12）：148-149.

[13] 巩越丽. 护理风险管理在提高患者安全目标中的应用及效果分析[D]. 吉林大学，2014.

[14] 赵小玉，景钦华，付云霞. 基础护理学[M]. 南京：江苏科学技术出版社，2013.

[15] 黄琼，陈小菊. 基本治疗与护理技术[M]. 成都：西南交通大学出版社，2015.

[16] 周卫，牛杰. 护理职业风险研究进展[J]. 护理研究，2010，24（3）：756-758.

[17] 吴欣娟. 护理管理学[M]. 北京：人民卫生出版社，2017.

[18] 高莉. 大学生职业风险认知及其与职业决策效能、职业成熟度的关系[D]. 河南：河南师范大学，2011.

[19] 李凡主编. 医学微生物学[M]. 北京：人民卫生出版社，2018年.

[20] 中华医学会感染病学分会艾滋病学组. 艾滋病诊疗指南第三版[J]. 中华临床感染病杂志，2015，08（05）：385-401.

[21] 中华医学会健康管理学分会. 病毒性肝炎健康管理专家共识. 中华健康管理杂志[J]，2021，15（4）：323-331.